敗血症（セプシス）
救命治療の最前線

兵庫医科大学感染制御学主任教授
竹末芳生 編

医薬ジャーナル社

序

1991年に米国胸部疾患学会(ACCP)とCritical Care Medicine学会が合同でconsensus conferenceを開催し，systemic inflammatory response syndrome（SIRS：全身性炎症反応症候群）という概念を提唱した（図1）。SIRSの本体は各種侵襲下におけるサイトカインの異常産生ととらえられた。折しもサイトカインに関する基礎的研究の花盛りの時代で，これがSIRSの概念の導入によりさらに臨床の場での検討へと発展していった。

日本においても外科，救急，集中治療領域を中心にSIRSの概念が急速に普及した。しかし，極端な例ではSIRSは過度の運動でも惹起されることから，全身管理を必要とする病態の定義とは必ずしも言えない。Sepsisによるショックや臓器障害を示す患者を明確化するほうが実際の管理上必要（表，図2）で，その意味でSIRSの概念自体はいまだに重要であるものの，後述するようにその診断基準の歴史的役割は終わりつつあると言っても過言ではないかもしれない。

Sepsisは一般に「敗血症」と訳され，日本版敗血症診療ガイドラインも発表された。しかし，保険病名の「敗血症」はいまだ菌血症(bacteremia)と同義語であることが問題となる。感染性のSIRSであるsepsisの診断では，必ずしも血液培養での細菌の証明は必要としないが，日本における「敗血症」の保険適応取得のための症例の組み入れ基準は，血液中での細菌の証明が必須である。日本の医薬品医療機器総合機構(PMDA)の見解では，「敗血症」に対する抗菌薬の臨床試験ではSIRSの基準は認めていない。このようなdouble standardが一般臨床医に混乱をきたすことを避けるために，本書ではsepsisは「敗血症（セプシス）」と訳すこととした。

Sepsis患者に対する標準ケアを明確とし，死亡率を減少させる目的で"surviving sepsis campaign (SSC)"が2004年に欧米の11学会が承認し始まり，2008年に"surviving sepsis campaign：international guidelines for management of severe sepsis and septic shock"が作成された。さらにこの度，改訂が行われ，SSCガイドライン2012年版が発表された。このタイトルのごとく，このガイドラインはsepsisの治療ではなく，severe sepsisやseptic shock患者のケアを行っている臨床家へのガイダンスを意図している。そのためsepsisは従来のSIRSの

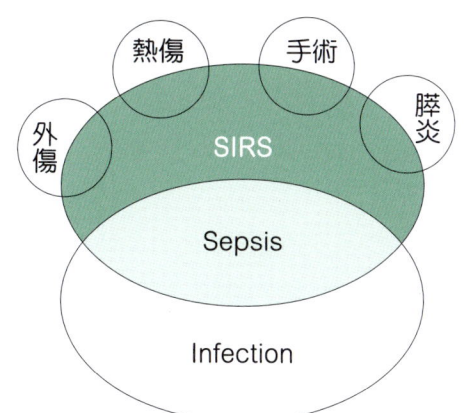

SIRSの診断基準（以下の2つ以上に該当）
体温；<36℃または>38℃
脈拍；>90回/分
呼吸数；>20回/分 or PaCO$_2$<32mmHg
白血球数；>12,000/mm^3 or <4,000/mm^3
（または10％以上の幼若球出現）

図1　敗血症（セプシス）の概念
SIRS（全身性炎症反応症候群）の本体は各種侵襲下におけるサイトカインの異常産生ととらえられ，感染によるSIRSをセプシスと定義（感染に対する全身的な有害宿主反応）。

表 Severe sepsis の定義

- ▶ 組織低灌流（Tissue hypo-perfusion）
  - セプシスによる低血圧
  - 乳酸値が正常値以上（＞1 mmol/L）
  - 乏尿：適切な輸液にもかかわらず2時間以上尿量＜0.5 mL/kg/時
- ▶ Organ dysfunction（臓器機能不全）
  - 急性肺障害（$PaO_2/FiO_2 < 250$）（感染の原因が肺炎でない）
  - 急性肺障害（$PaO_2/FiO_2 < 200$）（感染の原因が肺炎）
  - クレアチニン＞2.0 mg/dL, 総ビリルビン＞2 mg/dL
  - 血小板数＜100,000/μL, 凝固異常（international normalized ratio ＞ 1.5）
  収縮期血圧＜90 mmHg, 平均動脈圧＜70 mmHg, 収縮期血圧＞40 mmHg 減少
  年齢の正常血圧から2×標準偏差以上低値
  Septic shock：適切な輸液による蘇生にもかかわらず，持続するセプシスによる低血圧

定義は，セプシスにより誘導された組織低灌流や臓器機能不全である。

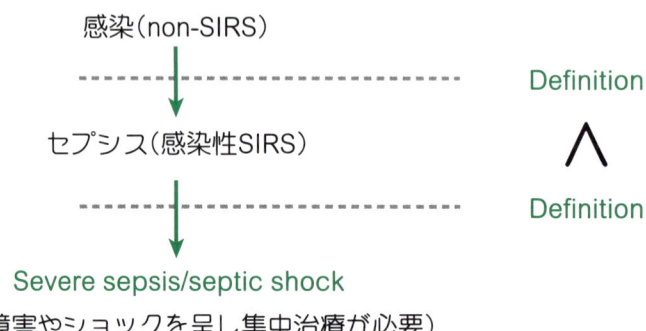

図2 セプシス救命キャンペーンガイドライン2012
Sepsisによるショックや臓器障害を示す患者を明確化することが実際の管理上必要である。

　定義にこだわることなく，全身症状（systemic manifestation）を呈する感染症と新たな診断基準で広くとらえられ，そして実際の治療対象となる severe sepsis の概念と定義が，組織低灌流（tissue hypo-perfusion）と臓器機能障害（organ dysfunction）の両面から明確化された。

　ここで，このSSCガイドラインで推奨されている治療法と日本での実情も考慮されて作成された「日本版敗血症診療ガイドライン」とでは，血液浄化法や免疫グロブリン製剤の扱いなどいくつかの相違点もみられる。そのため，本書では単にSSCガイドラインの解説に留まらず，日本での活用法に関する項目も設けた。最後に，本書執筆者の多くはSSCガイドラインの委員でもあることから，千葉大学名誉教授 平澤博之先生のご提案もあり，出版に関してSSCガイドライン委員長のR. Phillip Dellinger先生にご報告したところ，快く承諾いただいた。本書が日本でのセプシス（敗血症）患者の管理の標準化に結び付き，さらなる予後改善の一助になることを期待する。

2013年12月

竹末 芳生

編者・執筆者一覧

編者

竹末 芳生（たけすえ よしお）　兵庫医科大学感染制御学主任教授

執筆者（執筆順）

相川 直樹（あいかわ なおき）　慶應義塾大学名誉教授

平澤 博之（ひらさわ ひろゆき）　千葉大学名誉教授／独立行政法人東千葉メディカルセンター理事長

平田 公一（ひらた こういち）　札幌医科大学大学院消化器・総合，乳腺・内分泌外科学講座教授

水口 徹（みぞぐち とおる）　札幌医科大学大学院消化器・総合，乳腺・内分泌外科学講座准教授

木村 康利（きむら やすとし）　札幌医科大学大学院消化器・総合，乳腺・内分泌外科学講座講師

織田 成人（おだ しげと）　千葉大学大学院医学研究院救急集中治療医学教授

笠井 正志（かさい まさし）　長野県立こども病院 小児集中治療科副部長

尾内 一信（おうち かずのぶ）　川崎医科大学医学部医学科小児科学講座教授

遠藤 重厚（えんどう しげあつ）　岩手医科大学医学部救急医学講座教授

鈴木 泰（すずき やすし）　岩手医科大学医学部救急医学講座講師

高橋 学（たかはし がく）　岩手医科大学医学部救急医学講座助教

小鹿 雅博（こじか まさひろ）　岩手医科大学医学部救急医学講座講師

井上 義博（いのうえ よしひろ）　岩手医科大学医学部救急医学講座教授

江口 豊（えぐち ゆたか）　滋賀医科大学 救急集中治療医学講座教授

辻田 靖之（つじた やすゆき）　滋賀医科大学医学部附属病院救急・集中治療部副部長／講師

垣花 泰之（かきはな やすゆき）　鹿児島大学大学院医歯学総合研究科救急・集中治療医学分野教授

安田 智嗣（やすだ ともつぐ）　鹿児島大学医学部・歯学部附属病院救急・集中治療部講師

山口 桂司（やまぐち けいじ）　鹿児島大学医学部・歯学部附属病院救急・集中治療部助教

二木 貴弘（ふたつき たかひろ）　鹿児島大学医学部・歯学部附属病院救急・集中治療部特任助教

中村健太郎 (なかむらけんたろう)	鹿児島大学医学部・歯学部附属病院救急・集中治療部	
中原真由美 (なかはらまゆみ)	鹿児島大学医学部・歯学部附属病院救急・集中治療部	
森永　芳智 (もりながよしとも)	長崎大学大学院医歯薬学総合研究科展開医療科学講座病態解析・診断学（検査部）助教	
栁原　克紀 (やなぎはらかつのり)	長崎大学大学院医歯薬学総合研究科展開医療科学講座病態解析・診断学（検査部）教授	
大曲　貴夫 (おおまがりのりお)	国立国際医療研究センター　国際感染症センターセンター長	
北薗　英隆 (きたぞのひでたか)	東京ベイ・浦安市川医療センター総合内科・感染制御室室長	
草地　信也 (くさちしんや)	東邦大学医療センター大橋病院外科教授	
佐々木淳一 (ささきじゅんいち)	慶應義塾大学医学部救急医学専任講師	
深柄　和彦 (ふかつかずひこ)	東京大学医学部附属病院手術部准教授	
江木　盛時 (えぎもりとき)	岡山大学病院集中治療部助教	
林田　敬 (はやしだけい)	慶應義塾大学医学部救急医学教室助教	
藤島清太郎 (ふじしませいたろう)	慶應義塾大学医学部総合診療・教育センター准教授	
射場　敏明 (いばとしあき)	順天堂大学大学院医学研究科救急・災害医学臨床教授	
小野　聡 (おのさとし)	防衛医科大学校防衛医学研究センター外傷研究部門准教授	
小濱　圭祐 (こはまけいすけ)	兵庫医科大学救急・災害医学	
小谷　穣治 (こたにじょうじ)	兵庫医科大学救急・災害医学主任教授	
石倉　宏恭 (いしくらひろやす)	福岡大学医学部救命救急医学講座教授	
村井　映 (むらいあきら)	福岡大学病院救命救急センター講師	
新井　正康 (あらいまさやす)	北里大学病院集中治療センター准教授	
相馬　一亥 (そうまかずい)	北里大学医学部救命救急医学名誉教授	
志馬　伸朗 (しめのぶあき)	京都医療センター救命救急センターセンター長	
西　信一 (にししんいち)	兵庫医科大学集中治療医学科主任教授	
矢田部智昭 (やたべともあき)	高知大学医学部麻酔科学・集中治療医学講座助教	
横山　正尚 (よこやままさたか)	高知大学医学部麻酔科学・集中治療医学講座教授	
花﨑　和弘 (はなさきかずひろ)	高知大学医学部外科学講座外科1教授	

荒木　恒敏（あらき　つねとし）	聖マリア病院救急科救急医療センター外傷センター長
仲村　将高（なかむら　まさたか）	千葉大学大学院医学研究院総合医科学特任准教授
清水　智治（しみず　ともはる）	滋賀医科大学外科学講座助教
谷　徹（たに　とおる）	滋賀医科大学外科学講座教授
小林美奈子（こばやし　みなこ）	三重大学大学院医学系研究科先端的外科技術開発学講師
楠　正人（くすのき　まさと）	三重大学大学院医学系研究科消化管・小児外科学 / 先端的外科技術開発学教授
岡本　好司（おかもと　こうじ）	北九州市立八幡病院消化器・肝臓病センター　センター長 / 外科主任部長
松本　哲哉（まつもと　てつや）	東京医科大学微生物学講座主任教授
國島　広之（くにしま　ひろゆき）	聖マリアンナ医科大学総合診療内科准教授
関　雅文（せき　まさふみ）	大阪大学医学部附属病院感染制御部講師
河野　茂（こうの　しげる）	長崎大学大学院医歯薬学総合研究科感染免疫学講座教授
福島　亮治（ふくしま　りょうじ）	帝京大学医学部外科学教授
吉田　雅博（よしだ　まさひろ）	国際医療福祉大学臨床医学研究センター教授 / 化学療法研究所附属病院一般外科部長
高田　忠敬（たかだ　ただひろ）	帝京大学名誉教授
真弓　俊彦（まゆみ　としひこ）	産業医科大学医学部救急医学講座教授
三鴨　廣繁（みかも　ひろしげ）	愛知医科大学大学院医学研究科臨床感染症学（感染症科）主任教授
井上　善文（いのうえ　よしふみ）	大阪大学臨床医工学融合研究教育センター　栄養ディバイス未来医工学共同研究部門（栄養医工学）特任教授
山岸　由佳（やまぎし　ゆか）	愛知医科大学病院感染症科 / 感染制御部准教授

目　次

序（竹末　芳生）
編者・執筆者一覧

総論

1. ガイドライン誕生の背景と将来 ……（相川　直樹）22
1 ガイドライン誕生の背景 …… 22
1. sepsis 患者増加と高い死亡率 …… 22
2. International Sepsis Forum …… 23
3. バルセロナ宣言と SS キャンペーン …… 23
2 ガイドライン …… 24
1. ISF のガイドライン（2001年） …… 24
2. ガイドライン初版（2004年） …… 25
3. ガイドライン第2版（2008年） …… 25
3 ガイドライン支持団体 …… 26
1. 支持団体の推移 …… 26
2. 支持団体による承認 …… 27
4 ガイドラインの課題と将来 …… 28
1. ガイドライン実施とフィードバック …… 28
2. 利益相反の指摘と透明性の推進 …… 28
3. わが国の医療とガイドライン …… 29

2. Surviving Sepsis Campaign Guidelines を日本で活用するにあたっての問題点 ……（平澤　博之）32
1 本邦で行われている治療の位置づけ …… 33
2 敗血症の病態生理における hypercytokinemia の重要性とその対策を巡って …… 33
3 Immunoparalysis の重要性とその対策を巡って …… 35
4 長期転帰を巡って …… 36
5 遺伝子多型の治療法効果発現への影響 …… 38
6 商業主義の影響に対する懸念 …… 39
7 対象症例の違いによる治療効果発現の違い …… 40
8 本邦で SSCG をどのように臨床応用するか …… 40

3. セプシスの定義 ──────────（平田 公一，水口 徹，木村 康利）44

1. セプシスの定義 …………………………………………………………………………… 44
2. 今日のセプシスの定義が決まるまでの歴史 …………………………………………… 45
3. セプシスの原因微生物 …………………………………………………………………… 45
4. セプシスの生体反応の概要 ……………………………………………………………… 48
5. セプシス時の生体反応維持機構 ………………………………………………………… 50
   1．Proinflammatory mediators …………………………………………………………… 51
   2．Anti-inflammatory mediators ………………………………………………………… 51
6. セプシスに関する今後の臨床的展開 …………………………………………………… 52

4. ガイドラインの概説と主な変更点 ──────────（織田 成人）54

1. ガイドラインの概要 ……………………………………………………………………… 54
2. セプシスの定義 …………………………………………………………………………… 54
3. 推奨の方法 ………………………………………………………………………………… 59
4. ガイドラインの項目 ……………………………………………………………………… 59
5. バンドル …………………………………………………………………………………… 60

5. 小児でのセプシス治療 ──────────（笠井 正志，尾内 一信）62

小児セプシスの定義 ………………………………………………………………………… 62

1. SSC ガイドライン 2012-PEDIATRIC CONSIDERATIONS IN SEVERE SEPSIS の内容概説とわが国での運用上のポイント ……………………………… 64
   1．初期蘇生 ……………………………………………………………………………… 64
   2．抗菌薬治療と感染源コントロール ………………………………………………… 65
   3．輸液療法 ……………………………………………………………………………… 66
   4．強心薬/昇圧薬/血管拡張薬 ………………………………………………………… 67
   5．EXTRACORPOREAL MEMBRANE OXYGENATION（ECMO）………………… 68
   6．コルチコステロイド ………………………………………………………………… 68
   7．プロテインC，活性化プロテインC製剤 ………………………………………… 68
   8．血液製剤と血漿治療 ………………………………………………………………… 69
   9．人工呼吸管理 ………………………………………………………………………… 69
   10．鎮静，鎮痛，薬物の毒性 …………………………………………………………… 70
   11．血糖コントロール …………………………………………………………………… 70
   12．利尿薬の使用と腎代換療法 ………………………………………………………… 71
   13．深部静脈血栓予防 …………………………………………………………………… 71
   14．ストレス潰瘍予防 …………………………………………………………………… 72
   15．栄養 …………………………………………………………………………………… 72
2. ガイドライン以外のこと，ガイドライン以前のこと ………………………………… 72

1．個人防御具（personal protective equipment：PPE）着用について ……………… 72
　　　2．人を呼ぶ …………………………………………………………………………………… 72
　3　わが国の小児 SEPSIS のこれから ………………………………………………………… 73
　　　1．sepsis という病態の認知度の低さ …………………………………………………… 73
　　　2．小児集中治療室（PICU）ベッド数と小児集中治療医の不足 ……………………… 73

6．セプシス患者の評価
　　　　　　　　　　　　　　　　　　　（遠藤 重厚，鈴木　泰，高橋　学，小鹿 雅博，井上 義博） 75
　1　乳酸値（lactate） ……………………………………………………………………………… 75
　2　プロカルシトニン …………………………………………………………………………… 75
　3　インターロイキン 6（IL-6） ………………………………………………………………… 77
　4　APACHE スコア ……………………………………………………………………………… 77
　5　SOFA スコア ………………………………………………………………………………… 78

7．Surviving sepsis campaign（SSC）の bundle による啓発
　　　　　　　　　　　　　　　　　　　　　　　　　　　　　　　　　　　（竹末 芳生） 80
　1　2012 年版の surviving sepsis campaign bundle ………………………………………… 80
　2　SSC バンドルの遵守率 ……………………………………………………………………… 82
　3　バンドル遵守に影響する因子 ……………………………………………………………… 82
　4　バンドルの遵守と予後の関係 ……………………………………………………………… 84

各　論

1．初期蘇生
1）ガイドラインの解説とエビデンス ―――――――――（江口　豊，辻田 靖之） 88
　1　Early goal directed therapy ………………………………………………………………… 88
　　　1．推奨内容 ………………………………………………………………………………… 88
　　　2．エビデンス ……………………………………………………………………………… 88
　2　輸液療法 ……………………………………………………………………………………… 89
　　　1．推奨内容 ………………………………………………………………………………… 89
　　　2．エビデンス ……………………………………………………………………………… 90
　3　血管収縮薬 …………………………………………………………………………………… 92
　　　1．推奨内容 ………………………………………………………………………………… 92
　　　2．エビデンス ……………………………………………………………………………… 93
　4　強心薬 ………………………………………………………………………………………… 96
　　　1．推奨内容 ………………………………………………………………………………… 96
　　　2．エビデンス ……………………………………………………………………………… 97

2）ガイドラインの日本での活用
─────（垣花 泰之，安田 智嗣，山口 桂司，二木 貴弘，中村健太郎，中原真由美）100
- **1** セプシスの病態 …………………………………………………………………………… 100
- **2** 初期蘇生の開始指標 ……………………………………………………………………… 102
- **3** 初期蘇生の実際と EGDT の問題点 …………………………………………………… 102
- **4** Severe sepsis の輸液療法 ……………………………………………………………… 103
- **5** 血管収縮薬 ………………………………………………………………………………… 104
    - 1．Septic shock 時の低血圧に対する第一選択薬 ……………………………………… 104
    - 2．第一選択薬カテコラミンの昇圧効果が思わしくない場合の対応策 ……………… 104
- **6** 臨床における septic shock に対する血管作動薬の使い方 ………………………… 106

2．感染の診断 ─────────────────────（森永 芳智，柳原 克紀）109
- **1** 検体採取 …………………………………………………………………………………… 109
    - 1．検体採取のタイミング ………………………………………………………………… 109
    - 2．採取すべき検体 ………………………………………………………………………… 109
    - 3．迅速診断の利用 ………………………………………………………………………… 110
- **2** 血液培養検査 ……………………………………………………………………………… 111
    - 1．血液培養の回数 ………………………………………………………………………… 111
    - 2．血液培養の量 …………………………………………………………………………… 113
    - 3．血管内留置カテーテルがある場合の血液培養 ……………………………………… 113
- **3** 期待される診断法 ………………………………………………………………………… 114
- **4** 真菌 ………………………………………………………………………………………… 115
- **5** 画像検査 …………………………………………………………………………………… 116

3．抗菌薬治療
1）Severe sepsis/septic shock 患者における感染治療 ───────（竹末 芳生）119
- **1** SSC ガイドラインにおける抗菌薬治療 ……………………………………………… 119
- **2** Appropriate 治療の重要性と抗菌薬併用の適応 …………………………………… 120
    - 1．Inappropriate antimicrobial therapy（以下，inappropriate 治療）に影響する因子
      ……………………………………………………………………………………………… 120
    - 2．Inappropriate 治療と予後の関係 …………………………………………………… 120
    - 3．Appropriate 治療と併用治療 ………………………………………………………… 121
    - 4．感染症に対する抗菌薬併用の考え方 ………………………………………………… 122
    - 5．抗菌薬併用と予後改善効果 …………………………………………………………… 123
- **3** De-escalation ……………………………………………………………………………… 125
    - 1．実地臨床における de-escalation 実施症例 ………………………………………… 125
    - 2．De-escalation 実施に影響する因子 ………………………………………………… 125

3．Non-infectious mimics ··· 128
　　　4．De-escalation による感染再燃や予後 ·· 128

2）日本での活用 ―――――――――――――――――――――（大曲 貴夫）132
　1 セプシスの重症度 ··· 132
　2 抗菌薬の選択 ··· 133
　3 レジメンの変更 ·· 136
　4 抗菌薬の併用療法 ··· 137

3）現在における抗菌薬治療の考え方 ――――――――――――（北薗 英隆）140
　1 エンピリカルな抗菌薬治療―総論 ··· 140
　2 多剤耐性グラム陰性桿菌（MDR-GNR）のカバー ··· 141
　3 バンコマイシンの必要性 ··· 142
　4 嫌気性菌のカバーについて ·· 142
　5 カンジダ血症のカバーについて ·· 143
　6 その他の特殊な敗血症を起こす感染症のカバーについて ·································· 143
　7 抗菌薬の早期投与について ·· 143
　8 抗菌薬の使用量について ··· 144
　9 De-escalation ·· 145

4．感染源のコントロール
1）ガイドラインの解説とエビデンス ―――――――――――（草地 信也）149
　1 解説 ··· 149
　2 日本の医療との相違点 ··· 153

2）感染症の種類別 ―――――――――――――――――――（竹末 芳生）155
　1 外科感染症と感染源コントロール ··· 155
　2 壊死性皮膚軟部組織感染 ··· 157
　3 細菌性腹膜炎 ··· 158
　4 急性胆管炎，急性膵炎 ··· 159
　5 中心静脈関連性血流感染 ··· 160

5．感染予防 ――――――――――――――――――――――（佐々木淳一）162
　1 選択的口腔除菌（SOD）/ 選択的消化管除菌（SDD）の定義 ······························· 162
　2 Surviving Sepsis Campaign Guidelines（SSCG）における SOD/SDD の記載
　　 ·· 163
　3 SOD/SDD に関する問題点 ·· 164

- 4 VAP対策としてのCHGによる口腔ケア ……………………………………… 165
6．栄養 ──────────────────────────────（深柄 和彦）168
- 1 4つの推奨項目 ……………………………………………………………… 168
  1．早期経口摂取・経腸栄養の効果について ……………………………… 169
  2．重症患者への早期経腸栄養時の投与エネルギー量のターゲットについて ……… 169
  3．静脈栄養の効果 …………………………………………………………… 169
  4．特殊な免疫調整作用を有する栄養成分の投与に関して ……………… 170
- 2 2012年版ガイドラインから考える敗血症患者への栄養療法のありかた ……… 171

7．ステロイド
1）ガイドラインの解説と日本での活用 ──────────────（江木 盛時）176
- 1 敗血症患者の相対的副腎不全 ……………………………………………… 176
  1．ヒドロコルチゾンの静脈投与 …………………………………………… 176
  2．ACTH負荷試験の使用 …………………………………………………… 179
  3．ヒドロコルチゾン療法の減量および離脱 ……………………………… 180
  4．ショックを合併しない敗血症患者に対するヒドロコルチゾン療法の有効性 ……… 180
  5．反復ボーラス投与か持続投与か ………………………………………… 180
- 2 日本での活用 ………………………………………………………………… 181

2）ARDS治療におけるエビデンスと日本での活用 ──（林田 敬, 藤島清太郎）182
- 1 ARDSの病態とステロイドの作用機序 …………………………………… 182
- 2 ARDSの発症予防効果 ……………………………………………………… 183
- 3 発症早期のステロイド高用量投与 ………………………………………… 184
- 4 亜急性期増殖期および後期線維化期の中等量長期使用 ………………… 184
- 5 発症早期の少量使用 ………………………………………………………… 185
- 6 入院前からの全身ステロイド使用 ………………………………………… 186
- 7 メタ解析 ……………………………………………………………………… 187

8．セプシス治療薬
1）ガイドラインの解説とエビデンス ───────────────（射場 敏明）190
- 1 リコンビナント活性化プロテインC ……………………………………… 190
- 2 アンチトロンビン …………………………………………………………… 191
- 3 免疫グロブリン ……………………………………………………………… 192
- 4 セレン ………………………………………………………………………… 193
- 5 その他の製剤 ………………………………………………………………… 194
  1．リコンビナントトロンボモジュリン …………………………………… 194
  2．Toll-like receptor 4 阻害薬 ………………………………………………… 194

2）セプシス治療薬の日本での活用 ────────────────（小野　聡）197
- 1 抗エンドトキシン，抗サイトカイン療法 ……………………………………… 198
- 2 抗凝固療法 ……………………………………………………………………… 199
- 3 好中球エラスターゼ阻害薬 ……………………………………………………… 201
- 4 新規薬物療法 …………………………………………………………………… 202
- 5 Immunoparalysis 対策 ………………………………………………………… 203

9．血液製剤投与

1）ガイドラインの解説とエビデンス ──────────（小濱 圭祐，小谷 穣治）208
- 1 赤血球輸血 ……………………………………………………………………… 208
- 2 エリスロポエチン ……………………………………………………………… 209
- 3 新鮮凍結血漿 …………………………………………………………………… 210
- 4 アンチトロンビン ……………………………………………………………… 210
- 5 血小板輸血 ……………………………………………………………………… 211

2）ガイドラインの日本での活用 ───────────（石倉 宏恭，村井　映）215
- 血液製剤の投与 …………………………………………………………………… 215
  - 1．赤血球製剤 …………………………………………………………………… 217
  - 2．エリスロポエチン …………………………………………………………… 220
  - 3．新鮮凍結血漿 ………………………………………………………………… 220
  - 4．血小板製剤 …………………………………………………………………… 221
  - 5．アンチトロンビンⅢ製剤 …………………………………………………… 222

10．ARDS における呼吸管理

1）ガイドラインの解説とエビデンス ──────────（新井 正康，相馬 一亥）227
- 1 1回換気量，プラトー圧 ……………………………………………………… 227
- 2 呼気終末陽圧（PEEP）………………………………………………………… 229
- 3 肺リクルートメント，腹臥位 ………………………………………………… 229
- 4 頭部挙上 ………………………………………………………………………… 230
- 5 非侵襲的換気療法（NIV）……………………………………………………… 230
- 6 自発呼吸トライアル（SBT）…………………………………………………… 231
- 7 肺動脈カテーテル ……………………………………………………………… 231
- 8 輸液戦略 ………………………………………………………………………… 231
- 9 β_2刺激薬 …………………………………………………………………… 232

2）ガイドラインの日本での活用 ────────────────（志馬 伸朗）234
- 1 Surviving sepsis campaign guidelines 上の人工呼吸管理の推奨とは？ ………… 234

2 一回換気量（Vt）は 6 mL/kg か？ ……………………………………………… 235
3 気道プラトー圧（Pplat）は＜ 30 cmH$_2$O か？ ………………………………… 236
4 呼気週末陽圧（PEEP）はどうするか？ ………………………………………… 237
5 30 ～ 45 度頭高位でよいのか？ …………………………………………………… 238
6 鎮静薬中断と自発呼吸トライアルは行うべきか？ …………………………… 239
7 水分管理は，"保守的"でよいか？ ……………………………………………… 239
8 β$_2$刺激薬は使用しない ……………………………………………………………… 240

11．鎮静薬，鎮痛薬，筋弛緩薬 ──────────────（西　信一）243
1 敗血症での鎮静，鎮痛，および神経筋ブロック（筋弛緩薬） ………………… 243
2 鎮静，鎮痛について ……………………………………………………………… 243
3 筋弛緩薬について ………………………………………………………………… 248

12．血糖コントロール

1）強力インスリン治療　Benefit vs. Harm ──────────（竹末　芳生）255
1 強力インスリン治療：Benefit ……………………………………………………… 255
2 強力インスリン治療：Harm ……………………………………………………… 255
3 Leuven 大学グループの臨床研究における問題点 ……………………………… 257

2）人工膵臓 ─────────────（矢田部智昭，横山　正尚，花﨑　和弘）259
1 敗血症における血糖管理の概要 ………………………………………………… 259
2 血糖管理の前に－敗血症における栄養管理－ ………………………………… 259
3 日本版敗血症診療ガイドライン ………………………………………………… 260
4 日本における血管管理の新たな可能性－人工膵臓の役割－ ………………… 260
　　1．人工膵臓の概要 …………………………………………………………… 261
　　2．人工膵臓の利点 …………………………………………………………… 262
　　3．人工膵臓の欠点 …………………………………………………………… 263
5 敗血症における血糖管理の今後 ………………………………………………… 263

13．血液浄化法

1）ガイドラインの解説とエビデンス ─────────────（荒木　恒敏）266
1 敗血症治療における血液浄化法 ………………………………………………… 266
2 新 SSCG での「血液浄化法」の評価 …………………………………………… 267
3 わが国における評価（「日本版敗血症診療ガイドライン」）…………………… 267
　　1．敗血症性急性腎障害に対する腎代替療法（renal replacement therapy：RRT）の
　　　開始時期は？ ……………………………………………………………… 268

目　次

　　2．敗血症性急性腎障害に対する RRT は，持続的腎代替療法（CRRT），
　　　　間欠的腎代替療法（intermittent renal replacement therapy：IRRT）の
　　　　どちらを用いるべきか？ ………………………………………………………………………… 268
　　3．重症敗血症に対して（持続的）血液ろ過（透析）は有効か？ ……………………………… 269
　　4．敗血症性ショックに対して PMX-DHP は有効か？ ……………………………………… 269
　　5．敗血症性急性障害に対する RRT の至適血液浄化量は？ ………………………………… 270

2）セプシス治療としての持続的血液ろ過透析の活用
　　　　　　　　　　　　　　　　　　　　　　　　　　　（仲村 将高，織田 成人，平澤 博之）272
　1 サイトカイン除去と血液浄化法 …………………………………………………………………… 272
　2 Severe sepsis/septic shock に対する PMMA-CHDF …………………………………… 274
　3 セプシスに対するさまざまな CHDF ……………………………………………………………… 277

3）セプシス治療におけるポリミキシンB固定化ファイバーの位置づけ
　　　　　　　　　　　　　　　　　　　　　　　　　　　　　　　　（清水 智治，谷　徹）280
　1 ポリミキシンB固定化ファイバーカラムとは？ ……………………………………………… 280
　2 PMX の保険適応 …………………………………………………………………………………… 282
　3 PMX の施行方法 …………………………………………………………………………………… 282
　4 エンドトキシン測定と PMX ……………………………………………………………………… 285
　5 新しいエンドトキシン測定法 ……………………………………………………………………… 286
　6 PMX の開始時期 …………………………………………………………………………………… 287
　7 PMX の臨床効果 …………………………………………………………………………………… 289
　8 SSC ガイドライン 2008 以降でのエビデンスと今後の動向 ………………………………… 290

14．その他
　　重炭酸治療，深部静脈血栓予防，ストレス潰瘍予防
　　　　　　　　　　　　　　　　　　　　　　　　　　　　　　（小林美奈子，楠　正人）292
　1 重炭酸治療 …………………………………………………………………………………………… 292
　2 深部静脈血栓症の予防（Deep vein thrombosis prophylaxis）……………………………… 292
　3 ストレス性潰瘍の予防（Stress ulcer prophylaxis）…………………………………………… 295

15．DIC の診断と治療 ―――――――――――――――――――――――（岡本 好司）297
　1 敗血症 DIC の特徴 ………………………………………………………………………………… 297
　2 敗血症 DIC の診断 ………………………………………………………………………………… 299
　3 敗血症 DIC の治療の考え方 ……………………………………………………………………… 300
　4 実際の治療 …………………………………………………………………………………………… 306

16. セプシスの原因となる感染症の治療

1）MRSA 菌血症 ──────────────────────（松本 哲哉）309

1 菌血症の診断 … 309
1. 菌血症の推定 … 309
2. MRSA 感染症のリスクの診断 … 309
3. MRSA 菌血症の確定診断 … 310
4. 感染臓器の診断 … 310
5. 血液培養が陰性の場合 … 310
6. 保菌と感染の鑑別 … 311

2 菌血症の治療 … 312
1. エンピリック治療の適応 … 312
2. 菌血症の原発巣への対応 … 312
3. 全身管理 … 313

3 抗 MRSA 薬の選択と投与法 … 313
1. 抗菌薬の選択 … 314
2. 抗菌薬投与のタイミング … 314
3. 抗菌薬の投与法 … 314

4 抗菌薬治療後の評価と対応 … 316
1. 投与後の効果判定 … 316
2. 抗菌薬の投与期間 … 316
3. 無効と判定された場合 … 316

5 その他の注意点 … 317
1. 市中感染型 MRSA … 317
2. 薬剤感受性測定の評価 … 318

2）グラム陰性菌による菌血症 ──────────────（國島 広之）319

1 SSC ガイドラインにおけるグラム陰性菌感染症 … 319
2 薬剤耐性グラム陰性菌 … 319
1. 薬剤耐性 … 319
2. Extended spectrum β-lactamase（ESBLs） … 320
3. 緑膿菌 … 320
4. *Acinetobacter* spp … 321
5. その他 … 321

3 Severe sepsis におけるグラム陰性菌 … 321
4 抗菌薬の併用投与 … 322

目 次

3）侵襲性カンジダ真菌症の診断と治療
① bundle の活用 ────────────────────────（竹末 芳生）325
- **1** 初期における診断・治療の bundle ……………………………………………… 325
  - 1．診断 ……………………………………………………………………………… 325
  - 2．治療 ……………………………………………………………………………… 325
- **2** 治療開始後の診断・治療における bundle ………………………………………… 327
  - 1．診断 ……………………………………………………………………………… 327
  - 2．治療 ……………………………………………………………………………… 327
- **3** Bundle 遵守率と臨床成績 ………………………………………………………… 328

② 欧米のガイドラインから ───────────────────（竹末 芳生）330
- **1** 推奨度の定義と委員の意見の反映 ………………………………………………… 330
- **2** 診断 ………………………………………………………………………………… 331
- **3** 治療 ………………………………………………………………………………… 331

4）セプシスの原因となる院内肺炎の治療 ──────────（関 雅文，河野 茂）334
- **1** 院内肺炎の重症度診断（予後予測）……………………………………………… 334
- **2** 院内肺炎における抗菌薬の選択と使用法 ………………………………………… 335

5）重症細菌性腹膜炎の治療 ─────────────────────（福島 亮治）341
- **1** 腹膜炎の分類 ……………………………………………………………………… 341
- **2** 起炎菌 ……………………………………………………………………………… 341
- **3** 治療の基本 ………………………………………………………………………… 343
  - 1．感染巣のコントロール ………………………………………………………… 343
  - 2．抗菌薬治療 ……………………………………………………………………… 344

6）セプシスの原因となる重症胆道感染症の治療 ───────（吉田 雅博，高田 忠敬）350
- **1** 急性胆道炎の疫学 ………………………………………………………………… 351
- **2** 重症急性胆管炎の診断と治療 …………………………………………………… 351
  - 1．基本的な治療方針 ……………………………………………………………… 351
  - 2．急性胆管炎の治療の原則は，胆道ドレナージ術と抗菌薬治療である ……… 351
  - 3．胆道ドレナージ術の施行経絡 ………………………………………………… 352
- **3** 重症急性胆嚢炎の診断と治療 …………………………………………………… 353
  - 1．診療方針 ………………………………………………………………………… 353
  - 2．治療の基本 ……………………………………………………………………… 353
  - 3．胆嚢摘出術 ……………………………………………………………………… 354
- **4** 重症急性胆嚢炎・胆管炎に対する抗菌薬投与の Key points ………………… 354

1. 投与方法 ··· 354
　　2. 病態による抗菌薬投与と注意 ··· 356
　5 患者の搬送 ·· 356

7）重症急性膵炎の治療 ──────────────（真弓 俊彦）358
　1 急性膵炎の治療での注意点 ··· 358
　2 重症急性膵炎での基本的初期治療 ····································· 359
　　1. 基本的治療とモニタリング ··· 359
　　2. 呼吸循環管理 ·· 361
　　3. 初期の十分な輸液 ·· 362
　　4. 疼痛対策 ··· 362
　　5. 経鼻胃管, 胃粘膜保護 ·· 363
　　6. 抗菌薬 ··· 363
　　7. 蛋白分解酵素阻害薬 ·· 363
　　8. 経腸栄養 ··· 363
　　9. 特殊療法 ··· 364
　3 急性膵炎の後期治療 ·· 364
　4 Pancreatitis Bundle ·· 364

8）セプシスを合併する複雑性皮膚軟部組織感染症
① 壊死性筋膜炎, ガス壊疽 ──────────────（三鴨 廣繁）367
　1 皮膚軟部組織感染症 ·· 367
　　1. ガス壊疽 ··· 369
　　2. 壊疽性筋膜炎 ·· 369
　　3. 破傷風 ··· 369
　2 皮膚軟部組織感染症の診断 ··· 370
　3 皮膚軟部組織感染症の治療法 ··· 371
　　1. 全身状態の管理 ·· 371
　　2. 創の解放と壊死組織の除去 (デブリドマン) ················· 371
　　3. 抗菌薬の投与 ·· 371
　4 高圧酸素療法 (oxygen unoler high pressure : OHP) ···· 373

② 壊死性皮膚軟部組織感染症 ──────────────（竹末 芳生）375
　1 診断 ··· 376
　2 壊死性皮膚軟部組織感染における治療原則 ······················ 376

9）カテーテル関連性血流感染治療 ────────────（井上 善文）380

1. ガイドワイヤーを用いたカテーテル入れ替えによる CRBSI の
診断および治療としての可能性 ……………………………………………………… 380
2. カテーテル関連血流感染症（CRBSI）に対する抗菌薬による治療 ………… 383
   1. 抗菌薬ロック（antibiotic lock therapy）………………………………… 383
   2. 抗菌薬の全身投与による CRBSI に対する治療 ………………………… 383
3. CRBSI 自体の治療の意義 …………………………………………………………… 384

10）重症 *C. difficile* 関連下痢症とその治療 ──────（山岸 由佳，三鴨 廣繁）386

1. *C. difficile* の細菌学的特徴 ……………………………………………………… 386
2. CDI の病態 …………………………………………………………………………… 387
3. CDI の診断 …………………………………………………………………………… 387
4. CDI の治療 …………………………………………………………………………… 388
5. *C. difficile* と医療関連感染（院内感染）……………………………………… 390

索　引 ……………………………………………………………………………………………… 393

総論

総 論

1．ガイドライン誕生の背景と将来

はじめに

　Surviving Sepsis Campaign Guidelines（以下，ガイドライン）の改訂第3版がSociety of Critical Care Medicine（SCCM）と European Society of Intensive Care Medicine（ESICM）それぞれの機関誌の2013年2月号に special article として掲載された[1,2]。

　ガイドラインは，その初版[3,4]が2004年に発表されるとわが国でも注目され[5]，2008年の改訂第2版[5]では，日本救急医学会と日本集中治療医学会とが欧米豪などとともに sponsoring organization（支持団体）として加わった。ガイドラインに準拠した診療が行われるようになった新たなエビデンスを追加して書き換えられた今回の第3版刊行によってガイドラインが一層認知され，国内外でのsepsisの治療成績のさらなる向上が期待されている。

　20年ほど前のことになるが，1993年にシカゴで行われた，あるsepsis新規治療薬の国際治験プロトコル検討会議に同席したR.P.Dellinger教授から，筆者はBarcelona Declaration（以下，バルセロナ宣言）とSurviving Sepsis Campaign（以下，SSキャンペーン）のことを知らされた。わが国におけるsepsis患者の診療にとって重要な活動と考え，翌年に横浜で開催予定であった国際熱傷学会でR.P.Dellinger教授に"The Surviving Sepsis Campaign：International Guidelines for the Management of Severe Sepsis and Septic Shock"と題した講演をお願いした。ガイドライン初版が世に出てすぐ後のことで，講演ではR.P.Dellinger教授から，ご自身が筆頭著者を務めたガイドライン誕生の背景を直接伺うことができた。

　わが国ではガイドラインはよく知られているが，その母体であるSSキャンペーンの全体像についてはあまり知られていない。ここではこれらを含めて，今回のガイドライン誕生の背景とガイドライン第3版刊行までの経緯を解説し，ガイドラインの将来についても触れたい。

1　ガイドライン誕生の背景

1．sepsis患者増加と高い死亡率

　sepsis患者に関するわが国の疫学的データは少ないが，G.S.Martinらの報告[6]によると，米国におけるsepsisの患者数は，1979年の16万4千人（83人/10万人）から，2000年には67万人（240人/10万人）へと増加している。2000年のsepsis患者のうち，重症sepsisは25万6千人でsepsisの38％を占めていた。その後の検討では，1993〜2003年の11年間の入院患者の

うち，sepsis は 840 万人，重症 sepsis は 286 万人（sepsis の 34％）とのデータもある[7]。

このように増加の一途をたどっていた sepsis 患者のうち，severe sepsis や septic shock の死亡率がきわめて高いことは R.P.Dellinger 教授が 1993 年の Critical Care Medicine 誌（CCM 誌）で指摘している[8]。また，G.Friedman らの検討[9]では，septic shock を扱った 131 編の論文を検討した結果，100 論文（76％）の報告で死亡率が 41～80％であったことを明らかにしている。ちなみに，筆者の施設（慶應義塾大学病院救急部）での 1996 年 9 月から 1 年間に扱った救急患者の死亡率は，severe sepsis で 53.3％，septic shock で 64.0％と高率であり[10]，G.Friedman らの検討対象となった同時代の多くの論文で報告された死亡率とほぼ同等の死亡率であった。

2．International Sepsis Forum

1990 年代初頭に，International Sepsis Forum（ISF）という団体が sepsis の死亡率が高いことを憂慮して行動を起こした。ISF（www.sepsisforum.org）は，sepsis を対象とした研究者や臨床医からなるアカデミアと sepsis の医療に関連する企業とのコラボレーションの団体である。企業からは unrestricted educational grants（使途を指定しない教育的寄付金）が ISF に提供されている。企業の関与がある点で純粋な学術団体とは性格が異なる。

1990 年代に次々と登場した sepsis の診断・治療・クリティカルケアなどに関するエビデンスを集積・検討して，国際的合意を得た上で既存の sepsis 診療プロトコルに組み込んだ国際的ガイドラインを作成することを目的とした。さらにこの国際的ガイドラインを研究者や sepsis のクリティカルケアなどに関わる医療現場の医療関係者に周知することを通して，sepsis 患者，特に septic shock の患者の治療成績向上を目的として活動している。その目的達成のために，ワークショップ，講演会，学術集会，トレーニングプログラムの作成などを行っている。

SS キャンペーンの推進とそのガイドラインの作成には，SCCM と ESICM の学術団体とともに，コラボレーション団体である ISF が重要な役割を果たしてきた。特に，後述する 2001 年の ISF のガイドライン[11]は，わが国ではあまり知られていないが，2004 年のガイドライン初版の基礎として SS キャンペーンに重要な足跡を残している。

当時の ISF の中心的メンバーには，ガイドラインの初版から第 3 版までその制作の中心的役割を果たし，筆頭著者を務めた R.P.Dellinger をはじめ，1992 年に公表された sepsis の定義と診断基準[12,13]作成の合意委員会の議長を務めた R.Bone など，SCCM や ESICM のリーダー達が含まれている。

3．バルセロナ宣言と SS キャンペーン

バルセロナ宣言とは「sepsis が深刻な死亡原因となっていることを認識し，それを周知して severe sepsis の生存率を向上させるべきである」との宣言である。SCCM，ESICM ならびに ISF の 3 団体が発議し，2002 年 10 月にスペインのバルセロナで開催された ESICM の学術集会時に発表された。このような宣言の理由は，前述したごとく，sepsis，特に severe sepsis と septic shock の患者が増加しており，その死亡率がきわめて高いという疫学的・臨床的背景が

総論

ある。この宣言がSSキャンペーンの最初の活動であり，その後，バルセロナ宣言はSSキャンペーンの発展段階の最初のフェーズでPhase Ⅰとされている[3, 4]。Phase Ⅰは英国のG.Ramsayが主導した。

Campaignなる英語が医療分野で使われることは少ないが"campaign"とは，「特定の目標達成を目指した作戦（operation）」を意味し，主に軍隊用語として使われてきた。Campaignではその主催者も特定される。これが，選挙時の特定の政策，政党あるいは候補者の支持獲得作戦にも使われるようになり，わが国では「無料キャンペーン中」などとして最近は商業目的で使われることが多い。SSキャンペーンの場合は，その目的は「重症sepsisの生存率改善」であり，当初の主催団体は上記3団体である。SSキャンペーンを敢えて邦訳すれば「sepsis救命キャンペーン」となるが，英語のまま使われることが多い。

2 ガイドライン

ガイドラインはsevere sepsisとseptic shockのプラクティス・ガイドラインで，SSキャンペーンのPhase Ⅱの活動として位置づけられている。ガイドライン初版が2004年にESICMとSCCMのそれぞれの機関誌に同時に発表されると[3, 4]，sepsisを扱う欧米豪などの医師のみならず，世界の臨床家の注目を集めた。

実は，ガイドライン初版は，前述したISFのメンバーらが作成しISFのガイドライン[11]を基にしている。ISFのガイドラインは，バルセロナ宣言以前に発表されているのでSSキャンペーンの一環ではないが，ガイドライン初版のガイドラインのプロトタイプとなったものとして重要である。

1. ISFのガイドライン（2001年）

ISFのガイドラインは，"Guidelines for the Management of Severe Sepsis and Septic Shock"と題され，C.Sprung, G.R.Bernard, R.P.Dellingerがguest editorsとしてまとめた論文で，ISFのガイドラインEBM（evidence-based medicine）に基づく臨床医向けのプラクティスガイドラインである。

1999年から少なくとも10年遡って臨床試験などの臨床的エビデンスをMEDLINEで検索したほか，関連雑誌のエビデンスを追加して作成した草稿が基礎となっている。これを1999年のISF集会に持ち寄って検討して，peer reviewの結果を反映した原稿を3名のエディターが編集してIntensive Care Medicine誌のsupplementとして刊行した[11]。

Sepsisの定義に始まり，感染症とsepsisの診断，抗菌薬療法，感染巣のコントロール，気道と肺，septic shockの循環サポート，実用化されている免疫療法と実験段階の免疫療法，その他の補助療法などの9項目について記載した後に推奨サマリーが付けられている。Sepsisを「感染に対する全身性炎症反応」と定義し，過去の定義で尊重されていた「菌血症」をsepsisの必須条件とすることを排除しており，1992年のsepsisの定義[12, 13]を再確認している。

Sepsisの邦語は「敗血症」であるが，わが国で特に感染症学や抗菌薬適応症の立場から使われる「敗血症」は「重症の全身症状を伴う菌血症」であり，SSキャンペーンの対象となっている

sepsis を敗血症と訳すと混乱が生じる[14]。SS キャンペーンを「敗血症救命キャンペーン」と訳している解説論文も散見されるが，本書の表題では敢えて「セプシス」が加えられていることに注意されたい。

ISF のガイドラインは，その内容も EBM 提示の仕方もまさにガイドライン初版のプロトタイプとなっている。

2. ガイドライン初版（2004 年）

SCCM，ESICM ならびに ISF が中心となり，SSC Management Guidelines Committee の委員らが，2003 年末までのエビデンスを収集・検討し，草案の修正・合意プロセスを経て，ガイドライン初版が 2004 年に発表された[3,4]。ガイドライン刊行は SS キャンペーンの Phase II の活動であるが，SS キャンペーンを一躍世界中に有名にした活動となった。

ガイドラインは 19 項目からなり，エビデンスやコメントの根拠としては，135 の論文が採用されており，in vitro や動物実験の非臨床論文はエビデンスとされていない。ガイドラインの grade に関しては，ISF のガイドラインで使われた Sackett のルール[15]が採用されている。

ガイドライン初版は，sepsis に関する高度の研究と高レベルの診療をしている施設にも役立つものの，その主たるターゲットは広く一般の医療施設である。Severe sepsis や septic shock の患者を扱う際に「すぐに何をなすべきか」，「何をしてはいけないか」をかなり断定的に示し，その理由 (rationale) を解説し根拠を示している。Severe sepsis や septic shock の患者の生存率を向上するために臨床医がベッドサイドで施行できる診療のガイドラインであるが，個々の患者の状態に基づいて担当医が現場で行う治療方針決定を変えさせるものではない。

3. ガイドライン第 2 版（2008 年）

ガイドライン初版の策定時の将来計画として，初版原稿作成後に明らかとなったエビデンスを取り入れて，初版刊行の 2 年後を目標にガイドラインを改訂することとなっていた。

改訂にあたっては，ガイドラインの国際性をより高めるために，参加団体を増やし，日本からは日本救急医学会と日本集中治療医学会が改訂委員会に招かれた。

改訂委員会の最初の会議は，SCCM の年次学術集会に合わせて 2006 年 1 月に米国サンフランシスコで開催され，日本からは，日本救急医学会からの委員として丸藤 哲 教授と筆者が，日本集中治療医学会からの委員として平澤博之 教授（当時）が参加した。

改訂会議では，委員が事前に検索・検討しておいた新エビデンスが提示され，初版における推奨の是非と新たな推奨項目・推奨度に関して熱心な議論が行われた。意見の集約・合意できたものもあったが，すべての事項に関して合意を得ることはできず，その後は e-mail による議論を続けることとなった。

第 2 版を 2006 年中に出す目標であったが，その後 2 年近くにわたり担当グループ内と全体の委員間とで数百件の e-mail が交換され，2007 年のパリでの ISF 学術集会での改訂委員会を経て，委員の合意と sponsoring organizations の了解が得られた後に，CCM 誌と ICM 誌に投稿され，2008 年 1 月に刊行された[16,17]。なお，on-line 発表は 2007 年 12 月であった。

第2版の主な改訂点としては，① Grades of Recommendation, Assessment, Development and Evaluation (GRADE) system[18〜20]を用いてエビデンスの質をA〜Dで示し，推奨の強さを1 (recommend)と2 (suggest)としたこと。また，このためにGRADEを担当する委員のグループを設けたこと，② エビデンスについては，full-paperが投稿されていれば出版前の学会抄録も採用されたこと，③ 項目を初版の19項目から，3カテゴリー(severe sepsisの管理, severe sepsisの補助治療，小児への対応)に分け，成人のsevere sepsisの管理(10項目), severe sepsisの補助治療(9項目)と小児への対応(16項目)としたこと，④ severe sepsisの補助治療の項目として新たにselective digestive tract decontamination (SDD：選択的消化管除菌)が加わったこと，⑤ 利益相反に関して透明性を一層高めたこと，があげられる。

最新論文を含む341の厳選された論文がエビデンスの根拠となっていること，採用したGRADE systemで，エビデンスの質の評価が初版に比較してやや緩やかになったこと，推奨の強弱とエビデンスの質とが混同されにくくなったことなどが第2版の特徴である。

このような特徴もあり，第2版はより科学的に最新のEBMを提供するものとなった。しかし，その発表後半年もしない間に，第2版の推奨とは相反する知見が次々と発表されてしまった。これは，急速に変遷する医療現場と日夜進歩する医学から得られるEBMの宿命でもあろう。

このような経緯を経て第3版が2013年2月に刊行された[1,2]。第3版のタイトルに"2012"がついているが，刊行の年ではなく実際に最終原稿が確定された年を意味している。第3版については本書の各章で詳細が述べられているので，ここでは解説しない。

3 ガイドライン支持団体

ガイドライン初版から第3版まで，その脚注に"Sponsoring organizations"が記載されている。"sponsor"の役割や意味するところも版を重ねることで多少変わってきたが，ここでは「支持団体」と表現することにする。多くの疾患のプラクティス・ガイドラインは1つあるいは2つの団体が策定するものが多い。複数の団体が関与するガイドラインでは，策定に関与する団体の合意プロセスは複雑となるが，本ガイドラインのように国際的連盟(federation)を含む数多くの団体が関与するとなると，合意・承認プロセスは一層複雑となり障害も多くなる。

1. 支持団体の推移

初版の支持団体は，SCCM, ESICM, ISFなど北米，欧州，豪・ニュージーランドの11団体で，看護師の学会(American Association of Critical-Care Nurses)も含まれていた。第2版では，初版の11団体のうち，American Thoracic Society(ATS)とAustralian and New Zealand Intensive Care Society (ANZICS)がスポンサーを取りやめたが，日本の2学会(日本救急医学会と日本集中治療医学会)とCanadian Critical Care Society, Society of Hospital Medicine, World Federation of Intensive and Critical Care Societiesの5団体が新たに加わって，合計14団体が支持団体となった。さらにGerman Sepsis Society, Latin American Sepsis Instituteがスポンサーはしないもののガイドラインを「endorseする参加団体」となっ

た。

　第3版のガイドライン作成に何らかの形で参加したのは30団体・68名からなるsepsisの国際的専門家であるが，最終的にスポンサーしたのは28団体となり第2版の14団体から団体数は倍増した。第2版で離脱したATSとANZICSが復帰したほかに，中国・インド・中近東・ラテンアメリカなどの発展途上国から7団体が加わった。

　第3版を最終的にスポンサーすることとなった団体が多国にわたり急増したことには，いくつかの理由がある。第一に欧米以外の諸国からの国際学会参加者や英文論文投稿が最近急増していることでも分かるように，特に新興国でサイエンスマインドの医師が増え，EBMやガイドラインが認識されてきたことがあげられよう。第二には，第2版の副題に"international"が追加され，第2版の支持団体の国以外でも臨床現場で参考となるガイドラインであると受け取られるようになったことである。第三には，SSキャンペーンのPhase Ⅲの活動であるガイドラインのimplementation（臨床現場での実際の適用）が進み，ガイドラインを適用した結果，severe sepsisの生存率が改善したとの論文が次々と発表されてきたことであろう[21〜23]。

　新たに第3版をスポンサーした団体には，ガイドライン策定作業に従事する委員を出さないで，でき上がったガイドライン案を受け入れただけの団体も多い。ガイドラインの著者にはならない委員でも，与えられた領域の新規エビデンス収集，分析や推奨案の検討のために，欧米の会議に出席したりメールでの情報交換に参加する膨大な作業がある。発展途上国の医師達にこのような役割を期待するのは現時点では無理なことも理解できる。しかし将来は，支持団体はできるだけ委員を実務に参加させる方向でガイドライン策定を進めていくべきであると考える。

2．支持団体による承認

　筆者は初版の支持団体となる具体的要件は知らないが，委員として参加した第2版策定時には，ガイドライン最終原稿案ができたときに，R.P.Dellingerからその原稿案について日本救急医学会が"sponsor"するか否かをある期日までに返答するように求められた。日本救急医学会からの2名の委員は委員会に出席し，原稿素案の段階から意見を提出する機会があり，進捗状況を学会理事会に報告していたので，最終原稿案の段階で学会員に広くコメントを求めて細かい修正意見を出すことはせず，最終原稿案が理事会で一括承認されれば支持団体となることとした。

　ATSとANZICSが第2版の支持団体から離脱したのは，推奨項目と推奨の強さ，エビデンスとなる文献，あるいは原稿の文章表現などに合意できない部分があったからと推察される。2010年10月にバルセロナで開催されたESICMに合わせて開催されたSSキャンペーン会議で，支持団体がガイドライン最終原稿を承認することの障害について議論された。その結果，① 支持団体は改訂時のCOI（conflict of interest：利益相反）・EBM・推奨決定などのプロセスを了承する，② 支持団体の組織・役員などが個々の推奨項目を検討して承認するものではない，③ 支持団体の委員は策定プロセスを団体に定期的に報告し，特に団体から異論が出そうな推奨項目についてフィードバックする，④ 支持団体は最終原稿について個々の項目の批判や原

稿修正要請などはしない，という4要件が承認された。すなわち，支持団体は最終原稿を読む権利はあるが，改訂のプロセスを承認するのであって，ガイドラインの個々の項目について承認するものではないこととなった。このこともあって，ATSとANZICSは第3版の支持団体に復帰した。

　以上の方針は第3版の冒頭に書かれている"these recommendations are intended to be best practice (the committee considers this a goal for clinical practice) and not created to represent standard of care."に合致するものである。

4 ガイドラインの課題と将来

1. ガイドライン実施とフィードバック

　SSキャンペーン活動のPhase IIIとして，ガイドラインのimplementation（実施）とフィードバックがある。これはガイドラインの推奨項目やそのbundleを実際にベッドサイドで実施して，実施率や生存率改善をみていく活動で，施設ごとに個々の項目の実施率が向上しているかをフィードバックするとともに，実施率向上が生存率向上に反映しているかを検討する実務的活動である。

　参加施設は，個々の患者データを匿名化してITを用い"sepsis registry"に登録して，big dataを集め解析に用いる。Phase IIIは米国のM.M.Levyが主導した。日本からのデータも集めるために，SSキャンペーンのsepsis registry開発を担当していたS.R.Townsend氏から依頼を受けた筆者は，英語のsepsis registryの全フォーマット項目を和訳した。しかし，英語以外の言語による米国のregistryへの登録の試みは，スペイン語圏では成功したものの，日本からの登録は成功しなかった。臨床現場で多忙な日本の臨床医が米国にデータを送ることがそもそも困難なことである。

　これを受けて，日本救急医学会がsepsis registryの事業を立ち上げることとした。丸藤教授が委員長となり英語版と同等の項目の登録(basic)と，さらに詳細な情報を盛り込んだ日本独自の登録（advanced）から得られた膨大なデータが集積され，種々の側面から解析されている。その知見は2012年の日本救急医学会学術集会で報告され，複数の英文論文として投稿されている。

2. 利益相反の指摘と透明性の推進

　第3版では本文が始まる前の約1ページ半のスペースが利益相反（COI）に関する詳細な開示のために割かれている。昨今の論文投稿には，投稿時に著者のCOI情報を提出することが普通となってきたが，論文中にこのような詳細な記載がなされるのは異例である。その理由は下記にある。

　ガイドライン初版が発表された後に，P.Q.Eichackerらのグループが「特定企業の金銭的支援によってガイドラインが影響されている」という主旨の指摘をNew England Journal of Medicine誌に発表した[23]。SSキャンペーン立ち上げ時に中心的役割を果たしたISFとその他の学

術団体に対して，ガイドラインで推奨されている薬品や医療器具の製造・販売企業が寄付をしているので，企業の利益のためにガイドラインが影響されているとの主張である。特に当時，リコンビナント・ヒト活性化プロテインC（rhAPC：商品名 Xigris）を販売していた Eli Lilly 社が団体に寄付をしており，rhAPC がガイドラインで推奨されていたことが問題視されている。

この件に関しては，England Journal of Medicine 誌は SSC 側の反論を掲載していないが，その後の P.Q.Eichacker らの同様な指摘[24]に対して，ガイドライン初版の筆頭著者であった R.P.Dellinger と当時の SCCM 会長であった C.G.Durbin が明快かつ合理的な反論を書いている[25]。

指摘の対象となったガイドライン初版の冒頭には，以下の説明が書かれている。① ガイドライン作成の会議の経費とスタッフのサポートには企業からの「使途を限定しない教育的寄付金（unrestricted industry educational grants）」が提供されたこと，② 企業からは委員が出ていなかったこと，③ 企業からガイドラインへのインプットはなかったこと，④ 会議には企業の職員は出席していなかったこと，⑤ 論文が最終的に採用になるまで企業は原稿を一切見ていなかったこと，である。さらに，ガイドライン初版の末尾には，関連企業から平時に得ている報酬やコンサルタント料などがある委員について公開されている。それにもかかわらず，Eichacker らの批判は痛烈であった。

このような指摘を受けて，第2版からは COI 開示がさらに強化された。また，第3版策定にあたっては I.S.Douglas 氏をトップとする COI Task Force が設けられ，委員会の冒頭でガイドラインと COI の在り方や開示方針について出席委員に対して詳しい説明がなされた。私事になるが，第2版から SS キャンペーンの委員を務めていた筆者は，2011年に某製薬企業の役員に就任することとなったため，2010年のマイアミの委員会でその旨を報告して，第3版委員の任期途中で委員を辞任することとした。

3. わが国の医療とガイドライン

他誌の解説[26]でも触れたが，第2版までわが国で severe sepsis の治療に広く用いられているセリンプロテアーゼ製剤，エラスターゼ阻害薬，持続的血液濾過透析，エンドトキシン除去カラムなどがガイドラインに採用されていない。その主たる理由は，推奨根拠となる質の高いエビデンスとしての大規模 RCT（ランダム化比較試験）などの英文論文がないことである。わが国でもこれらの治療法の有用性を大規模 RCT で検証すべきであるが，すでに市場に出ている製品に関する大規模 RCT は，コストの面でも対照群設定の倫理面でも困難なのが現状である。

逆に，わが国では認可されていない rhAPC が初版と第2版で推奨項目となっていることが問題であったが，rhAPC の有用性を棄却する新たなエビデンスが登場して rhAPC が市場から撤収したことは，EBM が必ずしも絶対的でなく，ベストの医療が常に変わっていくことの象徴となる事象である。前述したように，ガイドラインはスタンダードを示すものではなく，それぞれの国の内的民族学的要因や，医療体制などの外的民族学的要因を考慮し適用されるべきである。医療資源や医療レベルの国際格差は年々縮小する方向にあるものの，日本人の遺伝的

素因に関しても，主として欧米人で得られたエビデンスに立脚しているガイドラインを使用するにあたっては考慮すべき事項である。

　最新のエビデンスに基づき，一層多国籍となったガイドライン第3版が刊行された。時には相反するエビデンスを吟味し，多くの国の団体の意見を取り入れ支持を得るため，ガイドラインの断定性はやや脆弱となり，最大公約数的な側面も出てきた。ガイドラインで提示されたエビデンスと推奨の根拠を理解し，臨床現場で個々の患者の状態を慎重に把握してガイドライン項目の適応の判断をすることが，目前の重症患者の救命につながる道筋であると思う。

（相川 直樹）

The road has been long and the toil significant, but in the end tremendously satisfying when you think of the difference we have made in patient care.

R. Phillip Dellinger, MD

文　献

1) Dellinger RP, Levy MM, Rhodes A, et al：Surviving sepsis campaign：international guidelines for management of severe sepsis and septic shock：2012. Cirt Care Med **41**：580-637, 2013.
2) Dellinger RP, Levy MM, Rhodes A, et al：Surviving Sepsis Campaign：international guidelines for management of severe sepsis and septic shock, 2012. Intensive Care Med **39**： 165-228, 2013.
3) Dellinger RP, Carlet JM, Masur H, et al：Surviving Sepsis Campaign guidelines for management of severe sepsis and septic shock. Crit Care Med **32**：858-873, 2004.
4) Dellinger RP, Carlet JM, Masur H, et al：Surviving Sepsis Campaign guidelines for management of severe sepsis and septic shock. Intensive Care Med **30**：536-555, 2004.
5) 平澤博之："Surviving Sepsis Campaign guidelines for management of severe sepsis and septic shock"をめぐって．ICUとCCU **28**：807-811, 2004.
6) Martin GS, Mannino DM, Eaton S, et al：The epidemiology of sepsis in the United States from 1979 through 2000. N Engl J Med **348**：1546-1554, 2003.
7) Dombrovskiy VY, Martin AA, Sunderram J, et al：Rapid increase in hospitalization and mortality rates for severe sepsis in the United States：a trend analysis from 1993 to 2003. Crit Care Med **35**：1244-1250, 2007.
8) Dellinger RP：Cardiovascular management of septic shock. Crit Care Med **31**：946-955, 2003.
9) Friedman G, Silva E, Vincent JL：Has the mortality of septic shock changed with time. Crit Care Med **26**：2078-2086, 1998.
10) Sun D, Aikawa N：The natural history of the systemic inflammatory response syndrome and the evaluation of SIRS as a predictor of severity in patients hospitalized through emergency services. Keio J Med **48**：28-37, 1999.
11) Sprung CL, Bernard GR, Dellinger RP（Eds）：Guidelines for the management of severe sepsis and septic shock. The International Sepsis Forum. Intensive Care Med **27**（Suppl 1）：S1-S134, 2001.
12) Bone RC, Balk RA, Cerra FB, et al：Definitions for sepsis and organ failure and guidelines for the use of innovative therapies in sepsis. The ACCP/SCCM Consensus Conference Committee. American College of Chest Physicians/Society of Critical Care Medicine. Chest **101**：1644-1655,

1992.
13) Bone RC, Balk RA, Cerra FB, et al：American College of Chest Physicians/Society of Critical Care Medicine Consensus Conference：definitions for sepsis and organ failure and guidelines for the use of innovative therapies in sepsis. Crit Care Med 20：864-874, 1992.
14) 相川直樹：SIRSと敗血症. 集中治療医学（日本集中治療医学会編）. 秀潤社, 東京, 2001, p331-334.
15) Sackett DL：Rules of evidence and clinical recommendations on the use of antithrombotic agents. Chest 95：2S-4S, 1989.
16) Dellinger RP, Levy MM, Carlet JM, et al：Surviving Sepsis Campaign：international guidelines for management of severe sepsis and septic shock：2008. Crit Care Med 36：296-327, 2008.
17) Dellinger RP, Levy MM, Carlet JM, et al：Surviving Sepsis Campaign：international guidelines for management of severe sepsis and septic shock：2008. Intensive Care Med 34：17-60, 2008.
18) Atkins D, Best D, Briss PA, et al：Grading quality of evidence and strength of recommendations. BMJ 328：1490-1498, 2004.
19) Guyatt G, Gutterman D, Baumann MH, et al：Grading strength of recommendations and quality of evidence in clinical guidelines：report from an american college of chest physicians task force. Chest 129：174-181, 2006.
20) Schünemann HJ, Jaeschke R, Cook DJ, et al：An official ATS statement：Grading the quality of evidence and strength of recommendations in ATS guidelines and recommendations. Am J Respir Crit Care Med 174：605-614, 2006.
21) Townsend S, Dellinger RP, Levy MM, et al (Eds)：Society of Critical Care Medicine, European Society of Intensive Care Medicine, International Sepsis Forum, 2005. Implementing the Surviving Sepsis Campaign.
http://www.survivingsepsis.org.
22) Nguyen HB, Corbett SW, Steele R, et al：Implementation of a bundle of quality indicators for the early management of severe sepsis and septic shock is associated with decreased mortality. Crit Care Med 35：1105-1112, 2007.
23) Eichacker PQ, Natanson C, Danner RL：Surviving sepsis—practice guidelines, marketing campaigns, and Eli Lilly. N Engl J Med 355：1640-1642, 2006.
24) Eichacker PQ, Natanson C, Danner RL：Separating practice guidelines from pharmaceutical marketing. Crit Care Med 35：2877-2878, 2007.
25) Dellinger RP, Durbin CG：Reply. Crit Care Med 35：2878-2880, 2007.
26) 相川直樹, 関根和彦, 栗原智宏：Surviving Sepsis CampaignとGuidelines：新しいガイドラインとの比較. 日本外科感染症学会雑誌 5：293-300, 2008.

総論

2. Surviving Sepsis Campaign Guidelines を日本で活用するにあたっての問題点

はじめに

　Surviving Sepsis Campaign guidelines（SSCG）が最初に策定され，公表されたのは 2004 年であり，その後 2008 年，2012 年に改訂された[1]。筆者は 2008 年の第 1 回目の改訂から，日本集中治療医学会の代表として revising committee（改訂委員会）の末席に連なり，その改訂作業に参画してきた。その過程で，この SSCG を日本でそのまま広く臨床応用するのはいろいろ問題があると痛感していた[2]。さらにこの SSCG は世界全体を視野に入れて，重症敗血症，敗血症性ショックの救命率を向上されることを主たる目的に策定されたものであるがゆえに，その診断法や治療法に関しては，学会で論じられている新しい敗血症の診療に関する問題点や提案などには言及していないということもある。それらのことから現時点で本邦でこの SSCG を広く臨床応用するには表1のような問題点があると筆者は考えている。本項においてはこれらの点に関し，筆者らのデータを示しながら解説したい。

表1 Surviving Sepsis Campaign guidelines の問題点

1. 本邦で広く行われており，有効性も認められている治療法が推奨されていない。
2. 今や高サイトカイン血症が敗血症の病態において重要な役割を果たしていることは広く認められているにもかかわらず，その対策に関しては何も述べられていない。
3. 免疫麻痺は敗血症の病態において重要であるにもかかわらず，その対策に関しては何も述べられていない。
4. 長期転帰改善のための方策に関しては何も言及されていない。
5. 推奨項目の根拠となっているエビデンスの多くは，遺伝子多型の分布が日本人と異なる Caucasian を対象とした治験により得られたものであり，効果発現の程度が日本人では異なる可能性がある。
6. 敗血症の診療に関する RCT は対象が均一でないため，同様の治療法であっても，研究により結果が異なる場合がある。
7. 特定の項目だけを取り上げて，商業主義に利用される可能性がある。

本邦で Surviving Sepsis Campaign guidelines を用いる場合は，いろいろな問題がある。中でも高サイトカイン血症の病態生理上の重要性，それに対する対策に関して何も述べられていないのは大きな問題である。
RCT：ランダム化比較試験

（筆者作成）

1 本邦で行われている治療の位置づけ

まず第一の問題点は本邦で広く用いられていて，その有効性も示されているにもかかわらず，その治療成績が十分なパワーを持ったRCT（ランダム化比較試験）で示されておらず，エビデンスの質が低いとか，現時点で欧米ではあまり行われていない治療法であるというような理由により，SSCGに取り上げられていない診断法や治療法に関しては言及されていないということである[2]。

この問題を解決するために，筆者は日本集中治療医学会の理事長を拝命していた時期に，同学会にSepsis Registry委員会を立ち上げ，日本版敗血症診療ガイドラインを策定するという方針を決定した。その後長年にわたる検討を経て2013年に「日本版敗血症診療ガイドライン The Japanese Guidelines for the Management of Sepsis（JGMS）」[3]が策定，公表された。このガイドラインの特徴は，推奨をclinical questionに対する回答という形で示しているという点のほかに，SSCGで推奨されている項目を踏まえた上で，Sepsis Registry委員会で独自に行った敗血症の診療に関するsurvey（調査）の結果を踏まえ，広く有効性が認められているものに関しては，RCTの形で効果が示されていないものも推奨したということである[3]。

その結果，septic DIC（disseminated intravascular coagulation：播種性血管内凝固症候群）に対する診断と治療，病因物質除去を企図しての血液浄化法などは独自の推奨内容となっている。また，抗菌薬の投与に関しては，感染症専門医へのコンサルテーションの重要性を強調していることも特徴であるし，抗菌薬の選択，投与量の決定に関してはSSCGと比較してかなり詳述されている[3]。したがって，本邦で重症敗血症，敗血症性ショック症例の診療を行う際にはSSCGだけではなく，JGMSをも参照することを強く推奨したい。

2 敗血症の病態生理におけるhypercytokinemiaの重要性とその対策を巡って

敗血症の病態生理にpro-inflammatory（炎症性）およびanti-inflammatory hypercytokinemia（抗炎症性高サイトカイン血症）がきわめて重要な位置を占めていることは，いまや広く認められている[4,5]。筆者らも自身のデータを示しながらこの点を強調してきた[6~9]。すなわち図1に示すごとく敗血症における代表的な病態である，dysoxia（組織酸素代謝失調），hyperglycemia（高血糖），DICなどはpro-inflammatory hypercytokinemiaに，immunoparalysis（免疫麻痺）はanti-inflammatory hypercytokinemiaにより惹起されるということである[4~9]。それにもかかわらずSSCGにおいてはhypercytokinemia対策に関しては何も述べられていないのは大きな問題である。

さらにここ10年ぐらいの間に，敗血症の病態生理に関しては大きな進歩があり，pattern recognition receptors（PRRs：パターン認識受容体），pathogen-associated molecular patterns（PAMPs：病原体関連分子パターン），alarmin（アラーミン）[10]ないしdanger（or damage）-associated molecular patterns（DAMPs：傷害関連分子パターン）などのkeywordsのもと，敗血症の新しい病態生理が提唱された[6~9]。それは図2のごとくまとめられよう。

総論

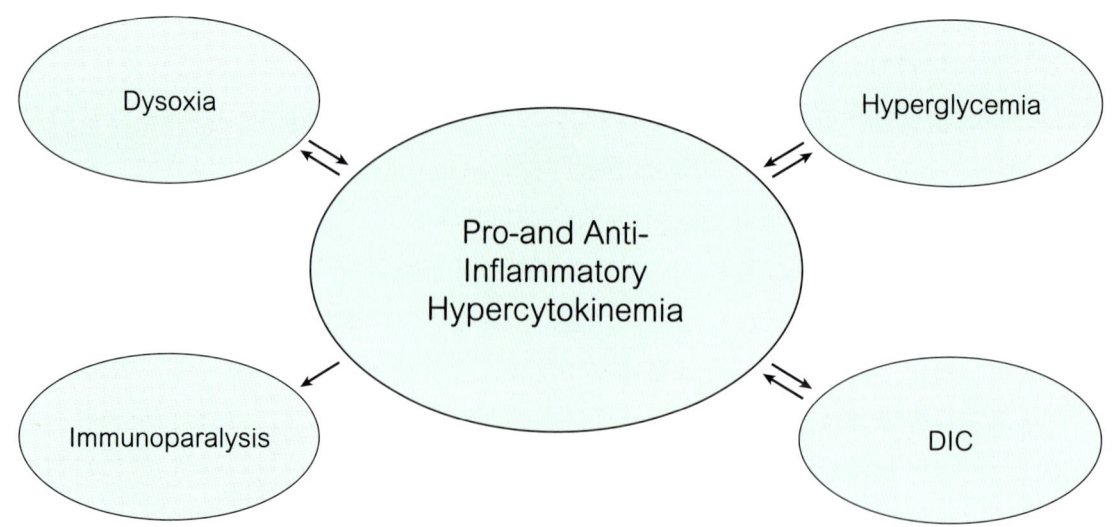

図1 敗血症関連病態と Hypercytokinemia

敗血症の代表的な症状である組織酸素代謝の失調，高血糖，DIC は炎症性高サイトカイン血症，免疫麻痺は抗炎症性高サイトカイン血症に深くかかわっている。

DIC：disseminated intravascular coagulation，Dysoxia：組織酸素代謝失調，Hyperglycemia：高血糖，Pro-and Anti-Inflammatory Hypercytokinemia：炎症性，抗炎症性高サイトカイン血症

（筆者作成）

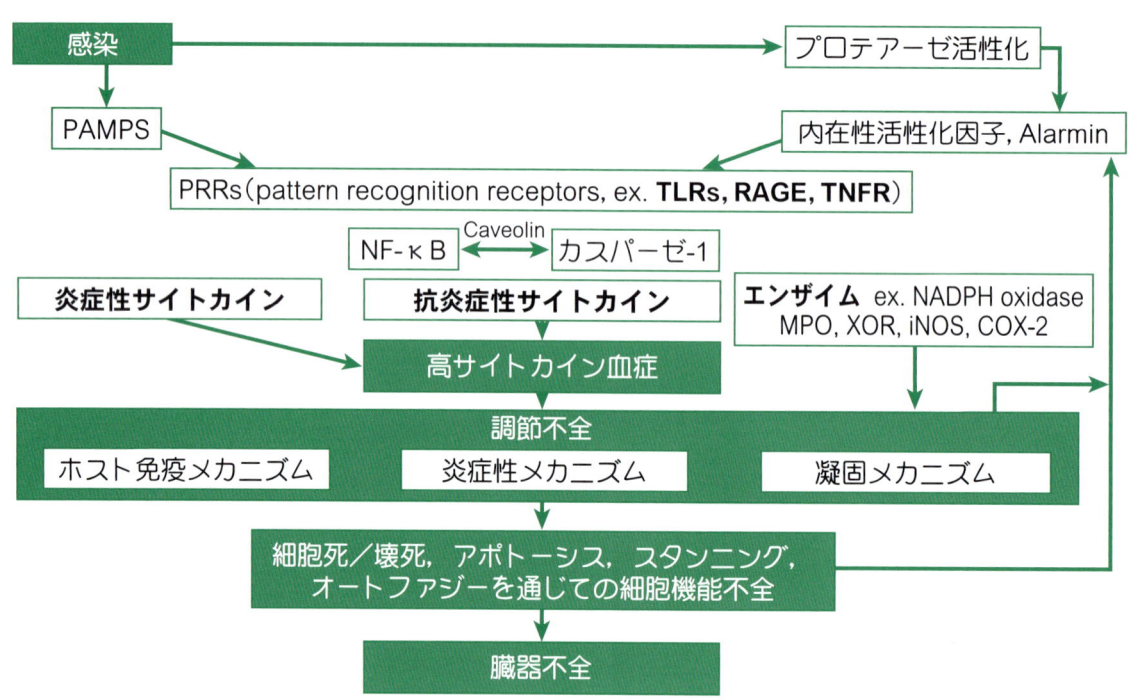

図2 敗血症の病態生理

PRR が感染により産生された PAMPS を認識し，高サイトカイン血症が引き起こされ，それが免疫システム，炎症システム，凝固システムの失調を引き起こし，さまざまな形の細胞死を招き臓器障害を発症する。死亡した細胞はアラーミンとしてまた PRR に認識される。

PAMPS：pathogen-associated molecular pattern，TLRs：Toll-like receptors，TNFR：tumor necrosis factor receptor

（筆者作成）

敗血症の病態生理の根幹をなすのはhypercytokinemiaであり，そのhypercytokinemiaは病原微生物由来のPAMPsのみならず，内因性のalarminによっても惹起されること[10,11]をよく認識する必要がある。ここでさらに注意を喚起しておきたいことは，敗血症の病態生理におけるLPS（リポ多糖）の重要性に関して，最近疑問視されはじめたことである。すなわちOpalらはPRRsのひとつであるtoll-like receptor（toll様受容体）4のブロックを介してのLPS inhibitorであるEritoranの有効性に関するRCTの結果がnegativeであったことを受けて，「強力なLPS inhibitorであるeritoranを用いた今回の治験結果がnegativeであったという事実は，敗血症がすでに発症してしまっている症例における炎症の進展や臓器障害発症の病態生理上のLPSの役割に関し，疑問を投げかけるものである」[12]と述べている。さらにTseはFinkの発言を引用して「LPSは敗血症の重症化に重要な役を担っているのではなく，他のPAMPsにより活性化される炎症反応が重要である」と述べている[13]。筆者も同様の主張をこれまで述べてきた[9,14]。

そして筆者らはcytokine-adsorbing hemofilterを用いたcontinuous hemodiafiltration（CAH-CHDF）がpro-inflammatory cytokineもanti-inflammatory cytokineも血中より効率よく除去し，その血中濃度を低下させることを報告してきた[6～9,14,15]。CAH-CHDFの有効性に関しては依然としてcontroversialではあるが，少なくとも，敗血症の治療におけるhypercytokinemia対策の重要性を認識することや，この点に関してはSSCGには何も述べられていないことを肝に銘じるべきである。

3 Immunoparalysisの重要性とその対策を巡って

敗血症が発症する病態において，あるいはそれが重症化する病態において，immunoparalysisないしはimmunosuppression（免疫抑制）と呼称される，免疫系の機能不全とそれに伴う易感染性が重要な役を担っていることは最近とみに指摘されている[16～21]。一方，感染によりinflammatory responseがまず惹起され，それを打ち消すようにanti-inflammatory responseが惹起され，その反応が過度になるとimmunoparalysisないしimmunosuppressionが発症する，すなわちこれらの反応は二相性であると従来考えられてきた[7,20]。しかし最近になり，Xiaoらは遺伝子解析の結果からinflammatory responseもanti-inflammatory responseも感染などの侵襲直後から発症しており，他の条件によりそのどちらかが優位になるにすぎないとする説[21]を提唱している。この説に立てばimmunoparalysisは感染発症直後でも容易に発症することになり，その敗血症の病態生理上の重要性はさらに増すこととなる。またInoueらも高齢者では免疫担当細胞の機能が低下し，このことが高齢者における敗血症の治療成績が不良であることの原因であるとし，immunoparalysisの重要性を指摘している[22]。

そのような背景のもと，GentileらはICUにおいて重症例が死亡していくのは，長引くinflammation, immunosuppression, catabolism（異化作用）をきたしているようなsyndromeであるとして，このような状態をその頭文字をとり，PICS（persistent inflammation, immunosuppression and catabolism syndrome）なる病態概念を提唱し，その対策の重要性を指摘している[23]。一方，このようにimmunoparalysisの重要性は指摘されているが，その対策となると，

表2 Immunoparalysis に対する対策（臨床的検討が行われているもの）

1. 免疫を増強（減弱）する薬剤/血液製剤の投与
   イムノグロブリン
   グルカン
   遺伝子組換えインターフェロンγ
   Recombinant Human MAbCD18
   Anti-L-Selectin (Aselizumab)
   プロスタグランジン E_1
   アンチトロンビンⅢ
   高張生理食塩水
   デキストラン
   ペルフルブロン
   Anti-Programmed Death 1 Antibody
   顆粒球・マクロファージコロニー刺激因子
   ウリナスタチン
2. 栄養療法
   早期経腸栄養
   免疫増強栄養
   免疫調節栄養
3. 血液浄化による免疫抑制薬の除去（メディエーター，細胞成分）
   持続血液濾過透析による抗炎症性サイトカインの除去
   PMX-DHP による血液浄化での過度なT細胞の除去
   細胞除去療法

Immunoparalysis に対する有効な治療法はいまだ確定していない。栄養療法，特に早期経腸栄養，免疫抑制物質の血液浄化法による除去などが臨床応用されつつある。

（筆者作成）

いまだ確立したものはない[20, 24]。表2は筆者が immunoparalysis に対する対策をまとめたものである[20]。先に述べたように immunoparalysis に関する RCT の形でその有効性が示された治療法はあまりない[23]が，筆者らは CAH-CHDF による anti-inflammatory cytokine の除去の有効性を報告したし[14]，Ding らも同じく血液浄化法による治療法の可能性を報告している[25]。また，Hotchkiss らは anti-programmed death protein 1 と interleukin-7 ないし interleukin-15 の併用療法にその可能性を見出そうとしている[26]。残念ながら，SSCG の中では immunoparalysis の重要性やその対策に関しては何も述べられていないが，immunoparalysis 対策としての早期からの経腸栄養というような考えをわれわれは常に持つ必要がある。

4 長期転帰を巡って

敗血症をはじめ，ICU で集中治療を受ける重症例の ICU 内での救命率は近年改善しつつある。しかし一方では，このような重症例では ICU を退出した後も死亡する症例が多数あること[27]や，死亡しないまでもその QOL はきわめて不良で，長期にわたり特に見当識障害に悩まされる症例も多いことが指摘されている[28]。Society of Critical Care Medicine (SCCM) も

表3 敗血症の長期予後が不良である機序

1. 敗血症に罹患していた時期に低灌流，PAMPs，alarmin などへの曝露などがあり，その結果が長期にわたり悪影響を与えている。特に immunoparalysis が発症してしまう。
2. 一見敗血症から回復したようにみえても炎症が持続している（nonresolving inflammation, subclinical inflammation）。
3. 敗血症罹患中に高度の cytokine storm，mediator storm に曝され，その影響が残ってしまう。
4. 各種の薬物療法（例えばステロイド）を受けたため，その影響が残ってしまっている。
5. ICU での治療中の長期間の不動化が悪影響を与えている（ICU-acquired weakness, critical illness neuromyopathy）。
6. 侵襲下に発症した急性臓器不全が全快せず，その後も悪影響を与え続けている。
7. そもそも敗血症症例は cytokine 産生や自然免疫に関連する遺伝子多型を持っている個体が多く，もともといわば高リスク person，健康弱者である。

敗血症の長期予後が不良である機序としてはいろいろな因子が考えられるが，一見敗血症から回復しているようにみえても炎症が持続していることなどが考えられる。
PAMPs：pathogen-assesiated molecular patterns

（筆者作成）

表4 敗血症症例の長期予後を改善するには

1. Immunoparalysis を改善する。
2. 周術期の症例においては，可及的にストレスを軽減する。
3. 敗血症罹患中の低灌流の時期を可及的に短くする。Alarmin などへ曝露を可及的に少なくする。Hypercytokinemia の程度と時期を可及的に小さくし，短くする。
4. ステロイド，鎮静薬の投与を可及的に避ける。投与量を可及的に少なくする。
5. Inflammation が完全に沈静化するまで（サイトカインレベルが正常化するまで）治療を続行する。
6. 早朝リハビリテーションを行う。
7. スタチンの投与を続ける。
8. β-ブロッカーを用いて心拍数を減少させ続ける。
9. 長期 follow-up を行い，異常の発症に早期より対処する。
10. 規則正しい生活をし，適切な食生活，適度な運動を続けるよう指導する。

敗血症症例の長期予後を改善するには，cytokine レベルが正常化するなど治療を続けることが重要である。スタチンやβ-ブロッカーの投与も検討されたが臨床的にはっきりした有効性はいまだ示されていない。

（筆者作成）

ICU で集中治療を受けた症例の長期転帰を改善することの重要性を最近特に認識し，上記とは別の PICS（post-intensive care syndrome）なる概念を提唱し，その対策に取り掛かったところである[29]。しかしながら，SSCG には敗血症の長期転帰が不良であることも，その対策として何をやるべきかも現時点では全く触れられていない。

このように敗血症をはじめ ICU で集中治療を受けた症例の長期転帰が不良である原因は表3に示すようなことが考えられる[30,31]。さらにその対策としては確立したものはないが，表4に示すようなものが考えられる[30,31]。一時期 statin が敗血症の長期転帰を改善する可能性

総論

があるとの報告が注目を集めたが，最近の RCT でははっきりとした有効性は認められなかった[32]。また，先に述べた immunoparalysis に対する有効な治療法の確立も，結局は敗血症の長期転帰を改善することが期待される[24]。

敗血症症例の長期転帰をどのようにして改善するかは今後の問題であるし，そもそも ICU における集中治療が奏効しなければそれで終わりである。しかし，われわれは今後は長期転帰を改善するにはどうしたらよいかということも視野に入れて，敗血症に対する治療を考えなければならない時期にきているといえよう[33]。

5 遺伝子多型の治療法効果発現への影響

敗血症の治療成績はさまざまな因子の影響を受ける。また，人種によっても治療成績に差があることが知られている[34]。人種により治療成績に差がある背景としては，経済的な格差や医療システムの違いなどが考えられるが，もうひとつは遺伝子多型の存在とその分布の人種間での格差である[7]。筆者らはこれまで cytokine の産生や innate immunity（自然免疫）に関する遺伝子多型の存在が敗血症の発症やその予後に大きな影響を与えていることを報告してきた[35〜38]。また，これらの遺伝子多型は immunoparalysis の発症にも大きな影を落としていることも見出した[39]。さらに注目すべきは，同じ治療法であっても遺伝子多型を有する症例では

表5 ICU 患者 3 人種における敗血症関連 SNP の variant allele 頻度

	Japanese	Caucasian	p	African American	p
① TNF-α-308*G/A	1.7	16.9	0.001 >	14.7	0.001 >
② TNF-α-238*G/A	1.9	5.8	0.01 >	6.0	0.05 >
③ TNF-β+250*G/A	59.6	34.5	0.001 >	49.2	0.05 >
④ IL-1β-511*C/T	45.7	32.8	0.001 >	51.2	0.453
⑤ IL-1β+3953*C/T	4.3	23.4	0.001 >	15.1	0.001 >
⑥ IL-6-174*G/C	0.0	42.9	0.001 >	13.4	0.001 >
⑦ IL-10-592*C/A	63.4	21.5	0.001 >	35.3	0.001 >
⑧ MIF-173*G/C	18.0	15.9	0.174	32.4	0.001 >
⑨ CD14-159*C/T	57.8	47.2	0.001 >	32.1	0.001 >
⑩ TLR4*D299G	0.0	5.2	0.001 >	6.2	0.001 >
n	188	1,865		155	
実施機関	Chiba Univ.	GenPSS Database			

サイトカイン産生や自然免疫に関連した遺伝子多型の分布は人種間で差がある。このことが，ある治療法の効果発現の程度が人種間で差があるという現象を引き起こしている。
　本調査は，2001 年 7 月から GenPSS (Genetic Predisposition to Severe Sepsis) にて，2001 年 10 月から Dept. of ER & CCM, Chiba University にて実施した。
　Variant Allele 頻度（％）
　(P-Values vs. Japanese Subjects with Fisher's Exact Test)
　SNP：一塩基多型，variant allele：変異対立遺伝子，TNF：tumor necrosis factor，IL：interleukin，TLR：toll-like receptor，MIF：macrophage migration inhibitory factor

（筆者作成）

それを有さない症例と比較してその有効性発来の程度も，ひいては生存率も有意に不良であるということである[35]。また興味深いことには，かかる遺伝子多型の分布は表5に示すごとく，日本人とCaucasianではかなり異なることも筆者らは見出している[7,9]。

これらの事実はSSCGのような外国で策定されたガイドラインを本邦で臨床応用する際の問題点を提起している。すなわち，外国でCaucasianを対象にしたRCTで効果がありそれゆえにガイドラインで推奨されている治療法が，本邦においても常に有用であるという保証はないということである[2,7,9]。それゆえ，われわれは日本人を対象にした治験をもとにしたガイドラインが必要であり，JGMS[3]はその第一歩としても大きな意義がある。

6 商業主義の影響に対する懸念

SSCGの初版が策定され公表された際には，その費用を製薬会社や医科器械会社からの寄付でまかなっていたがゆえに，これは形を変えたmarketingであるとして強烈な批判に晒された[40]。それを受けて2008年の改訂作業の折からはすべて学会の負担，あるいはもっといえば私を含めてrevising committeeのいわゆる「手弁当」という条件のもとで策定作業が行われた。関連した学会の開催に合わせてSSCGのrevising committeeも開催される場合が多かったが，そうでない場合もあり，そのたびに日本から出掛けるのは経済的にかなり負担だったのを記憶

SSCGの推奨項目

1. 感染巣の早期同定
   CT検査など
2. 血中乳酸値の測定

1. 早期のドレナージ，外科的処置
2. 1時間以内の抗菌薬の投与開始
3. EGDTに則った初期循環管理
4. ARDSに対し
   肺保護戦略
5. その他
   低容量ステロイド
   血糖コントロール

SSCG推奨項目以外に筆者らが取り組んでいる項目

1. IL-6血中濃度迅速測定
2. Cytokine関連遺伝子多型検索
3. 強毒菌の迅速検査（A群溶連菌，肺炎球菌）
4. 単球HLA-DR発現率の測定

1. IL-6＞1,000pg/mL → CAH-CHDF
2. 治療抵抗性のショックに対し
   Double CAH-CHDF，PCPS
3. ARDSに対し
   CAH-CHDF，一酸化窒素吸入，腹臥位，ECMO
4. その他
   選択的腸内殺菌（SDD）
   早期経腸栄養
   アンチトロンビンⅢ，免疫グロブリン
   遺伝子組み換えトロンボモジュリン

図3　重症敗血症/敗血症性ショックに対し筆者らの施設で早期に施行している検査・治療

筆者のICUではSSCGで推奨されている治療法に加え筆者らが有効であると認めている治療法を行っている。
EGDT：early goal-related therapy，ARDS：acute respiratory distress syndrome，CAH-CHDF：cytokine-absorbing hemofilter continurous hemodiafiltration，PCPS：percutaneous cardio pulmonary support，ECMO：extracororeal membrane oxygenation

（筆者作成）

総論

表6 SSCG導入後の重症敗血症/敗血症性ショックの治療成績

治療	SSCG導入後の成績						CAH-CHDF	
							PMMA-CHDF	AN69ST-CHDF
著者	Shapiro	Shorr	Ferrer	Castellanos Ortega	Levy	Opal	Nakada	Shiga
国	US	US	Spain	Spain	(SSCG database)	International (ACCESS)	Japan	Japan
報告年	2006	2007	2008	2010	2010	2013	2008	2012
症例数	116	60	1,465	384	15,022	1304	43	34
年齢（歳）	68.0 ± 16.0	61.4 ± 20.0	62.1 ± 16.3	64.5 ± 15.1	−	65.4 ± 15.0	63.5 ± 13.3	67.1 ± 12.1
APACHE II score (predicted survival)	22.6 ± 8.8 (57.6%)	23.3 ± 9.6 (54.0%)	21.3 ± 7.8 (61.1%)	23.2 ± 7.8 (54.0%)	−	27.2 ± 4.5 (39.5%)	29.4 ± 8.4 (32.8%)	32.7 ± 9.8 (20.3%)
28日救命率	79.7%	70.0%	68.9%	62.5%	65.2%	71.9%	79.1%	73.5%
Predicted Survivalに対する割合	1.38	1.29	1.13	1.16	−	1.82	2.41	3.62

mean ± SD

SSCG導入後の治療成績は，外国からの報告よりSSCGが推奨する治療法に加えCAH-CHDFなど，筆者らが有効性を認めている治療法を併用したほうが良好である。

（筆者作成）

している。

　言うまでもなく，敗血症の治療は多角的な面があり，ある特定の治療法だけで救命率が向上するわけではない。われわれはそのことをよく認識した上で，製薬会社や医科器械会社が提供する医学情報に接する必要がある。

7 対象症例の違いによる治療効果発現の違い

　敗血症症例はその重症度も，また背景病態も千差万別である。それゆえにRCTにおいて当初の報告では有効であった治療法が，同じ敗血症であっても少し重症度の違う群を対象とするとその有効性が失われる場合やその逆の場合[41, 42]も十分起こりうる。それゆえ，われわれはSSCGで示されている推奨項目を臨床応用する場合には，それが常に有効であるとの先入観を持たないことが必要であろう。

8 本邦でSSCGをどのように臨床応用するか

　以上，本項においてはSSCGを本邦で臨床応用する際の問題点を列挙し，その理由を解説してきた。それでは本邦においてはSSCGを臨床応用しないほうがよいかというとそうではない。図3に示すごとく，SSCGの中で自分達が経験上有効であると感じているものは積極的に取り入れ，その上に立ち，JGMSで推奨しているものをはじめ，自分達がかねてからの臨床経験から有効であると感じているものを併用することが大切である。

表6はそのような考えに立ち治療した筆者らの成績と，SSCGにのっとって治療したとして報告されている欧米の治療成績を比較したものである。その治療成績をAPACHE（Acute Physiology and Chronic Health Evaluation）IIから算出した予測生存率の何倍の生存率をあげているかという，客観的な方法で比較すると，筆者らのほうが断然優れている。ガイドラインは所詮，最大公約数的に多くの症例の救命率を少しでも改善するために策定されたものである。図3に示した筆者らの成績も，また学会で発表される本邦における代表的なICUでの敗血症の治療成績も，SSCGを用いた外国での治療成績を凌駕している。このことも念頭においてSSCGを臨床応用すべきである。

（平澤 博之）

文献

1) Dellinger RP, Levy MM, Rhodes A, et al：Surviving Sepsis Campaign：International guidelines for management of severe sepsis and septic shock：2012. Crit Care Med **41**：580-637, 2013.
2) 平澤博之，織田成人，仲村将高：日本人からみたSurviving Sepsis Campaign Guidelinesの問題点．外科と代謝・栄養 **43**：161-116, 2009.
3) 日本集中治療医学会 Sepsis Registry 委員会：日本版敗血症診療ガイドライン The Japanese Guidelines for the Management of Sepsis. 日集中医誌 **20**：124-173, 2013.
4) Kellum JA, Kong L, Fink MP, et al：Understanding the inflammatory cytokine response in pneumonia and sepsis. Results of the genetic and inflammatory markers of sepsis (GeIMS) study. Arch Intern Med **167**：1655-1663, 2007.
5) Hall MW, Geyer SM, Guo C-Y, et al：Innate immune function and mortality in critically ill children with influenza：A multicenter study. Crit Care Med **41**：224-236, 2013.
6) 平澤博之：Severe Sepsis/Septic Shockの病態生理と急性血液浄化法によるその制御．日急性血浄化会誌 **1**：3-116, 2010.
7) 平澤博之：重症敗血症/敗血症性ショックの今日的病態生理と持続的血液濾過透析（CHDF）によるその制御．日救急医会誌 **22**：85-116, 2011.
8) 平澤博之：敗血症の病態生理とCytokine-Adsorbing Hemofilter-CHDFを用いたその制御-up-to-date 2011．日急性血浄化会誌 **2**：143-151, 2011.
9) 平澤博之：敗血症の病態生理：updated overview．ICUとCCU **35**：351-359, 2011.
10) Chan JK, Roth J, Oppenheim JJ, et al：Alarmins：awaiting a clinical response. J Clin Invest **122**：2711-2719, 2012.
11) Vincent J-L, Opal SM, Marshall JC, et al：Sepsis definitions：time for change. Lancet **381**：774-775, 2013.
12) Opal SM, Laterre P-F, Francois B, et al：Effect of Eritoran, an antagonist of MD2-TLR4, on mortality in patients with severe sepsis. The Access randomized trial. JAMA **309**：1154-1162, 2013.
13) Tse MT：Sepsis study failure highlights need for trial design rethink. Nat Rev Drug Discover **12**：334, 2013.
14) Hirasawa H, Oda S, Nakamura M, et al：Continuous hemodiafiltration with a cytokine-adsorbing hemofilter for sepsis. Blood Purif **34**：164-170, 2012.
15) Hirasawa H：Indication for blood purification in critical care. Contrib Nephrol **166**：21-30, 2010.
16) Gogos C, Kotsaki A, Pelekanou A, et al：Early alterations of the innate and adaptive immune

statuses in sepsis according to the type of underlying infection. Crit Care 14 : R96, 2010.
17) Giamarellos-Bourboulis EJ : What is the pathophysiology of the septic host upon admission？ Int J Antimicrob Agents 36S : S2-S5, 2010.
18) Ward PA : Immunosuppression in sepsis. JAMA 306 : 2618-2619, 2011.
19) Boomer JS, To K, Chang KC, et al : Immunosuppression in patients who die of sepsis and multiple organ failure. JAMA 306 : 2594-2605, 2011.
20) 平澤博之：Immunoparalysisと重症感染症．ICUとCCU 37：567-575, 2013.
21) Xiao W, Mindrinos MN, Seok J, et al : A genomic storm in critically injured humans. J Exp Med 208 : 2581-2590, 2011.
22) Inoue S, Suzuki-Utsunomiya K, Okada Y, et al : Reduction of immunocompetent T cells followed by prolonged lymphopenia in severe sepsis in the elderly. Crit Care Med 41：810-819, 2013.
23) Gentile LF, Cuenca AG, Efron PA, et al : Persistent inflammation and immunosuppression : A common syndrome and new horizon for surgical intensive care. J Trauma Acute Care Surg 72：1491-1501, 2012.
24) Spruijt NE, Visser T, Leenen LPH：A systematic review of randomized controlled trials exploring the effect of immunomodulative interventions on infection, organ failure, and mortality in trauma patients. Crit Care 14 : R150, 2010.
25) Ding F, Yevzlin AS, Xu ZY, et al : The effects of a novel therapeutic device on acute kidney injury outcomes in the intensive care unit : A pilot study. ASAIO journal 57 : 426-432, 2011.
26) Hotchkiss RS, Opal S : Immunotherapy for sepsis. A new approach against an ancient foe. N Engl J Med 363 : 87-89, 2010.
27) Winters BD, Eberlein M, Leung J, et al：Long-term mortality and quality of life in sepsis. Crit Care Med 38 : 1276-1283, 2010.
28) Mikkelsen ME, Christie JD, Lanken PN, et al : The adult respiratory distress syndrome cognitive outcome study. Long-term neuropsychological function in survivors of acute lung injury. Am J Respir Crit Care Med 185 : 1307-1315, 2012.
29) Needham DM, Davidson J, Cohen H, et al：Improving long-term outcomes after discharge from intensive care unit : Report from a stakeholders' conference. Crit Care Med 40 : 502-509, 2012.
30) 平澤博之：ICU患者の長期転帰．ICUとCCU 36：391-398, 2012.
31) 平澤博之：過大侵襲後の長期転帰をめぐって．侵襲と免疫 22：2-6, 2013.
32) O'Kane CM, Perkins GD, McAuley DF : Statin and sepsis. Potential benefit but more unanswered questions. Am J Respir Crit Care Med 187 : 672-674, 2013.
33) 平澤博之：これからの集中治療医に期待されること．救急医学 37：480-484, 2013.
34) Barnato AE, Alexander SL, Linde-Zwirble WT, et al：Racial variation in the incidence, care and outcomes of severe sepsis. Analysis of population, patient, and hospital characteristics. Am J Respir Crit Care 177 : 279-284, 2008.
35) Watanabe E, Hirasawa H, Oda S, et al : Extremely high interleukin-6 blood levels and outcome in the critically ill are associated with tumor necrosis factor- and interleukin-1-related gene polymorphism. Crit Care Med 33 : 89-97, 2005.
36) Watanabe E, Buchman TG, Hirasawa H, et al：Association between lymphotoxin-α（tumor necrosis factor-β）intron polymorphism and predisposition to severe sepsis is modified by gender and age. Crit Care Med 38 : 181-193, 2012.
37) Nakada T, Russells JA, Boyd JH, et al：Association of angiotensin II type 1 receptor-associated

protein gene polymorphism with increased mortality in septic shock. Crit Care Med **39**：1641-1648, 2011.

38) Watanabe E, Zehnbauer BA, Oda S, et al：Tumor necrosis factor- 308 polymorphism(rs1800629) is associated with mortality and ventilator duration in 1057 Caucasian patients. Cytokine **60**：249-256, 2012.

39) 渡邉栄三, 織田成人, 木村友則ほか：遺伝子多型に起因する免疫異常と重症敗血症. ICU と CCU **37**：585-592, 2013.

40) Eichaker PQ, Natanson C, Danner RL：Surviving sepsis- Practice guidelines, marketing campaigns, and Eli Lilly. N Engl J Med **355**：1640-1642, 2006.

41) Bernard GR, Vincent J-L, Laterre P-F, et al：Efficacy and safety of recombinant human activated protein C for severe sepsis. N Engl J Med **344**：699-709, 2001.

42) Ranieri VM, Thompson BT, Barie PS, et al：Drotrecogin alfa（activated）in adults with septic shock. N Engl J Med **366**：2055-2064, 2012.

総論

3．セプシスの定義

はじめに

1992年，American College of Chest Physicians（ACCP）とSociety of Critical Care Medicine（SCCM）のコンセンサスカンファレンス委員会によって，セプシスおよび臓器不全の定義，そして各種の感染症状態の分類，治療の際に用いる病態用語に関する国際的な共通定義が提案された[1]。その後，SCCM，European Society of Intensive Care Medicine（ESICM），ACCP，American Thoracic Society（ATS），Surgical Infection Society（SIS）がセプシス定義のための国際カンファレンスを開催し，先の提案の見直しの必要性について再検討した。その結果，主な用語とその定義についてはおおむね変更をしないとの結論に至った[2]。さらに，各種用語については，2004年および2006年/2007年に再検討会議が成されたものの，systemic inflammatory response syndrome（SIRS：全身性炎症反応症候群）と感染に対する病態用語の定義については変更しないが，将来のために付記を加え，従来の基本姿勢を貫くとの決定が下された。以来，当初の決定（1992年）の病態用語に関する定義条件下で臨床研究をすべきと推奨している。なお，セプシスについては，感染にSIRSを伴う病態とし，"septic-looking patients"としての把握が基本である。

1 セプシスの定義

ACCPおよびSCCMの両組織間の合意形成によって提示したセプシスおよびセプシス関連病態の分類とその病態用語の概要については，省略する。セプシスの定義については，臨床的感染徴候にSIRSを伴う病態としている。SIRSの定義については，具体的数値をもって示されているものの，臨床的感染徴候については厳格にその基準が提示されてはいない。表1には具体的概説が述べられているすべての徴候名を列記し，その定義を紹介した。

いずれにせよ，セプシスとは，①一定の高体温あるいは低体温，②一定数以上あるいは未満の白血球数，③一定以上の頻拍数，④一定以上の呼吸数，の4項目のうち2項目以上を満たす感染症として定義されている。

ちなみに，セプシスに一定の血圧低下を生じた場合には敗血症性ショックとして定義付けられる（表2）。また，セプシスに加えてセプシスに由来する臓器障害あるいは組織低灌流状態を伴う場合については「重症セプシス（severe sepsis）」として別扱いとなり，その取り扱い条件については表3に示した。

表1 ACCPとSCCMの合意による2001年の定義

病態・病理学的分類	定　　義
Bacteremia	血中に細菌の証明
Septicemia	血中に多数の細菌の存在と発熱，悪寒，頭痛といった関連全身症状を伴う場合
SIRS	以下の2項目以上を満たす場合 　1）体温が38℃<，あるいは36℃> 　2）心拍数が90/分< 　3）呼吸数が20/分<，あるいは$PaCO_2 < 4.3$ kPa 　4）白血球数4,000/mm^3>，あるいは12,000/mm^3> 　　あるいは未熟細胞が10%<
Sepsis	感染の徴候にSIRSを合併
Severe Sepsis	臓器不全，血圧低下，低循環障害のいずれかを伴うsepsis
Septic Shock	輸液補助にもかかわらずsepsisに由来する血圧低下と低循環障害
Sepsis-induced	収縮期血圧が90 mmHg以下か，血圧低下誘引のない条件下での低血圧：40 mmHg以上の低下

　感染症などに関わる病態を表す用語の使用にあたっては，国際間共通の定義の下で発表されるべきとの基本に則り，上記の定義を最終的にSCCM，ESICM，ACCP，ATS，SISの5組織の合同コンセンサス形成によって提案された。
　ACCP：American College of Chest Physicians，ATS：American Thoracic Society，ESICM：European Society of Intensive Care Medicine，SCCM：Society of Critical Care Medicine，SIS：Surgical Infection Society

（文献1より引用。筆者による概説化）

2 今日のセプシスの定義が決まるまでの歴史

　敗血症によるショックなどの病態の歴史をひもとくと，表4に示したような経時的なインパクト項目を紹介できる。その歴史の中で，敗血症という病態の成因を最初に明らかにしたのが，かの高名なPasteurである。敗血症様の病態を示した患者血中に"microbes"の存在を証明し，その後，治療のための研究や診療方針に大きな影響を与えることとなった。その証明を根拠・背景として，今日でいう臨床研究を行い，その成果によって"Natura medicatrix won the victory"との表現で結論する治療的証明を経験したのである。彼は感染症の病態を全身性反応として捉えた。セプシスの定義がしっかり成されたのはきわめて最近のことで，1992年にACCPとSCCMの両組織が病態別に定義を明確に提案した（表1）[1]。

3 セプシスの原因微生物

　Annaneらは，いくつかの信頼度の高い臨床研究[3]あるいは疫学研究[4]をまとめ，敗血症性ショックの成因に関する総説的報告を行っている。そこでは表5に示すような成因頻度が示さ

表2 セプシスの診断的分類条項

以下の臨床徴候あるいは臨床検査データのいくつかがそろった状態を考える。

1. 明白かあるいは十分に疑い得る感染の存在
2. 全身性炎症徴候
   （a）一般的項目
   　　発熱（38.3℃＜）
   　　低体温（36.0℃＞）
   　　頻拍（90/分＜あるいは年齢基準値上限＋2SD＜）
   　　頻呼吸（30/分＜）
   　　精神徴候（不穏など）
   　　著明な浮腫あるいは過剰な水分バランス（20 mL/kgBW/24時間＜）
   　　非糖尿病例における高血糖（7.7 mmol/L＜あるいは血糖値120 mg/dL＜）
   （b）炎症指標
   　　白血球数（4,000＞，12,000＜，基準値内だが未熟細胞10%＜）
   　　CRP（基準値の上限＋2SD＜）
   　　血糖プロカルシトニン（同上）
   （c）循環動態指標
   　　収縮期血圧（収縮期血圧90 mmHg＞，平均血圧70 mmHg＞，
   　　　　　成人側で40 mmHg以上の降下，小児例で年齢の下限値－2SD＞）
   　　高 SvO_2（70%＜）
   　　高 cardiac index（CI）（3.5 L/分/m^2＜）
   （d）臓器障害指標
   　　低酸素状態（PaO_2/FIO_2 300＞）
   　　急性乏尿（0.5 m/kg/時＞あるいは45 mmol/L/2時＜）
   　　クレアチニン値増加（0.5 mg/dL＜）
   　　凝固障害（INR＞1.5，APPT＞60s，plt数＜100）
   　　イレウス（腸蠕動運動音の欠失）
   　　血小板減少（10万mm^3＞）
   　　高ビリルビン血症（総ビリルビン値4 mg/dLあるいは70 mmol/L＜）
   （e）組織低循環指標
   　　高乳酸血症（1 mmol/L＜）
   　　毛細血管におけるrefilling能低下

　各指標に示した具体的な数値については，議論のある指標も含まれている。その代表的なものとしては，"MAP threshold"があり，65 mmHgとしてsurviving sepsis campaignのbundleでは触れられている。「定義あるいは域値」として表現される項目については，今後のデータの積み重ねによって整理されていくであろう。
　APPT：活性化部分トロンボプラスチン時間，CRP：C反応性蛋白質，INR：国際標準化，plt：血小板

（筆者作成）

れている。これらの数値はセプシスに対するものではなく，敗血症性ショック症例を対象としたデータである。敗血症性ショックの定義は臨床徴候の病態を捉えての定義付けで，必ずしも原因微生物が同定されなくとも構わないとする定義となっていることから，表5に示された発生頻度の合計が100%に到達していない理由はそのためと考えていただきたい。
　さて，本項の主題であるセプシスは，敗血症性ショックに至らぬ病態である。成因微生物種

3. セプシスの定義

表3 重症セプシスとは

1. セプシスに起因する低血圧
2. 高乳酸血症：基準値上限値以上
3. 低尿量：適切な補液を行っているにもかかわらず
   2時間以上にわたって 0.5 mL/kg/時以下
4. 急性肺障害：感染源として肺炎を伴わないながらも PaO_2/FiO_2 が 250 未満
5. 急性肺障害：感染源として肺炎を伴う場合で PaO_2/FiO_2 が 200 未満
6. 高クレアチニン血症：2.0 mg/dL（176.8 μmol/L）<
7. 高ビリルビン血症：2 mg/dL（34.2 μmol/L）<
8. 低血小板症：100,000 μL >
9. 凝固異常：INR > 1.5

重症セプシスとは，基本的にセプシスに加えてセプシスに起因する臓器・組織障害の発生あるいは組織低灌流状態（酸素代謝障害）を伴う場合と定義され，その具体的指標と数値が上記のように示されている。
INR：国際標準比

（文献2より一部引用）

表4 セプシス研究の歴史

紀元前4世紀	Hippocrates	感染予後における発熱の意義を解説
紀元前1世紀	Celsus	炎症を定義
1519		感染性紫斑症に引き続く死亡理由について解説
16世紀	Pare	創感染に引き続く菌血症の発生予防としての外科的処置の重要性を解説
1841-47	Semmelweiss	紫斑性菌血症予防のための抗療法の意義を示唆
1878	Sedillot	"microbes" の用語を定義
1879-80	Pasteur	セプシスの患者血中に microbes を証明
1882	Metchnikoff	生体反応として microbes に対する喰食反応を証明
1888	Roux and Yersin	細菌性毒素について記載
1894	Pfeiffer	エンドトキシンショックの概念を紹介
1900	Moczutkowsky	感染患者の血液投与による同様病態の惹起を証明
1906	Besredka	エンドトキシンに対する抗体を初めて紹介
1929	Fleming	ペニシリンを発見
1933	Bowin and Mesrobeanu	エンドトキシンの生化学的特徴を紹介
1953	Hamburger and Lassen	集中治療の有用性を解説
1956-58	Hinshaw	エンドトキシンショックのメカニズムを解説
1985	Beutler and Cerami	エンドトキシンショック病態の主要因子としてTNFを提案
1988	Sorencer	感染における遺伝的素因の特性の存在を解説
1989	Bone	セプシスを定義
1996	Stuberu	セプシスの重症化に遺伝子多型の関与
2007	Mutunga	セプシスの予後に stem cell 動態の関与を示唆

エンドトキシンに関する研究の多さに比してエクソトキシンの研究が少ない傾向にある。1980年代後半～1990年代にかけては，セプシス病態多彩を左右する主要因としてサイトカインストームやフリーラジカルの放出状態が証明された。しかし，抗サイトカイン療法や抗ラジカル療法として今日の臨床応用につながっているものはほとんどない。
TNF：腫瘍壊死因子，stem cell：幹細胞

（文献5のPanelを改変）

表5 セプシスの主な病原とその頻度

成因	頻度（推定％）
I．グラム陽性菌	30～50
MS (meticillin-succeptible) SA*	15～25
MR (meticillin-resistant) SA	5～10
他のブドウ球菌属	1～3
肺炎溶連球菌	10～12
他の溶連球菌属	5～10
腸球菌属	3～13
嫌気性菌	1～2
その他	1～5
II．グラム陰性菌	25～30
大腸菌	10～30
緑膿菌	10～15
肺炎クレブシエラ菌	2～7
他のエンテロバクター属	5～15
インフルエンザ溶血性球菌	2～10
その他	3～12
III．真菌	5～10
カンジダアルビカンス	1～3
他のカンジダ属	1～3
面酵母菌	1～2
IV．寄生虫	1～3
V．ウイルス	2～4

セプシスの原因である感染性原疾患や腹膜炎などによる感染局所の部位によっては，病原種の同定頻度は異なる。上記の表に示した数値は，原疾患や感染部位を問わず，すべてのセプシス病態を対象とした近年の報告から引用した数値である。
* *Staplylococcus aureus*（黄色ブドウ球菌）

（文献3より引用）

の頻度などについてはショック症例のそれとは当然異なると考えられるが，その詳細なデータを示した報告がない。臨床医にあっては，病態の重症化に対する予防的治療を考える上でも敗血症性ショック症例での成因微生物の頻度を知っておくことは重要であろう。

4 セプシスの生体反応の概要

生体に，病原の侵入が生じると，病原側の攻撃因子としては，菌体成分であるリポ多糖，ペプチドグリカン，その他の菌体膜成分，リポ蛋白，DNA，fimbriae（線毛）などがあげられる。それらに対し，好中球，肥満細胞，単球・マクロファージなどの自然免疫系担当細胞の反応とともに，補体系の活性化[5]が並行して生じる。また樹状細胞，リンパ球[6,7]などの獲得免疫系

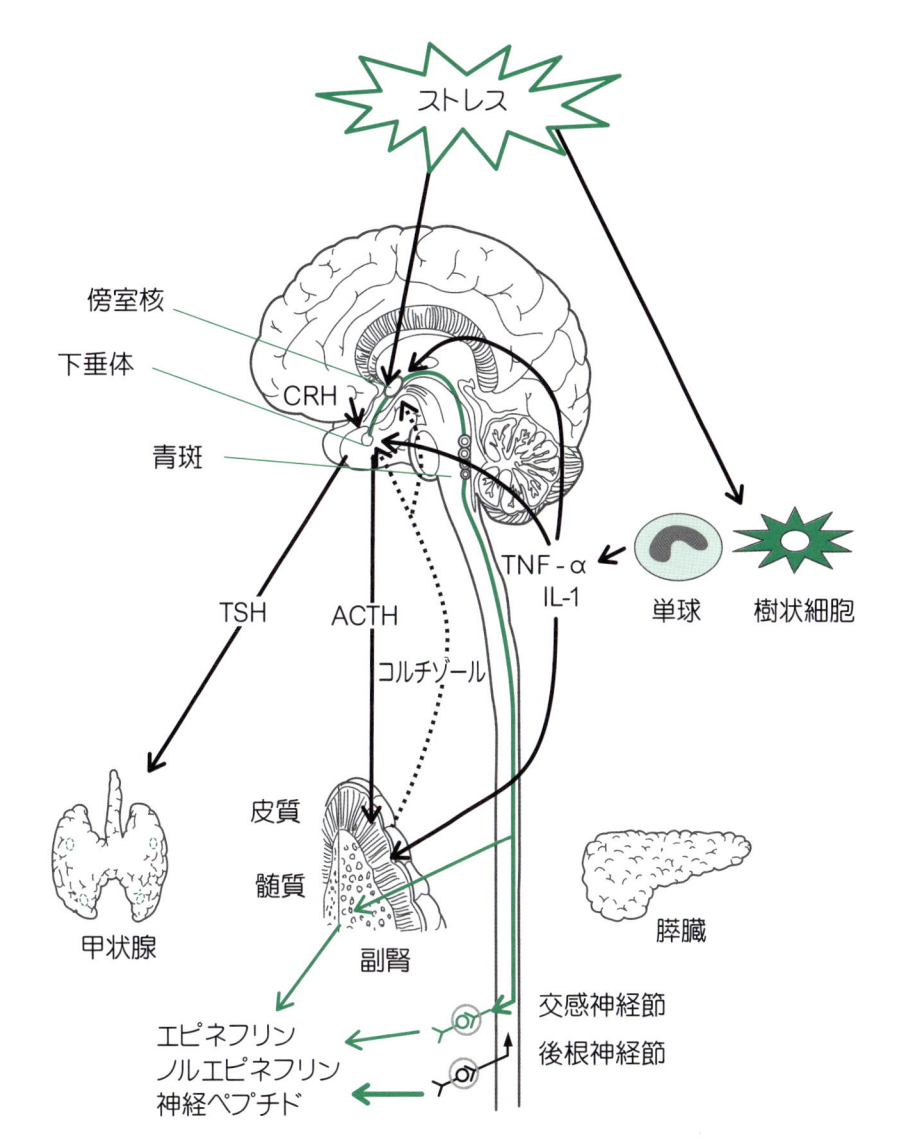

図　視床下部・下垂体系，内分泌系；免疫系相関

　上記の相関図については，古典的に説明されてきた内容である。近年では矢印で示した一つひとつの制御系についての分子レベルでの解明が進んでいる。将来的に，それらの分子標的制御の可能性へ期待が寄せられている。
　CRH：副腎皮質刺激ホルモン放出ホルモン，ACTH：副腎皮質刺激ホルモン，TNF：腫瘍壊死因子，TSH：甲状腺刺激ホルモン，IL：インターロイキン

（文献10より一部改変）

　細胞がダイナミックな動態を示す（図）とともに，血管内皮細胞や上皮細胞はその侵襲度・刺激度に応じて計算されたごとく制御物質を産生し，可能な限り生体維持のための平衡を保とうとする方向への反応が展開される[8,9]。前項で解説したセプシスの定義そして徴候の科学的背景となる細胞生物学的，分子生物学的反応についての詳細な研究も進んでいる。免疫担当細胞の果たす役割が大きいと考えられるが，後述のごとく，神経・内分泌系の相互連携反応の円滑さが生命維持反応には重要なことがわかる。

総論

表6 敗血症性ショック時の内分泌反応系の概要

反応産物	病態	不都合な結末
コーチゾル	各種合成能低下，血液浄化能低下，組織への輸送能低下，サーカディアンリズム障害，末梢組織反応抵抗性亢進	αアゴニストに対する反応性抑制によるショックへの進行，臓器不全・死亡
レニン・アルドステロン	レニン依存型からアドレノコルチコトロピン依存型へ移行（ただし，高レニン血症・低アルドステロン血症状態）	塩分喪失・低有効循環血症漿量からショックへの進行
DHEA・DHEAS	制御機構不明だが低下，病態への関与は不明	不明
性ホルモン	高アンドロステンジオン血症・高エストロゲン血症／低テストステロン血症・低卵胞刺激ホルモン血症	不明
甲状腺ホルモン	FSH分泌低下，T3・T4分泌低下 → 低T3・T4血症	筋肉蛋白量低下，栄養不良状態
バゾプレシン	敗血症末期時におけるバゾプレシン合成酵素低下による誘導型NO合成酵素による神経系細胞のアポートシス	ショックへ進行
インスリン	グルコーストランスポーター4遺伝子翻訳障害に伴うインスリン抵抗性亢進 → 高血糖・高インスリン血症	感染亢進，多発性神経障害
成長ホルモン	分泌低下	Lean body mass（LBM）の低下 栄養不良状態

　敗血症性ショック時の内分泌系反応と免疫系反応は，著明な変化を生じる。いずれも生体防御としての反応に始まるものであるが，その持続による経過の中で時に非代償性病態となることも知られている。したがって，早期の内分泌反応系の制御の良悪は予後を左右しかねず，重要である。
FSH：卵胞刺激ホルモン

（文献10の内容を要約化）

5 セプシス時の生体反応維持機構

　古くより生体防御機構の維持については，神経・内分泌系・免疫系システム（図）の重要性が指摘されてきた[10]。昨今では，それらの相関分子機構が詳細に明らかにされつつある。侵襲時には，全身あるいは局所の免疫担当細胞が，炎症反応の初期反応としてproinflammatory（炎症誘発）サイトカインを分泌し，interleukin-1（IL-1）やIL-6，tumor necrosis factor（TNF：腫瘍壊死因子）などが中枢神経系を刺激し，発熱，食欲不振，倦怠感などの臨床症状を惹起する。その結果として脳幹あるいはその近傍領域より副腎皮質刺激ホルモンが放出され，副腎髄質を刺激しグルココルチコイドが分泌される[11]。これらは結果的にproinflammatoryサイトカイ

ン産生系を制御すること（表6）となる。同様に脊髄神経細胞を介しての反応として，神経節より分泌されるエピネフリン，VIP（血管作用性小腸ペプチド），pituitary adenylate cyclase activating peptide（PACAP）なども，proimflammatory サイトカイン産生に対し抑制的に作用する。さらに，適正な炎症反応を維持するためには，過剰な抑制に対しては緩衝作用，あるいはサイトカイン産生刺激作用が必要となる。そのような機能を果たす重要な物質として，anti-inflammatory mediator（抗炎症媒体）が知られる。神経節末端部からのサブスタンスPあるいはノルエピネフリンなどが代表的物質である。これらを応用した治療法が将来的に考えられるが，そのことについては別項で触れられよう。以下に，若干詳細に，反応産物としての2大別されるメディエータ（媒体）について解説する。表6には敗血症ショック時における主な神経内分泌系反応を要約・紹介した。

1．Proinflammatory mediators

セプシスにおける proinflammatory サイトカインについては TNF，IL-1β，IL-12，IL-18，IFN（インターフェロン）-γ，顆粒球マクロファージコロニー刺激因子，IFN-β，HMGB1 などが知られている。一般にこれらのサイトカインは，通常時では血中での測定が不可能であるが，産生過剰時にのみ測定が可能域に到達すると考えられている。すなわち，測定されるサイトカイン量は氷山の一角として測定されているにすぎず，実際には測定不可能との結果であったとしてもかなりのサイトカイン量の産生を生じており，それらは各種の組織・細胞へ作用していると考えられる。Proinflammatory サイトカインは，ホスホリパーゼA2，シクロオキシゲナーゼ，5-リポキシゲナーゼ，アセチルトラナフェラーゼなどの合成を亢進させ，そのことがエイコサノイドであるプロスタグランジンやロイコトリエンあるいは血小板活性化因子（PAF）の合成を促すこととなる。一方，C3a をはじめとする補体系の活性化を生じ，引き続いて肥満細胞や好塩基球からヒスタミンが分泌される。また，アナフィラトシン産生も亢進し，血管透過性亢進，平滑筋収縮，白血球遊走の亢進などがもたらされる。これらの結果として，炎症反応のさらなる亢進，血管作動能の変調，血流の亢進，血管透過性亢進による組織間質の浮腫化などを生じる。

この他，NADPH（還元型ニコチンアミドアデニンジヌクレオチナドリン酸）酸化酵素によって産生されるスーパーオキサイドは，たんぱく質や不飽和脂肪酸の代謝を亢進するとともに，エンドトキシンに代表されるリポ多糖分子の LPB や CD14 といった分子との結合を抑止することが知られている。また iNOS 亢進から NO の産生も促され，その産生が過剰な場合には微小循環障害，血管反応性低下，そして組織構成細胞のアポトーシスをきたす，などの結果，臓器不全・死を生じることもある[12, 13]。

2．Anti-inflammatory mediators

サイトカインとしては，IL-10，TGF-β，IFN-α，IL-4，IL-6 などが代表的である。IL-6 は急性相蛋白分子といわれる一連の分子（α_1-酸性糖たんぱく質，CRP〔C反応性蛋白〕など）を産生し[14]，また心筋機能の抑制，IL-1 受容体アンタゴニストや TNF に対する可溶性受容体の

総論

血中濃度を上昇させる。

一方，先にも触れたヒスタミン，サブスタンスPなどは，白血球凝集・炎症局所集中化の遊走，血管透過性亢進などを招く。またカテコラミンは，平衡的な各種メディエータの可逆的産生能を低下させる。すなわち，ノルエピネフリンは，$α1$-アドレナリン受容体を介してTNF産生を亢進し[15]，エピネフリンは，$β2$-アドレナリン受容体を介してTNF産生を抑制する[16]。IL-10がエピネフリンに産生される[17]など，過剰なこれらホルモン物質の産生は，炎症反応制御系の秩序を乱すことにつながると考えられている。この他，VIPやPACAPなどもサイトカイン産生抑制傾向に作用する。副交感神経刺激により抗炎症反応が生じるとの知見も多い。

6 セプシスに関する今後の臨床的展開

セプシスの病態解明が進む一方，治療手段に結びつく真の translational research としての展開を示す研究が少ない。恐らくは臨床応用へ試みようとするものの，研究のどこかの段階で頓挫していたと考えられる。セプシス領域においては，分子レベルでの治療手段に関する有望な前臨床試験はほとんど見られない。現段階では，基礎的研究において抽出されてくる有用分子の有用性を探索することが重要といえる。セプシスに関して注目される研究分野としては，① 臓器不全発生と再生に関わる各種幹細胞の役割，② 生体反応としての遺伝子多型の存在とその診断[18,19]，③ 成因微生物に対する分子診断[20]などがあげられる。いずれも具体的な治療方針につながり得る研究課題ではあるが，今なお，基礎研究段階にとどまっている。今後の研究展開が期待されよう。

おわりに

セプシスの定義・考え方と現状の限界点を概説した。セプシスの状態を放置すると時に重症化し，敗血症性ショックを介して，臓器不全・あるいは時に死亡へと至ることとなる。したがって，セプシスの初期に適切な治療を行うことが治療成績の向上につながることは明白である。現在のセプシスの病態の命名とその定義については，臨床研究を推進しようとの基盤的考え方に根ざして決められていることを知っておく必要がある。決して個別化治療を目指した定義ではなく，将来は必ずや変更されるであろうと考えられる。したがって，臨床医にあっては科学的真実をしっかりと把握しつつ，日常臨床に参加する姿勢が重要となる。

（平田 公一，木村 康利，水口 徹）

文献

1) American College of Chest Physicians/Society of Critical Care Medicine Consensus Conference: definitions for sepsis and organ failure and guidelines for the use innovative therapies in sepsis. Crit Care Med **20**：864-874, 1992.
2) Levy MM, Fink MP, Marshall JC, et al：2001 SCCM/ESICM/ACCP/ATS/SIS International Sepsis Definitions Conference. Crit Care Med **31**：1250-1256, 2003.
3) Annane D, Aegerter P, Jars-Guincestre MC, et al：Current epidemiogy of septic shock：the CUB-Réa Network. Am J Respir Crit Care Med **168**：165-172, 2003.

4) Annane D, Sébille V, Charpentier C, et al：Effect of treatment with low doses of hydrocortisone and fludrocortisone on mortality in patients with septic shock. JAMA **288**：862-871, 2002.
5) Ward PA：The dark side of C5a in sepsis. Nat Rev Immunol **4**：133-142, 2004.
6) Ayala A, Herdon CD, Lehman DL, et al：The induction of accelerated thymic programmed cell death during polymicrobial sepsis：control by corticosteroids but not tumor necrosis factor. Shock **3**：259-267, 1995.
7) Brandtzaeg P, Osnes L, Ovstebø R, et al：Net inflammatory capacity of human septic shock plasma evaluated by a monocyte-based target cell assay：indentification of interleukin-10 as a major functional deactivator of human monocytes. J Exp Med **184**：51-60, 1996.
8) Grassmé H, Kirschnek S, Riethmueller J, et al：DC95/CD95 ligand interactions on epithelial cells in host defence Pseudomonas aeruginosa. Science **290**：527-530, 2000.
9) Bruewer M, Luegering A, Kucharzik T, et al：Proinflammatory cytokines disrupt epithelial barrier function by apoptosis-independent mechanisms. J Immunol **171**：6164-6172, 2003.
10) Chrousos GP：The hypothalamic-pituitary-adrenal axis and immune-mediated inflammation. N Engl J Med **332**：1351-1362, 1995.
11) Zinyama RB, Bancroft GJ, Sigola LB：Adrenaline suppression of the macrophage nitric oxide response to lipopolysaccharide is associated with differential regulation of tumour necrosis factor-alpha and interleukin-10. Immunology **104**：439-446, 2001.
12) Annane D, Sanquer S, Sébille V, et al：Compartmentalised inducible nitric-oxide synthase activity in septic shock. Lancet **355**：1143-1148, 2000.
13) Sharshar T, Gray F, Lorin de la Grandmaison G, et al：Apoptosis of neurons in cardiovascular autonomic centres triggered by inducible nitric oxide synthase after death from septic shock. Lancet **362**：1799-1805, 2003.
14) Cribbs SK, Matthay MA, Martin GS：Stem cells in sepsis and aeute lung injury. Crit Care Med **38**：2379-2385, 2010.
15) Spengler RN, Allen RM, Remick DG, et al：Stimulation of α-adrenergic receptor augments the production of macrophage-derived tumor necrosis factor. J Immunol **145**：1430-1434, 1990.
16) Severn A, Rapson NT, Hunter CA, et al：Regulation of tumor necrosis factor production by adrenaline and β-adrenergic agonists. J Immunol **148**：3441-3445, 1992.
17) van der Poll T, Coyle SM, Barbosa K, et al：Epinephrine inhibits tumor necrosis factor-alpha and potentiates interleukin 10 production during human endotoxemia. J Clin Invest **97**：713-719, 1996.
18) Lin MT, Albertson TE：Genomic polymorphisms in sepsis. Crit Care Med **32**：569-579, 2004.
19) Villar J, Pérez-Méndez L, Flores C, et al：A CXCL2 polymorphism is associated with better outcomes in patients with serere sepsis. Crit Care Med **35**：2292-2297, 2007.
20) Baudouin SV, Sanders D, Tiangyou W, et al：Mitochondrial DNA and survival after sepsis：a prospective study. Lancet **366**：2118-2121, 2005.

総　論

4．ガイドラインの概説と主な変更点

はじめに

2004年にはじめて発表されたSurviving Sepsis Campaign guidelines（SSCG）[1]は，2008年に改訂版[2]が発表され，今回2回目の改訂となるSSCG 2012[3]が公表された。本項ではSSCG 2012の概要を，SSCG 2008からの主な変更点を中心に解説する。

1 ガイドラインの概要

　これまでと同様に多くの国からさまざまな学会や団体が参加して作成されており，国際ガイドライン（international guidelines）と銘打たれている。初版は11団体，第2版は16団体，今回は30団体がスポンサリング・オーガナイゼーションとして記載されている。第2版で一度スポンサーを取り止めたオーストラリア・ニュージーランド集中治療医学会（ANZICS）および米国胸部疾患学会（ATS）が復帰した。日本からは前回の改訂と同様，日本救急医学会と日本集中治療医学会が作成に参加しており，スポンサリング・オーガナイゼーションとなっている。今回の改訂では，利益相反（conflict of interest：COI）が前回にも増して厳しくなっており，支持団体の記載の後に続いて，ガイドラインの著者のCOI開示が1ページ半近くにわたって記載されている。

　緒言には，セプシスは感染に対する全身的で有害な宿主反応であり，重症セプシスやショックへ進展すると死亡率が高く，その罹患率も増加していることから，世界的に大きな問題となっていることが記載されている。また，前回と同様に，セプシスの治療は多発外傷や急性心筋梗塞，脳卒中と同様，最初の数時間でスピーディに適切な治療を行うことが転帰に大きく影響すると記載しており，時間を意識した診療を行うことを強調している。また，多くのガイドラインがそうであるように，本ガイドラインは臨床における指針を提供しているのであって，決して臨床医の決定に取って変わるものではないということが明記されている。

　本ガイドラインは主に重症セプシスとセプティックショックを対象としており，その内容は前回同様，単なる感染症の診断・治療のみではなく，呼吸・循環管理をはじめとするあらゆるICU管理に関する項目を取り上げ，それに対する指針を示したガイドラインとなっている。

2 セプシスの定義

　SSCG 2004では，重症セプシスを「感染に起因する臓器障害または臓器灌流異常」，セプ

ティックショックを「輸液蘇生で回復できない低血圧と臓器障害や臓器灌流異常を呈する状態」と定義し，このガイドラインは重症セプシスとセプティックショックを対象としていると明記していた。しかし1992年にACCP（American College of Chest Physicians）/SCCM（Society of Critical Care Medicine）のコンセンサスカンファレンス[4]で，新しいセプシスの定義として提唱された全身性炎症反応症候群（systemic inflammatory response syndrome：SIRS）とい

表1　セプシスの診断基準

感染の存在または疑いがあり下記の項目のいくつか（some of the following）を満たす場合

- 全身状態の指標
  - 発熱（深部温＞38.3℃）
  - 低体温（深部温＜36℃）
  - 心拍数＞90/分または＞年齢相応の正常値2SD
  - 頻呼吸
  - 精神状態の変化
  - 明らかな浮腫または体液過剰（24時間で＞20 mL/kg）
  - 高血糖（血糖値＞140 mg/dL）（糖尿病ではない場合）
- 炎症の指標
  - 白血球増多（WBC＞12,000/μL）
  - 白血球減少（WBC＜4,000/μL）
  - 白血球数正常で未熟型白血球＞10%
  - CRP＞正常値の2SD
  - 血漿プロカルシトニン＞正常値の2SD
- 血行動態の指標
  - 低血圧（収縮期血圧＜90 mmHg，平均血圧＜70 mmHgまたは収縮期血圧が前値より＞40 mmHgまたは＞年齢相応の正常値2SDの低下）
- 臓器障害の指標
  - 低酸素血症（PaO_2/F_IO_2＜300）
  - 急性乏尿（適切な輸液負荷にもかかわらず尿量＜0.5 mL/kg/時が少なくとも2時間）
  - クレアチニン＞0.5 mg/dLの上昇
  - 凝固異常（PT-INR＞1.5，またはaPTT＞60 sec）
  - イレウス（腸蠕動音の消失）
  - 血小板減少（PLT＜100,000/μL）
  - 高ビリルビン血症（T-Bil＞4 mg/dL）
- 組織灌流の指標
  - 高乳酸血症（＞1 mmol/L）
  - 毛細血管充満時間の延長または湿った肌

SSCG 2012に記載されているセプシス診断のクライテリア。下線は新たに加えられた項目。このクライテリアは2001年のセプシスの定義に関する国際カンファレンスの合意（文献5）が元になっている。

aPTT：活性化部分トロンボプラスチン時間，CRP：C反応性蛋白，F_IO_2：吸入酸素濃度，PaO_2：動脈血酸素分圧，PT-INR：プロトロンビン時間－国際標準化

（文献3を元に作成）

総論

表2 重症セプシスの診断基準

> Severe sepsis の定義＝ Sepsis に起因する臓器低灌流（tissue hypoperfusion）
> または臓器障害（organ dysfunction）
> （以下のいずれかが感染に起因すると考えられる場合）

- 低血圧（Sepsis-induced hypotension）
- 乳酸値の上昇（正常値以上）
- 適切な輸液負荷にもかかわらず尿量＜ 0.5 mL/kg/ 時が 2 時間以上持続
- PaO_2/F_IO_2 ＜ 250 の Acute Lung Injury（感染の原因となる肺炎がない場合）
- PaO_2/F_IO_2 ＜ 200 の ALI（感染の原因となる肺炎がある場合）
- クレアチニン＞ 2.0 mg/dL
- ビリルビン＞ 2.0 mg/dL
- PLT ＜ 100,000/μL
- 凝固異常（PT-INR ＞ 1.5）

重症セプシス診断のための臓器障害の診断基準。このクライテリアは 2001 年のセプシスの定義に関する国際カンファレンスの合意（文献 5）が元になっている。

（文献 3 を元に作成）

う用語は用いていない。SSCG 2008 では，セプシスを「感染症＋感染による全身的徴候」と定義し，重症セプシスを「セプシス＋セプシスに起因する臓器障害または組織低灌流」と定義している。そしてその診断のための指標を Table 1, Table 2 に提示すると本文中に記載していたが，実際に掲載されていた Table は，Table 1 が GRADE システムのエビデンスの質の評価に関する表，Table 2 は強い推奨，弱い推奨の決定因子を呈示した表になっており，明らかにガイドライン作成時のミスと考えられる。そのため，SSCG 2008 では明確な定義や診断基準は示されていなかったことになる。

　SSCG 2012 では，セプシスを「全身症状を伴う感染の存在またはその疑い」と定義し，重症セプシスを「セプシス＋それに起因する臓器障害または組織低灌流」と定義している。そして，セプシスの補助診断のためのクライテリア（表1），重症セプシスの診断のためのクライテリア（表2）を提示している。詳細は定義の項（44 頁）にゆずるが，この中で全身の指標として SIRS の診断基準である発熱または低体温，頻脈，頻呼吸に加えて，精神状態の変化と明らかな浮腫または正の体液バランス（＞ 20 mL/kg/ 日），糖尿病がないにもかかわらず高血糖（＞ 140 mg/dL）を呈することをあげている。また，炎症の指標として，SIRS の診断項目の白血球数の異常に加えて CRP（C 反応性蛋白）（＞正常値の 2 SD），プロカルシトニン（PCT）（＞正常値の 2 SD）が追加されている。さらに循環動態の指標として低血圧（収縮期血圧＜ 90 mmHg または平均血圧＜ 70 mmHg，または収縮期血圧が通常よりも 40 mmHg 以上の低下，または年齢平均値の 2 SD 以上の低下）をあげている。さらに臓器障害の指標として，乏尿に加え，PaO_2/F_IO_2（動脈血酸素分圧 / 吸入酸素濃度：P/F 比）＜ 300 の低酸素血症，0.5 mg/dL 以上のクレアチニンの上昇，PT-INR（プロトロンビン時間－国際標準比）＞ 1.5 または aPTT（活性化部分トロンボプラスチン時間）＞ 60 秒の凝固異常，イレウス，血小板数＜ 10 万 /mm^3，高ビリルビン血症（T-Bil ＞ 4 mg/dL），そして組織灌流の指標として高乳酸血症（＞ 1 mmol/L），

毛細血管充満時間（CRT）の延長またはまだらな皮膚が記載されている。これは，2001年にパリで開催されたセプシスの定義の見直しに関する国際カンファレンス[5]で提唱されたセプシス診断のための指標に準じているが，セプシスの診断は「感染が確定的またはその疑いがあり，これらの指標のいくつかを呈する場合」と記載されており，国際カンファレンスの結果として発表された時点と同様に，きわめて曖昧である。

さらに，重症セプシス診断のための臓器障害のクライテリア（表2）が示されているが，この中ではいくつかの変わった記述が見られる。例えば，急性肺障害（acute lung injury：ALI）の指標としてのP/F比が，肺に感染がない場合は＜250，感染巣としての肺炎がある場合は＜200としており，これまでのALI/ARDS（acute respiratory distress syndrome：急性呼吸窮迫症候群）の定義[6]や，ARDSの新しい定義であるベルリン定義[7]とも異なったものとなっている。また，腎傷害の指標としてのクレアチニンは，前述したセプシスの診断基準では0.5以上の増加としているが，こちらでは＞2.0 mg/dLとなっている。さらに肝障害の指標としてのビリルビンはこちらでは＞2 mg/dLとなっており，先のセプシス診断の際の臓器障害の指標ではビリルビン＞4 mg/dL以上となっているのと，矛盾が見られる。

最後にSSCG 2012では，セプティックショックを，適切な輸液蘇生を行ってもセプシスに起因する低血圧が持続する状態と定義し，組織低灌流を感染に起因する低血圧，乳酸値の上昇，乏尿と定義している。これは1992年に提唱された定義と同じであり，セプシス，重症セプシスの定義と比べると曖昧である。

このように，SSCG 2012に記載されている定義は曖昧であり，またこれまで広く認められてきた定義とは異なる点が見られることや，明らかに間違いと思われる点もあることなど，問題がある。

表3　SSCG 2012の項目立て（成人－重症セプシスの管理）

Ⅰ．Management of Severe Sepsis（重症セプシスの管理）
Initial Resuscitation and Infection Issues（初期蘇生と感染の問題）
A．Initial resuscitation（初期蘇生）
B．Screening for Sepsis and Performance Improvement（スクリーニングと診療の質の改善）
C．Diagnosis（診断）
D．Antimicrobial Therapy（抗菌薬療法）
E．Source Control（感染巣のコントロール）
F．Infection Prevention（感染予防）

Hemodynamic Support and Adjunctive Therapy（循環動態のサポートと付加療法）
G．Fluid Therapy for Severe Sepsis（輸液療法）
H．Vasopressors（血管収縮薬）
Ⅰ．notropic Therapy（強心薬による治療）
J．Corticosteroids（ステロイド）

SSCG 2012の第一部の項目。"初期蘇生と感染の問題"と"循環動態のサポートと付加療法"に分かれている。下線は今回新たに加わった項目である。　　　　　（文献3を元に作成）

総論

表4 SSCG 2012 の項目立て（成人−補助療法）

Ⅱ. Supportive Therapy of Severe Sepsis
K. Blood Product Administration（血液製剤の投与）
L. <u>Immunoglobulins（免疫グロブリン）</u>
M. <u>Serenium（セレン）</u>
N. <u>History of Recommendations Regarding Use of Recombinant Activated Protein C（rhAPC）（リコンビナント活性化プロテインC推奨の歴史）</u>
O. Mechanical Ventilation of Sepsis-induced Acute Respiratory Distress Syndrome（ARDS）（ARDS の人工呼吸管理）
P. Sedation, Analgesia, and Neuromuscular Blockade in Sepsis（鎮静，鎮痛薬と筋弛緩薬）
Q. Glucose Control（血糖管理）
R. Renal Replacement Therapy（腎補助療法）
S. Bicarbonate Therapy（重炭酸投与）
T. Deep Vein Thrombosis Prophylaxis（深部静脈血栓予防）
U. Stress Ulcer Prophylaxis（ストレス潰瘍予防）
V. <u>Nutrition（栄養）</u>
W. Setting Goals of Care（治療のゴールの設定）

SSCG 2012 の第二部の項目。下線は今回新たに加わった項目である。

（文献3を元に作成）

表5 SSCG 2012 の項目立て（小児）

Ⅲ. Pediatric Considerations in Severe Sepsis
A. Initial Resuscitation（初期蘇生）
B. Antibiotics and Source Control（抗菌薬と感染巣コントロール）
C. Fluid resuscitation（初期輸液）
D. Inotropes/Vasopressors/Vasodilators（強心薬/血管収縮薬/血管拡張薬）
E. Extracorporeal Membrane Oxygenation（ECMO）
F. Corticosteroids（ステロイド）
G. Protein C and activated protein C（活性化プロテインC）
H. Blood products and Plasma Therapies（血液製剤と血漿治療）
I. Mechanical ventilation（人工呼吸管理）
J. Sedation/Analgesia/Drug Toxicities（鎮静/鎮痛/薬物毒性）
K. Glycemic control（血糖管理）
L. Diuretics and Renal replacement therapy（利尿薬と腎補助療法）
M. Deep Vein Thrombosis（DVT）prophylaxis（深部静脈血栓予防）
N. Stress Ulcer（SU）Prophylaxis（ストレス潰瘍予防）
O. Nutrition（栄養）

SSCG 2012 の第三部の項目である。

（文献3を元に作成）

3 推奨の方法

推奨の方法は前回と同様，GRADE（Grading of Recommendations Assessment, Development and Evaluation）システムを用いており，エビデンスレベルをA～Dの4段階，推奨の強さを「1：強い推奨」，「2：弱い推奨」で表している。一方，今回から推奨が付かない場合は「UG：ungraded」と表記するようになった。

4 ガイドラインの項目

ガイドラインの項目は，表3～5にあるように，第1部が成人の重症セプシス管理（management of severe sepsis），第2部が成人の補助療法（supportive therapy），第3部が小児（special consideration in pediatrics）となっており，全38項目から構成されている。この構成は前回と同様であるが，いくつか前回なかった項目（表中の下線部）や変更になった項目が見られる。

まず，重症セプシスの管理では「初期蘇生と感染の問題」と「循環動態のサポートと付加療法」の二つに分けられた。そして「A．初期蘇生」の次に「スクリーニングと診療の質の改善」という項目が新たに加わった。また，前回項目として取り上げられたが推奨がつけられなかった選択的消化管除菌（SDD）については「F．感染予防」が新たに加えられ，その中でSDDおよび選択的口腔内除菌（SOD）について記載されている。第2部の補助療法では，「L．免疫グロブリン」と「M．セレン」が新たに加えられた。セレンは微量元素のひとつであり，最近欧州を中心

表6　セプシス救命キャンペーンバンドル（SSCG 2012）

> 3時間以内に完遂すべき事項
> 1．血中乳酸値の測定
> 2．抗菌薬投与前の血液培養採取
> 3．広域抗菌薬の投与
> 4．低血圧または乳酸値≧4 mmol/L 以上の場合，30 mL/kg の晶質液投与
>
> 6時間以内に完遂すべき事項
> 5．初期輸液に反応しない低血圧に対し，平均血圧（MAP）≧65 mmHg を目標に血管収縮薬を投与
> 6．輸液負荷を行っても低血圧が持続，または初期乳酸値≧4 mmol/L の場合
> 　　－CVP を測定
> 　　－中心静脈酸素飽和度（$ScvO_2$）を測定
> 7．血中乳酸値が上昇していたら，乳酸値を再測定
>
> 初期蘇生のターゲット：CVP＞8 mmHg，$ScvO_2$＞70％，乳酸値の正常化

SSCG2012で示されているバンドル。これまでは，6時間以内に達成すべき項目を集めた「セプシス救命バンドル」と，24時間以内に達成すべき「セプシス管理バンドル」の2つで構成されていたが，今回から「セプシス救命キャンペーンバンドル」として一つにまとめられた。
CVP：中心静脈圧

（文献3を元に作成）

総論

に抗酸化物質として注目されている物質である。一方，発売中止となった唯一の敗血症治療薬，リコンビナント活性化プロテインCに関しては「N．リコンビナント活性化プロテインC推奨の歴史」という項目が残され，その中でこれまでの経緯が述べられている。また，前2回のガイドラインでは取り上げられなかった栄養管理が，「V．栄養」として新たに加わった。各項目の内容については，それぞれの解説を参照していただきたい。

5 バンドル

　SSCG 2012では，6時間以内に達成すべき5項目をまとめた「セプシス蘇生バンドル」と24時間以内に達成すべき4項目の「セプシスマネジメントバンドル」の2本立てであった。セプシス蘇生バンドルは，①血中乳酸値測定，②抗菌薬投与前の血液培養検体2セットの採取，③受診から3時間以内，ICU入室から1時間以内の広域抗菌薬の投与，④低血圧または乳酸値＞4 mmol/Lの場合，初期輸液として20 mL/kgの晶質液の投与と平均血圧≧65 mmHg達成を目標としたノルエピネフリンまたはドパミンの投与，⑤輸液を行ってもさらに低血圧や乳酸値上昇が持続する場合，CVP（中心静脈圧）≧8 mmHg，$ScvO_2$（中心静脈血酸素飽和度）≧70％，SvO_2（混合静脈血酸素飽和度）≧65％を達成するような循環管理（early goal-directed therapy）を行うこと，の5項目である。また，マネジメントバンドルは，①目標を達成しても低血圧が持続する場合の低用量ステロイドの投与，②活性化プロテインCの投与，③インスリン投与による血糖コントロール（＜150 mg/dL），④吸気プラトー圧＜30 cmH_2Oでの人工呼吸管理，の4項目であった。

　SSCG 2012では，「セプシス救命キャンペーンバンドル」として1つになった（表6）。そして，3時間以内に完遂すべき事項として，①血中乳酸値測定，②抗菌薬投与前の血液培養採取，③広域抗菌薬の投与，④低血圧または乳酸値≧4 mmol/Lの場合，30 mL/kgの晶質液投与，の4項目，6時間以内に完遂すべき項目として，⑤平均血圧≧65 mmHgを目標とした血管収縮薬の投与，⑥CVPと$ScvO_2$の測定，⑦血中乳酸値の再測定，そしてCVP＞8 mmHg，$ScvO_2$＞70％，血中乳酸値の正常化を最終目標とすることがあげられている。

おわりに

　以上述べたように，SSCG 2012ではいくつかの新しい項目が追加されたり，バンドルが改訂されたりしているが，大筋はSSCG 2008と変わりはなく，時間を意識したセプシス治療を行うことが強調されている。

　SSCG 2012が発表される少し前に，日本集中治療医学会から「日本版敗血症診療ガイドライン」[8]が公表された。日本版敗血症診療ガイドラインは，主に日本独自の治療法や，日本と欧米で考え方の異なる治療法を取り上げて解説している。両者を比較すると一致する部分もあるが異なる部分もあり，保険制度や実地臨床の違いが反映されたものになっている。是非，日本版敗血症診療ガイドラインもご一読いただき，両方のガイドラインを日常臨床の参考にしていただきたい。

（織田 成人）

文 献

1) Dellinger RP, Cartlet JM, Masur H, et al：Surviving Sepsis Campaign guidelines for management of severe sepsis and septic shock. Crit Care Med **32**：858-873, 2004.
2) Dellinger RP, Levy MM, Carlet JM, et al：Surviving Sepsis Campaign：international guidelines for management of severe sepsis and septic shock：2008. Crit Care Med **36**：296-327, 2008.
3) Dellinger RP, Levy MM, Rhodes A, et al：Surviving Sepsis Campaign：international guidelines for management of severe sepsis and septic shock：2012. Crit Care Med **41**：580-637, 2013.
4) Members of the American College of Chest Physicians/Society of Critical Care Medicine consensus conference committee：American College of Chest Physicians/Society of Critical Care Medicine Consensus Conference：definitions for sepsis and organ failure and guidelines for the use of innovative therapies in sepsis. Crit Care Med **20**：864-874, 1992.
5) Levy MM, Fink MP, Marshall JC, et al：2001 SCCM/ESICM/ACCP/ATS/SIS International Sepsis Definition Conference. Crit Care Med **31**：1250-1256, 2003.
6) Bernard GR, Artigas A, Brigham KL, et al：The American-European Consensus Conference on ARDS. Definitions, mechanisms, relevant outcomes, and clinical trial coordination. Am J Respir Crit Care Med **149**：818-824 1994.
7) ARDS Definition Task Force, et al：Acute respiratory distress syndrome：the Berlin Definition. JAMA **307**：2526-2533, 2012.
8) 日本集中治療医学会 Sepsis Registry 委員会：日本版敗血症診療ガイドライン The Japanese Guidelines for the Management of Sepsis. 日集中医誌 **20**：124-173, 2013.

総　論

5．小児でのセプシス治療

はじめに

　セプシスマネジメントにおいて，小児は成人に比べて後ろ向き研究が多く，ランダム化比較試験（randomized controlled trial：RCT）はわずかであり，エビデンスが乏しく，推奨度の高いものは少ない。

　SSCガイドライン 2012-PEDIATRIC CONSIDERATIONS IN SEVERE SEPSIS（重症セプシスの小児科的考察）の内容を俯瞰すると，定義に始まり，初期蘇生，抗菌療法と感染源コントロール，輸液，血管収縮薬と強心薬，Extracorporeal Membrane Oxygenation（ECMO），ステロイド，活性化プロテインC製剤，血液製剤，人工換気，鎮静／鎮痛，血糖コントロール，利尿薬と腎代替療法，深部静脈血栓症予防，ストレス潰瘍予防，栄養に分類されている。2008年のガイドラインと比較して，2012年のガイドラインからはγグロブリンの項目が削除された。

　本項では，ガイドライン原文推奨の和訳とわが国での運用のポイントに関して，日本の小児診療事情など考慮し，若干の私見も取り入れ記載した。

小児セプシスの定義

　小児セプシスの定義は，2005年に Pediatric Critical Care Medicine 誌に発表された[1]。セプシスは感染症による全身性炎症反応症候群（systemic inflammatory response syndrome：SIRS）と定義される。SIRSの概念は，全身性炎症を反映する4項目，すなわち，①体温の異常（発熱もしくは低体温），②心拍の異常（頻脈もしくは徐脈），③呼吸数（頻呼吸），もしくは $PaCO_2$ 低下，④白血球数の異常（増加もしくは減少），もしくは白血球分画のうち幼弱好中球の増加，である。これらのうち2項目以上に異常を認める場合をSIRSと成人では定義している[2]。

　小児 SIRS の基準（表1），年齢別正常値（表2），severe sepsis の基準（表3）を示す。

　小児においては，年齢別に基準が異なることが成人における基準との明確な違いである。また，小児では，成人と異なり，「体温異常」と「白血球数の異常」のいずれか一つは含み，さらに，体温異常の定義が，成人では 38℃ 以上のところを，小児では 38.5℃ 以上となっている。発熱することが多い小児において，その特異度を改善しようとする試みである。心拍の異常も頻脈もしくは徐脈の両方が併記されている。

心血管系機能障害，急性呼吸窮迫症候群（ARDS），2つ以上の臓器障害をいずれか1つを伴うことを，「severe sepsis（重症セプシス）」と定義し，特に心血管系機能障害を伴う場合を「ショック」と定義する。

感染症の診断は，通常無菌部位や組織標本からの病原微生物の検出（培養，PCR〔ポリメラーゼ連鎖反応〕検査）を原則とする。感染に対する全身性炎症が強い場合（例：消化管穿孔，点状出血，電撃性紫斑など）は，病原微生物が証明されなくてもセプシスとして取り扱う。

表1　小児 SIRS 基準

項目	以下のうち2項目満たすこと。体温と白血球のいずれかは必須。
体温	深部体温＞38.5℃ あるいは＜36℃（直腸，膀胱，口腔，中心静脈温）
心拍数	頻脈あるいは徐脈（徐脈については1歳未満のみ対象） 頻脈（疼痛刺激，薬物による影響などがない状態）：平均脈拍＞年齢別の正常域の2SD，あるいは他に説明の付かない30分〜4時間以上持続する上昇 徐脈（迷走神経刺激，β-ブロッカー，先天性心疾患の影響がない状態）：平均脈拍＜年齢別の正常域の10thパーセンタイル，あるいは他に説明の付かない30分以上持続する抑制
呼吸数	平均呼吸数＞年齢別の正常域の2SD あるいは急速な人工呼吸器管理が必要（神経筋疾患や全身麻酔によるものは除く）
白血球数	年齢別の正常域より上昇もしくは低下あるいは＞10％未熟好中球（化学療法による低下は除く）

小児 SIRS の診断基準を示す。
SIRS：全身性炎症反応症候群

（文献1より引用）

表2　小児 SIRS 年齢別基準値

年齢	心拍数（回/分） 頻脈	心拍数（回/分） 徐脈	呼吸数（回/分）	白血球数（10³/mm³）	50thパーセンタイル 収縮期血圧（mmHg）	低血圧（mmHg）
0〜7日	＞180	＜100	＞50	＞34	76	＜59
7〜28日	＞180	＜100	＞40	＞19.5 or ＜5	96	＜79
1〜12カ月	＞180	＜90	＞34	＞17.5 or ＜5	85〜95	＜75
1〜5歳	＞140	適用なし	＞22	＞15.5 or ＜6	88〜95	＜74
6〜12歳	＞130	適用なし	＞18	＞13.5 or ＜4.5	96〜106	＜83
13〜18歳	＞110	適用なし	＞14	＞11 or ＜4.5	108〜118	＜90

小児 SIRS における年齢別の診断基準を示す。
SIRS：全身性炎症反応症候群

（文献1より引用）

総論

表3 小児 SEVERE SEPSIS における臓器障害の基準

循環障害	等張液を1時間以内に40 mL/kg 以上を急速投与したにもかかわらず以下のいずれかを認める場合 ① 血圧低下：年齢相応の5th パーセンタイル未満に低下 もしくは年齢相応収縮期血圧 2SD 未満に低下 ② 正常血圧を維持するために血管作動薬を必要とする（ドーパミン＞5μg/kg/分 or いかなる量でもドブタミン，アドレナリン，ノルアドレナリンを必要とする場合） ③ 次の2つを満たす 説明のつかない代謝性アシドーシス：base の不足＞5.0 mEq/L 動脈血の lactate ＞正常上限の2倍 乏尿：尿量＜0.5 mL/kg/ 時 capillary refill の延長＞5秒 中心と末梢の体温の差＞3℃
呼吸障害	① PaO_2/FiO_2 ＜300 ＊チアノーゼ性心疾患あるいは前から呼吸器疾患がない ② $PaCO_2$ ＞65 mmHg or ベースラインから 20 mmHg 上昇 ③ SpO_2 92％以上維持するのに 50％以上必要 ④ 人工呼吸器（NPPV も含む）が必要
中枢神経系障害	① グラスゴーコーマスケール（GCS）11 点以下 or ② GCS 3 点以上の低下を伴う急な意識変容
血液・凝固障害	① 血小板数＜8万/mm^3，もしくは 血液腫瘍患者では過去3日間の最高値より 50％減 ② PT-INR ＞2
腎障害	血清クレアチニンが年齢正常上限の2倍以上に上昇，もしくは ベースラインより2倍上昇
肝障害	① 総ビリルビン 4 mg/dL 以上（新生児は除く） ② GPT が年齢正常上限の2倍以上

小児 severe sepsis における臓器別診断基準を示す（和訳）。2項目以上認める場合を severe sepsis と定める。GPT：グルタミン酸ピルビン酸転移酵素，NPPV：非侵襲的陽圧呼吸，PT-INR：プロトロンビン時間-国際標準比
（文献1より引用）

1 SSC ガイドライン 2012-PEDIATRIC CONSIDERATIONS IN SEVERE SEPSIS の内容概説とわが国での運用上のポイント

1．初期蘇生

1）推奨文

1. 呼吸障害や低酸素血症に対してフェイスマスクで酸素を投与開始する。必要で可能であれば，鼻カニューレからの高流量酸素投与，経鼻 continuous positive airway pressure（NP CPAP）を開始する。循環改善のために，末梢静脈路または骨髄路を初期輸

液ルートとして用いる。また，中心静脈路がない場合は強心薬を末梢静脈路または骨髄路から投与することができる。適切な蘇生が行われていれば，挿管時の循環変動は少ない（Grade 2C）。
2．ショックにおける初期蘇生のゴールを，心拍数，CRT（毛細血管再充満時間）2秒以内，正常な脈拍（心拍数と脈拍数の差なし），末梢が温かい，尿量1 mL/kg/時以上，意識正常とする。その後の管理目標として，$ScvO_2 \geq 70\%$と心係数（cardiac index）3.3〜6.0 L/分/m^{2}とする（Grade 2C）。
3．ショックのマネジメントはAmerican College of Critical Care Medicine-Pediatric Advanced Life Support（ACCM-PALS）ガイドラインを遵守する（Grade 1C）。
4．治療抵抗性のショックでは，気胸，心タンポナーデ，内分泌緊急を鑑別にあげる（Grade 1C）。

2）わが国での運用上のポイント

1．迅速な評価と十分な輸液蘇生を遂行することが重要。
2．血管作動薬を末梢から投与することの安全性は証明されていない。髄膜炎菌感染症を対象とした臨床研究で，血管作動薬投与を早期に行った群で死亡率が低かったため[3]，早期に血管作動薬を投与させようと意図しているものと考えられる。しかし，わが国での小児臨床現場での適応に関しては，十分なコンセンサスが得られていない。
3．心係数値を目標にしてショックを管理することに関するエビデンスはない。

2．抗菌薬治療と感染源コントロール

1）推奨文

1．経験的抗菌薬は重症敗血症認識後一時間以内に開始する。抗菌薬開始前に血液培養を採取する（ただし，このために抗菌薬投与が遅れないようにする）。経験的治療の薬剤は，世界的流行や地域の状況を考慮する（H1N1，MRSA，キノロン抵抗性マラリア，ペニシリン耐性肺炎球菌，ICU入室，好中球減少など）（Grade 1D）。
2．治療抵抗性の低血圧を伴うトキシックショック症候群に対し，クリンダマイシンや抗毒素治療を考慮する（Grade 2D）。
3．早期の積極的なソースコントロールを行う（Grade 1D）。
4．*Clostridium difficile*腸炎は抗菌薬を経腸的に投与して治療。重症敗血症では経口バンコマイシンを推奨する（Grade 1A）。

2）わが国での運用上のポイント

1．わが国では，小児に対して保険適応が認められている抗菌薬が限定されている。また，投与量も，世界標準量に比べて少なめに設定されている。過小投与は，抗菌薬の効果判定を

困難にする（少ないために効いていないのか，スペクトラムのずれなのか，判断ができない）。特に事情がない限り，最新版の成書を参考に十分量を投与する[4〜7]。

2. 抗菌薬の選択をどうするか〈severe sepsisにおける初回投与抗菌薬〉

市中感染症：セフォタキシム75 mg/kg/回（もしくはセフトリアキソン100 mg/kg/回）
院内感染症でフォーカス不明でどうしても原因微生物が想定できない場合：メロペネム40 mg/kg/回。CV（中心静脈）ライン挿入などメチシリン耐性黄色ブドウ球菌（MRSA）感染症の関与が疑われる場合はバンコマイシン15 mg/kg/回を追加する（therapeutic drug monitoring〔TDM〕を行う）。

病歴を聴き取れる状況になれば，年齢，既往歴，症状などの情報より感染源，起因菌を推定する。またベッドサイドでの超音波検査，レントゲン撮影，尿検査，迅速抗原検査などを実施し，より微生物学的診断を詰めていく。

3. 抗菌薬開始前の血液培養はきわめて重要である。重症感染症を疑ったら「2セット」採取は最低限必要である。血液培養採取量に定まったものはない。新生児は1〜2 mL，乳児2〜3 mL，幼児・学童3〜5 mL，思春期10〜20 mLが目安となされているが，良質なエビデンスはない[8]。

3. 輸液療法

1）推奨文

> 医療アクセスの良い先進国では低容量性ショックに対して，等張晶質液もしくはアルブミン20 mL/kgを5〜10分以上かけて，低血圧からの回復，尿量増加，CRT正常化，末梢動脈触知，意識の回復があるまで，投与する。肝腫大，ラ音は輸液過剰のサインであるため，これらを認めた場合は，輸液負荷をし続けるより強心薬を考慮する。重症溶血性貧血（例：重症マラリアもしくは鎌状血球症クライシス）で血圧正常であれば，晶質液もしくはアルブミン投与より輸血を優先する（Grade 2C）。

2）わが国での運用上のポイント

1. 小児は血圧を維持する代償機能がshockの末期まで持続するため，単独ではショックの診断に用いない。

2. 輸液の種類として，いわゆる「1号液（開始液）」は用いない。ボーラス投与では，糖を含まない生理食塩水ないし細胞外液を用いる。5％アルブミンなどの膠質液と晶質液を比較した場合の有意性に関しては，デング熱によるショックでの比較研究があり，二者間に差はないという結果であった[9]。

3. 初期の強力な輸液が予後に影響する。多くのケースで輸液過小の可能性がある。時に60 mL/kg以上必要なことが少なくない。septic shock 47例を対象とした斎藤らの報告[10]によると，発症後6時間後の水分負荷量は死亡群73 mL/kg，生存群119 mL/kgと生存群で有意に輸液負荷が多い結果となった。初期輸液負荷の重要性を示す結果である。通常40〜

60 mL/kg の大量輸液（時にそれ以上）が必要になることがある。
4．輸液過剰は肝腫大や肺聴診上のラ音で判断する。これらを認めた場合は，輸液を中止し，利尿薬の投与なども検討する。
5．ショック症例の原因として，心タンポナーデや心筋炎がまれだがあり得る。輸液への反応性が悪い場合は，心エコー検査を実施する。

4．強心薬／昇圧薬／血管拡張薬

1）推奨文

> 1．輸液負荷に反応しない場合は，中心静脈路確保までは末梢静脈路から強心薬を投与する（Grade 2C）。
> 2．低心拍出量，高末梢血管抵抗で血圧正常の場合強心薬に加えて血管拡張薬を投与する（Grade 2C）。

2）わが国での運営上のポイント

1．まずは十分な輸液負荷が重要。その上での血管収縮薬／強心薬使用を検討する。
2．輸液抵抗性の低血圧が予想される場合，中心静脈ライン確保前であっても，血管収縮薬／強心薬を末梢点滴（ボリューム投与ラインとは別ライン）から開始することは許容されるが，その安全性や有効性については十分検討されていない。
3．小児重症セプシスの循環不全は大きく，① 低心拍出量＋高末梢血管抵抗型，② 高心拍出量＋低末梢血管抵抗型，③ 低心拍出量＋低末梢血管抵抗型の 3 つに分類される。病期またはその治療のさまざまな時期で，ある血行動態から別の血行動態へ移動する可能性がある。末梢循環の状況，心エコー，CVP（中心静脈圧），中心静脈血酸素飽和度（$ScvO_2$）などを参考に血管収縮薬／強心薬を使い分ける。
  ① 低心拍出量＋高末梢血管抵抗型の循環不全（いわゆる"cold shock"）では，ドブタミンが推奨される。末梢冷感が持続する場合，血管拡張薬が有効なこともある。血圧正常であれば，ホスホジエステラーゼ阻害薬の使用を考慮する。日本では calcium sensitizer は発売されていない。
  ② 高心拍出量＋低末梢血管抵抗型の循環不全（いわゆる"warm shock"）では，ノルアドレナリンが推奨される。ノルアドレナリン投与にもかかわらず，極端に末梢血管抵抗が低い場合はバソプレッシンが有効という意見もあるが，小児においてバソプレッシンの有効性を示した研究は少ない。
  ③ 低心拍出量＋低末梢血管抵抗型の循環不全（いわゆる「低血圧を伴う cold shock」）では，アドレナリンが推奨される。
4．心エコー検査は容易に実施できる。乳酸値，$ScvO_2$，CVP などのパラメーターと心エコーの評価を経時的に行い，適切な循環管理を行うことが必要である。

5. EXTRACORPOREAL MEMBRANE OXYGENATION (ECMO)

1）推奨文

> 治療抵抗性のショックまたは呼吸不全ではECMOを考慮する（Grade 2C）。

2）わが国での運営上のポイント

　難治性ショックもしくは，呼吸不全にECMOを導入した場合の生存率は，新生児で80％，小児で50％である。非sepsis ECMOと同等の長期予後が期待され[11]，難治性ショックに対するECMOの有用性は高い。しかし，ECMOを安全に運用できる施設は限られている。ECMO導入の可能性があるのであれば，ECMOが可能な施設（PICUなど）にできるだけ早期に搬送することが望まれる。搬送前のバイタル安定化，搬送中の集中治療で，安全に搬送することも重要である。

6. コルチコステロイド

1）推奨文

> 輸液治療への反応が乏しいカテコラミン不応性のショックで，絶対的副腎不全が疑われる場合は，適切なタイミングでヒドロコルチゾン療法を開始する（Grade 1A）。

2）わが国での運用上のポイント

　絶対的副腎不全は，ランダム採血のコルチゾール18μg/dL以下と定義される。相対的副腎不全は，ACTH（副腎皮質刺激ホルモン）負荷試験で9μg/dL（30〜60分後）増加と定義される。絶対的副腎不全を疑う状況とは，紫斑を伴うseptic shock（ウォーターハウス・フリードリヒセン症候群），ステロイド治療中，下垂体疾患と副腎疾患である。投与量は，ストレスドーズ（ヒドロコルチゾン 50 mg/m^2/24時）である。

7. プロテインC，活性化プロテインC製剤

1）推奨文

> 使用不可にて推奨なし。

2）わが国での運用上のポイント

　プロテインCは3歳で成人と同じレベルになる。活性化プロテインC製剤（recombinant human activated protein C：rhAPC）使用は推奨されない。その理由は，大規模臨床試験中に，重篤な出血傾向の副作用が見つかり，またプラセボと比較して死亡率に差が出ず（rhAPC群17％ vs プラセボ群18％），治験中止となったためである[12]。現状において，小児セプシスに活

性化プロテインC製剤の使用を考慮する必要はない。

8．血液製剤と血漿治療

1）推奨文

> 1．赤血球補正の目標は成人と同様でよい。$ScvO_2$低値（＜70％）の場合は，ヘモグロビン10 g/dLを目標にし，初期蘇生後ショック，低酸素血症から回復した後はヘモグロビン7 g/dLを目標にする（Grade 1B）。
> 2．血小板補正の目標は成人と同様でよい（Grade 2C）。
> 3．セプシスを原因とする血栓性紫斑病（DIC〔播種性血管内凝固症候群〕，二次性血栓性微小血管障害，あるいは血小板減少性紫斑病）に対して，血漿補充を考慮する（Grade 2C）。

2）わが国での運用上のポイント

1．最適なヘモグロビン（Hb）値はわかっていない。輸血開始基準をHb 9.5 g/dLと7 g/dLで比較した多施設共同研究では，死亡率に差がなかった[13]。しかし，輸血閾値を低く設定したほうが安全で適切かという根拠はない。酸素運搬量（DO_2）は，心拍出量と動脈血酸素含量（CaO_2）によって規定される。CaO_2はHbが主要な規定因子であるので，Hbを増加させることは，DO_2を増加させる。赤血球輸血をすることで，理論的には末梢組織循環が改善する。十分な輸液と循環サポートにもかかわらずショックが持続する場合，輸血を検討することは妥当である。チアノーゼ性心疾患を有する場合は，通常より高いヘモグロビン濃度が必要とされる場合がある。

2．血小板補正の目標は，出血の危険性がない場合$10 \times 10^3/\mu L$以上で，出血の危険性がある場合$20 \times 10^3/\mu L$以上とする。血小板低下疾患では患者が安定していれば，$5 \times 10^3/\mu L$以上を目標にしてもよい。

3．セプシスによるDIC即血漿補充ではなく，原疾患の治療（感染源コントロール，抗菌薬など）を適切に行うことが基本である。

9．人工呼吸管理

1）推奨文

> 人工呼吸中は肺保護戦略を行う（Grade 2C）。

2）わが国での運用上のポイント

新生児，乳児は機能的残気量が少なく容易に低酸素血症に陥るため，早めの挿管が必要となることが多い。人工呼吸開始後は，肺保護を前提にした呼吸器管理を行う。過大な1回換気量と肺胞の膨張，虚脱の繰り返しは肺障害をきたす。人工呼吸器の設定は，成人と同様に1回換気量6 mL/kg（理想体重）以下に抑え，十分なPEEP（呼気終末陽圧）を用い

る。小児のARDSにおける至適PEEPの値や，至適PEEP設定の方法はわかっていない。
2．心肺蘇生時を除いて，挿管時には鎮静・鎮痛薬は必須である。severe sepsisやショックバイタル時の気道確保は，小児気管挿管手技に熟練した麻酔科医や救急/集中治療医（最低でも小児二次救命救急処置〔PALS〕プロバイダー）と行うことが望ましい。
3．severe sepsisやショックでは「侵襲的ライン」が必須である。確実なルート確保のために，鎮静，挿管・人工換気が必要となる。呼吸が保たれていても，挿管が必要となることもある。
4．小児でAPRV（気道圧開放換気）やHFO（高頻度振動換気法）が通常の圧規定式人工換気と比較してARDSの予後を改善するという証拠はない。
5．人工呼吸中の腹臥位は酸素化を改善する可能性が高いが，小児において予後を改善するという証拠はない。

10．鎮静，鎮痛，薬物の毒性

1）推奨文

> 1．人工呼吸管理されている敗血症患者には，鎮静レベルの目標を定めて鎮静剤を使用することを推奨する（Grade 1D）。
> 2．重症敗血症（severe sepsis）では薬物代謝が減弱しているため，薬物毒性のモニターを行うことを推奨する。そうでないと薬物による有害事象が発生する可能性が上昇する（Grade 1C）。

2）わが国での運用上のポイント

1．特定の薬物や使用方法が敗血症患者の鎮静に適しているというデータはない。
2．プロポフォールは致命的な代謝性アシドーシスとの関連が報告されているため，小児では，長期の鎮静のために使用してはならない（SSCG 2012では3歳未満には使用しないとなっているが，3歳未満という根拠は不明）。

11．血糖コントロール

1）推奨文

> 成人と同様目標血糖値を定めて管理する。目標は180 mg/dL以下である。新生児や小児のインスリン治療時は糖も合わせて投与する。小児は糖の貯蔵が少なく，また高血糖の原因がインスリン分泌障害であることや逆にインスリン抵抗性が高い場合などさまざまな病態が起こり得る。よって，インスリン治療中は厳格な血糖モニタリングが必要である（Grade 2C）。

2）わが国での運用上のポイント

1. 小児は，低年齢（特に新生児）や重症例ほど低血糖をきたす症例が多い。初期蘇生においても低血糖の補正を最初の15分で行うことを推奨している。
2. 血糖値の管理目標はないが，おおむね180 mg/dLを目標とすることは妥当であると考える。いずれにしても厳格な血糖モニタリングは重要である。

12. 利尿薬の使用と腎代換療法について

1）推奨文

> ショック回復後の輸液過剰に対して利尿薬を使用する。利尿薬の反応が乏しく，水分過剰量として体重の10%増加した場合は，持続血液透析あるいは間欠血液透析を行う（Grade 2C）。

2）わが国での運用上のポイント

1. 小児において持続透析（continuous renal replacement therapy：CRRT）は，無尿・溢水に対して有効であるが，間欠透析（intermittent renal replacement therapy：IRRT）と比較した大規模RCTはない。溢水に至る前に，透析を導入することが生存率を向上させるとする報告があり[14]，また，IRRTは循環動態が不安定になる可能性があることを考慮すると，輸液過剰が明らかで利尿薬への反応が乏しい小児セプシスの場合，CRRTを考慮する。
2. sepsisにおける急性腎障害に対する治療の原則は，腎血流の維持である。そのために初期に十分に輸液を行い，循環血液量の低下を防ぐことが重要である。
3. エンドトキシン吸着療法（polymyxin-B immobilized column direct hemoperfusion：PMX-DHP）の併用例の知見も増加してきている[15,16]。急激に進行する血圧低下を防ぎショックから離脱させ，その間に原因治療を行うことができる可能性がある。
4. 急性血液浄化は，まだ小児領域において症例数が少ない。小児セプシスにおける最適な条件など，多施設での検討が期待されている。

13. 深部静脈血栓予防

1）推奨文

> 思春期以前の小児に対するDeep Vein Thrombosis（DVT）の推奨はない。

2）わが国での運用上のポイント

1. 年齢にかかわらず，DVT予防に留意する。
2. 中心静脈ラインの初期ルートとしては，大腿静脈が選択されることが少なくない。緊急避難的に大腿静脈を選択した場合，早期に他の部位への入れ替えを検討する。

3．原則的には，DVT予防は思春期以後に適応する。低年齢の深部静脈血栓症（deep vein thrombosis：DVT）のほとんどは大腿静脈ライン挿入と関連している。
4．ヘパリンコートされたカテーテルを使用するとDVT発症率が下がるが，わが国では使用可能な中心静脈ライン用デバイスはない。

14. ストレス潰瘍予防

1）推奨文

> 思春期以前の小児に対するストレス潰瘍予防の推奨はない。

2）わが国での運用上のポイント

成人と同様に，凝固異常と人工呼吸管理が上部消化管出血のリスク因子であり，ストレス潰瘍予防は小児でも重要である。通常は H_2 ブロッカーが用いられるが，その有効性は証明されておらず，何を選択するのが良いかについては，結論は出ていない。

15. 栄養

1）推奨文

> 腸が利用できるのであれば経腸栄養を行い，利用できないならば経静脈栄養を行う（Grade 2C）。

2）わが国での運用上のポイント

セプシス予後を改善するというエビデンスはないが，バクテリアルトランスロケーション抑制の可能性，腸内細菌叢の菌交代抑制の可能性があり，可能な状態であれば，経腸栄養を試みる。

2 ガイドライン以外のこと，ガイドライン以前のこと

ガイドラインに記載のない項目で，重要かつ忘れられがちなポイントを示す。

1. 個人防御具（personal protective equipment：PPE）着用について

小児セプシスの起因菌の幅は広く，かつ伝染性，病原性は高い。また，初期蘇生の段階では起因菌がわかっていないことが大半である。最低でも手洗い，手袋，サージカルマスク，フェイスシールド，長袖エプロンの着用は必須である。まずは自分の身を守ることを最低限心がける。

2. 人を呼ぶ

特に初期蘇生では，十分な人員で対応することが求められる。ラインや気道確保の困難さか

らも，成人よりもより手厚い人員が必要である。プライドを捨て，多くの助けを求める。たとえ初期研修医であっても，輸液作成やポンピングなどで大活躍する。

3 わが国の小児 SEPSIS のこれから

わが国におけるsepsisを含めた小児重症感染症診療の現時点での問題点を述べる。

1. sepsisという病態の認知度の低さ

本ガイドラインは，小児severe sepsisに関して体系的にまとめられている。本原稿執筆段階において（2013年4月），このガイドラインが一般小児科医に十分普及しているとはいえず，小児sepsisという病態の認識が乏しい。まずは小児医療現場において，"sepsis"を共通言語として通用させる必要がある。2008年度より日本集中治療医学会において，小児集中治療室（PICU）を中心としたネットワーク（JSICM-PICUネットワーク）が形成された。その活動の一環として小児sepsis resistoryが開始されている。今後，わが国での正確な疫学データの収集や臨床研究の展開が期待される。

2. 小児集中治療室（PICU）ベッド数と小児集中治療医の不足

わが国の社会的問題点として，重症小児患者を治療・管理する場として，PICUの不足と小児重症管理を専門とする小児集中治療医の不足がある。わが国では，多くの小児重症患者は，PICU以外の場所で管理されている。severe sepsisは初期治療だけではなく，集中治療室での呼吸循環管理がその予後を左右する。24時間365日いつでも受け入れ可能な独立型PICUが必要である。また今後小児科医の研修の場としてのPICUの役割も重要となってくる。今後，PICU病床を増やし，小児集中治療医（指導医）を増やす体制作りが求められる。

〔笠井 正志，尾内 一信〕

文献

1) Goldstein B, Giroir B, Randolph A, et al：International pediatric sepsis consensus conference：definitions for sepsis and organ dysfunction in pediatrics. Pediatr Crit Care Med **6**：2-8, 2005.
2) American College of Chest Physicians/Society of Critical Care Medicine Consensus Conference：definitions for sepsis and organ failure and guidelines for the use of innovative therapies in sepsis. Crit Care Med **20**（6）：864-874, 1992.
3) Ninis N, Phillips C, Bailey L,et al：The role of healthcare delivery in the outcome of meningococcal disease in children：case-control study of fatal and non-fatal cases. BMJ **331**（7512）：323, 2005.
4) Bradley JS, Nelson JD：Nelson's Pocket Book of Pediatric Antimicrobial Therapy（2010-2011）. Ameriman Academy of pediatrics Chicago, 2010.
5) 砂川慶介，尾内一信：小児感染症治療ハンドブック（第2版）．診断と治療社，東京，2010.
6) 笠井正志：小児抗菌薬マニュアル．日本医学館，東京，2008.
7) 笠井正志：長野県立こども病院 小児感染症と抗菌薬のトリセツ．金原出版，東京，2012.
8) Long SS, Pickering LK, Prober CG：Chapter 286. Principles and Practice of Pediatric Infectious

Disease (3rd ed). Saunders Philadelphia, 2009, p1342.

9) Wills BA, Nguyen MD, Ha TL, et al：Comparison of three fluid solutions for resuscitation in dengue shock syndrome. N Engl J Med **353**：877-889, 2005.

10) 斎藤　修，中川　聡：小児敗血症性ショックの初期治療の検討. ICUとCCU **32**(11)1009-1017, 2008.

11) Meyer DM, Jessen ME：Results of extracorporeal membrane oxygenation in children with sepsis：The Extracorporeal Life Support Organization. Ann Thorac Surg **63**：756-761, 1997.

12) Nadel S, Goldstein B, Williams MD, et al：Drotrecogin alfa (activated) in children with severe sepsis：A multicentre phase III randomized controlled trial. Lancet **369**：836-843, 2007.

13) Lacroix J, Hébert PC, Hutchison JS, et al：Transfusion strategies for patients in pediatric intensive care units. N Engl J Med **356**：1609-1619, 2007.

14) Foland JA, Fortenberry JD, Warshaw BL, et al：Fluid overload before continuous hemofiltration and survival in critically ill children：a retrospective analysis. Crit Care Med **32**：1771-1776, 2004.

15) 佐藤真菜，笠井正志，平井克樹ほか：急性血液浄化療法を施行した体重10 kg未満の重症敗血症児の検討. 日本小児科学会雑誌 **114**(12)：1870-1875, 2010.

16) 茨　聡，和田尚弘，笠井正志ほか：小児・新生児におけるエンドトキシン除去療法ガイドライン. 日本未熟児新生児学会雑誌 **22**(2)：251-253, 2010.

総論

6. セプシス患者の評価

はじめに

　重症度がさまざまに異なる敗血性炎症の早期診断は，特異的治療の早期実施のため重要である。敗血症と重症敗血症では全身性炎症の臨床的および検査的徴候が伴って起こるが，非感染性炎症の症例も類似した徴候と症状を示すことがあり，臨床所見のみに基づいて感染を診断することは難しい。細菌培養の結果を得るまで時間を要し，また敗血症の臨床徴候と同時に現れないこともある。したがって，敗血症と臓器機能障害の早期診断を可能とし，早期の特異的治療介入が可能となるようなマーカーを同定することが重要である。敗血症における重症度を簡素化した一定の基準でとらえることにより，治療開始の時期の決定あるいは治療成績の評価を客観的に行う目的でこれまでいくつかのマーカーあるいは基準が作られてきた。しかし，いまだ統一されていないのが現状ではあるが，ここでは比較的一般的な重症度を評価するマーカーなどについて述べたい。

1 乳酸値（lactate）

　Surviving Sepsis Campaign guidelines 2012（SSCG 2012）[1,2]においては，組織低灌流のマーカーとしての乳酸値の上昇した患者では，乳酸値を正常化することを推奨されている（Grade 2C）。そして，そのことはSurviving Sepsis Campaign Bundlesにも明記されている（表1）。
　この背景には，乳酸クリアランス（少なくとも10％減少）に基づくEarly Goal-Directed Therapy（EGDT）はScvO$_2$ 70％かそれ以上を達成することに基づいたEDGTに劣らないということや，最近，乳酸クリアランスに関する報告もみられたので今回取り入れられたものと思われ，二つの多施設RCT（ランダム化比較試験）をエビデンスとして示している[3,4]ことによるものと思われる。特に後者の報告では死亡リスクを39％有意に低下させている。この報告，LACTATE studyで用いられたEGDTは，ELGT（Early Lactate-Guided Therapy）とも呼ばれている。

2 プロカルシトニン

　プロカルシトニンはカルシトニンの前駆たんぱく質であり，通常甲状腺のC-細胞で生成される。プロカルシトニンは通常循環血流中には放出されないため，健常時の血中濃度はきわめて低い。プロカルシトニンが重症敗血症で劇的に増加することが発見され，敗血症あるいは炎症マーカーとして用いられるようになってきた。プロカルシトニン濃度を上昇させるのは感染

総論

表1 SSC バンドル

3時間以内に達成すべき目標	1）乳酸値の測定 2）抗菌薬投与前に血液採取培養 3）広域スペクトラム抗菌薬を投与 4）血圧低下または乳酸値4 mmol/L 以上があれば晶質液を30 mL/kg で投与
6時間以内に達成すべき目標	5）初期輸液に反応しない血圧低下に対して，平均動脈圧65 mmHg 以上を目標に昇圧薬投与 6）十分な輸液を行っても血圧低下が持続する，または初期乳酸値が4 mmol/L（36 mg/dL）以上であれば，CVP，中心静脈酸素飽和度（$ScvO_2$）を測定する 7）初期乳酸値が上昇していれば，再測定を行う

SSCG 2012 の循環管理項目の bundles。ガイドラインにおける蘇生の定量的目標は，CVP ≧ 8 mmHg，$ScvO_2$ 70％，乳酸値の正常化である。
CVP : central venous pressure

（文献1を引用改変）

自体ではなく，重症全身反応や臓器灌流不全を伴う感染である。

プロカルシトニンは抗菌薬療法の項目の中に，敗血症と診断した患者において，その後感染の根拠が認められない患者においては，プロカルシトニンや同様のバイオマーカーが低値であることを経験的治療の中止のために使用してもよいと記されている（Grade 2C）。

本推奨項目の根拠として二つの報告[5,6]が引用されているが，この抗菌薬中止戦略が耐性菌リスクや *Clostridium difficile* による抗菌薬関連下痢症のリスクを減じるとしたエビデンスはない。Jensen らの Procalcitonin And Survival Study（PASS）Group によるプロカルシトニンガイド下の抗菌薬アルゴリズムを使用したRCT[6]では，プロカルシトニン群は生存率を改善せず，臓器関連の有害性を示し，入院期間が延長したとしており，必ずしもプロカルシトニンガイドの抗菌薬治療が安全とは限らないことを示している。

感染症が全身性炎症症状を呈さず，ある組織や臓器に限局している場合にはプロカルシトニンは上昇しなかったり，あるいはわずかしか上昇しなかったりする場合がある。例えば，市中肺炎のような病態においてプロカルシトニン値はほとんどの症例においてせいぜい1～2 ng/mL 程度しか上昇しない。全身性炎症症状の徴候がみられない局所的感染症患者の場合，プロカルシトニン値が正常であっても，抗菌薬投与や外科的処置が必要となることが当然ある。重症感染症において上昇したプロカルシトニン値が適当な治療を受けると，きわめて低値にまで低下することがあるが，これは必ずしも感染症が根治されたことを示しているとは限らず，単に感染症や敗血症性反応の全身性炎症症状が抑制されたことを意味しているものと思われる。感染症すべてが消失するまでは，適切な治療の継続が当然必要とされる。前述のように，プロカルシトニン値は感染症を合併していない，侵襲の大きな疾患でも上昇することが時々見受けられる。多発外傷患者，大手術後の患者，熱傷患者，あるいは感染を合併していないが侵襲の大きな疾病などにおいては，感染症に対する炎症反応と単なる侵襲に対する炎症反応との区別をプロカルシトニン値で行うことは困難であり，臨床症状も含めた総合的な判断が求められる[7,8]。

3 インターロイキン 6 (IL-6)

IL-6 は活性化単球，マクロファージ，内皮細胞，星状細胞および活性化 B および T リンパ球の活性化により産生される。分子量の変動は，翻訳後の修飾に起因する。可変的糖鎖形成および / またはセリンリン酸化は IL-6 の生物学的活性へ影響を与えると思われる[9,10]。

IL-6 の血漿中濃度と敗血症患者の死亡率との関連性の検討では，直接的な相関性が見出されている[11,12]。しかし，IL-6 静注は発熱を引き起こすが，敗血症または多系統臓器不全を示唆する血行動態的および他の変化は誘発しない[13]。すなわち，IL-6 は直接的なメディエータではなく，その前に産生された TNF（tumor necrosis factor：腫瘍壊死因子）および IL-1 の基本的な作用を反映する全身性炎症マーカーである可能性が出てきたことになる。この仮説は IL-6 形成が TNF および IL-1 どちらの産生によっても減弱する所見により裏付けられる。また，IL-6 が他のサイトカインと存在する場合のみ毒性を有するとも考えられる。このサイトカイン相乗作用の問題については十分な検討はなされていない。

一般に感染症のマーカーとして IL-6 や CRP（C 反応性蛋白）が有用であるといわれているが，感染徴候がなくとも侵襲が強い外傷患者において SIRS（systemic inflammatory response syndrome：全身性炎症反応症候群）のような病態を呈すると，TNF-α，IL-6，CRP は上昇し，特に CRP の上昇が著明であり，SIRS を呈する感染症患者（敗血症）との差が認められず，TNF-α，IL-6，CRP から感染症を診断することは確実性に欠ける。

4 APACHE スコア

集中治療室入室患者における病態の重症度を客観的に評価するために作られた予後予測法であり，APACHE（Acute Physiology and Chronic Health Evaluation）スコアと入院予測死亡率を算出する部分から構成されている[14]。

表2 APACHE Ⅱ スコアの算出

【A】 生理学的パラメータの評価（acute physiology score：APS）：集中治療室入室後 24 時間以内に得られた 12 項目のパラメータについて，それぞれの測定の最も異常な値を選択し，生理学的パラメータの合計を算出する。
〔臨床項目〕体温，平均血圧，心拍数，呼吸数，動脈血酸素化，pH，血清ナトリウム，血清カリウム，血清クレアチニン，ヘマトクリット値，白血球数，意識レベル
【B】 年齢修正：44 歳以上の患者には年齢に合わせて加算する。
【C】 慢性疾患評価（chronic physiology score：CHE）：心臓，肺，腎臓，肝臓，免疫系に重篤な慢性疾患を併発している患者はさらに加算する。

これら【A】急性期生理学的パラメータスコアポイント，【B】年齢ポイント，【C】慢性併存疾患ポイントを合計したものが APACHE Ⅱ スコアである。

APACHE Ⅱ スコア＝【A】＋【B】＋【C】

APACHE Ⅱ スコアの算出方法を示す。

（文献 14 より引用）

総論

表3 入院予測死亡率

APACHE Ⅱスコア，緊急手術の有無，集中治療室入室の主な理由となった疾患に割当てられた疾患別の係数を元に入院予測死亡率を算出する。

入院予測死亡率：$R = e^k / (1 + e^k)$

$k = -3.517 + 0.146 \times$ APACHE Ⅱスコア $+ 0.603 \times$（緊急手術加算）＋疾患別係数

APACHE Ⅱスコアによる入院予測死亡率の算出である。

（文献 14 より引用）

表4 SOFA スコア

	0	1	2	3	4
呼吸機能 PaO$_2$/FiO$_2$ （mmHg）	x > 400	400 ≧ x > 300	300 ≧ x > 200	200 ≧ x > 100 呼吸補助下	100 ≧ x 呼吸補助下
凝固機能 血小板数 （×10^3/mm^2）	x > 150	150 ≧ x > 100	100 ≧ x > 50	50 ≧ x > 20	20 ≧ x
肝機能 ビリルビン値 （mg/dL）	> 1.2	1.2〜1.9	2.0〜5.9	6.0〜11.9	> 12.0
循環機能 血圧低下	なし	平均動脈圧 < 70mmHg	ドパミン ≦ 5γ あるいはドブタミン投与（投与量を問わない）	ドパミン > 5γ あるいはエピネフリン ≦ 0.1γ あるいはノルエピネフリン ≦ 0.1γ	ドパミン > 15γ あるいはエピネフリン > 0.1γ あるいはノルエピネフリン > 0.1γ
中枢神経機能 Glasgow Coma Scale	15	14〜13	12〜10	9〜6	6未満
腎機能 クレアチニン値 （mg/dL）	1.2未満	1.2〜1.9	2.0〜3.4	3.5〜4.9 あるいは尿量が 500 mL/日未満	> 5.0 あるいは尿量が 200 mL/日未満

SOFA（Sequential Organ Failure Assessment）スコアのポイントを示す。

（文献 15 より引用）

実際には生理学的パラメータの評価，年齢の評価，合併する慢性疾患に対する評価に与えられる点数の総和として求める。点数が高いほど重症度は高いと判定され，最高点は 71 点である。APACHE Ⅱスコアの算出および入院予測死亡率の算出は表2，表3に示す。

5 SOFA スコア

重要臓器の障害度を数値化した指数である[15]。当初は，sepsis-related organ failure assessment として，敗血症に起因する臓器不全評価法として用いられたが，その後，敗血症に限ら

ず MODS（multiple organ dysfunction syndrome）の評価法として有用であることが認められ，現在は，SOFA（Sequential Organ Failure Assessment）に改名されている（表4）。

呼吸器，凝固系，肝機能，心血管系，中枢神経系，腎機能の6項目について，臓器障害の程度を0〜4点の5段階で評価する。当スコアが5を超えると死亡率は20％と言われている。

（遠藤 重厚，鈴木 泰，高橋 学，小鹿 雅博，井上 義博）

文献

1) Dellinger RP, Levy MM, Rhodes A, et al：Surviving sepsis campaign：International gudelines for management of severe sepsis and septic shock：2012. Crit Care Med 41：580-637, 2013.
2) Dellinger RP, Levy MM, Rhodes A, et al：Surviving sepsis campaign：International gudelines for management of severe sepsis and septic shock：2012. Intensive Care Med 39：165-228, 2013.
3) Jones AE, Shapiro NI, Trzeciak S, et al：Lactate clearance vs central venous oxygen saturation as goals of early sepsis therapy：a randomized clinical trial. JAMA 303：739-746, 2010.
4) Tim CJ, Jasper B, Jeanette S, et al：Early lactate-guided therapy in intensive care units patients. Am J Respir Crit Care Med：182, 752-761, 2010.
5) Tang BM, Eslick GD, Craig JC, et al：Accuracy of procalcitonin for sepsis diagnosis in critically ill patients：systematic review and meta-analysis. Lancet Infect Dis 7：210-217, 2007.
6) Jensen JU, Hein L, Lundgren B, et al：Procalcitonin-guided interventions against infections to increase early appropriate antibiotics and improve survival in the intensive care unit：a randomized trial. Crit Care Med 39：2048-2058, 2011.
7) 遠藤重厚，佐藤信博：診断法注意すべき感染症と対策．救急医学 30：136-139, 2006.
8) 遠藤重厚，佐藤信博，鈴木 泰ほか：敗血症診断法としてのプロカルシトニン値測定の意義．日本外科感染症誌 4：319-327, 2007.
9) Wong GG, Clark SC：Multiple actions of interleukin 6 within a cytokine network. Immunol Today 9：137-139, 1988.
10) May LT, Santhanam U, Tatter SB, et al：Phosphorylation of secreted forms of human beta 2-interferon/hepatocyte stimulating factor/inteleukin-6. Biochem Biophys Res Commun 152：1144-1150, 1988.
11) Casey LC, Balk RA, Bone RC：plasma cytokine and endotoxin levels correlate with survival in patients with sepsis syndrome. Ann Intern Med 119：771-778, 1993.
12) Hack CE, De Groat ER, Felt-Bersma RJ, et al：Increased plasma levels of interleukin-6 in sepsis. Blood 74：1704-1710, 1989.
13) Preiser JC, Schmartz D, Van der Linden P, et al：Interleukin-6 administration has no acute hemodynamic or hematologic effect in the dog. Cytokine 3：1-4, 1991.
14) Knaus WA, Draper EA, Wagner DP, et al：A severity of disease classification system. Crit Care Med 13：818-829, 1985.
15) Vincent JL. Moreno R, Takala J, et al：Use of the SOFA score to asses the incidence of organ dysfunction/failure in intensive care units：Results of a multicentre, prospectivestudy. Crit Care Med 26：1793-1800, 1998.

総 論

7．Surviving sepsis campaign（SSC）の bundle による啓発

はじめに

　一般に，ガイドラインが発表されたからといって，その内容がタイムリーに bedside practice に組み入れられることはまれである。その啓発の手段の一つとして，特に推奨したいエビデンスレベルの高い診断・治療法を 5～10 個選択し，それを個々でなく，bundle（束）にして実施する試みが行われている。SSC ガイドライン委員会も septic shock への対応として最初の 6 時間で達成する蘇生バンドル（Resuscitation bundle）（表1）と最初の 24 時間で達成する sepsis に対する全身管理としてのマネジメント・バンドル（表2）を作成した[1]。

1 2012 年版の surviving sepsis campaign bundle（表3）

　2012 年版の surviving sepsis campaign bundle[2]は，初期蘇生を中心に最初の 3 時間以内に達成する項目と 6 時間以内に達成する項目に分け，バンドル化している。その内容は，ⓐ early goal-directed therapy（表3；④，⑤，⑥），ⓑ 乳酸値による組織低灌流の評価とその再評価と正常化目標（表3；①，⑦），ⓒ 適切な培養採取と initial appropriate therapy（表3；②，③）にまとめられる。以前の蘇生バンドルと異なる点は，乳酸再検査によるクリアランスの評価である。Nguyen ら[3]は，従来の primary SSC バンドルに乳酸クリアランス（12 時間以内に乳酸値が baseline より減少または初回乳酸値 < 2.0 nmol/L）を加えた modified SSC バンドルについて検討し，modified SSC バンドル達成による相対的死亡リスク減少比率は primary SSC バンドル遵守と比較し 1.94 と高率であったことを報告している。

　以前のマネジメント・バンドルで推奨されていた drotrecogin α（活性化プロテインC）は 2012 年版ガイドライン[2]では "History of recommendations regarding use of recombinant activated protein C" としてだけ触れられているに過ぎない。Drotrecogin α は 2004 年のガイドラインではエビデンスの質はBで推奨されていたが，その後の臨床研究で比較的全身状態の良好な患者では効果が認められなかったことより，2008 年のガイドラインでは APACHE Ⅱ スコア 25 以上か多臓器障害例などの死亡高リスク群に適応を限定し，エビデンスの質はCに下げられ，推奨度も強い推奨（1）から弱い推奨（2）に変更された。バンドルには，「臓器障害を 2 つ以上有する患者に，禁忌でない場合に使用」という形で残された。その後，PROWESS SHOCK トライアル[4]で septic shock 患者における死亡率に対照と比較し差がないことが証明され，この薬剤は市場から消えてしまった。Phua ら[5]はバンドルの中の drotrecogin α の遵

表1 蘇生バンドル（Resuscitation bundle）

① Septic shock時可及的早期に血清lactate（乳酸）測定
② 抗菌薬投与前に血液培養実施
③ 広域抗菌薬を救急診療病棟入院では3時間以内，その他のICU入院では1時間以内に開始
④ 血圧低下例では，最初の30分に500〜1,000 mL電解質輸液（コロイド輸液も同様の効果），もし急速輸液にもかかわらず低血圧が持続する場合（septic shock），昇圧薬を使用し，平均動脈圧＞65 mmHgを達成
⑤ 中心静脈圧＞8 mmHg達成
⑥ 中心静脈酸素飽和度＞70％達成

可及的早期に実施し，最初の6時間に達成を目標とする項目である。

（文献2より引用）

表2 マネジメント・バンドル（Management bundle）

① 適切な輸液や昇圧剤使用にもかかわらず治療抵抗性の血圧低下患者に対してヒドロコルチゾン300 mg/日3分割，7日間静脈内投与
② 活性化プロテインC（Drotrecogin α）を，septic shock患者またはsepsisに起因した臓器障害≧2つ有する患者に，禁忌でない場合に使用
③ 血糖コントロールを正常下限以上，150 mg/dL以下で維持
④ 人工呼吸器装着患者では吸気プラトー圧を＜30 cmH$_2$Oに維持

可及的早期に実施し，最初の24時間で達成を目標とする項目である。

（文献2より引用）

表3 2012年版SSCガイドラインにおけるSSCバンドル

蘇生バンドル目標達成時間	バンドル項目
最初の3時間以内に達成	① 乳酸値測定 ② 抗菌薬投与前に血液培養実施 ③ 広域抗菌薬投与 ④ 血圧低下や乳酸≧4 mmol/Lでは電解質輸液30 mL/kg投与
最初の6時間以内に達成	⑤ 平均動脈圧≧65 mmHgを維持するために血管収縮薬投与（輸液にても反応しない血圧低下に対して） ⑥ 輸液蘇生でも持続する低血圧（septic shock）または初回乳酸値≧4 mmol/Lの場合，中心静脈圧（目標：≧8 mmHg）や中心静脈酸素飽和度（目標：≧70％）を測定 ⑦ 初回乳酸値が高ければ，再度評価（目標：正常化）

初期蘇生を中心に最初の3時間以内に達成する項目と6時間以内に達成する項目に分け，バンドル化している。

（文献2より引用）

総論

守率はわずか3.2％（本剤が利用可能な国のみを対象としても11.6％）であることを報告し，本剤の項目以外の全バンドルを遵守した症例は生存例で14.3％，死亡例で8.2％と有意の差を認めたことを報告している。

2 SSCバンドルの遵守率

バンドルの遵守に関する報告を表4に示す。Edusepsis Studyグループが2006年に行ったバンドル遵守率の調査では，介入後であっても全項目達成は蘇生バンドルで10.0％，マネジメント・バンドルで15.7％であった[6]。その後Levyら[7]は，SSCのデータベース（2005〜2008年）を分析し，各施設2年間で最初のquarter（3カ月）と最終のquarterを比較し，全項目の遵守率は，蘇生バンドルは10.9％から31.3％，マネジメント・バンドルは18.4％から36.1％と有意に上昇した。彼らは再度SSCデータベースを2005〜2010年分までを集計し，米国と欧州の成績を比較した[8]。全バンドル項目達成率は，蘇生バンドルにおいて米国，欧州とも約2割，治療管理バンドルは各々2割，3割程度と，さらなる遵守率の改善は得られなかった。他のシリーズでは，Castellanos-Ortegaら[9]は，蘇生バンドルの血圧低下患者における項目を輸液と昇圧薬の2つに分け6項目から7項目に増やして検討し，7項目達成は介入後であっても11.2％（≧5項目達成は59.3％），マネジメント・バンドル4項目達成はわずか1.3％（≧2項目達成は60.4％）であったとしている。最近では介入最終quarterで全バンドル達成率が50％を超える報告も見られるようになってきたものの，達成困難な項目が，全バンドル項目達成の足を引っ張っている可能性もあるので，各項目別に遵守状況を検討してみた。

バンドル各項目遵守率状況を4段階に分類し評価した（A：75〜100％，B：50〜75％，C：25〜50％，D：0〜25％）（表5）。蘇生バンドルでは，介入により，乳酸値測定，血液培養，広域抗菌薬投与，輸液・昇圧薬投与による適切な血圧達成は，おおむね良好な遵守率が得られているが，適切な中心静脈圧，中心静脈酸素飽和度の達成は低率にとどまっていた。マネジメント・バンドルにおいては，低プラトー圧の遵守率は高かったが，血糖コントロール，低用量ステロイドは50〜70％にとどまった。検査や輸液・薬剤投与，呼吸器の設定は治療側の認識が高まれば実施可能であるが，中心静脈圧，中心静脈酸素飽和度の6時間以内の目標値達成や24時間以内の適切な血糖コントロールは患者側の因子にも依存するため，実施率が比較的低値にとどまったと推察する。

3 バンドル遵守に影響する因子

Kangら[10]は早期蘇生バンドル遵守に影響する因子として，高熱症状を有する患者，3年以上臨床経験のある看護師や3年以上の研修医・有資格の救急医によるケアをあげている。Naら[11]は，セプシス治療において多くの専門分野によるチーム医療が実施されている施設と，救急医のみが行っている施設にグループ分けし，前者でバンドル達成率が有意に高率であったことを報告している。Almeidaら[12]は市中感染によるsevere sepsis患者を対象とし，ICU入院時刻により日中（午前8時30分〜午後8時30分），夜間（午後8時30分〜午前8時30分）に分けて検討した。バンドル各項目の遵守は，血液培養，最初の3時間における抗菌薬投与，中

表4 Bundle 遵守率と予後

筆頭著者	比較	Bundle 項目遵守状況			病院死亡率	
		蘇生バンドル 6項目	マネジメント・バンドル 4項目	全バンドル 10項目	粗死亡率	多変量 オッズ比（95%CI）
Ferrer R 2008	介入前 介入後	全6項目達成 5.3% 10.0%	全4項目達成 10.9% 15.7%		44.0% 39.7%（0.04）	
Levy MM 2010	Quartile 1 Quartile 8	全6項目達成 10.9% 31.3（p＜0.001）	全4項目達成 18.4% 36.1（p＝0.008）		37.0% 30.8%（p＝0.001）	Reference Absolute drop 5.4%
	介入前 介入後	≧5項目達成 24.0% 59.3%	≧2項目達成 38.5% 60.4%		57.3% 37.5%（p＝0.001）	Reference 0.5（0.28〜0.89）
Castellanos-Ortega A 2010	蘇生バンドル 達成項目 0 達成項目 5 達成項目 6 達成項目 7 マネジメントバンドル 達成項目 0 達成項目 2 達成項目 3				85.7% 40.6% 24.8% 34.1% 70.8% 33.5% 37.5%	Reference 0.55（0.30〜1.00） 0.26（0.14〜0.48） 0.45（0.19〜1.05） Reference 0.76（0.46〜1.24） 0.51（0.24〜1.06）
Nguyen HB 2011	Quartile 1 Quartile 3 Quartile 6			全10項目達成 13.3% 37.5% 54.5%		
	全バンドル達成 それ以外				24.5% 32.7%（p＝0.04）	
Phua J 2011	死亡例 生存例			Drotrecogin α除く 9項目達成 8.2% 14.3%（p＝0.001）		
Levy MM 2012	米国 欧州	全6項目達成 21.6% 18.4%	全4項目達成 19.8% 28.2%		28.3% 41.1%（p＜0.001）	Reference 1.05（0.92〜1.21）
Cannon CM 2012	蘇生バンドル達成 それ以外				28.8% 42.8%（p＜0.001）	
	介入前 介入後				43% 29%（p＜0.001）	
Na S 2012	Baseline Quartile 4			全10項目達成 13.3% 54.5%		
	全バンドル達成 それ以外				24.5% 32.7%（p＝0.04）	1.01（0.58〜1.73） Reference
Miller Ⅲ RR 2013	2004年 2010年			全10項目達成 4.9% 73.4%	21.2% 8.4%（p＜0.001）	
	全バンドル達成 それ以外					Reference 1.48（1.22〜1.79）
Georges H 2013	介入前（1995〜2000） 介入後（2005〜2010）				43.6% 30.9%（p＜0.02）	2.53（1.42〜4.52） Reference

Ferrer らの 2008 年の報告ではバンドル遵守率は，介入後であっても全項目達成は蘇生バンドルで 10.0%，マネジメント・バンドルで 15.7% と低率であったが，その後の報告では，介入によりバンドル遵守率はさらに高値を示し，それに伴い患者の予後も改善を示した。

（筆者作成）

総論

表5 バンドル各項目遵守率バンドル項目

バンドル項目	Levy MM 2010		Castellanos-Ortega A 2010		Phua J 2011	Nguyen HB 2011		Levy MM 2012		Kang MJ 2012
	第1 quarter	第8 quarter	前	介入	2009.7	基準	第4 quarter	米国	欧州	2008.8〜2010.7
乳酸値測定	B	A	D	A	C	A	A	B	B	A
抗菌薬投与前, 血液培養	B	A	C	B	B	A	A	A	B	A
早期広域抗菌薬	B	B	C	B	B	A	A	B	B	A
輸液	B	A	B	A	A	A	A	B	B	A
昇圧薬による平均動脈圧＞65 mmHg			B	B	A	A	A			A
中心静脈圧＞8 mmHg	C	C	B	A	C	C	B	C	C	C
中心静脈酸素飽和度＞70%	D	D	B	B	D	D	B	D	C	B
低用量ステロイド	B	B	D	D	B			B	B	
Drotrecogin α	C	B	D	D	D			C	B	
血糖コントロール	B	B	B	B	C			B	B	
プラトー圧＜30 cmH₂O（1回換気量≦6 mL/kg）	A	A	A	A	D			A	A	

A；75〜100%, B；50〜75%, C；25〜50%, D；0〜25%

バンドル各項目遵守率状況を4段階に分類し評価した（A：75〜100, B：50〜75, C：25〜50, D：0〜25）。

血圧達成はおおむね良好な遵守率が得られているが, 適切な中心静脈圧, 中心静脈酸素飽和度の達成率は低率にとどまっていた。管理バンドルにおいては, 低プラトー圧の遵守率は高かった。血糖コントロール遵守率は50〜75%。低用量ステロイドは否定的な報告もあり, 今後も50〜70%を推移。検査, 輸液・薬剤投与（Drotrecogin α以外）, 呼吸器設定は啓発により導入は比較的容易であるが, 血圧以外の血行動態や血糖などの目標値達成はいまだに低率であることがわかる。

（筆者作成）

心静脈圧＞8 mmHgにおいて, 夜間で高率であった。また, 達成までの時間も前述の項目に加え, 乳酸値測定, 中心静脈酸素飽和度＞70%で, 夜間においてより早期であった。これは夜間における救急部への患者来院数が少なかったにもかかわらず, 勤務看護師の数は1日を通して変わらなかったことに起因すると推察している。しかし夜間, 特に午前0時〜午前8時30分の間は医師数は少なかったが, バンドル遵守には影響しなかった。

4 バンドルの遵守と予後の関係

バンドル遵守による予後の改善の報告は多い[7〜9), 13〜16)]（表4）。Levyら[7)]は, 2年間で遵守率は増加し, それに伴って死亡率は37%から30.8%と有意に減少したことを報告している。調整後の死亡オッズ比（adjusted odds ratio）は, キャンペーンをより長期に継続するほど改善し, 2年間で5.4%の減少を認めた。米国と欧州の比較では, 調節後の死亡率はそれぞれ31.3%, 32.3%といずれも3割程度の死亡率であった[8)]。Castellanos-Ortegaら[9)]は蘇生バンドル7項目

7．Surviving sepsis campaign (SSC) の bundle による啓発

表6 バンドルにおける独立した予後改善項目（多変量解析）

バンドル項目	Levy MM 2010	Castellanos-Ortega A 2010	Phua J 2011	Nguyen HB 2011	Cannon CM 2012	Miller III RR 2013	Li ZQ 2013
乳酸値測定				○（clearance）	○		
抗菌薬投与前，血液培養	○		○				○
早期広域抗菌薬	○		○				
輸液				○			
平均動脈圧 > 65 mmHg				○	○		
中心静脈圧 > 8 mmHg			○				
中心静脈酸素飽和度 > 70%		○			○		
低用量ステロイド						○	
Drotrecogin α	○（septic shock）						
血糖コントロール	○						
プラトー圧 < 30 cmH$_2$O	○					○	

バンドルの各因子は，いずれもランダム化比較試験やメタ解析でその有効性は証明された項目で，それをバンドル（束）として実施した場合に，どの項目がさらに強く予後に影響を受けるか検討した。しかし，バンドルの報告により多変量解析で有意の項目は一定でなかった。との評価もできる。

（筆者作成）

（6項目から輸液と昇圧薬を分割した）のうち，6項目以上遵守が独立した予後改善因子であったことを報告しており，Li ら[13]は蘇生バンドル6項目中5項目以上達成が septic shock 患者の予後改善の独立した因子であったとしている。

バンドルの各因子は，いずれもランダム化比較試験やメタ解析でその有効性は証明された項目で，それをバンドル（束）として実施した場合に，どの項目がより強く予後に影響を受けるかについて検討した（表6）。バンドルの中で独立した予後改善項目は，Levy ら[7]は広域抗菌薬，抗菌薬開始前の血液培養採取，血糖コントロールで，人工呼吸器装着患者では低プラトー圧管理が選択されたとし，Phua ら[5]は，血液培養，広域抗菌薬，中心静脈圧が独立した予後改善の因子であったことを報告している。Nguyen ら[3]は輸液ボーラス投与，6時間以内の平均動脈圧 > 65 mmHg，乳酸クリアランスを報告し，Castellanos-Ortega ら[9]は中心静脈酸素飽和度 ≧ 70％のみが死亡率に影響したとしている。このように患者背景の相違があるにせよ，どの項目がより重要かに関しては，いまだ一定の見解はない。バンドル項目間の差を追求するよりも，本来の目的であるバンドルとして一括して実施することに意義があるということかもしれない。

（竹末 芳生）

文献

1) Levy MM, Pronovost PJ, Dellinger RP, et al：Sepsis change bundles：converting guidelines into meaningful change in behavior and clinical outcome. Crit Care Med 32(11 Suppl)：S595-597, 2004.
2) Dellinger RP, Levy MM, Rhodes A, et al：Surviving sepsis campaign：international guidelines for management of severe sepsis and septic shock：2012. Crit Care Med 41：580-637, 2013.
3) Nguyen HB, Kuan WS, Batech M, et al：Outcome effectiveness of the severe sepsis resuscitation bundle with addition of lactate clearance as a bundle item：a multi-national evaluation. Crit Care 15：R229, 2011.
4) FDA Drug Safety Podcast for Healthcare Professionals：Voluntary market withdrawal of Xigris[drotrecogin alfa(activated)] due to failure to show a survival benefit. FDA U.S. Food and Drug Administration ホームページ.
http://www.fda.gov/Drugs/DrugSafety/DrugSafetyPodcasts/ucm277212.htm.
5) Phua J, Ho BC, Tee A, et al：The impact of clinical protocols in the management of severe sepsis：a prospective cohort study. Anaesth Intensive Care 40 (4)：663-674, 2012.
6) Ferrer R, Artigas A, Levy MM, et al：Improvement in process of care and outcome after a multicenter severe sepsis educational program in Spain. JAMA 299 (19)：2294-2303, 2008.
7) Levy MM, Dellinger RP, Townsend SR, et al：The Surviving Sepsis Campaign：results of an international guideline-based performance improvement program targeting severe sepsis. Intensive Care Med 36 (2)：222-231, 2010.
8) Levy MM, Artigas A, Phillips GS, et al：Outcomes of the Surviving Sepsis Campaign in intensive care units in the USA and Europe：a prospective cohort study. Lancet Infect Dis 12 (12)：919-924, 2012.
9) Castellanos-Ortega A, Suberviola B, García-Astudillo LA, et al：Impact of the Surviving Sepsis Campaign protocols on hospital length of stay and mortality in septic shock patients：results of a three-year follow-up quasi-experimental study. Crit Care Med 38 (4)：1036-1043, 2010.
10) Kang MJ, Shin TG, Jo IJ, et al：Factors influencing compliance with early resuscitation bundle in the management of severe sepsis and septic shock. Shock 38 (5)：474-479, 2012.
11) Na S, Kuan WS, Mahadevan M, et al：Implementation of early goal-directed therapy and the surviving sepsis campaign resuscitation bundle in Asia. Int J Qual Health Care 24(5)：452-462, 2012.
12) Almeida M, Ribeiro O, Aragao I, et al：Differences in compliance with Surviving Sepsis Campaign recommendations according to hospital entrance time：day versus night. Crit Care 17 (2)：R79, 2013.
13) Li ZQ, Xi XM, Luo X, et al：Implementing surviving sepsis campaign bundles in China：a prospective cohort study. Chin Med J (Engl) 126 (10)：1819-1825, 2013.
14) Cannon CM, Holthaus CV, Zubrow MT, et al：The GENESIS Project(GENeralized Early Sepsis Intervention Strategies)：A Multicenter Quality Improvement Collaborative. J Intensive Care Med 2012. [Epub ahead of print].
15) Miller RR 3rd, Dong L, Nelson NC, et al：Multicenter implementation of a severe sepsis and septic shock treatment bundle. Am J Respir Crit Care Med 188 (1)：77-82, 2013.
16) Georges H, Journaux C, Devos P, et al：Improvement in process of care and outcome in patients requiring intensive care unit admission for community acquired pneumonia. BMC Infect Dis 13：196, 2013.

各 論

各 論

1-1) 初期蘇生
～ガイドラインの解説とエビデンス～

1 Early goal directed therapy

1. 推奨内容

■ Grade 1C

6時間以内に以下のすべての項目を満たすこと。
- a．中心静脈圧（CVP）8〜12 mmHg
- b．平均動脈圧（MAP）≧ 65 mmHg
- c．尿量≧ 0.5 mL/kg/時
- d．中心静脈血（上大静脈血）酸素飽和度（$ScvO_2$）≧ 70％
  または混合静脈血酸素飽和度（SvO_2）≧ 65％

敗血症で初期輸液後も持続する低血圧または血清乳酸値≧ 4 mmol/L（36 mg/dL）を示す組織低灌流の患者に対し，数値設定されプロトコル化された蘇生法を推奨する。このプロトコルは組織低灌流が認識された時点で直ちに開始されるべきであり，ICU入室まで治療を遅らせてはならない。

■ Grade 2C

組織低灌流の指標として，乳酸値上昇を伴う患者では乳酸値を正常化させることを目標とする。

2. エビデンス

単施設からのEarly goal directed therapy（EGDT）[1]と中国の多施設からの報告[2]がなされている。各々28日後死亡率は15.9％，17.7％と低下した（表1）。EGDT群（n = 130）が標準治療群（n = 133）と比べて有意差があった項目[1]は，輸液量（4,981 ± 2,984 mL vs 3,499 ± 2,438 mL，$p < 0.001$），輸血率（64.1％ vs 18.5％，$p < 0.001$），ドブタミン投与率（13.7％ vs 0.8％，$p < 0.001$）で，昇圧薬投与率（27.4％ vs 30.3％，$p = 0.62$）や人工呼吸器装着率（53.0％ vs 53.8％，$p = 0.90$）には差がなかった。なお，敗血症性ショックの症例に限定すると，病院内死亡率は各々の群で42.3％，56.8％と，有意（$p = 0.04$）に改善しているものの依然として高い死亡率であった。死亡の原因は循環不全が10.3％ vs 21.0％（$p = 0.02$）と，EGDT群で改善されているものの，多臓器不全は16.2％ vs 21.8％（$p = 0.27$）とEGDT群でもなお高率で有意

表1 Early goal directed therapy

		対象病態	全患者数	28日後死亡率
Rivers E et al.[1]	単施設	重症敗血症/敗血症性ショック	263	33.3% vs 49.2%（p = 0.01）
EGDT Collaborative Group of Zhejiang Province[2]	多施設	重症敗血症/敗血症性ショック	303	24.8% vs 42.5%（p = 0.001）

両論文ともにearly goal directed therapy（EGDT）群は，対照群と比べて28日後死亡率は有意に低下した。
28日後死亡率：EDT群 vs 標準治療群　　　　　　　　　　　　　　　（文献1, 2を元に作成）

表2 予後

	EGDT群	対照群
死亡率（％）		
病院内	30.5（p = 0.009）	46.5
septic shock	42.3（p = 0.04）	56.8
死亡原因		
低血圧	10.3（p = 0.02）	21.0
多臓器不全	16.2（p = 0.27）	21.8

対象症例を敗血症性ショック（septic shock）に限定してもearly goal directed therapy（EGDT）群は死亡率を有意に改善したものの，その死亡率は42.3％と高率であった。また，死亡原因として多臓器不全による死亡では有意差が認められなかった。
　　　　　　　　　　　　　　　　　　　　（文献1を元に作成）

に改善されていない（表2）ことから，敗血症性ショックの救命のためには初期治療後の多臓器不全対策が今後の課題であるものと考えられる。

　CVPは血管内容量の指標として限界があるものの，低CVP値は初期輸液の反応する指標となる。適正に血管内容量を保っても$ScvO_2$ 70％が達成できない場合には，ドブタミンの投与（20 μg/kg/分まで）や輸血（Ht 30％以上）を考慮する。CVP 8 mmHgや$ScvO_2$ 70％の到達目標は強く推奨されるが，臨床のデータから予後に有意に関係したのは抗生物質投与前の血液培養と血糖コントロールであり，乳酸測定は予後に反映されなかった。また，敗血症性ショックではCVP 8 mmHgあるいは$ScvO_2$ 70％の達成は予後に関係なかった[3]。

2 輸液療法

1．推奨内容

■ Grade 1B

- 重症敗血症・敗血症性ショックの輸液蘇生時の初期輸液としては晶質液を推奨する。

各論

- 重症敗血症および敗血症性ショックの輸液蘇生としてはHES製剤（hydroxyethl starches）を使わないよう推奨する（この推奨はVISEP, CRYSTMAS, 6SおよびCHEST研究の結果に基づいており，最近完了したCRYSTAL研究の結果は考慮していない）。

■ Grade 1C

敗血症によって生じた組織低灌流で脱水を疑うような場合，最低30 mL/kgの晶質液（部分的に等価のアルブミンでも可）を目標として初期輸液負荷を行うよう推奨する。場合によって，さらに急速な輸液速度やさらなる大量の輸液が必要になることもある。

■ Grade 2C

重症敗血症および敗血症性ショックの輸液蘇生として，大量の晶質液を必要とするような場合には，アルブミンの使用を考慮してもよい。

■ Ungraded

動的指標（脈圧や一回拍出量の呼吸性変動）や静的指標（血圧や脈拍）に基づいて，血行動態的な改善がある間は，初期輸液負荷の継続を推奨する。

2．エビデンス

1）HESについて

重症敗血症を対象としたCRYSTMAS study[4]で，6％HES（130；分子量/0.4；置換度）投与群（n＝88）は0.9％生理食塩水投与群（n＝86）と比べて循環が安定（平均血圧が65 mmHg以上でかつCVPが8〜12 mmHgあるいは尿量が2 mL/kg以上あるいはScvO$_2$＞70％の3項目のうち，2項目が4時間以上維持できる）するまでの輸液量が1,379±886 mL, 1,709±1,164 mLと，有意（p＝0.0185）に少なかったが，28日後死亡率は差がなかった（表3）。一方，重症敗血症を対象とした6S Trial Group[5]では，HES 130/0.42投与群（n＝398）は酢酸

表3 HES製剤の多施設無作為試験（1）

	死亡率		有意差のあった項目
	28日後	90日後	
CRYSTMAS[4] （6％HES〔130/0.4〕 vs 0.9％生食）	31％ vs 25.3％ （p＝0.37）	40％ vs 34％ （p＝0.33）	#1,379 mL±886 mL vs 1,709 mL±1,164 mL （p＝0.0185）
6S Trial group[5] （6％HES〔130/0.42〕 vs 酢酸リンゲル液）	―	51％ vs 43％ （p＝0.03）	*22％ vs 16％ （p＝0.04）

HES製剤は0.9％生食（生理食塩水）に対し予後は変わらないものの，循環が安定するまでに投与した輸液量は有意に少なかった。また，酢酸リンゲル液に対し，死亡率や腎補助療法数を有意に増加させた。
#；循環が安定するまでに投与した輸液量，*；90日後までの腎補助療法数（％）

（文献4，5を元に作成）

リンゲル液投与群（n = 400）より有意に 90 日後死亡率が高かった（51% vs 43%，p = 0.03）（表3）。しかし，ICU 入室症例を対象とした CHEST study[6]では，6％HES（130/0.4）投与群（n = 3,315）と 0.9％生理食塩水投与群（n = 3,336）の 90 日後死亡率は有意差が認められなかった（18.8% vs 17.0%，p = 0.26）。しかしながら，6％HES（130/0.4）投与群では 90 日後までに腎傷害発生率は有意に低かった（34.6% vs 38.0%，p = 0.005）ものの，腎補充療法を必要とした症例は有意に多く（7.0% vs 5.8%，p = 0.04），副作用発生率も有意に高かった（5.3% vs 2.8%，p < 0.001）（表4）。56編のメタ解析から，gelatin，HES およびデキストランの各種膠質液による初期輸液を行っても，死亡率は晶質液と差は認められなかった。3編の無作為試験から，各種膠質液投与は予後を改善せずに腎障害発生率が高くなることが報告されている。そのうち 2 編[7, 8]の結果を表5に示す。

2）アルブミン製剤について

アルブミン製剤の使用については，ICU 入室患者を対象に SAFE study[9]で生理食塩水を対照として安全性や効果について検討された。4％アルブミン製剤投与群（n = 3,497）は 0.9％生理食塩水投与群（n = 3,500）と 28 日後死亡率は同等（20.9% vs 21.1%，p = 0.87）で，ICU 入

表4　HES 製剤の多施設無作為試験（2）

	90 日後死亡率	有意差のあった項目		
CHEST[6] (6%HES〔130/0.4〕 vs 0.9%生食)	18.8% vs 17.0% (p = 0.26)	#34.6% vs 38.0% (p = 0.005)	*7.0% vs 5.8% (p = 0.04)	$5.3% vs 2.8% (p < 0.001)

HES 製剤は腎傷害率を有意に改善したが，腎補助療法数や副作用率は有意に高かった。
#；90 日後までの腎傷害率（%），*；腎補助療法数（%），$；副作用率（%）

（文献 6 を元に作成）

表5　各種膠質液による無作為試験結果

使用輸液	有意差のあった項目		
6%HES（200/0.6 〜 0.66） vs 3%gelatin（126）[7] （n = 65 vs 64）	#42% vs 23% (p = 0.028)	*56% vs 37% (p = 0.025)	$225 μmol/L vs 169 μmol/L (p = 0.04)
10%HES（200/0.5） vs 乳酸リンゲル液[8] （n = 262 vs 275）	#34.9% vs 22.8% (p = 0.002)	&31.0% vs 18.8% (p = 0.001)	

HES 製剤は，腎傷害発生率，無尿発生率，最高血中クレアチニン値および腎補助療法数を有意に増加させた。
#；腎傷害発生率（%），*；無尿発生率（%）
$；最高血中クレアチニン値（%），&；腎補助療法数（%）

（文献 7，8 を元に作成）

各論

表6　4％アルブミン製剤の多施設無作為試験（SAFE study）

28日後死亡率	全体	外傷	重症敗血症
4％アルブミン製剤 0.9％生食	20.9% 21.1%	13.6% 10.0%	30.7% 35.3%
相対的リスク （95％CI）	0.99 （0.91〜1.09）	1.36 （0.99〜1.86）	0.87 （0.74〜1.02）
p値	p＝0.87	p＝0.06	p＝0.09

アルブミン製剤投与群では，死亡率は全体として有意差はないものの外傷では高く，重症敗血症では低い傾向が認められた。

（文献9を元に作成）

室日数（6.5±6.6日 vs 6.2±6.2日，p＝0.44），入院日数（15.3±9.6日 vs 15.6±9.6日，p＝0.30），人工呼吸器装着日数（4.5±6.1日 vs 4.3±5.7日，p＝0.74）および腎補助療法施行日数（0.5±2.3日 vs 0.4±2.0日，p＝0.41）ともに差がなかった。表6にサブ解析の結果を示す。重症敗血症では28日後死亡率は有意差はないものの，4％アルブミン製剤投与群のほうが死亡率は低かった。重症敗血症/敗血症性ショックを対象にした17のランダム化比較試験（RCT）のメタ解析（n＝1,977）[10]では，死亡率はアルブミン製剤投与群が有意に低く（オッズ比：0.82，95％ CI：0.67〜1.00），晶質液との比較ではオッズ比：0.78，95％ CI：0.62〜0.99であった。以上より，敗血症/敗血症性ショックに対し，アルブミン製剤の投与は弱いながらも推奨となった。

3）血行動態評価法

血行動態の動的評価法は，29の重症症例を対象とした報告（n＝685）のレビュー[11]から，従来の静的評価法と比較して，脈圧の呼吸性変動や一回拍出量の呼吸変動が初期輸液後の変化を有意に表していることが報告された。なお，血行動態の動的評価法は鎮静下であることと，Af（心房細動），自発呼吸症例および弱い圧の呼吸補充の場合には評価できない。

3 血管収縮薬

1．推奨内容

■ Grade 1A

腎保護を目的として低用量のドーパミンを用いないことを推奨する。

■ Grade 1B

血管収縮薬はノルアドレナリンを第一選択薬として推奨する。

■ Grade 1C

- 平均動脈圧を65 mmHg以上にすることを初期の目標として血管収縮薬の投与を推奨する。

- フェニレフリンは以下の場合を除いては，敗血症性ショックの治療に推奨されない。
  ① ノルアドレナリンが重篤な不整脈と関連がある場合
  ② 心拍出量は高いが，血圧の低下が持続している場合
  ③ 血管収縮強心薬と低用量のバソプレッシン投与で平均動脈圧が目標に満たさないときの救済療法として。

■ Grade 2B

適切な血圧を維持するために，追加の薬剤（もしくはノルアドレナリン代替薬）としてアドレナリンを推奨する。

■ Grade 2C

例えば，頻脈性不整脈の危険性が低い患者や絶対的もしくは相対的徐脈の患者など，よく選別された患者に限ってのみドーパミンをノルアドレナリンに代わる血管収縮薬として推奨する。

■ Ungraded

- 平均動脈圧を上昇させる目的あるいはノルアドレナリンの投与量を減量するために，バソプレッシンを上限 0.03 U/分として追加することができる。
- 敗血症に起因する血圧低下に対し，低用量バソプレッシンは単独開始薬剤としては推奨されず，0.03 U/分以上のバソプレッシンは他の血管収縮薬で適切な平均動脈圧が得られない場合の救済療法として温存すべきである。
- 血管収縮薬を投与されるすべての患者はできるだけ早期に動脈ラインを確保することを推奨する。

2. エビデンス

血管収縮薬は，低容量から離脱できていなくても生命維持に関わる低血圧に直面した場合，組織灌流を維持するために投与される。平均血圧が閾値以下となると血管床の自動調整能が失われ，組織灌流は血圧に直線的に依存する。組織灌流を維持するために平均血圧は 65 mmHg を下回らないようにノルアドレナリンの投与量を調整する。しかしながら，高血圧や動脈硬化のある患者には個別に適切な平均血圧を設定すべきである。例えば，コントロールされていない高血圧の患者では平均血圧 65 mmHg は低く，正常血圧の若年患者はそれより低い血圧が適切である。乳酸値，皮膚の組織灌流，意識状態および尿量の局所や全身の組織灌流を評価して血圧を設定することが重要である。適切な輸液蘇生はショック状態の患者の循環管理の基本であり，血管収縮薬や強心薬を投与する前に適切な状態にまで達成しておくべきである。しかしながら，拡張期血圧が低いときには血管収縮薬を早期より投与する必要がしばしば見受けられる。この場合，輸液蘇生を継続しながら血管収縮薬の減量に努力すべきである。

1) ノルアドレナリン vs ドーパミン

SSCG (Surviving sepsis campaign guidelines)[12] では，6編の敗血症性ショック症例を対象に，ドーパミンを対照としてノルエピネフリンの予後と生理的作用の有効性が表7としてまとめている。ドーパミンは一回拍出量と心拍数を増加させて平均血圧と心拍出量が増加する。ノ

各論

ルアドレナリンはドーパミンより一回拍出量と心拍数に影響を与えずに，血管収縮作用により血圧を増加させる。ドーパミンはノルアドレナリンより頻脈と催不整脈作用が強いが，心機能が低下した患者に有効であるかもしれない。ドーパミンは視床下部-下垂体を介して免疫低下作用がある可能性がある。5つの無作為試験から，ドーパミンは敗血症性ショックの治療に支持されなかった。事実，死亡率の相対的リスク（RR）は0.91でノルアドレナリンがよく（表7），近年のメタ解析でもドーパミンはリスクの増加と関係（RR：1.10，p = 0.035）し，不整脈を有意に頻発させた（RR：2.34，p = 0.001）[13]。

2）アドレナリンについて

アドレナリンは，4編の無作為試験（n = 540）から予後を悪化させる臨床データはない（RR：0.96，CI：0.77〜1.21）ものの（そのうち2編を表8[14, 15]に示す），内臓循環を悪化させ乳酸を産生することが推定されることから，第一選択薬はノルアドレナリンが推奨されるべきである。アドレナリンが骨格筋の$β_2$アドレナリン受容体の刺激を介して嫌気的乳酸産生を増加

表7 ノルアドレナリンのドーパミンに対するエビデンス

結果	相対的リスク（95%CI）	患者数（論文数）	エビデンスの質
死亡率	0.91（0.83〜0.99）	2,043（6）	中等度
重篤な副作用 　上室性不整脈 　心室性不整脈	0.47（0.38〜0.58） 0.35（0.19〜0.66）	1,931（2） 1,931（2）	中等度 中等度

ノルアドレナリンはドーパミンに対し，死亡率は変わらないものの重篤な副作用である上室性不整脈，心室性不整脈の発生率は低かった。
CI：信頼区間

（文献12を元に作成）

表8 アドレナリンのノルアドレナリンに対する多施設無作為試験

	対象症例	28日死亡率
CAT study[14] （epi vs Nor）	ICU入室患者	22.5% vs 26.1% （RR：0.86，CI：0.57〜1.31，p = 0.48）
	重症敗血症患者	22.4% vs 29.3% （RR：0.76，CI：0.45〜1.31，p = 0.32）
CATS study[15] （epi vs Nor + dob）	septic shock	40% vs 34% （RR：0.86，CI：0.65〜1.14，p = 0.31）

アドレナリンはノルアドレナリン（Nor）に対し，ICU入室患者，重症敗血症患者および敗血症性ショック患者を対象としても，死亡率に有意差は認められなかった。
epi：エピネフリン，dob：ドブタミン，RR：相対的リスク，CI：信頼区間

（文献14，15を元に作成）

させる可能性があり，乳酸のクリアランスをガイドラインの評価とする妨げになるからである。

3）フェニレフリンについて

α作動薬であるフェニレフリンは頻脈を誘発し，一回心拍出量を低下させる。このことから，フェニレフリンはノルアドレナリンが重篤な不整脈と関連がある場合，または心拍出量は高いあるいは他の血管収縮薬を用いても平均動脈圧が目標に満たさず，フェニレフリンが血管収縮薬の救済療法となる場合を除いて敗血症性ショックの治療に推奨されない。

4）バソプレッシンについて

バソプレッシンの血中値は，敗血症ショックでは低いことが報告されている。低用量のバソプレッシンは他の血管収縮薬に反応しない場合に血圧を上昇させる効果や他の生理学的利点が認められている（表9）[16〜18]。ショックの早期ではバソプレッシンの血中値は上昇するも24〜48時間後には正常範囲内まで低下する。この状態は相対的バソプレッシン欠乏症と考えられ，低血圧となることから，バソプレッシン投与で血圧を上昇させることが期待できる。VASST study[19]ではノルアドレナリン単独群とノルアドレナリン＋0.03 U/分バソプレッシン併用群で予後に有意差は認められなかった（35.4% vs 39.3%，$p = 0.26$）。そのサブ解析でノルアドレナリンが0.15μg/分以下の場合には，バソプレッシンとの併用がよかった。大量のバソプレッシンは心筋，手指，内臓循環の虚血と関連し，他の血管収縮薬が反応しないときの代替薬として使用されるべきである。ノルアドレナリンとの比較の7つの報告から，バソプレッシンは相対的リスクがノルアドレナリンと比べて全体として1.12，上室性頻脈頻度は7.25であることから，通常臨床では支持されない。

表9 バソプレッシンのノルアドレナリンに対する多施設無作為試験

	改善した項目	悪化した項目
Patel BM [16]	Nor必要量（$p < 0.001$）， 尿量/クレアチニンクリアランス（$p < 0.05$）	
Dunser MW [17]	HR（$p = 0.003$），MAP（$p < 0.001$） CI（$p = 0.001$），SVI（$p = 0.005$） LVSWI（$p < 0.001$），胃粘膜Pco2（$p = 0.03$） Nor必要量（$p < 0.001$）	ビリルビンの悪化（$p = 0.001$）
Lauzier F [18]	Nor必要量（$p < 0.001$） SOFAスコア（$p = 0.001$） クレアチニンクリアランス（$p = 0.001$）	ビリルビンの悪化（$p = 0.03$）

バソプレッシンはノルアドレナリン（Nor）に対し，Nor必要量，尿量/クレアチニンクリアランス，心拍数（HR），平均動脈圧（MAP），心拍出係数（CI），一回拍出係数（SVI），左室1回仕事係数（LVSWI），胃粘膜Pco2およびSOFAスコアは有意に改善したが，ビリルビン値は有意に増加した。

（文献16〜18を元に作成）

表 10 低用量のドーパミンにおける急性腎不全に対する効果

	死亡率	改善しなかった項目		
ANZICS [20] (Dop vs Placebo)	43% vs 40% (p = 0.66)	#245 ± 144 vs 249 ± 147 (p = 0.93)	*22% vs 25% (p = 0.55)	$35% vs 34% (p = 0.92)
Kellum JA [21] 相対的リスク (95%CI) (p値)	0.90 (0.44 ～ 1.83) (p = 0.92)	*0.83% (0.55 ～ 1.24) (p = 0.42)		

　低用量のドーパミン（Dop）は死亡率を改善せず，クレアチニン（Cre）最大値，腎補助療法数および Cre 値が 300 μmol/L の症例数を改善しなかった。
　#；クレアチニン（Cre）最大値（μmol/L），*；腎補助療法数（%），$；Cre 値＞ 300（μmol/L）の症例数
（文献 20, 21 を元に作成）

5）低用量のドーパミンについて

　低用量のドーパミンは，無作為試験（表 10）[20, 21] とメタ解析から予後に有意差がないことが報告されている。このことから，低用量のドーパミンは腎機能保持目的で投与することは支持されない。

6）血圧測定法について

　ショック状態では，カフによる血圧測定は不正確であることから，動脈圧ラインはより正確な血圧を測定できる。また，急激な血圧の変動に対応する治療法を選択する上で，動脈圧ラインは持続的に測定できることから有用である。

4 強心薬

　ドブタミンは，適正な平均動脈圧や心室充満圧であるのに低心拍出量である場合，投与される。輸液蘇生を行っても低血圧の敗血症患者は心拍出量が低値から高値を示すものまであることから，心機能が評価されるまではノルアドレナリンあるいはアドレナリンの投与が推奨される。心拍出量が測定できる場合には血圧と心拍出量を個々に評価し，ノルアドレナリンを投与する。

1．推奨内容

■ Grade 1B

心係数を正常値以上に上昇させる治療法をしないことを推奨する。

■ Grade 1C

　a．心機能不全の存在が心室充満圧の上昇と低心拍出量によって示唆される場合
　b．あるいは，低灌流の所見が適切な血管内容量と平均動脈圧が達成されているにもかかわらず持続する場合は，20 μg/kg/ 分までのドブタミンの持続注入，もしくは血管収縮薬に追加することを推奨する。

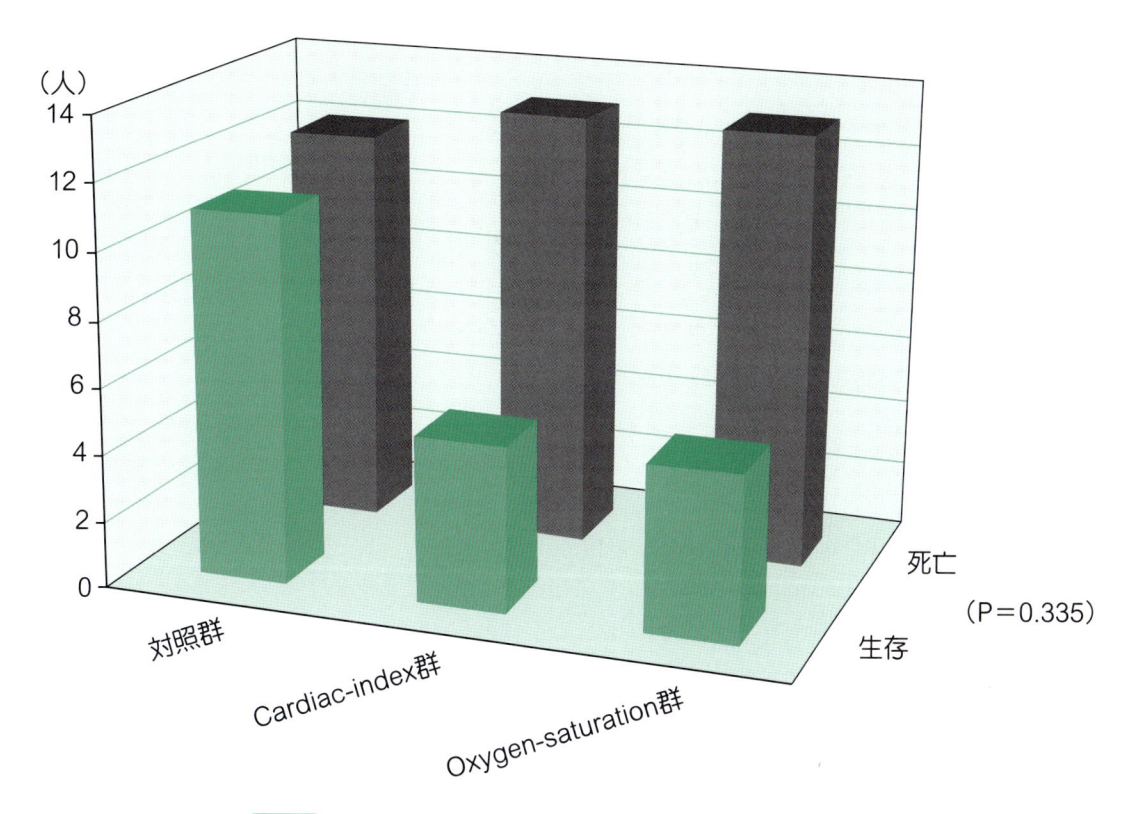

図1　敗血症性ショック症例のICU内生死数

対象症例を敗血症性ショック症例に限定すると，全体としてのICU内生死数に3群の間に有意差はなかったが，Cardiac-index群やOxygen-saturation群で死亡が高い傾向が認められた。

（文献22を元に作成）

2. エビデンス

　2つの前向き試験が報告されている。ICUに入室した重症症例762例を3群（対照群〔CI：2.5～3.5〕，cardiac-index群〔CI＞4.5〕，oxygen-saturation群〔SvO_2＞70％あるいはSvO_2がSpO_2より20％以下〕）に分けて検討された。ICU退室時および半年後の死亡率は各々で48.4％，48.6％，52.1％と62.3％，61.7％，63.8％で，各々有意差は認められなかった（各々p＝0.638，0.875）。生存症例の臓器不全数やICU在室日数にも3群で差はなかった[22]。図にそのうちの敗血症ショック症例に対するICU退室時の死亡率を示す。ICUに入室した重篤な症例100例（そのうち敗血症が25％，敗血症性ショックが47％）を対象として，ドブタミンを使用してcardiac index＞4.5と酸素供給量を正常以上に増加させた治療群は，対照群と比して病院内死亡率が34％から54％に有意（p＝0.04）に悪化した[23]。

　以上の報告は，重症敗血症や6時間以内の輸液蘇生を対象にしていない。したがって，適切な血管内容量や平均血圧があるにもかかわらず組織低灌流が認められる場合には，実行できる治療法の選択として強心薬の投与を行う。

（江口　豊，辻田　靖之）

文献

1) Rivers E, Nguyen B, Havstad S, et al：Early goal-directed therapy in the treatment of severe sepsis and septic shock. N Engl J Med **345**：1368-1377, 2001.

2) Early Goal-Directed Therapy Collaborative Group of Zhejiang Province：The effect of early goal-directed therapy on treatment of critical patients with severe sepsis/septic shock：a multicenter, prospective, randomized, controlled study. Zhongguo Wei Zhong Bing Ji Jiu Yi Xue **22** (6)：331-334, 2010.

3) Levy MM, Dellinger RP, Townsend SR, et al：The Surviving Sepsis Campaign：results of an international guideline-based performance improvement program targeting severe sepsis. Crit Care Med **38** (2)：367-374, 2010.

4) Guidet B, Martinet O, Boulain T, et al：Assessment of hemodynamic efficacy and safety of 6% hydroxyethlstarch 130/0.4 vs.0.9% NaCl fluid replacement in patients with severe sepsis. The CRYSTMAS study. Crit Care **16**：R94, 2012.

5) Perner A, Haase N, Guttormsen AB, et al：Hydroxyethyl starch 130/0.42 versus Ringer's acetate in severe sepsis. N Engl J Med **367** (2)：124-134, 2012.

6) Myburgh JA, Finfer S, Bellomo R, et al：Hydroxyethyl starch or saline for fluid resuscitation in intensive care. N Engl J Med **367** (20)：1901-1911, 2012.

7) Schortgen F, Lacherade JC, Bruneel F, et al：Effects of hydroxyethylstarch and gelatin on renal function in severe sepsis：a multicentre randomised study. Lancet **357**：911-916, 2001.

8) Brunkhorst FM, Engel C, Bloos F, et al：Intensive insulin therapy and pentastarch resuscitation in severe sepsis. N Engl J Med **358** (2)：125-139, 2008.

9) Finfer S, Bellomo R, Boyce N, et al：A comparison of albumin and saline for fluid resuscitation in the intensive care unit. N Engl J Med **350** (22)：2247-2256, 2004.

10) Delaney AP, Dan A, McCaffrey J, et al：The role of albumin as a resuscitation fluid for patients with sepsis：a systematic review and meta-analysis. Crit Care Med **39** (2)：386-391, 2011.

11) Marik PE, Cavallazzi R, Vasu T, et al：Dynamic changes in arterial waveform derived variables and fluid responsiveness in mechanically ventilated patients：A systematic review of the literature. Crit Care Med **37** (26)：2642-2647, 2009.

12) Dellinger RP, Levy MM, Rhodes A, et al：Surviving Sepsis Campaign：International Guidelines for Management of Severe Sepsis and Septic Shock：2012. Crit Care Med **41** (2)：580-637, 2013.

13) De Backer D, Aldecoa C, Njimi H, et al：Dopamine versus norepinephrine in the treatment of septic shock：a meta-analysis*. Crit Care Med **40** (3)：725-730, 2012.

14) Myburgh JA, Higgins A, Jovanovska A, et al：A comparison of epinephrine and norepinephrine in critically ill patients. Intensive Care Med **34** (12)：2226-2234, 2008.

15) Annane D, Vignon P, Renault A, et al：Norepinephrine plus dobutamine versus epinephrine alone for management of septic shock：a randomised trial. Lancet **370**：676-684, 2007.

16) Patel BM, Chittock DR, Russell JA, et al：Beneficial effects of short-term vasopressin infusion during severe septic shock. Anesthesiology **96**：576-582, 2002.

17) Dünser MW, Mayr AJ, Ulmer H, et al：Arginine vasopressin in advanced vasodilatory shock：A prospective, randomized controlled study. Circulation **107**：2313-2319, 2003.

18) Lauzier F, Lévy B, Lamarre P, et al：Vasopressin or norepinephrine in early hyperdynamic septic shock：a randomized clinical trial. Intensive Care Med **32** (11)：1782-1789, 2006.

19) Russell JA, Walley KR, Singer J, et al：Vasopressin versus norepinephrine infusion in patients

with septic shock. N Engl J Med 358 (9) : 877-887, 2008.
20) Bellomo R, Chapman M, Finfer S, et al : Low-dose dopamine in patients with early renal dysfunction : a placebo-controlled randomised trial. Australian and New Zealand Intensive Care Society (ANZICS) Clinical Trials Group. Lancet 356 : 2139-2143, 2000.
21) Kellum JA, M Decker J : Use of dopamine in acute renal failure : a meta-analysis. Crit Care Med 29 (8) : 1526-1531, 2001.
22) Gattinoni L, Brazzi L, Pelosi P, et al : A trial of goal-oriented hemodynamic therapy in critically ill patients. SvO_2 Collaborative Group. N Engl J Med 333 : 1025-1032, 1995.
23) Hayes MA, Timmins AC, Yau EH, et al : Elevation of systemic oxygen delivery in the treatment of critically ill patients. N Engl J Med 330 : 1717-1722, 1994.

各 論

1-2) 初期蘇生
～ガイドラインの日本での活用～

はじめに

　初期蘇生と感染症治療に加えて，その後の支持療法も含めた包括的なセプシス診療ガイドライン（Surviving Sepsis Campaign ガイドライン：SSC ガイドライン）が 2004 年に発表された[1]。このガイドライン作成の基本的なコンセプトは，セプシスに対する最新の実践的な治療指針を，エビデンスを基に示すことであった。そのため，2004 年の初版後，新たに報告されたエビデンスも追加検討した上で 4 年後の 2008 年に改訂版[2]が，さらにその 4 年後の 2012 年に改訂 3 版が発表された[3]。今回改訂された SSC ガイドライン 2012[3]は，循環管理，感染対策，続発する臓器不全や周辺病態に対する集中治療としてまとめられている。

　このように最新のエビデンスに基づいて作成された SSC ガイドラインは，セプシスに対する世界共通のガイドラインとしてわが国をはじめ多くの国々に受け入れられている。しかし，エビデンスとして採用された多くの臨床データが欧米から発信されたものであったため，いくつかの問題点が指摘されている。例えば，欧米人と日本人との遺伝子多型に関する問題点や，わが国での臨床現場で経験的に実施されてきた独自の治療法（急性血液浄化療法，蛋白分解酵素阻害薬など）に関する記載がないことなどである。そのような問題点を解消する目的で，SSC ガイドライン 2012 の発表とほぼ同時期に日本版敗血症診療ガイドライン[4]が発表されることとなった。そこで本項では，まずセプシスの病態を解説したあと，SSC ガイドライン 2012 と日本版敗血症診療ガイドラインとの比較と相違点，実際の臨床現場で septic shock に対する循環作動薬を使用する際に特に注意すべき点などに関して概説する。SSC ガイドライン 2012 の初期蘇生（EGDT〔early goal-directed therapy〕，輸液療法，昇圧薬，強心薬の使い方）に関する解説とエビデンスに関しては別項（88 頁）で詳しく説明されているため，参照していただきたい。

1 セプシスの病態

　セプシスの病態解明は，分子生物学的研究の目覚ましい進歩に伴い飛躍的に進み，1990 年代中頃のショウジョウバエの Toll の発見から始まった病原体センサーの研究後，ヒトのホモログ Toll 様受容体（Toll-like receptor：TLR）の発見，そのリガンドの同定へと展開してきている。その中で，免疫担当細胞や血管内皮細胞に存在する TLR は，リポ多糖（LPS）や，鞭毛フラジェリン，二本鎖 RNA などの外来微生物に特徴的な分子パターン（pathogen associated molecular patterns：PAMPs)[5]を感知することにより，細胞内にシグナルを伝達し，nuclear factor-κB(NF-κB)などの転写因子を活性化させ，各種血管拡張物質，ケモカイン，炎症性サイトカイン，接着分子，凝固活性化物質などが，転写段階から過剰に産生されることが示されている。つまり，感染症という非常事態に際して生体は，炎症反応，免疫反応をはじめとした生体防御反応を立ち上げ，血管を拡張させ，血流を増やして，白血球や血漿たんぱく質を効率よく標的部位へ輸送するが，その過程の中で，血管拡張物質の過剰産生に伴う血管拡張性ショックが発生する。さらに，severe sepsis/septic shock の重症過程に内因性のダメージ関連分子パターン(damage associated molecular patterns：DAMPs)[6]も深く関与し，核内たんぱく質のHMGB-1(high-morbility group box 1)やエネルギー通貨のATP(adenosine 5'-triphosphate)などのDAMPsが細胞外に漏れ出てくると，免疫担当細胞の特異的レセプターであるRAGE(receptor for advanced glycation end product)が反応し，NF-κBの活性化を介して多種類の炎症性メディエータの産生を誘導し，さらなる臓器障害の進行を引き起こすことが示されている[7]。

近年，核内で転写を制御し，発生，分化，細胞運命の維持において重要な役割を担っているヒストンが，いったん細胞外に放出されると病原体に対して抗菌活性を示すだけでなく，内皮細胞を直接傷害したり，DAMPsとして細胞毒性を示すことが明らかとなってきた[8]。健常人の血中からほとんど検出されないHMGB-1[7]やヒストン[9]が，セプシス症例では検出され，生存群と比較して死亡群で高値を示す結果が得られている。このことは，DAMPsがセプシスの病態形成に重要な役割を担っており，その制御が severe sepsis/septic shock 患者の予後改善に大きく関与する可能性を示唆している。

Septic shock の病態は，初期は一酸化窒素(nitric oxide：NO)や各種血管拡張物質の過剰産生に伴う血管拡張性ショックの様相を呈し，末梢は温暖であるため warm shock，あるいは心拍出量が増加した高心拍出量性ショックとも呼ばれる病態を呈するが，この時期の心収縮力はβ受容体の down-regulation や TNF(tumor necrosis factor)-αや IL(interleukin)-1, iNOS(inducible nitric oxide synthase)などの強力な心抑制物質により，早期の段階から抑制されており[10]，septic shock における心機能低下に対して"septic cardiomyopathy"という概念も提唱されている[11]。病態の経過とともに血管内皮細胞障害が進行すると，血管拡張物質の産生が低下し，エンドセリン，トロンボキサン A_2，アンジオテンシンⅡなどによる血管収縮作用も加わり，末梢循環の損なわれた cold shock へと移行する。その際，体血管抵抗の増加により後負荷が上昇するため，心拍出量は低下し，低心拍出量性ショックの様相を呈する。一方，septic shock における心機能障害に，アセチルコリン作動性の抗炎症性神経伝達経路の抑制が深く関与していることが示され[12]，さらに免疫能障害や過剰炎症反応にも自律神経系障害が強く関与していることが指摘され，注目を集めている[13]。

Severe sepsis/septic shock の治療戦略において，外来微生物の構成成分(PAMPs)により誘発される炎症反応，免疫反応は，感染防御機構を発動させる重要な反応であるが，それが過剰な場合は，臓器障害をきたし予後を悪化させることが明らかである。一方，septic shock の病態を時間軸でとらえると，初期の血管拡張性ショックでは，大量輸液療法と血管収縮薬の使用が治療の中心となり，cold shock へ移行した場合は，心原性ショックに準じた強心薬や血管拡

張薬の使用が中心となる。セプシスの予後改善のポイントは，病態のメカニズムを理解し，病態変化を時間軸でとらえ的確な治療法を展開していくことであり，その中でも，初期蘇生の目的は，ショックによる壊死細胞由来の成分（DAMPs）を介した新たな炎症反応を回避することである。

2 初期蘇生の開始指標

初期蘇生を開始する際の指標として，SSCガイドライン2012では，「セプシスで初期輸液蘇生後も低血圧が持続，または血中乳酸値が4 mmol/L以上の場合」と記載され，一方，日本版敗血症診療ガイドラインでは，「血圧低下にこだわらず，代謝性アシドーシスの進行，血中乳酸値の上昇した場合（1A）」と記載されている。ショックとは，「原因の如何を問わず，急性循環不全により細胞機能を維持するために必要な酸素とエネルギー基質の供給が破綻した病態」であり，その中でも感染に起因する血液分布異常性ショック（血管拡張性ショック）がseptic shockの特徴である。急性輸液に反応せず，収縮期血圧＜90 mmHg，平均血圧＜60 mmHgの場合はショックと容易に判断できるが，血圧が高い患者では普段の収縮期血圧（基準血圧）より40 mmHg以上の血圧低下もショックと診断する。つまり，血圧低下はショックの重要な徴候であるが，血圧が維持されていても組織の低灌流が存在すればショックと診断し，初期蘇生を開始する必要がある。その点に関しては，SSCガイドライン2012と日本版敗血症診療ガイドラインに違いはないが，日本版敗血症診療ガイドラインでは，「血圧低下にこだわらず」とあえて記載しており，血圧よりも組織低灌流がショックの病態の本質であることを強調し，血圧至上主義に対して警鐘を鳴らす形となっている。

3 初期蘇生の実際とEGDTの問題点

Septic shockは，血液分布異常性ショックの一つであり，病態から考えられる初期の治療法としては，急速大量輸液と血管収縮薬の使用が重要である。SSCガイドライン2012や日本版敗血症診療ガイドラインでは，septic shockに対する初期蘇生法として2001年にRiversらによって提唱されたEGDTを推奨している[14]。いくつかの循環指標を設定し，積極的に治療介入を行う管理法を目標達成指向型管理法（goal directed therapy：GDT）というが，EGDTはまさにその管理法をseptic shockに導入したものである。EGDTのポイントは，① できるだけ早く，② 十分な輸液（大量輸液）を行い，③ 一定時間内に定められた目標を達成することであり，具体的には，中心静脈圧（central venous pressure：CVP）8～12 mmHg，平均血圧＞65 mmHgを目標に，大量輸液と血管収縮薬を中心とした蘇生法を開始し，尿量＞0.5 mL/kg/時，$ScvO_2$＞70％が達成できない場合は，貧血に対してヘモグロビン値＞7 g/dLを維持するように輸血を行い，心機能が低下している場合は，強心薬を使用しながら6時間以内に設定した目標値を達成するというものである。その際，急速大量輸液を行う場合の指標として，SSCガイドライン2012では，CVPだけではなく，動的指標（脈圧やSVV〔stroke volume variation〕）や静的指標（動脈圧や心拍数）の改善が得られるまで継続する輸液チャレンジテクニックを適応してよい（ungraded：UG）と記載している。一方，日本版敗血症診療ガイドラインでは，「動

脈血ガス分析および血中乳酸値測定を行い，代謝性アシドーシスの改善と乳酸クリアランスを少なくとも6時間ごとに評価する（1A）」と記載されており，臓器灌流障害の指標としての代謝性アシドーシスや乳酸クリアランスを強調している点が特徴である。

　Septic shock に関しては，SSC ガイドライン 2012 や日本版敗血症診療ガイドラインに沿って治療を開始するが，循環管理の治療戦略は EGDT を基盤とした初期蘇生であり，6時間以内に目標設定値をクリアすることが重要である。つまり，ショック患者の予後は，初期の対応とショックからの離脱時間が大きく影響する。Septic shock 症例の約50％において可逆的心収縮能低下が生じることが報告されているが[15]，近年では，心収縮能低下よりも心筋の拡張障害に注目が集まっている。拡張障害のある症例では代償性心室拡張が生じにくいため，拡張障害の存在は severe sepsis/septic shock の独立した予後予測因子であるとも報告されており[16]，急速大量輸液負荷に対して心機能のさらなる低下，急速な肺動脈圧の上昇に伴う肺水腫と低酸素血症が急速に増悪し，予後不良の原因になっている可能性がある。近年，発症早期の段階で急速輸液療法による治療介入（EGDT）を行った septic shock 症例において，輸液負荷量が多い症例で予後不良となることが報告されており，注意が必要である[17]。

　ショック患者の病態を瞬時に評価し，適切な治療をできるだけ早期に開始することが重要であるが，それを可能にするのが，非侵襲的で簡便な心エコーである。日本版敗血症診療ガイドラインには，急速大量輸液療法を行う際には，CVP だけでは不十分であり，「エコーなどにより心機能と心前負荷を評価することで，輸液管理を適正化する（2D）」ことができると記載されている。通常の心エコー検査と，ショック時の心エコーの役割は多少異なっており，ショック時の心エコーのポイントは，できるだけ短時間（2〜3分程度）に，心臓の動き（壁運動低下の有無，左室内腔所見）と，下大静脈径（正常，虚脱，拡張）から，循環動態の規定因子である，① 前負荷，② 心収縮能，③ 後負荷の程度を評価することである。

4 Severe sepsis の輸液療法

　以前に報告された晶質液と膠質液に関するメタ解析から，輸液の違い（晶質液と膠質液）が予後に有意差をもたらすことはないと報告されていたが，その後，2011年に SAFE (Saline versus Albumin Fluid Evaluation) study のサブ解析が行われ，severe sepsis への輸液負荷時は生理食塩水と比較してアルブミン投与が腎障害やその他臓器障害を起こさず死亡率を減らす可能性が示唆された[18]。それを受けて，SSC ガイドライン 2012 では，「septic shock 患者の初期蘇生に晶質液を大量に必要とする場合は，アルブミン投与を行ってもよい（Grade 2C）」と記載し，アルブミンの投与を推奨している。近年，核内に存在するヒストンがいったん細胞外に放出されると，内皮細胞に直接結合しカルシウムの流入を促進し直接的に内皮細胞を傷害したり，DAMPs として TLR2 や TLR4 などを介して細胞を傷害する作用が報告されている[7]。一方，このようなヒストンの致死的な作用を，アルブミンが減弱することが報告され，注目を集めている[19]。つまり，severe sepsis/septic shock におけるアルブミン製剤投与は，単なる循環動態の改善だけではなく，DAMPs の一つであるヒストンの制御を可能にし，抗炎症作用や内皮細胞保護効果にも寄与している可能性がある。

各論

　一方，代用血漿剤であるヒドロキシエチルスターチ(HES)に関しては腎障害だけでなく死亡リスクの増加など否定的な報告が相次いでおり，SSCガイドライン2012では，severe sepsis/septic shockにおけるHESの使用を推奨していない(Grade 1B)。ただし，HESに関するこれまでの報告は6% HES（130/0.4）であり，わが国で使用されている低分子の6% HES（70/0.5）（ヘスパンダー®，サリンヘス®）の検討ではない。ちなみに，6%HES（130/0.4）とはHESの濃度6%，平均分子量130 KDa，モル置換度0.4のことであり，モル置換度0.4とは，ヒドロキシエチル基に置換されているブドウ糖分子の割合が40%で，この値が高いほど分解が遅いといわれている。術中出血量1,000 mL以上の患者を対象とした後ろ向き解析[20]では，低分子6%HES（70/0.5）製剤による急性腎傷害リスク増大は認められなかったと報告されているが，septic shockに対する低分子HESの安全性を検討した報告は現時点ではみあたらない。

　以上のことから，septic shockにおける初期輸液に関しては，晶質液を中心とした管理を行い，必要があればアルブミン投与も考慮すべきである。一方，低分子HESに関しては，septic shockに対する腎障害や安全性を担保するデータが全くないため，現時点での使用は控えるべきである。

5 血管収縮薬

1．Septic shock時の低血圧に対する第一選択薬

　Septic shockの低血圧に対する第一選択薬として，SSCガイドライン2012ではドーパミンは推奨からはずされ，ノルエピネフリンのみの推奨となっている（Grade 1B）。ドーパミンは，1回拍出量の増加と心拍数の増加により平均動脈圧と心拍出量を増やし，一方，ノルエピネフリンは，ドーパミンと比較して心拍数は増加させないが，より強力な血管収縮作用により平均動脈圧を効果的に上昇させる。最近のドーパミンとノルエピネフリンを比較したメタ解析では，ドーパミンが死亡リスクを増加させ，不整脈の頻度が高いと報告され，ドーパミンとノルエピネフリンを比較した5つのランダム化比較試験（RCT）においても，septic shockにおけるドーパミンのルーチン使用を推奨する結果は得られていない。

　以上のように，SSCガイドライン2012では，ノルエピネフリンをseptic shockにおける第一選択薬として推奨し（Grade 1B），日本版敗血症診療ガイドラインにおいてもドーパミンがノルアドレナリンに勝る利点が明確でないという理由で，ノルアドレナリン（0.05μg/kg/分〜）をseptic shockの第一選択薬として推奨している（1A）。

2．第一選択薬カテコラミンの昇圧効果が思わしくない場合の対応策

　十分な急速大量輸液を行い，ノルエピネフリンを増量しても昇圧効果が得られない場合は，2つの病態①心機能低下なし（カテコラミン抵抗性血管拡張性ショック）と，②心機能低下あり（心原性ショックへの移行），を考えるべきである。その際，心エコーなどにより左室心機能（収縮障害と拡張障害）と心前負荷の評価を行うことが重要である。

1）心機能低下がない場合（カテコラミン抵抗性血管拡張性ショック）

ノルエピネフリンを用いても十分な血圧が維持できないカテコラミン抵抗性血管拡張性ショック（心機能低下なし，warm shock）の対応として，SSCガイドライン2012では2つの薬剤（エピネフリンとバソプレッシン）を推奨し，日本版敗血症診療ガイドラインでは1つの薬剤（バソプレッシン）だけを推奨している。

エピネフリンに関しては，内臓循環に悪影響を与え高乳酸血症を生み出すとの報告があるが，septic shock症例を対象とした多施設RCT（CATS study, n = 330）において，エピネフリンとノルエピネフリン＋ドブタミンの28日の死亡率に関して両群間に有意差を認めず，エピネフリンとノルエピネフリンを比較したこれまでの4つのRCTでも死亡率に有意差を認めていない。エピネフリン使用により予後が悪化するという臨床のエビデンスはないことから，SSCガイドライン2012では，エピネフリンをノルエピネフリンの第一代替薬として推奨している（Grade 2B）。一方，日本版敗血症診療ガイドラインでは，エピネフリンの使用を推奨していない。これは，septic shockにおけるエピネフリンの持続投与についての国際的なコンセンサスが十分に得られていないと判断したこと以外に，骨格筋のβ_2アドレナリン受容体の刺激を介してエピネフリンが血中乳酸値を高める作用を持つためである。日本版敗血症診療ガイドラインでは，血中乳酸値を病態変化の指標とすることを推奨しており，エピネフリン使用により血中乳酸値が影響を受けることを懸念したためである。

バソプレッシンに関しては，septic shockの早期にはバソプレッシンの血中濃度は上昇するが，ショックが持続すると24〜48時間で低下する。その際，バソプレッシン単独投与に比べノルエピネフリンに低用量バソプレッシンを併用すると，血管収縮反応が数倍上昇することが報告されている。一方，高用量のバソプレッシンは心筋，手指，あるいは内臓の虚血と関連することから，SSCガイドライン2012には，低用量バソプレッシン（0.03 U/分）の追加投与であっても臓器血流が十分に維持されていることを確認すべきであると記載されている。つまり，昇圧効果を最大限に引き出し，副作用をできるだけ回避するには，ノルエピネフリンと低用量バソプレッシンを併用すべきであり，SSCガイドライン2012では，「血圧の上昇やノルアドレナリンの減量目的で，ノルアドレナリンに低用量バソプレッシン（0.03 U/分）の併用を考慮し（UG），0.03〜0.04単位/分以上のバソプレッシンは，他の昇圧薬で血圧が維持できない場合のサルベージ療法として温存する（UG）」と記載されている。一方，日本版敗血症診療ガイドラインでも，ノルアドレナリンへの反応性が低下している場合には，「ノルアドレナリン（0.05 μg/kg/分〜）に加えて，バソプレッシン（0.03 U/分）の併用を考慮する（2B）」と記載されているが，0.04 U/分以上のバソプレッシン投与に関する記載はない。

2）心機能低下がある場合（心原性ショックへの移行）

ノルエピネフリンの昇圧効果が思わしくなく，左室収縮能の低下がみられる場合の対応に関しては，SSCガイドライン2012と日本版敗血症診療ガイドラインで大きく異なっている。SSCガイドライン2012では，20 μg/kg/分までのドブタミンの持続注入，もしくは血管収縮薬にドブタミンを追加することを推奨している（Grade 1C）。一方，日本版敗血症診療ガイドラインでは，ドブタミン投与を推奨していない。その理由として，セプシスでは炎症性サイトカイ

各論

ンなどの影響で心機能が低下し，同時にアドレナリン作動性β_1受容体を介した細胞内情報伝達経路の障害も受けている。このような病態では，ドブタミンなどのβ_1受容体を介する強心薬は，頻脈だけを助長し心機能を改善しにくいと考えられ，臨床研究でも同様な結果が報告されているためである。日本版敗血症診療ガイドラインでは，「心機能低下例において陽性変力作用や肺動脈圧を低下させるには，ノルアドレナリンと併用してβ_1受容体を介さない強心薬であるホスホジエステラーゼⅢ阻害薬やカルシウム感受性増強薬の併用を考慮するとよい」と記載されている。ここで注意すべきは，ホスホジエステラーゼⅢ阻害薬の薬物動態である。現在わが国で主に使用されているホスホジエステラーゼⅢ阻害薬（ミルリノン® やオルプリノン® ）は，どちらも血管拡張作用が他の強心薬と比較して強いことから，血管内容量が十分保たれていることを確認した上で使用すべきである。さらに，半減期が長い（約1時間）ことや，尿中排泄（80〜90％）であるため，腎機能低下例では蓄積効果や半減期延長の可能性があること，蛋白結合率が高い（約80％）ため持続的ろ過透析（continuous hemodiafiltration：CHDF）ではこれらの薬物を排泄できないことなども知っておく必要がある。一方，理論的には有効と思われるカルシウム感受性増強薬は，septic shock に対する適応はとれておらず，臨床で使用することができないのが現状である。

6 臨床における septic shock に対する血管作動薬の使い方

　Septic shock 患者が搬送されてきた場合の筆者らの施設（鹿児島大学病院）での初期蘇生を時系列で述べてみる。ICUへ搬入されると，まず，非侵襲的な脳酸素モニタリング装置（近赤外線分光法）のプローブを患者の前額部に装着し，脳局所（組織）酸素飽和度（rSO_2 or TOI）が40％以下かどうかで対応を決めている。40％以上であれば現時点では心停止などの危機的状況ではないと判断し，末梢からの急速大量輸液を行いながら観血的動脈ラインの挿入，中心静脈ラインの確保を行い，必要があれば挿管し人工呼吸管理を開始する。しかし，入室時点での脳局所（組織）酸素飽和度（rSO_2 or TOI）が40％以下の場合や，処置中に40％以下に低下した場合には，蘇生の準備を始め（処置を一時止めて蘇生ができる体制を整え），挿管されていない場合は，確実な気道の確保を目的にまず挿管を行い，心停止に陥る可能性も考慮しながら循環管理を行っている。それは，ショック状態では脳の血流は心拍出量に完全に依存しているため，脳の酸素飽和度の低下は心筋への供給量（冠動脈の血流量）の低下を示唆しているためである。この管理法は，筆者らのこれまでの経験から予想以上に有効な方法である。

　初期蘇生として急速大量輸液の負荷と第一選択薬のノルエピネフリン 0.05 μg/kg/ 分を開始し，0.2 μg/kg/ 分まで増量しても平均血圧の維持ができない場合は心エコーを用いて下大静脈径と左心機能を評価し，血管拡張性ショック（末梢が温暖な warm shock）であれば低用量バソプレッシン 0.03 U/ 分の追加投与を開始し，心原性ショック（末梢冷感を感じる cold shock）が疑われる場合にはバソプレッシンは使用せず（使用している場合は中止し），エピネフリン（0.05 μg/kg/ 分〜）とホスホジエステラーゼⅢ阻害薬を開始している。バソプレッシンは血管平滑筋に直接作用し血管を収縮させるため，cold shock の病態での使用は心機能をさらに悪化し，末梢の壊死や腸管虚血を引き起こす可能性があるため，注意が必要である。日本版敗血症

診療ガイドラインでは，乳酸の上昇がみられるためエピネフリン投与は推奨していないが，筆者らは循環動態の改善と重要臓器の血流維持を第一に考え，エピネフリンとホスホジエステラーゼⅢ阻害薬を併用しながら管理している。ステロイドは，ノルエピネフリンの昇圧効果が思わしくないと判断した時点で持続投与（ヒドロコルチゾン 200 mg/ 日）を開始し，尿量が低下していればCHDFも早期の段階から導入している。それでも循環が不安定な場合には，高流量CHDFで対応しているが，思った以上に効果的である。

おわりに

　本項では，SSCガイドライン2012に記載されたsevere sepsis/septic shockに対する初期蘇生（EGDT，輸液療法，昇圧薬，強心薬の使い方）に関して，日本版敗血症診療ガイドラインとの比較と相違点，実際の臨床現場で敗血症性ショックに対する循環作動薬を使用する際，特に注意すべき点などに関して概説した。敗血症性ショックの予後を改善するには，早期診断，早期治療介入が重要であり，EGDTに沿った積極的な管理が推奨されているが，その際の急速大量輸液療法や循環作動薬の使用に際しては，早期の段階での心エコーが治療戦略の方向性を決める上で重要である。循環作動薬には，それぞれ特徴があり，敗血症の病態を十分に把握しながら，その特徴を生かした薬剤の使い方を学ぶべきであり，そのためには，心エコーの所見だけで判断すべきでなく，常に身体所見，その他の所見と照らし合わせた総合的な評価を行いながら治療を進めていく必要がある。病態を正確に把握し，適切な輸液管理と循環作動薬の使用が，ショックからの早期離脱に繋がることや，ショックの病態は時間軸で変化し，治療法もそれとともに変えていく必要があることも十分理解しておくべきである。SSCガイドライン2012と日本版敗血症診療ガイドラインが全く同じではないことは本文で示したとおりである。それは，ガイドラインが，「取り組むことが望ましいとされる指針」や，「基準となる目安などを示したもの」であり，絶対的なものではないことを意味している。時と場所，施設の文化，患者の病態によりガイドラインとは異なった治療法が必要になることもある。それらのことを十分理解した上で，ガイドラインを有効に活用していただきたい。

（垣花　泰之，安田　智嗣，山口　桂司，二木　貴弘，中村健太郎，中原真由美）

文　献

1) Dellinger RP, Carlet JM, Masur H, et al：Surviving Sepsis Campaign guidelines for management of severe sepsis and septic shock. Crit Care Med **32**：858-873, 2004.
2) Dellinger RP, Levy MM, Carlet JM, et al：Surviving Sepsis Campaign：international guidelines for management of severe sepsis and septic shock：2008. Crit Care Med **36**：296-327, 2008.
3) Dellinger RP, Levy MM, Rhodes A, et al：Surviving sepsis campaign：international guidelines for management of severe sepsis and septic shock：2012. Crit Care Med **41**：580-637, 2013.
4) 日本集中治療医学会Sepsis Registry委員会：日本版敗血症診療ガイドライン The Japanese Guidelines for the Management of Sepsis. 日集中医誌 **20**：124-173, 2013.
5) Akira S, Uematsu S, Takeuchi O：Pathogen recognition and innate immunity. Cell **124**：783-801, 2006.

6) Bianchi ME：DAMPs, PAMPs and alarmins：all we need to know about danger. J Leukoc Biol **81**：1-5, 2007.
7) Wang H, Bloom O, Zhang M, et al：HMG-1 as a late mediator of endotoxin lethality in mice. Science **285**：248-251, 1999.
8) Xu J, Zhang X, Monestier M, et al：Extracellular histones are mediators of death through TLR2 and TLR4 in mouse fatal liver injury. J Immunol **187**：2626-2631, 2011.
9) Nakahara M, Ito T, Kawahara KI, et al：Recombinant Thrombomodulin Protects Mice against Histone-Induced Lethal Thromboembolism. PLoS One **8**：e75961, 2013.
10) Hunter JD, Doddi M：Sepsis and the heart. Br J Anaesth **104**：3-11, 2010.
11) Muller-Werdan U, Buerke M, Ebelt H, et al：Septic cardiomyopathy-A not yet discovered cardiomyopathy？ Exp Clin Cardiol **11**：226-236, 2006.
12) Tracey KJ：Reflex control of immunity. Nat Rev Immunol **9**：418-428, 2009.
13) de Montmollin E, Aboab J, Mansart A, et al：Bench-to-bedside review：Beta-adrenergic modulation in sepsis. Crit Care **13**：230, 2009.
14) Rivers E, Nguyen B, Havstad S, et al：Early goal-directed therapy in the treatment of severe sepsis and septic shock. N Engl J Med **345**：1368-1377, 2001.
15) Parker MM, Shelhamer JH, Bacharach SL, et al：Profound but reversible myocardial depression in patients with septic shock. Ann Intern Med **100**：483-490, 1984.
16) Landesberg G, Gilon D, Meroz Y, et al：Diastolic dysfunction and mortality in severe sepsis and septic shock. Eur Heart J **33**：895-903, 2012.
17) Boyd JH, Forbes J, Nakada TA, et al：Fluid resuscitation in septic shock：a positive fluid balance and elevated central venous pressure are associated with increased mortality. Crit Care Med **39**：259-265, 2011.
18) SAFE Study Investigators, Finfer S, McEvoy S, et al：Impact of albumin compared to saline on organ function and mortality of patients with severe sepsis. Intensive Care Med **37**：86-96, 2011.
19) Lam FW, Cruz MA, Leung HC, et al：Histone induced platelet aggregation is inhibited by normal albumin. Thromb Res **132**：69-76, 2013.
20) Endo A, Uchino S, Iwai K, et al：Intraoperative hydroxyethyl starch 70/0.5 is not related to acute kidney injury in surgical patients：retrospective cohort study. Anesth Analg **115**：1309-1314, 2012.

各 論

2．感染の診断

はじめに

　適切な知識と技術に基づいた微生物検査用の検体採取は，敗血症の診断・治療の基本となる必須の過程である。敗血症発症時には，さまざまな処置や治療を短時間で行う慌ただしい中で，感染の診断にも時間を割く必要がある。感染の診断はいくつかのポイントを押さえることでその診断的意義が飛躍的に高まることを理解しておかなければならない。

1 検体採取

1．検体採取のタイミング

　まず第一に，SSC ガイドライン（以下，ガイドライン）では，すべての症例で抗菌薬投与開始前に血液培養を含む培養検査を行うことを推奨している[1]。敗血症の予後は，さまざまな感染症の中でもきわめて悪く，可能な限り原因菌を特定し，適切な治療を行うことが求められる。いったん抗菌薬が投与されると，感受性のある微生物は急速に死滅し始めるため，検出率が著しく低下してしまう。したがって，治療開始に支障がないように，速やかに検体採取を行わなくてはならない。

　確実な微生物検査が推奨される理由の一つは，敗血症の病態を示す原因が感染症であるかどうかを確認するためであるが，もう一つの重要な理由は，微生物情報を参考に適切な抗菌薬への変更や，de-escalation が可能となるためである。微生物情報をもとにして感染臓器を推定できる場合や，想定内の菌種であっても薬剤耐性が進んだ株であった場合など，得られる情報が治療方針に与える影響は大きく，治療前の確実な検体採取が求められる。

　しかしながら，治療開始が著しく遅れるほどに，検体採取に時間を割くことは許容されていない。特に診断後 1 時間以内に抗菌薬投与開始できるかどうかは明らかに死亡率に影響する[2,3]。したがって，ガイドラインでは具体的に 45 分以内での検体採取を目標としている[1]。

2．採取すべき検体

　敗血症で採取する検体は，血液培養だけではない。敗血症では，通常門戸となる感染巣が存在するため，これらの特定に必要な検体採取もあわせて行う。例えば，膿瘍病変があれば膿瘍穿刺，髄膜炎を疑う患者での髄液穿刺，下気道検体や尿の採取など多岐にわたる。これらの検

各論

表1　敗血症の原因臓器の頻度

研究名	EPIC II （文献6）	CATSS data base study （文献4）	Sepsis Registry 委員会 （文献5）
検討症例数	7,087 例	5,715 例	266 例
呼吸器系	63.5%	37.2%	25.9%
腹腔内（腹部）	19.6%	30.1%	32.0%
血液	15.1%	4.3%	15.8%
腎・尿路系	14.3%	10.9%	8.3%
皮膚・軟部組織	6.6%	8.1%	10.2%
カテーテル関連	4.7%	3.4%	
中枢神経系	2.9%	1.1%	

いずれの調査においても呼吸器系，腹部が感染巣となっている割合が高い。また，カテーテル感染は忘れてはいけない侵入門戸であり，入念な観察が必要である。

（筆者作成）

体を無菌的に採取し，塗末検査と培養検査を行う。参考までに，敗血症の原因とされる部位の頻度を表1に示す[4〜6]。呼吸器，腹腔内，尿路系などが多いが，カテーテルを介した感染も忘れてはならない。カテーテル感染が疑われる場合には，該当カテーテルを介して採取した血液の培養を行う。

採取した検体はできるだけ速やかに検査室に届け，適切な培養環境に置くことが望ましいが，夜間や休日など検査室での検体処理までに時間を要す場合は，冷蔵あるいは冷凍での検体の保管も可能である。ただし，髄膜炎菌は冷蔵保管で菌が死滅しやすいため，本菌の関与を疑うときには室温で保存する必要がある。

3．迅速診断の利用

敗血症診断初期の段階では，積極的に原因微生物特定に結びつけられるような情報獲得に努力する。感染巣を特定し，原因微生物をさらに絞り込むには，培養検査以外の検査法も有用である。その中でもあらゆる検体を対象として行うことができるグラム染色は，簡便かつ迅速に情報が得られる手段である。本来無菌的な部位から得られた検体中に微生物を認める場合には原因菌である可能性が高く，好中球による貪食像が確認されれば，なお一層その確率が高くなる。

呼吸器検体のグラム染色所見は，微生物の推測に有用であるだけではなく，後に培養されてきた微生物が原因菌として妥当であるかどうかを判断する根拠ともなる。つまり，検体が適切に採取されたかどうかの判断が可能である。感染局所から適切に採取されていれば，炎症細胞が優位に観察され，扁平上皮細胞の混入は少ない。ガイドラインでは強拡大で多核白血球が1視野6個以上，かつ弱拡大で扁平上皮細胞が1視野10個未満である場合には，培養検査の信頼度が高いとしている[1]。一般的には，微生物検査室からの報告として，喀痰の肉眼的品質評価としての Miller & Jones 分類（表2）と，検鏡所見（100倍）による Geckler 分類（表3）が広

表2 Miller & Jones 分類

M1	唾液。完全な粘性痰
M2	粘性痰の中に膿性痰が含まれる
P1	膿性痰で膿性部分が 1/3 以下
P2	膿性痰で膿性部分が 1/3 ～ 2/3
P3	膿性痰で膿性部分が 2/3 以上

喀痰の外観から検体の質を簡単に評価しておく。
（Am Rev Respir Dis 88 : 473-483, 1963. より引用）

表3 Geckler の分類

群	1視野あたりの細胞数	
	上皮細胞	多核球
1	> 25	< 10
2	> 25	10 ～ 25
3	> 25	> 25
4	10 ～ 25	> 25
5	< 10	> 25
6	< 25	< 25

100 倍で観察。提出された喀痰が培養するのに適当な検体であるかの指標となる。扁平上皮を多く含む Geckler 1 ～ 3 の検体での培養の意義は高くないが，Geckler 5 のように扁平上皮が少量で炎症を反映した多核球が多く観察される検体での培養検査の意義は高い。Geckler 6 は下気道検体を直接採取した場合に観察されるが，適切に採取された検体であれば培養検査に高い意義が期待される。
（JCM vol 6 : 396-399, 1977. より引用）

く用いられている。

また，抗原検査も有用であり，呼吸器系では肺炎球菌の尿中・喀痰中抗原検査やレジオネラ尿中抗原検査，真菌血症での β-D-グルカンなどが利用できる。インフルエンザが流行している時期にはインフルエンザ抗原検査を行うことも推奨されている[1]。感染源となっている臓器・部位を特定するためには，焦点を絞った病歴聴取や後述する画像検査も参考とする。感染源・原因菌を絞ることで，広域の抗菌薬を漫然と使用することなく，原因菌を意識した治療が可能となる。

2 血液培養検査

1. 血液培養の回数

ガイドラインでは，異なる部位からの2セット以上の血液培養検体の採取を推奨している[1,7]。2セット以上の血液培養は2つの点で有益である。1点は検出率を上昇させることで

各論

あり、もう1点は、皮膚に常在する細菌が検出された場合にコンタミネーション（汚染）かどうかの判断がしやすくなることである。

採取セット数を増やすことにより微生物の検出率の上昇が期待できる。これらの報告によれば、菌血症の原因菌が検出される率は、1セットでは70％前後であるが、2セットでは80〜90％程度に上昇し、3セットになると95％以上が陽性であった[8,9]（表4）。特に検出率が低い感染性心内膜炎を疑う場合には、3セット以上採取することが望ましい[9]。

皮膚に常在している細菌も菌血症の原因となることがあるが、このような細菌が血液から検出された場合、原因菌なのかコンタミネーションなのかの判断が困難であることがしばしばあ

表4 菌血症での検出感度と採取セット数との関係

著者	エピソード数	1セット目	2セット目	3セット目	4セット目
Leeら[9]	629	73.1%	89.7%	98.2%	99.8%
CockerillⅢら[8]	163	65.1%	80.4%	95.7%	100%

いずれも3セット以上採取したエピソードに絞ったデータ。セット数が増えるのに伴い、いずれかのボトルで検出される率が上昇している。

（筆者作成）

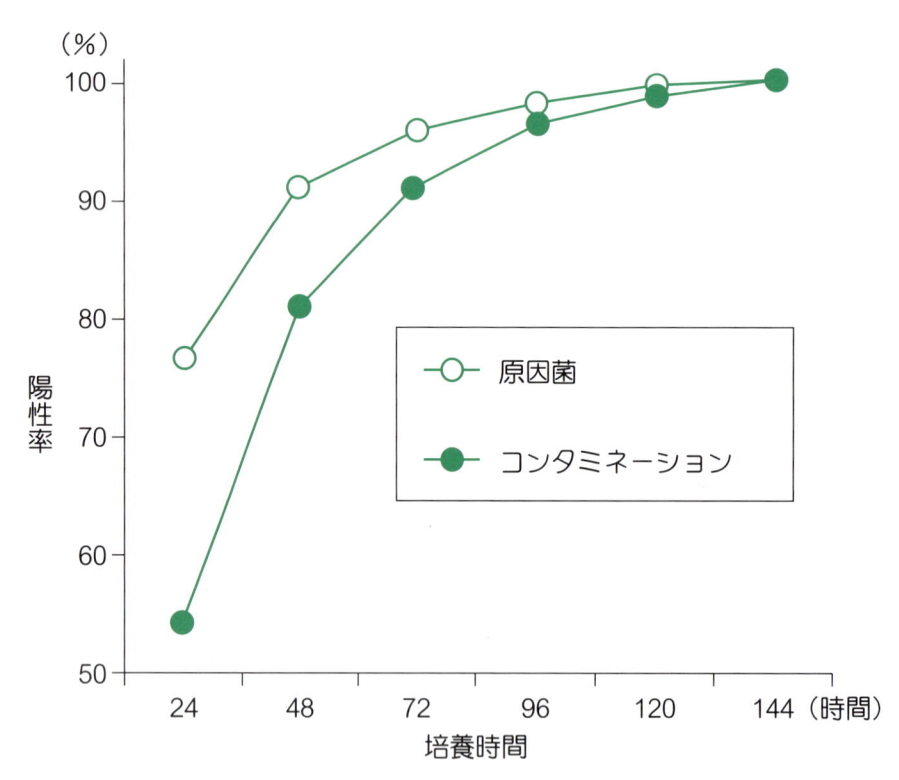

図1 血液培養時間と累積陽性率

菌血症の原因菌の80％近くは24時間以内に陽性が判明するが、コアグラーゼ陰性ブドウ球菌などのコンタミネーションと判断された菌は検出までに時間がかかる。

（文献8より引用）

る。このように判断が難しい代表的な細菌として，コアグラーゼ陰性ブドウ球菌やアクネ菌（Propionibacterium acnes），コリネバクテリウム属，バチルス属などがあげられる。2セット以上採取したときにこのような菌が1セットから検出された場合には，臨床病態や血管内カテーテルの状況を考慮して，原因菌かどうかを判断しなくてはならない。複数のセットで検出された場合には，原因菌である可能性が高い[10, 11]。一般的には，コンタミネーションとして培養ボトルに混入した微生物の検出は，本来の原因菌の検出に遅れる傾向がある（図1）[8]。したがって，皮膚常在菌が72時間以内に検出された場合には，その意義を慎重に解釈すべきである。

1セットしか行われていない血液培養で陽性となった場合は，実際の原因菌ではない可能性があるばかりでなく，コンタミネーションの可能性があったとしても，その確認には改めて検体採取が必要となるなど，不要な治療や検査が発生する可能性がある。このように，1セットのみの血液培養検査からは有用な情報はほとんど得られないため，2セット以上の採取が推奨される。

2．血液培養の量

血液培養の陽性率は，検体採取量によって大きく左右される。Mermelらによる採血量と培養陽性率に関する報告では，5 mL以上を培養した場合の検出率は92％であったのに対し，5 mL未満の血液を培養した場合の検出率は69％であった[12]。このように，血液量が増えることで検出率は上昇し，血液量1 mL当たり陽性率は3％と上昇すると見積もられている[12]。現在では，1ボトル当たり10 mL以上（1セット当たり20 mL）の採血量が望ましいとされている[1]。実際には培養ボトルに含まれる抗菌薬吸着剤などの都合により適切な採血量がボトルの種類により定められている。成人用のボトルの場合，バクテック™（ベクトン・ディッキンソン）では8～10 mL，バクテアラート（シスメックス・ビオメリュー）では10 mLまでとしており，施設で利用しているボトルを確認して利用しなくてはならない。

3．血管内留置カテーテルがある場合の血液培養

留置後48時間以上経過した血管内カテーテルがある状況で敗血症を疑う場合には，1セットをカテーテルを介して血液を採取することが推奨される[1]。穿刺部位の発赤や膿の付着を認める場合や，カテーテルの性能が十分に発揮できない場合，血栓形成が観察される場合は積極的に行うべきであるが，このような所見がなくても感染源となっていることもあることに注意しなくてはならない[13]。具体的な方法として，末梢血管からとカテーテルを介した血液検体採取検体を，同時に同量採取することが重要となってくる。検体量に含まれる菌量と培養陽性までの時間の間には，菌量が多ければ培養までの時間が短縮するという，逆相関の関係がある[14]。カテーテルが感染源であれば，末梢血を循環している菌量よりもカテーテル内の菌量が多いため，早く陽性となる（differential time to positivity：DTP）。したがって，同一条件で採取した場合，カテーテル採取血が2時間以上早く陽性となった場合を有意と判断し[15]（図2），血管内カテーテルが感染源である可能性を支持する情報として利用できる。同じような考え方から，カテーテル採取血と末梢血の定量検査もカテーテル感染の指標として有用であるが[16]，一

各論

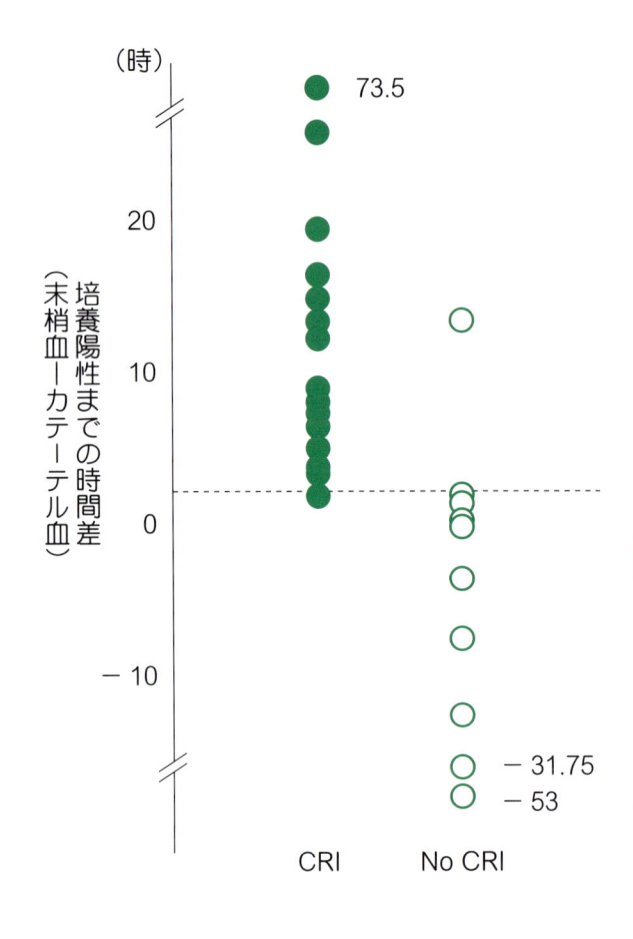

図2 カテーテル関連敗血症での採取検体間の陽性までの培養時間差

カテーテル関連敗血症では，カテーテル血での培養検出の時間が末梢血よりも早いことがわかる。カットオフを2時間（図内の点線）とした場合，感度94％，特異度91％，陽性反応的中度94％，陰性反応的中度91％であった。
CRI：カテーテル関連敗血症，No CRI：非カテーテル関連敗血症。

（文献15より引用）

一般的な検査室で行うことは困難であるため，DTPをもって判断することが現実的である。

3 期待される診断法

　ガイドラインでは，従来からの手法以外による微生物検出法の敗血症診療への応用について言及している[1]。その背景には新しい手法が，実際の臨床で活用できる程度に発達してきたこととともに，急速に普及しつつあることがある。現在のところ，質量分析計（MALDI-TOF MS），PCR（ポリメラーゼ連鎖反応）を初めとする遺伝子検出，マイクロアレイなどが期待されている。これらの新しい手法が，実際の診断として推奨できるかどうかは，今後の臨床研究を経て判断することとなるが，それぞれの特徴について以下に簡単に述べる。

　質量分析計は，微生物のタンパク質のパターンを解析して，データベースと照合することにより同定する装置であり，国内でも大きな施設を中心に導入が進んでいる。本装置を用いることで，培養陽性判明後2日程度を要した微生物の同定結果が，同日中に得られるようになる。ただし，薬剤感受性の判定はできない。固形培地上に発育したコロニーから菌種を同定するのが一般的な利用法であるが，前処理を加えることにより血液培養陽性ボトル検体からの同定も可能である。しかしながら，前処理に必要な費用と手間から，実用レベルに到達するにはさらなる改善の余地がある。

　遺伝子学的手法は，汎用性，迅速性，高い検出感度などから微生物検出への応用が試みられている。その応用場面として，血液から直接微生物を検出する試みと，血液培養陽性となった

ものから微生物を同定する試みに大きく分けられる。血液から直接検出する場合は，現行法と比較して圧倒的に迅速に微生物を検出できることが魅力である。遺伝子検査を用いたわが国の多施設共同研究では，従来からの培養法による検出率が8.0％であったのに対し，検体から直接行った遺伝子検査の検出率は11.3％であり，特に抗菌薬がすでに投与されている患者で有用であった[17]。しかしながら，PCR特有の高い感度のため，処理には厳格な無菌的操作が必要であり，偽陽性の取り扱いが課題である。また，培養陽性後のボトル内菌液を利用して，細菌に共有の遺伝子配列をPyrosequence法により解読することで，菌種を同定することも試みられている[18, 19]。この手法によれば網羅的な菌種同定結果が従来よりも早く得られるが，複数菌感染の場合には，十分な情報が読み取れずに診断できないなどの課題がある。同様に培養陽性ボトルを利用した手法として，特定の微生物の核酸をハイブリダイゼーション法で検出したマイクロアレイの検討では，従来法で同定された微生物のうち85.6％がマイクロアレイの対象であり，その感度は94.7％，特異度は98.8％，従来法と比較して検出までの時間は18時間短縮された[20]。

このように，敗血症における新しい遺伝子検査の活用法が検証されているが，現時点では，重要な微生物に絞ることで応用の可能性があるとの理解が一般的である[21]。しかしながら，遺伝子検査は培養が困難な微生物の検出や，治療開始後の微生物の検出などの可能性があり，将来の診断・治療に大きな影響を与えかねない新しい技術である。

4 真菌

真菌血症の主な原因はカンジダであり，血液培養ボトル内にも発育するが，抗原検査や抗体検査のほうがより早期の検出には優れている[22, 23]。β-D-グルカンは，カンジダとアスペルギルスに共通する抗原で，わが国では従来から利用されてきた検査であるが，もともと欧米での評価はそれほど高くなかった。ガイドラインでは侵襲性カンジダ症の診断にβ-D-グルカンを利用することを推奨している。さまざまな偽陽性反応を起こすことが知られているが（表5）[24]，患者の状態や基礎疾患なども考慮して診療の参考とすべきである。また，カンジダマンナン抗原検査として，わが国ではPLATELIA Candida Ag（バイオラッド富士レビオ）とUNIMEDI

表5 抗原検査成績に影響を与える因子

セルロース素材の透析膜を用いた血液透析
血液製剤（アルブミン製剤，グロブリン製剤など）の使用
環境中のβ-D-グルカンによる汚染
β-D-グルカン製剤の使用
*Alcaligenes faecalis*による敗血症患者
測定中の振動
非特異反応（溶血検体，高グロブリン血症など）の出現

これらの中には，敗血症を起こすような重症患者の診療に用いている項目も含まれるので，β-D-グルカンの高値の症例では該当するものがないかの確認が重要である。

（文献24より引用）

各論

Candida（ユニチカ）の利用が可能である。ガイドラインでは，これらの検査には偽陽性の問題があるものの，臨床的な有用性が高いため推奨しているが，一方で，なお一層の検証が必要であることも述べている[1]。

5 画像検査

画像診断は感染源の特定に重要な情報をもたらすだけでなく，外科処置が必要な病変かどうかの判断材料となる。例えば，しばしば深部臓器などの膿瘍性病変が敗血症の原因となるが，通常このような病態では抗菌薬のみでは治癒は期待できない。外科処置による早期の感染巣のコントロールを行う意味からも，診断と治療の遅延がないように画像検査による情報を利用する[25]。

ベッドサイドで行える簡単な画像検査である単純X線や超音波検査は，どのような状態の患者にも行えるが，CTやMRIは全身状態や人工補助装置などの都合により施行が困難なことがある。しかしながら，広範なスクリーニングが可能なCTは多くの情報をもたらすため，リス

表6　感染巣検索に有用な画像診断

	単純X線	超音波検査	CT検査	MRI検査
髄膜脳炎			◎	FLAIR像 造影T1強調画像
頸部膿瘍 軟部組織感染	◎		造影CT◎, MDCT	T2強調画像
呼吸器感染	胸部◎		胸部単純◎, HRCT	
胆道系感染	腹部◎	◎	腹部造影◎	MRCP
尿路感染	KUB ○	◎	腹部・骨盤部◎, 胴部造影CT ○, MDCT	
Septic emboli	胸部◎	心臓◎, 頸部静脈○	胸部単純◎	

◎はそれぞれの感染症で最も推奨される画像診断，○は2番目に推奨される画像診断。
FLAIR : fluid attenuated inversion recovery, MDCT : multi detector-row CT, HRCT : high-resolution CT, KUB : kidney-ureter-bladder, MRCP : magnetic resonance cholangiopancreatography

（文献26より引用）

クとベネフィットを考慮して検査を行うかどうかを決める。感染巣の検索には造影 CT が有用であるが，感染巣の特定に至らないときには，髄膜炎や骨髄炎などを考慮して MRI 検査を検討するなど，それぞれの感染症での有用な画像診断を選択する（表 6）[26]。

〈森永 芳智，栁原 克紀〉

文 献

1) Dellinger RP, Levy MM, Rhodes A, et al：Surviving Sepsis Campaign：international guidelines for management of severe sepsis and septic shock, 2012. Intensive Care Med **39**(2)：165-228, 2013.
2) Ferrer R, Artigas A, Suarez D, et al：Effectiveness of treatments for severe sepsis：a prospective, multicenter, observational study. Am J Respir Crit Care Med **180** (9)：861-866, 2009.
3) Gaieski DF, Mikkelsen ME, Band RA, et al：Impact of time to antibiotics on survival in patients with severe sepsis or septic shock in whom early goal-directed therapy was initiated in the emergency department. Crit Care Med **38** (4)：1045-1053, 2010.
4) Kumar A, Ellis P, Arabi Y, et al：Initiation of inappropriate antimicrobial therapy results in a fivefold reduction of survival in human septic shock. Chest **136** (5)：1237-1248, 2009.
5) 日本集中治療医学会 Sepsis registry 委員会：第 1 回 Sepsis Registry 調査（2007 年 10 月〜12 月）．
6) Vincent JL, Rello J, Marshall J, et al：International study of the prevalence and outcomes of infection in intensive care units. JAMA **302** (21)：2323-2329, 2009.
7) Weinstein MP, Murphy JR, Reller LB, et al：The clinical significance of positive blood cultures：a comprehensive analysis of 500 episodes of bacteremia and fungemia in adults. II. Clinical observations, with special reference to factors influencing prognosis. Rev Infect Dis **5** (1)：54-70, 1983.
8) Cockerill FR 3rd, Wilson JW, Vetter EA, et al：Optimal testing parameters for blood cultures. Clin Infect Dis **38** (12)：1724-1730, 2004.
9) Lee A, Mirrett S, Reller LB, et al：Detection of bloodstream infections in adults：how many blood cultures are needed? J Clin Microbiol **45** (11)：3546-3548, 2007.
10) Mirrett S, Weinstein MP, Reimer LG, et al：Relevance of the number of positive bottles in determining clinical significance of coagulase-negative staphylococci in blood cultures. J Clin Microbiol **39** (9)：3279-3281, 2001.
11) Weinstein MP：Current blood culture methods and systems：clinical concepts, technology, and interpretation of results. Clin Infect Dis **23** (1)：40-46, 1996.
12) Mermel LA, Maki DG：Detection of bacteremia in adults：consequences of culturing an inadequate volume of blood. Ann Intern Med **119** (4)：270-272, 1993.
13) Mermel LA, Allon M, Bouza E, et al：Clinical practice guidelines for the diagnosis and management of intravascular catheter-related infection：2009 Update by the Infectious Diseases Society of America. Clin Infect Dis **49** (1)：1-45, 2009.
14) Haimi-Cohen Y, Vellozzi EM, Rubin LG：Initial concentration of Staphylococcus epidermidis in simulated pediatric blood cultures correlates with time to positive results with the automated, continuously monitored BACTEC blood culture system. J Clin Microbiol **40** (3)：898-901, 2002.
15) Blot F, Nitenberg G, Chachaty E, et al：Diagnosis of catheter-related bacteraemia：a prospective comparison of the time to positivity of hub-blood versus peripheral-blood cultures. Lancet **354** (9184)：1071-1077, 1999.
16) Safdar N, Fine JP, Maki DG：Meta-analysis：methods for diagnosing intravascular device-re-

lated bloodstream infection. Ann Intern Med **142**（6）：451-466, 2005.
17) Yanagihara K, Kitagawa Y, Tomonaga M, et al：Evaluation of pathogen detection from clinical samples by real-time polymerase chain reaction using a sepsis pathogen DNA detection kit. Crit Care **14**（4）：R159, 2010.
18) Jordan JA, Jones-Laughner J, Durso MB：Utility of pyrosequencing in identifying bacteria directly from positive blood culture bottles. J Clin Microbiol **47**（2）：368-372, 2009.
19) Motoshima M, Yanagihara K, Morinaga Y, et al：Identification of bacteria directly from positive blood culture samples by DNA pyrosequencing of the 16S rRNA gene. J Med Microbiol **61**（Pt 11）：1556-1562, 2012.
20) Tissari P, Zumla A, Tarkka E, et al：Accurate and rapid identification of bacterial species from positive blood cultures with a DNA-based microarray platform：an observational study. Lancet **375**（9710）：224-230, 2010.
21) Bice T, Li G, Malinchoc M, et al：Incidence and risk factors of recurrent acute lung injury. Crit Care Med **39**（5）：1069-1073, 2011.
22) Alam FF, Mustafa AS, Khan ZU：Comparative evaluation of（1, 3）-beta-D-glucan, mannan and anti-mannan antibodies, and Candida species-specific snPCR in patients with candidemia. BMC Infect Dis **7**：103, 2007.
23) Oliveri S, Trovato L, Betta P, et al：Experience with the Platelia Candida ELISA for the diagnosis of invasive candidosis in neonatal patients. Clin Microbiol Infect **14**（4）：391-393, 2008.
24) 河野　茂：6．薬剤感受性試験や診断における進歩．ガイドラインサポートハンドブック IDSA ガイドライン 真菌治療の UP-TO-DATE．医薬ジャーナル社，大阪，2010，p44-51.
25) De Waele JJ：Early source control in sepsis. Langenbecks Arch Surg **395**（5）：489-494, 2010.
26) 日本集中治療医学会 Sepsis Registry 委員会：日本版敗血症診療ガイドライン The Japanese Guidelines for the Management of Sepsis．日集中医誌 **20**：124-173, 2013.

各論

3-1) 抗菌薬治療
～ Severe sepsis/septic shock 患者における感染治療～

1 SSC ガイドラインにおける抗菌薬治療

ICU で抗菌薬が新たに開始される場合，感染疑いでのエンピリック治療 71%，グラム染色の結果後は 18%，微生物同定後は 5%，感受性試験の結果後は 3% と，エンピリックに開始されることが多い。また，エンピリック治療に関するプロトコルを作成していない施設は独立した死亡のリスクとなったことが報告されており，その基本的考え方を持っておくことは，特に severe sepsis/septic shock などの重篤な感染症を扱う部署では必須となってくる。

SSC (Surviving Sepsis Campaign) ガイドライン[1]において抗菌薬治療に関しては 2 ステップで行うことが推奨されている。まずステップ 1 として予後を改善するためには，初期から原因菌に活性のある抗菌薬を使用する appropriate antimicrobial therapy（以下，appropriate 治療）を行うために広域抗菌薬を遅延することなく開始することがあげられ，必要なら抗菌薬併用も行われる。ステップ 2 は耐性菌発生を最小限にするために，臨床経過が良好で，培養結果から感受性があれば狭域抗菌薬にも変更，または非感染性と判明すれば抗菌薬を中止するストラテジーである (de-escalation)。

具体的には，以下のように勧告が行われている。

> 1. 治療ゴールとして septic shock や shock を合併していない severe sepsis を診断後，最初の 1 時間以内に有効な注射用抗菌薬を投与。
> 2a. すべての可能性のある原因微生物（細菌，真菌，ウイルス）に対して活性を有し，感染源と考えられる組織へ適切な濃度移行する単剤または複数の抗菌薬による最初のエンピリック治療。
> 2b. De-escalation の可能性を求め，毎日抗菌薬レジメンの再評価。
> 3. 最初はセプシスを考えたが，その後の評価で感染の証拠が認められなかった症例において，プロカルシトニンなどの生物学的マーカーを抗菌薬中止の指標とする。

また，severe sepsis を合併した好中球減少患者，難治例，アシネトバクター属や *Pseudomonas* 属などの多剤耐性菌が疑われた場合のエンピリック治療では，抗菌薬の併用が推奨されている。原因菌が判明した場合では，呼吸不全や septic shock を合併した特定の重症感染患者にお

各論

ける緑膿菌による菌血症治療では広域β-ラクタム系薬とアミノグリコシド系薬またはキノロン系薬の併用，肺炎球菌による菌血症による septic shock では β-ラクタム系薬とマクロライドの併用を考慮する。ただし，エンピリックに行った併用治療は 3〜5 日以上継続しない。感受性の情報が得られれば，可及的速やかに最も適切な単剤治療に de-escalation を行うことなどの勧告がなされている。

また，治療期間は 7〜10 日が推奨されたが，臨床反応が遅い患者，ドレナージされていない感染巣，黄色ブドウ球菌による菌血症に加え，真菌・ウイルス感染，好中球減少などの免疫能低下患者ではより長期の治療を必要とする。ウイルスが原因の場合は，できるだけ早期に抗ウイルス治療を行う。非感染性の原因による重症炎症状態患者では，抗菌薬治療は行わないことなどが勧告されている。

2 Appropriate 治療の重要性と抗菌薬併用の適応

1. Inappropriate antimicrobial therapy（以下，inappropriate 治療）に影響する因子

inappropriate 治療は感染の原因となっている微生物に対して *in vitro* 活性を有さない初回抗菌薬レジメンと定義され，活性を有する場合を appropriate 治療とする。これらは通常，初回選択薬が対象となる。Kollef ら[2]は ICU 入院患者の 8.5%で inappropriate 治療が行われ，そのリスク因子を多変量解析し，抗菌薬前投与，血流感染，高 APACHE II スコア，高齢が有意であったことを報告した。Harbarth ら[3]は，inappropriate 治療のリスク因子は，市中感染でない場合，多剤耐性菌による感染，真菌や腸球菌感染であったとしている。Leone ら[4]は，耐性菌（緑膿菌，*Acinetobacter baumanii*，MRSA〔Methicillin-resistant *Staphylococcus aureus*：メチシリン耐性黄色ブドウ球菌〕），45 歳以上，SAPS II > 40 を独立したリスク因子としている。

Kumar ら[5]は，尿路感染や皮膚軟部組織感染は肺炎や腹腔内感染より appropriate 治療が有意に高率で，カテーテル関連感染や一次性血流感染は他の感染症より appropriate 治療が有意に低率であったとしている。菌種別の appropriate 治療は，グラム陽性菌 78%，グラム陰性菌 84%，嫌気性菌 85%であり，真菌は 43.6%と他の菌種と比較し有意に低率であった。耐性菌では，Frakking ら[6]は ESBL（extended-spectrum-β-lactamase）産生菌による菌血症での 24 時間以内の appropriate 治療は 37%であり，既知の ESBL キャリアにおいては 54%であったとしている。Gasch ら[7]は，inappropriate 治療は MRSA による血流感染における独立した死亡のリスク因子であったとし，特に 2 日以内の死亡ではオッズ比 3.6 と高値を示した。

2. Inappropriate 治療と予後の関係

Kollef ら[2]は，ICU 入院感染患者の検討したコホートにおいて，入院死亡は inappropriate 治療 52.1%，appropriate 治療 12.2%と有意差を認め，多変量解析で inappropriate 治療は最も重要な死亡のリスク因子であったことを報告している（オッズ比 4.3）。Harbarth ら[3]は，血流感染が証明された severe sepsis 患者を対象とし，24 時間以内に活性のある抗菌薬を使用しな

3－1）抗菌薬治療～Severe sepsis/septic shock 患者における感染治療～

かった inappropriate 治療は独立した死亡のリスク因子であったとしている（オッズ比1.8）。Micek ら[8]は，グラム陰性菌による血流感染が証明された severe sepsis/septic shock 患者を対象とし，多変量で inappropriate 治療は独立した死亡のリスク因子であったことを報告した（オッズ比2.3）。

Kumar ら[9]は，septic shock 患者を対象とし，低血圧証明から1時間以内に appropriate 治療を行った場合の生存率は80％であったが，その後6時間は毎時間7.6％減少したとし（遅延1時間当たりの死亡のオッズ比は1.12），6時間以内の appropriate 治療はわずか50％であった。その後彼らはやはり septic shock 患者を対象とし検討を行い，ショックからの appropriate 治療開始の中央値は5.8時間で，実施率は80.1％であった[5]。Inappropriate 治療では約5倍死亡率が高率となり，多変量解析で独立した死亡のリスク因子であった（オッズ比9.0）。さらに彼らは感染症種類別（肺炎，腹腔内感染，皮膚軟部組織感染，尿路感染，カテーテル関連感染，一次性血流感染）の検討を行い，いずれも有意に inappropriate 治療は生存率が低く，減少率は3.4～4.5倍であった。ただし，明らかな臨床的 focus のない一次性血流感染では17.6倍の差を認め，ほとんどの好中球減少例で，カンジダ，黄色ブドウ球菌による septic shock を呈した症例であった。菌種別（黄色ブドウ球菌，肺炎球菌，腸球菌，他の連鎖球菌，大腸菌，クレブジーラ属，エンテロバクター属，緑膿菌，カンジダ属〔*albicans*，non-*albicans*〕）でも inappropriate 治療でいずれも生存率が低率であった。グラム陽性菌で3.5倍，グラム陰性菌で3.9倍の生存率減少を認めたが，嫌気性菌10.6倍，カンジダ属7.8倍と大きな差を認めた。肺炎球菌による場合の生存率は appropriate 治療55.1％，inappropriate 治療23.5％（2.3倍）と最も差が小さく，最も差が大きかったのは *C.albicans* であった（各々24.6％，4.6％）。

3．Appropriate 治療と併用治療

前述したごとく，critically ill 患者（特に severe sepsis/septic shock）において，inappropriate 治療は独立した予後不良因子であることはコンセンサスが得られている。当然 appropriate 治療のためには，広いスペクトラムの抗菌薬を選択することに加え，抗菌薬併用療法を考慮する必要がある。Micek ら[8]は，グラム陰性菌による菌血症に伴う severe sepsis/septic shock 症例において，併用により単独治療と比較し inappropriate 治療は有意に低率となったとしている（22.2％ vs 36.9％）。さらに原因菌の抗菌薬感受性を検討し，第四世代セフェム系薬においてシプロフロキサシン併用で単独より3.0％上昇，ゲンタマイシン併用で6.5％と appropriate 治療の可能性が高まり，同様にカルバペネム系薬では併用で各々2.7％，4.5％増加，ピペラシリン／タゾバクタム（PIPC/TAZ）では，各々7.4％，11.8％増加と，併用薬としてはキノロン系薬よりアミノグリコシド系薬のほうが広くカバー可能であったとしている。

Christoff ら[10]は，ICU で分離されたグラム陰性菌における，主要抗菌薬にアミノグリコシド系薬，キノロン系薬を併用した場合の抗菌薬感受性の変化を検討した。単独治療による感受性率はイミペネム／シラスタチン84.0％，セフタジジム71.5％，PIPC/TAZ 74.3％であったが，シプロフロキサシン併用で各々感受性率は＋4.1％，＋11.4％，＋9.9％と単独と比べ有意に上昇したが，アミノグリコシド系薬のアミカシンにおいては，各々＋11％，＋22.7％，＋18.9％と

各論

さらに高率となった。特に分離菌が緑膿菌のときは単独では各々66.2%，70.3%，74.7%と低率であったが，シプロフロキサシン併用で感受性率は＋4.1%，＋11.4%，＋9.9%と有意に上昇し，アミカシンにおいては，各々＋25.2%，＋24.7%，＋17.7%とさらに高率となった。しかし，これらの2つの臨床研究[8,10]では，併用による予後改善効果に関しては検討されていない。

4. 感染症に対する抗菌薬併用の考え方

確かに抗菌薬を併用することによりappropriate治療はより高率となり，その結果予後が改善することが予想されるが，実地臨床ではこのような三段論法は受け入れられない。解決しなければならないことは，抗菌薬併用療法でprimary endpointの死亡率が本当に改善されるのかであり，これに関しては実はコンセンサスが得られていない。Appropriate治療以外の併用療法により得られるアドバンテージとして，以下の可能性が考えられる。① 治療中の耐性菌選択予防，② 相加・相乗効果，③ 抗菌活性以外のimmunomodulation（免疫調節）/抗炎症作用（マクロライド系薬など）や抗毒素活性（クリンダマイシン）。

マクロライドは炎症性サイトカイン産生減少，好中球のchemotaxis（走化性）やadhesion接着，酸化的代謝の抑制，バイオフィルム産生抑制，粘液の過剰分泌抑制などにより，抗菌活性以外の作用で有効性を示す可能性がある。Martin-Loechesら[11]は，重症市中肺炎で人工呼吸器に装着された，severe sepsis/septic shockを呈した症例における生存率は，β-ラクタム系薬にマクロライド系薬（アジスロマイシン，クラリスロマイシン）を併用した群では75.0%，キノロン系薬を併用した群では53.8%と有意差を認めた。Asadiら[12]は，市中肺炎により入院した患者におけるマクロライドをベースとしたレジメンを検討した23研究，137,574例の解析を行い，死亡率はマクロライド3.7%，非マクロライド6.5%と有意の差を認めたことを報告している。

一方，併用による有害事象やコストの問題，拮抗作用もあり，また安易な併用が結果として抗菌薬乱用につながり，むしろ耐性菌の出現を促す可能性なども考慮しなければならない。併用療法に関してはVAP（ventilator-associated pneumonia：人工呼吸器関連肺炎）や血流感染を中心に検討されているが，感染症の種類に限定せず，severe sepsis/septic shockにおける早期エンピリック治療における併用療法の是非に関し，本項では解説を行うこととする。

ここで併用といっても，通常行われるβ-ラクタム系薬に加え，アミノグリコシド系薬やキノロン系薬が併用される場合以外，腹腔内感染ではBacteroides fragilisグループのカバーを狙ってメトロニダゾール（以前はクリンダマイシン）が，抗嫌気性菌活性のないアミノグリコシド系薬やシプロフロキサシン，第三，四世代セフェム系薬と併用される。また，MRSA感染の可能性があればバンコマイシンなどの抗MRSA薬が追加投与される。エンピリック治療における抗MRSA薬併用に関しては，施設のMRSA分離が一定して高率な場合（エンデミック）にsevere sepsis/septic shock患者に考慮される。しかし，ここで問題としたいのはグラム陰性菌をターゲットにしたエンピリック治療における併用である。

5. 抗菌薬併用と予後改善効果

　Paulら[13]は，非好中球減少患者における感染に対する全身反応を呈する重症感染症を対象としてβ-ラクタム系薬とアミノグリコシド系薬の併用とβ-ラクタム系薬単独治療を比較したランダム化比較試験（RCT）のメタ解析を行い，死亡率は差がなく，治療効果はむしろ単剤治療で良好であったとしている。また，腎障害発現のオッズ比は単剤治療で0.36と有意に低率であった。この分析の問題点は，狭域β-ラクタム系薬と他剤との併用治療と広域β-ラクタム系薬単剤治療の比較試験も合わせて検討した点であり，この場合は結果が同等であれば，併用の意義ありとされる。また，対象が重症感染としながらも臓器障害や血圧低下を呈さない比較的重症度の低い患者であったことである。ちなみに，その後彼らは，発熱性好中球減少症を対象として，同様の検討を行った[14]。RCTの単独，併用の両armで同一のβ-ラクタム系薬が使用された場合，死亡に関しては併用と単独治療で差を認めなかったが，治療失敗は単独で有意に高率であった。

　後述するように，最も重症度の高いグループにおける併用療法の効果は，併用療法による恩恵よりも有害事象が上回る可能性のある中等症以下の患者により薄められ，相殺される可能性があり，severe sepsis/septic shockを対象とした試験でなければ，本項の解説の意図から外れてしまう。前述したように広域抗菌薬を使用した場合，併用により単独治療と比較して5～20％程度原因菌の感受性率が増加する（inappropriate治療が低率となる）。中等症以下の感染症では，原因菌の感受性試験の結果を待って併用療法を行っても死亡に与える影響はそれほど大きくないことが予想されるが，時間単位のappropriate治療の遅れが致命的となるsevere sepsis/septic shockではこのわずか5～20％の感受性率の差でも，予後に重大な影響を与える可能性があると考えられる。

　Kumarら[15]はseptic shockを含むsepsisを対象とした50のランダム化または観察試験を分析し，全体では死亡／臨床効果で併用（β-ラクタム系薬＋アミノグリコシド系薬，キノロン系薬，マクロライド系薬など）と単独治療で差を認めなかったが，ショック症例を対象とした検討では死亡のオッズ比が0.56，clitically ill症例では0.33と併用で有意に良好な成績が得られた（非ショック症例や非clitically ill症例では各々1.06，1.10）。また，単独治療群の死亡率が＞25％の重篤な臨床研究では併用群で死亡のオッズ比が0.51と良好な成績が得られ，死亡率が≦15％の低リスクグループでは併用療法で逆に死亡のオッズ比が1.53と有意に高値となった。

　さらに彼らは，エンピリック治療における併用療法の恩恵は最も重篤なseptic shockにおいて得られるのではないかとの仮説を検証する目的で，septic shock症例を対象としてpropensity-matched分析を行い，併用治療において死亡率は有意に低率であったことを明らかにした（単独36.3％ vs. 併用29.0％，P＜0.001）[16]。また，併用治療で人工呼吸器や昇圧薬／心収縮薬を使用しない日数が有意に長期であった。主要抗菌薬がβ-ラクタム系薬の場合，併用薬がアミノグリコシド系薬（ハザード比0.79），キノロン系薬（ハザード比0.72），マクロライド／クリンダマイシン（ハザード比0.63）で有意に低い死亡率が得られた。

　彼らの結果の問題点として，抗菌薬種類別の検討では主要抗菌薬がセファロスポリン系薬の

各論

場合のみ併用療法において死亡のハザード比 0.69 と良好な成績が伴ったが，その内訳は第一世代，第二世代，緑膿菌活性のない第三世代で有意差を認め，緑膿菌活性のある第三，四世代セフェム系薬では単独治療と差を認めなかった。また，カルバペネム系薬での死亡率は併用 34.2%，単独 36.4%，β-ラクタム系薬/β-ラクタマーゼ阻害薬配合剤でも併用 29.0%，単独 33.2% と同等であった。つまり septic shock を対象としたこの検討においても，本来 septic shock に対し使用される広域抗菌薬においては併用療法の効果は証明されていないのである。

Cometta ら[17]は severe infection（肺炎，腹膜炎，他の sepsis）を対象とし，イミペネム/シラスタチン単独とアミノグリコシド系薬との併用の RCT を行い，臨床的有効率，septic shock への移行，死亡率において差を認めなかったが，併用治療で腎毒性は有意に高率であったとしている。Brunkhorst ら[18]は，severe sepsis/septic shock（症状発現から 24 時間以内）を対象に，メロペネム単独とキノロン系薬との併用治療の RCT を行った。治療開始後の臓器阻害の程度を 14 日間の平均 sequential organ failure assessment（SOFA）スコアで評価したところ，併用で 8.3 ポイント，単独で 7.9 ポイントと差を認めず，死亡率もそれぞれ 23.9%，21.9% と同等であった。このことより，severe sepsis/septic shock に対するカルバペネム系薬とキノロン系薬の併用治療は臓器障害発現予防とはならないと結論した。ただし，メロペネム単独でも appropriate 治療は 94.2% と高率であり，この結果は施設における原因細菌のカルバペネム系薬に対する感受性が良好なため，併用療法の意義が証明されなかった可能性は残る。

SSC ガイドライン[1]では，appropriate 治療のためにスペクトラムを広げる目的で抗菌薬併用を推奨しているが，1 つの抗菌薬だけでカバーするのではなく，2 つ以上の活性を有する抗菌薬を併用することによるアドバンテージに関しては不明である。Bowers ら[19]は，緑膿菌による菌血症を対象として検討し，appropriate 治療が行われた 368 例を単剤使用群と併用群に分け検討した。主体となる抗菌薬はセフェピム，PIPC/TAZ，メロペネムであった。併用薬はアミノグリコシド系薬で 33/82 例に使用されていた。30 日死亡は併用 23.2%，単剤治療 20.0% で，多変量解析でも単剤治療は独立した死亡のリスク因子とならなかった。以上より，緑膿菌による菌血症に対する初回のエンピリック治療で，少なくとも一つの抗菌薬が活性を示せば，活性のある抗菌薬の数は死亡のリスクと無関係であることが示された。ただし，本試験では平均 APACHE II スコアは併用 13.5，単独 13.9 と，重症度は比較的低い症例が対象となっていた。

最後に，権威者の併用療法に関する意見として，オーガナイザーの Kollef 先生，感染症，呼吸器，救命医療，薬理学の各領域のリーダーで構成されるパネル（summit faculty）[20]が，「多剤耐性グラム陰性菌感染のリスクのある critically ill 患者のエンピリック治療でカルバペネム系薬と他剤との併用治療の必要性」について回答し，結果は，いくつかの条件付きで受け入れる（3 名），受け入れるにはかなりの条件が必要（1 名），条件が付くが受け入れられない（1 名），完全に受け入れられない（0 名）であった。このように併用療法についてはいまだにコンセンサスが得られていない事項が少なくない。

以上より重症感染に対するエンピリック治療において，好中球減少を呈さず septic shock を合併していない場合は，severe sepsis も含めグラム陰性菌を狙った併用療法は広域抗菌薬使用のもとでは十分な根拠は得られていない。非好中球減少患者における septic shock や好中球減

少患者における severe sepsis/septic shock では，一般には併用療法が勧められているが，カルバペネム系薬や PIPC/TAZ のような広域抗菌薬を使用する場合，併用の十分なエビデンスはいまだない。

3 De-escalation

1. 実地臨床における de-escalation 実施症例

De-escalation に関する報告は，VAP などの呼吸器感染症を対象とする場合と，感染症の種類は問わず severe sepsis/septic shock を呈した症例を対象とするものに大別される。Heenen ら[21]は，severe sepsis 患者（肺炎 44％，腹腔内感染 38％）を対象として，感染の専門家が ICU チームと協力して抗菌薬治療を行った場合，5 日目の de-escalation の実施状況は 43％であったことを報告している（変更なし 36％，escalation 10％，混合 11％）。彼らは，5 日目に抗菌薬を変更しなかった 77 例においてその理由を詳細に検討し，明らかな理由がなく，de-escalation が見逃された症例はわずか 5％であったとしている。

De-escalation を行わなかった理由は以下のごとくで，これは実地臨床で de-escalation の適応を考える上での参考になる。① 初期選択薬の段階からすでに可能な範囲で狭域な抗菌薬が使用されており，抗菌薬感受性結果からもこれ以上 de-escalation が不可能（44％），② 培養で細菌が証明されなかった（微生物学的根拠のないまま狭域な抗菌薬に変更することは困難）（32％），③ 主治医が微生物検査の分離菌を感染原因菌と判断しなかった（13％）（a. Sepsis 発症時にすでに抗菌薬が使用されており，広域抗菌薬に変更したが，発症前に投与されていた抗菌薬に感受性の微生物が検出された場合，b. 感染部位が複数あり，1 つの感染症では狭域抗菌薬でも治療可能だが，他の感染部位で菌が検出されなかったものの感染は否定できず，それをカバーする上で de-escalation を躊躇）。血液培養で微生物が証明された場合は ②，③ による理由がなくなり，Heenen ら[21]はこの限定された症例においては de-escalation は 81％と高率に実施されたとしている。日本からの血液培養陽性例での報告は Shime ら[22]が行っているが，de-escalation は 39％にとどまった（理由は後述）。

Alvarez-Lerma ら[23]は院内肺炎を対象とし，初期治療薬としてカルバペネム系薬を主体とし，緑膿菌感染が疑われればアミノグリコシド系薬，MRSA 感染が疑われればグリコペプチド系薬を併用した場合の de-escalation について検討している。全体での de-escalation 実施率は 23％にとどまったが，原因菌不明 46.3％，inappropriate 治療 9.4％を除外した appropriate 治療例で検討すると，de-escalation は 51.9％で実施されていた。appropriate 治療の中で de-escalation 非実施の理由は，耐性菌のため狭域抗菌薬への変更不能が 13.0％，感受性菌だが変更なしが 35.1％であった。

2. De-escalation 実施に影響する因子（表）

De-escalation の実施率は，6～74％と報告により大きく異なる。De-escalation が可能か否かは，初回選択薬に大きく影響する。Gonzalez ら[24]は，de-escalation 実施に関係する独立し

各論

表 De-escalation 実施率に影響する因子

実施率を上げる因子
1. Appropriate antimicrobial therapy
2. 初回に使用される併用薬の数：特にアミノグリコシド系薬や抗 MRSA 薬の併用の場合
3. 組織的な感染症専門医のアドバイスの導入
4. 培養検体の高い信頼性：気管支肺胞洗浄液 など
5. プロカルシトニンガイドによる非感染性の診断

実施が困難な場合
1. 培養で微生物が証明されなかった場合：微生物学的根拠のないまま狭域な抗菌薬に変更することは困難。また，検体採取が抗菌薬投与後で微生物の検出がない場合，非感染性と断定できず抗菌薬中止困難。
2. 微生物が検出されても，臨床的に原因菌と判定できない場合：Sepsis 発症時にすでに抗菌薬が使用されており，広域抗菌薬に変更したが，発症前に投与されていた抗菌薬に感受性の微生物が検出された場合。複数の感染部位を有する場合など。
3. 多剤耐性菌感染症
4. 初回における狭域抗菌薬の選択

De-escalation 実施率を評価する上で，実施率を上げる因子や実施が困難な因子の影響を考慮する必要がある。
MRSA：メチシリン耐性黄色ブドウ球菌　　　　　　　　　　　　　　　　　（筆者作成）

た因子は唯一 appropriate 治療のみであったと報告しているように，appropriate 治療が de-escalation の前提になる。第2の実施に影響する因子として，初回における"より積極的な広域抗菌薬使用や併用治療"は，de-escalation を容易にする。

例えば，最も高率な実施率を報告している Canadian Critical Care Trials グループ[25]は，VAP の初回選択薬をメロペネム単独またはメロペネムとシプロフロキサシンの併用ときわめて広域な抗菌薬選択のプロトコルで行っていた。Eachampati らは VAP を対象とした検討では，de-escalation が 77/135 例（57％）で可能であったとしているが，併用治療は 77％と高率に行われており，de-escalation を行った 77 例中 61 例は併用薬を中止することにより実施され，狭域な抗菌薬に変更することによる de-escalation は 16 例のみであった。

Leone ら[26]は septic shock 107 例中，柱となる主要抗菌薬（β-ラクタム系薬）にアミノグリコシド系薬（59 例），ニューキノロン系薬（21 例），バンコマイシン（14 例）を併用し，de-escalation は 64％と高率に実施されたが，42％が併用薬の中止，残りの 22％が狭域な β-ラクタム系薬へのスイッチであった。Heenen ら[21]は，抗 MRSA 薬併用を 55％と高率に行っており，de-escalation を実施した症例のうち，抗 MRSA 薬中止例は 67％に及んだ。また，単剤治療例での de-escalation は 20％にとどまったのに比べ，2 剤以上の併用療法を行った症例では 51％の症例で de-escalation が可能であった。

一方，Shime ら[27]は緑膿菌などの治療困難なグラム陰性菌による菌血症治療 133 例において，初回治療で併用は 15％と低率で appropriate 治療は 59％にとどまったため，de-escalation も全体で 21％と低率であった（de-escalation 可能な症例に限定しても 28 例〔57％〕の実施にとどまった）。de-escalation の内訳は併用から単剤へはわずか 3 例のみで，残りの 25 例は広域から

狭域抗菌薬への変更であった。日本では一般に欧米ほどエンピリック治療に併用治療が行われておらず，このような耐性グラム陰性菌感染が疑われる場合は併用をもう少し積極的に考える必要性があった。また，appropriate 治療でも単剤の場合，抗菌薬数を減らすことによる de-escalation はできず，実施率が低くなることが推察される。

Leone ら[28]は，VAP 治療において，21 日以内の入院歴，10 日以内の抗菌薬治療などの耐性菌リスクのない場合は抗緑膿菌活性のない β-ラクタム系薬を選択し，severe sepsis に対してアミノグリコシド系薬またはキノロン系薬の併用を行った。MRSA 感染疑い例では，バンコマイシンを追加した。結果は狭域な抗菌薬が 69％に使用されたにもかかわらず，appropriate 治療は 87％と高率であり，全症例のうち，de-escalation は 42％，escalation 23％，変更なし 35％であった。分離菌は緑膿菌が 12.2％，アシネトバクター属 5.2％，MRSA 2.6％と耐性菌の検出頻度が低率であったために，狭域抗菌薬使用にもかかわらず，appropriate 治療が高率で de-escalation も比較的実施しやすかったと考える。

アミノグリコシド系薬を併用した場合，腎障害の面から使用しても 3 日以内にとどめることを推奨する報告もみられる。つまり，de-escalation を特に意識しなくてもアミノグリコシド系薬併用例では自動的に de-escalation のタイミングで中止が行われることとなる。Morel ら[29]は，de-escalation に関係する独立した因子として appropriate 治療とアミノグリコシド系薬の使用をあげており，de-escalation は抗菌薬の抗菌範囲を狭める（5 例）ことよりも使用抗菌薬の数を減少させる（19 例）ことにより実施されることが多かったとしている。

第 3 に多剤耐性グラム陰性菌感染は de-escalation 実施が低率となる。前述の Shime ら[27]は治療困難なグラム陰性菌（緑膿菌，アシネトバクター属，セラチア属，サイトバクター属，エンテロバクター属）による菌血症において，全症例のうち 21％と低率であったことはすでに述べたが，同様に Rello ら[30]は，VAP 治療において，de-escalation が低率であったのはブドウ糖非発酵性グラム陰性菌（2.7％ vs その他の原因菌 49.3％），晩期発症肺炎（12.5％ vs 早期 40.7％）であったとしている。最も低い実施率は，VAP に対する Rello ら[31]の 1997 年の報告で，初回における原因菌に活性のない抗菌薬治療（inappropriate therapy）は 25％と他の報告に比較し高率で，単剤治療は 43％を占めていた。また，その後彼らは 2004 年に再度検討し，実施率は 31％であった[30]。ただし，12％の症例で狭域なアモキシシリン / クラブラン酸が VAP に対し初回治療薬として使用されており，この場合，さらなる de-escalation は困難であった。

第 4 に，単一施設で介入を行った場合と比較し，多施設共同研究では実施率は低率な傾向が認められる。Lesprit ら[32]は，組織的な感染症専門医のアドバイスの導入により，抗菌薬中止が 5.1％から 21.8％に，それ以外の de-escalation が 4.4％から 10.5％に増加したことを報告しており，主治医だけの判断では de-escalation 実施には限界があることが推察される。

第 5 に，原因菌が判明することが，de-escalation を行う上で必要であることは前述したが，VAP において培養結果をどの程度信頼し，de-escalation を行うかは検討課題として残る。信頼のおける培養結果の前提として抗菌薬投与前の検体採取があるが，septic shock 患者ではそのために抗菌薬治療開始が遅れてはならない。Giantsou ら[33]は，気管吸引検体で VAP が診断された症例と気管支肺胞洗浄液で診断された症例を比較し，de-escalation は前者において 21％

各論

に実施され，後者では66.1%と高率であったとしている。Alvarez-Lermaら[34]は，院内肺炎を対象とし原因菌不明が高率であったことが全体での実施率を下げていたが，これは多くの症例において気管吸引で検体を採取したことが原因と彼らは推察している。その他の低い実施率の原因として抗菌薬前使用(79.1%)，晩期発症例(90.6%)が高率であったことがあげられている。次に述べる非感染性病変に対する抗菌薬使用もde-escalationの実施率に影響する因子であり，この場合は抗菌薬が中止される。

3. Non-infectious mimics

高いde-escalation実施率を報告しているCanadian Critical Care Trialsグループ[24]は，登録患者の21%は非感染性であり，Morelら[29]はde-escalationの25%は抗菌薬早期中止だったとしている。Heffnerら[35]は，severe sepsisを疑い集中治療を行ったnon-infectious mimicsについて報告している。救急部で低循環(血圧＜90 mmHg or lactate ≧ 4 mmol/L)でsepsisを疑った211例中，培養陰性が116例(55%)で，そのうち感染類似症状を呈した非感染例は32%を占め，内訳は炎症性腸疾患，循環血液量減少，薬剤による影響，副腎不全，急性心筋梗塞，肺塞栓，膵炎，糖尿病性毛とアシドーシス，腸閉塞などであった。

非感染性の診断にプロカルシトニン（PCT）の有用性が報告されている。Schuetzら[36]はセプシス疑いのICU患者において，臨床的に感染症が疑われる場合を除き，PCTが0.25以下の場合，抗菌薬を使用しないことを強く勧めており，0.5以上の場合抗菌薬使用を推奨する基準を発表している。また，1～2日ごとにPCTをfollow upし，PCTが0.25以下または90%以上減少の場合，抗菌薬中止することを強く勧めており，0.5以上の場合抗菌薬継続を推奨する基準を発表している(中等度リスクでは＜0.10で非使用/中止を強く推奨，≧0.25で使用/継続を推奨)。PCTガイドによる抗菌薬使用により急性呼吸器感染において，抗菌薬開始症例はPCTグループで有意に低率となり，抗菌薬使用症例における投与期間も－2.5日対象と比較し短縮化されたことを報告している[37]。また，死亡率や治療失敗率は対象と差を認めず，安全にPCTガイドによる抗菌薬開始・中止が行われることを示した。

4. De-escalationによる感染再燃や予後

明確なエビデンスはないものの，de-escalationは抗菌薬耐性化予防のために重要なストラテジーであることに異論はない。しかし，せっかく初期治療において経過良好であった症例において，de-escalationを行うことによる感染再燃や予後に影響することが危惧される。Kollefら[38]はVAP症例を対象とし，de-escalation症例での死亡率は17.0%で，escalation（狭域から広域，または新たな抗菌薬の追加）42.6%と比較し有意に低率で，変更しなかった症例の23.7%と差を認めなかったことを報告している。Morelら[29]はde-escalationを行った60例において，その後再度escalationを必要とした症例は4例（平均3.8日後）にとどまり，感染再燃はむしろde-escalation非実施例で有意に高率であった(19% vs 5%)。Waeleら[39]は，メロペネムをICUにおいてエンピリックに使用した症例（肺炎46%，腹腔内感染31%）において，de-escalationは42%に行われ，非実施例と比較し死亡率が低い傾向を認めた（7% vs 21%)。

死亡率減少や入院期間短縮は，しばしば de-escalation 実施例で非実施例と比較し報告されているが，de-escalation は appropriate 治療が行われ，かつ臨床経過が良好な症例に選択される。また，多剤耐性菌感染では de-escalation が不能なことが多く，de-escalation 可能例は患者背景にかなりバイアスがかかっていることを考慮する必要がある。正当な評価を行うには，少なくとも appropriate 治療が行われた症例における比較が必要である。Alvarez-Lerma ら[34]は院内肺炎で appropriate 治療例のうち，de-escalation 実施例の有効率は 58.3%，非実施例は 55.3% であり，死亡率は各々 14.6%，23.7% で差を認めなかったとしている。また，Shime ら[27]は de-escalation 症例で治療失敗は認めなかったが，appropriate 治療が行われ適応がありながら de-escalation が実施されなかった症例では治療失敗は 18% であったことを報告している。De-escalation 治療をエビデンスとするためには，培養検出菌がエンピリック治療薬でカバーされた症例を対象とし，de-escalation 群と広域抗菌薬継続群の RCT を，死亡率を primary endpoint として実施する必要がある。Cochrane review[40]では，severe sepsis，septic shock に対する de-escalation の有効性を評価した RCT は 1 つ継続中であるが，結果が得られたものはいまだ 1 つもなく，その効果と安全性に関してエビデンスはないとしている。SSC ガイドラインでは，2008 年版[41]では de-escalation のエビデンスの質は D であったが，2012 年版[1]では B に格上げされた（エビデンスの質は高いほうから A〜D と評価）ものの，いまだ弱い推奨（2）にとどめている。

（竹末 芳生）

文 献

1) Dellinger RP, Levy MM, Rhodes A, et al：Surviving Sepsis Campaign：international guidelines for management of severe sepsis and septic shock, 2012. Intensive Care Med **39**：165-228, 2013.

2) Kollef MH, Sherman G, Ward S, et al：Inadequate antimicrobial treatment of infections：a risk factor for hospital mortality among critically ill patients. Chest **115**：462-474, 1999.

3) Harbarth S, Garbino J, Pugin J, et al：Inappropriate initial antimicrobial therapy and its effect on survival in a clinical trial of immunomodulating therapy for severe sepsis. Am J Med **115**（7）：529-535, 2003.

4) Leone M, Garcin F, Bouvenot J, et al：Ventilator-associated pneumonia：breaking the vicious circle of antibiotic overuse. Crit Care Med **35**（2）：379-385, 2007.

5) Kumar A, Ellis P, Arabi Y, et al：Initiation of inappropriate antimicrobial therapy results in a fivefold reduction of survival in human septic shock. Chest **136**（5）：1237-1248, 2009.

6) Frakking FN, Rottier WC, Dorigo-Zetsma JW, et al：Appropriateness of empirical treatment and outcome in bacteremia caused by extended-spectrum-β-lactamase-producing bacteria. Antimicrob Agents Chemother **57**（7）：3092-3099, 2013.

7) Gasch O, Camoez M, Domínguez MA, et al：Predictive factors for early mortality among patients with methicillin-resistant Staphylococcus aureus bacteraemia. J Antimicrob Chemother **68**（6）：1423-1430, 2013.

8) Micek ST, Welch EC, Khan J, et al：Empiric combination antibiotic therapy is associated with improved outcome against sepsis due to Gram-negative bacteria：a retrospective analysis. Antimicrob Agents Chemother **54**（5）：1742-1748, 2010.

9) Kumar A, Roberts D, Wood KE, et al：Duration of hypotension before initiation of effective antimicrobial therapy is the critical determinant of survival in human septic shock. Crit Care Med 34（6）：1589-1596, 2006.
10) Christoff J, Tolentino J, Mawdsley E, et al：Optimizing empirical antimicrobial therapy for infection due to gram-negative pathogens in the intensive care unit：utility of a combination antibiogram. Infect Control Hosp Epidemiol 31（3）：256-261, 2010.
11) Martin-Loeches I, Lisboa T, Rodriguez A, et al：Combination antibiotic therapy with macrolides improves survival in intubated patients with community-acquired pneumonia. Intensive Care Med 36（4）：612-620, 2010.
12) Asadi L, Sligl WI, Eurich DT, et al：Macrolide-based regimens and mortality in hospitalized patients with community-acquired pneumonia：a systematic review and meta-analysis. Clin Infect Dis 55（3）：371-380, 2012.
13) Paul M, Benuri-Silbiger I, Soares-Weiser K, et al：Beta lactam monotherapy versus beta lactam-aminoglycoside combination therapy for sepsis in immunocompetent patients：systematic review and meta-analysis of randomised trials. BMJ 328（7441）：668, 2004.
14) Paul M, Dickstein Y, Schlesinger A, et al：Beta-lactam versus beta-lactam-aminoglycoside combination therapy in cancer patients with neutropenia. Cochrane Database Syst Rev 6：CD003038, 2013.
15) Kumar A, Safdar N, Kethireddy S, et al：A survival benefit of combination antibiotic therapy for serious infections associated with sepsis and septic shock is contingent only on the risk of death：a meta-analytic/meta-regression study. Crit Care Med 38（8）：1651-1664, 2010.
16) Kumar A, Zarychanski R, Light B, et al：Early combination antibiotic therapy yields improved survival compared with monotherapy in septic shock：a propensity-matched analysis. Crit Care Med 38（9）：1773-1785, 2010.
17) Cometta A, Baumgartner JD, Lew D, et al：Prospective randomized comparison of imipenem monotherapy with imipenem plus netilmicin for treatment of severe infections in nonneutropenic patients. Antimicrob Agents Chemother 38（6）：1309-1313, 1994.
18) Brunkhorst FM, Oppert M, Marx G, et al：Effect of empirical treatment with moxifloxacin and meropenem vs meropenem on sepsis-related organ dysfunction in patients with severe sepsis：a randomized trial. JAMA 307（22）：2390-2399, 2012.
19) Bowers DR, Liew YX, Lye DC, et al：Outcomes of appropriate empiric combination versus monotherapy for Pseudomonas aeruginosa bacteremia. Antimicrob Agents Chemother 57（3）：1270-1274, 2013.
20) Kollef MH, Golan Y, Micek ST, et al：Appraising contemporary strategies to combat multidrug resistant gram-negative bacterial infections--proceedings and data from the Gram-Negative Resistance Summit. Clin Infect Dis 53（Suppl 2）：S33-S55, 2011.
21) Heenen S, Jacobs F, Vincent JL：Antibiotic strategies in severe nosocomial sepsis：why do we not de-escalate more often？ Crit Care Med 40（5）：1404-1409, 2012.
22) Shime N, Satake S, Fujita N：De-escalation of antimicrobials in the treatment of bacteraemia due to antibiotic-sensitive pathogens in immunocompetent patients. Infection 39（4）：319-325, 2011.
23) Alvarez-Lerma F, Alvarez B, Luque P, et al：Empiric broad-spectrum antibiotic therapy of nosocomial pneumonia in the intensive care unit：a prospective observational study. Crit Care 10

(3)：R78, 2006.

24) Gonzalez L, Cravoisy A, Barraud D, et al：Factors influencing the implementation of antibiotic de-escalation and impact of this strategy in critically ill patients. Crit Care 17 (4)：R140, 2013.

25) Heyland DK, Dodek P, Muscedere J, et al：Randomized trial of combination versus monotherapy for the empiric treatment of suspected ventilator-associated pneumonia. Crit Care Med 36 (3)：737-744, 2008.

26) Leone M, Bourgoin A, Cambon S, et al：Empirical antimicrobial therapy of septic shock patients：adequacy and impact on the outcome. Crit Care Med 31 (2)：462-467, 2003.

27) Shime N, Kosaka T, Fujita N：De-escalation of antimicrobial therapy for bacteraemia due to difficult-to-treat Gram-negative bacilli. Infection 41 (1)：203-210, 2013.

28) Leone M, Garcin F, Bouvenot J, et al：Ventilator-associated pneumonia：breaking the vicious circle of antibiotic overuse. Crit Care Med 35 (2)：379-385, 2007.

29) Morel J, Casoetto J, Jospé R, et al：De-escalation as part of a global strategy of empiric antibiotherapy management. A retrospective study in a medico-surgical intensive care unit. Crit Care 14 (6)：R225, 2010.

30) Rello J, Vidaur L, Sandiumenge A, et al：De-escalation therapy in ventilator-associated pneumonia. Crit Care Med 32 (11)：2183-2190, 2004.

31) Rello J, Gallego M, Mariscal D, et al：The value of routine microbial investigation in ventilator-associated pneumonia. Am J Respir Crit Care Med 156 (1)：196-200, 1997.

32) Lesprit P, Landelle C, Brun-Buisson C, et al：Unsolicited post-prescription antibiotic review in surgical and medical wards：factors associated with counselling and physicians' compliance. Eur J Clin Microbiol Infect Dis 32 (2)：227-235, 2013.

33) Giantsou E, Liratzopoulos N, Efraimidou E, et al：De-escalation therapy rates are significantly higher by bronchoalveolar lavage than by tracheal aspirate. Intensive Care Med 33 (9)：1533-1540, 2007.

34) Alvarez-Lerma F, Alvarez B, Luque P, et al：Empiric broad-spectrum antibiotic therapy of nosocomial pneumonia in the intensive care unit：a prospective observational study. Crit Care 10 (3)：R78, 2006.

35) Heffner AC, Horton JM, Marchick MR, et al：Etiology of illness in patients with severe sepsis admitted to the hospital from the emergency department. Clin Infect Dis 50 (6)：814-820, 2010.

36) Schuetz P, Chiappa V, Briel M, et al：Procalcitonin algorithms for antibiotic therapy decisions：a systematic review of randomized controlled trials and recommendations for clinical algorithms. Arch Intern Med 171 (15)：1322-1331, 2011.

37) Schuetz P, Müller B, Christ-Crain M, et al：Procalcitonin to initiate or discontinue antibiotics in acute respiratory tract infections. Cochrane Database Syst Rev 9：CD007498, 2012.

38) Kollef MH, Morrow LE, Niederman MS, et al：Clinical characteristics and treatment patterns among patients with ventilator-associated pneumonia. Chest 129 (5)：1210-1218, 2006.

39) De Waele JJ, Ravyts M, Depuydt P, et al：De-escalation after empirical meropenem treatment in the intensive care unit：fiction or reality？ J Crit Care 25 (4)：641-646, 2010.

40) Silva BN, Andriolo RB, Atallah AN, et al：De-escalation of antimicrobial treatment for adults with sepsis, severe sepsis or septic shock. Cochrane Database Syst Rev 3：CD007934, 2013.

41) Dellinger RP, Levy MM, Carlet JM, et al：Surviving Sepsis Campaign：international guidelines for management of severe sepsis and septic shock：2008. Crit Care Med 36 (1)：296-327, 2008.

各 論

3-2）抗菌薬治療
～日本での活用～

はじめに

　Surviving Sepsis Campaign（以下，SSC）ガイドライン 2012 にはセプシスの際の抗菌薬治療の原則的な考え方が提示してある。本ガイドラインの記載に象徴される，empiric therapy から definitive therapy への流れおよび de-escalation の概念は，日本でもかなり浸透してきているように見える。しかし実際には，① empiric therapy が不適切である，② 微生物学的検査が提出されていないために empiric therapy からの de-escalation ができない，③ empiric therapy として選択される抗菌薬が漫然と継続される，などの問題もあるようである。また，実際には日本の中でも日本特有の微生物の事情を十分に把握して SSC ガイドラインを適用しないと，患者予後の改善にはつながらない。

　本項では，SSC ガイドラインを日本で活用する場合に注意すべき点を，特に抗菌薬治療に関する部分に着目して解説する。

1 セプシスの重症度

> 1．セプシス性ショック（Grade 1B），重症セプシス（Grade 1C）の状態と認識したら，1時間以内に有効な抗菌薬を経静脈的に投与せよ。

　重篤な感染症においては，適切な抗菌薬の速やかな開始が患者予後の改善のために重要である。セプシス患者においては，血圧低下後 1 時間以内に適切な抗菌薬が開始されない場合，患者の死亡リスクが増高することが知られている[1]。また，セプシスの重症度が高くなればなるほど，患者の死亡率は高くなる傾向にある（表）[2]。

　この点，わが国で適切な対応がなされているかどうかについては，現状を示す統計に欠けている。ただし，諸外国と比較して一般に医療アクセスのよいわが国では，比較的早期の抗菌投与開始がなされているものと推測される。

表 セプシス患者の死亡率

SIRS	7%
Sepsis	16%
Severe sepsis	20%
Septic shock	46%

セプシスの重症度が高くなればなるほど，患者の死亡率は高くなる傾向にある。

（文献2より引用）

2 抗菌薬の選択

> 2a. 初期治療には，病原微生物と思われる細菌／真菌／ウイルスに対して有効であり，感染臓器と推定される部位へ十分移行する抗微生物薬を1つ以上選択する（Grade 1B）。
>
> ｂ．ウイルスが原因の重症セプシスまたはセプシス性ショックの患者では可及的速やかに抗ウイルス薬を開始する（Grade 2C）。

　セプシスにおいてはempiric therapyが不適切であった場合に患者の死亡リスクが高くなることが，複数の研究で示されている[3, 4]。よって，セプシスにおいては原因菌種の的確な推定とそれに基づく適切な抗菌薬の選択がきわめて重要である。

　Empiric therapyの選択の上では「患者背景を重視する」ことが重要である。なぜならば，患者背景が異なれば感染臓器の傾向が異なり，同じ臓器感染症でも表現が異なり，なおかつ原因微生物が異なってくるからである。特にempiric therapyの選択上は的確な微生物の推測が重要である。SSCガイドライン2012では，従来あった細菌および真菌に関する記載のみならず，ウイルス感染症についての記載が追加されている。単純ヘルペスウイルスによるウイルス脳炎，インフルエンザ感染症，出血熱ウイルス感染症などではセプシス状態となることを考えれば，empiric therapy選択時にこれらの関与がないかどうかを検討することはきわめて重要である。

　現在問題となっているのは，医療の場が市中へと拡大している点である。これは，市中でも医療関連感染とよく似た病態の感染症を診る機会が増えていることを意味する。例えば，わが国では外来での抗がん剤治療が推進される傾向にあるが，この結果，市中発症のカテーテル関連血流感染患者が診られるようになってきている。外来抗がん剤治療中の患者の外来発症の発熱性好中球減少症への対応などは，今後検討が必要な問題である[5]。また肺炎の領域では，従来の市中肺炎・院内肺炎のくくりでは整理しきれないhealth-care-associated pneumonia（HCAP）という概念が明確となってきている。HCAPの患者群では通常の市中肺炎の患者群とは異なり，Methicillin-resistant *Staphylococcus aureus*（MRSA：メチシリン耐性黄色ブドウ球菌），*Pseudomonas* species, *Acinetobacter* species, *S. maltophilia*, ESBL-producing Enterobac-

各論

teriaceaeなどの潜在的に多剤耐性となり得る菌の検出率が高くなっている[6]。このように，①外来で発症する感染症の種類が変わってきており，②原因微生物として想定すべきものも変わってきている，という2点を十分に頭に入れて，感染症の診断と適切な治療の選択に注意を払う必要がある。わが国で問題となっているのは，多剤耐性のグラム陰性桿菌である。多剤耐性緑膿菌（Multidrug resistant *Pseudomonas aeruginosa*：MDRP）については，まずその定義が問題となる。MDRPには国際的な統一定義がない。わが国では感染症法に基づき，MDRPの定義がなされ，5類感染症として定点報告の対象となっている。この定義によれば，対象となった緑膿菌がイミペネム，アミカシンおよびシプロフロキサシンのMIC（最小発育阻止濃度）がそれぞれ16，32，および4μg/mL以上の値を示した場合をMDRPという（図）。この定義に基づくわが国の医療機関におけるMDRP検出の頻度は，荒川・切替らの調査によれば2003年以降2～3％の間を推移している[7]。*Acinetobacter*は好気性グラム陰性桿菌であり，自然環境中に広く分布する。乾燥に弱い緑膿菌と異なり，*Acinetobacter*は乾燥した環境でも長期間生存可能である。*Acinetobacter*感染・保菌のリスク因子としては，長期ICU滞在・最近の手術・中心静脈カテーテルの留置・気管切開・人工呼吸・経管栄養などがあげられている[8]。すなわち，原疾患の重症度が高く全身状態不良の患者が感染の高リスク患者であるといえる。現在，欧米を中心に世界各国で問題となっているのが多剤耐性の*Acinetobacter*属菌（Multidrug resistant

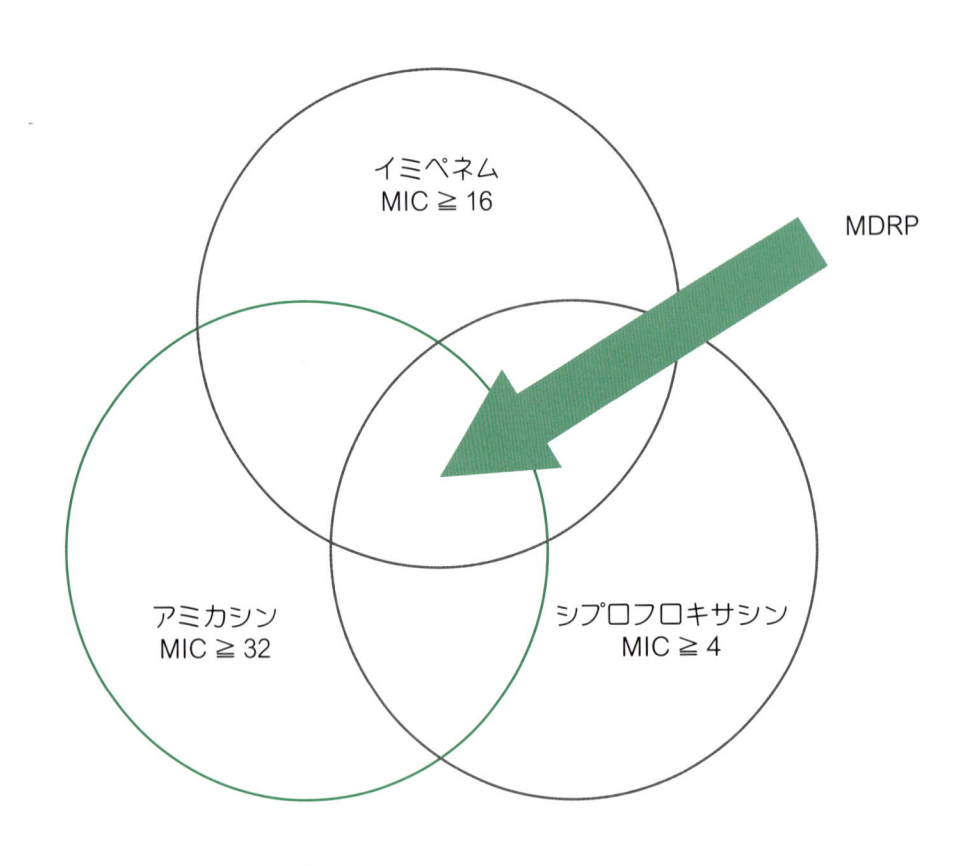

図　多剤耐性緑膿菌の定義

感染症法に基づく5類感染症（定点報告）の対象。
MIC：Minimum inhibitory concentration，MDRP：多剤耐性緑膿菌

（筆者作成）

Acinetobacter：MDRA）である。わが国では感染症法に基づくMDRPの基準をMDRAに暫定的に使用し，国立感染症研究所を中心としてサーベイランスが行われている。平成21年度および平成22年度厚生労働科学研究費補助金（新型インフルエンザ等新興・再興感染症研究事業）「新型薬剤耐性菌等に関する研究（H21－新興－一般－001）」の事業の一環として実施されたアンケート調査の結果では，報告書を提出した771の医療機関のうち2007～2009年の間において4.8～6.4％の医療機関でMDRAが検出されていると報告された。また，対象菌株のうち実際にMDRAが0.25～0.49％を占めていた（表）[9]。これにより，*Acinetobacter*属におけるMDRAの占める割合は今現在ではきわめて低いものの，MDRAはすでにわが国の多くの医療機関で検出されていることが明らかになった。多剤耐性グラム陰性桿菌は，わが国のみならず世界各国で猛威をふるっている。実際の抗菌薬選択の上では，各医療機関で検出される上記のグラム陰性桿菌がどのような感受性パターンを示しているかが重要である。このようなパターンをアンチバイオグラムと呼ぶが，自施設のアンチバイオグラムをよく把握した上で治療の選択を行うことが重要である。

　また，抗菌薬適正使用に対する意識が医療現場で高まる中で，カルバペネム系抗菌薬・キノロン系抗菌薬などの広域スペクトラムを有する抗菌薬の使用前届出制度・許可制度などがわが国では広く普及している。このような方策は，広域スペクトラムを有する抗菌薬の安易な使用を押さえ込む効力は有すると思われる。しかし一方で，ESBL産生菌などの多剤耐性菌による感染リスクが高いがゆえに，結果的にカルバペネム系抗菌薬を必要とするケースが一定数存在することも事実である。本来必要なケースにこのような抗菌薬が投与されない場合，これは患者予後の悪化に直接関係してくる。抗菌薬適正使用の目的は耐性菌の抑制ばかりでなく，大前提として「抗菌薬の効果を引き出す」という点がある。本来必要な広域抗菌薬が，適切な場面で使い控えされる状況の解決には，単に広域スペクトラムを有する抗菌薬の使用のみに目をつけて規制するのではなく，適切な感染症診療の推進が必要不可欠である[10]。

　原因微生物の同定のためには微生物学的検査がきわめて重要である。中でも血液培養検査の重要性はいうまでもない。セプシスにおける血液培養の陽性率は，セプシスの重症度に関連する。米国アイオワ大学での検討では，セプシスの17％，重症セプシスの25％，セプシス性ショックの69％で血液培養が陽性であったとの報告もある[2]。このように，セプシスの状態では血液培養の陽性率が高く，原因微生物同定の上で血液培養の有用性は高い。また，血液培養の採取は同時に複数セット行うことが標準である[11]。なぜならば，1セットのみの採取では感度が低いからである[12]。従来，わが国では血液培養は1セットのみ採取されることが多かったようであるが，近年では複数セット採取する医療機関が増えてきている。

　また，SSCガイドラインでは，抗菌薬の適切な使用の観点からのtherapeutic drug monitoring（TDM）の重要性が明記されている。近年わが国でも，感染制御認定薬剤師，感染制御専門薬剤師，抗菌化学療法認定薬剤師（日本化学療法学会）などの感染症を専門とする薬剤師の認定制度が整備され，専門的知識経験を有する薬剤師の増加に伴い，薬剤師によるTDMの推進および処方計画への参画が進んでいる。これはわが国の医療現場での抗菌薬の用法用量の設定に大きく寄与していると思われる。

各論

3 レジメンの変更

> 2b. 抗微生物薬のレジメンは毎日 de-escalation が可能か評価を行う（Grade 1B）。
> 4b. エンピリックに開始した併用療法は 3 〜 5 日以上は継続すべきではない。感受性が判明すれば最適な抗菌薬の単剤による治療に de-escalation すべきである（Grade 2B）。
> 5. 治療期間は典型的には 7 〜 10 日である。治療への反応が遅い患者, ドレナージできない感染源のある患者, 黄色ブドウ球菌による菌血症の患者, 真菌感染やウイルス感染, 好中球減少を含む免疫抑制患者ではより長期間の治療が必要かもしれない（Grade 2C）。
> 7. 重症患者であっても感染症が原因ではないと判断すれば抗菌薬は使用すべきではない（UG）。

　これらの勧告はすべて, 抗菌薬の適正使用の観点からのものである。いずれも抗菌薬の効果を最大化し, なおかつ無用な副作用および抗菌薬耐性菌の出現を防ぐ観点から勧告がなされている。

　感染症の原因微生物名および抗菌薬感受性が判明するとわかるのは, 多くの場合, すでに開始している empiric therapy は必ずしも最良の治療ではないということである。患者に対しては効果および副作用のリスクの点から最良の抗菌薬が処方されるべきであり, 感染症の原因微生物名および抗菌薬感受性が判明した時点で他に確立された優れた抗菌薬治療はその最良のレジメン（definitive therapy）に変更することが必要である。また, この結果抗菌薬が広域のものからより狭域のものに変更（de-escalation）されれば, 結果として広域抗菌薬のプレッシャーがなくなり, 緑膿菌などにおける耐性菌の出現や, 体内菌叢の変化に伴う *Candida*, *C. difficile* などによる感染のリスクも下がると考えられる。しかしわが国では, 現場の医療者の definitive therapy 変更に対する抵抗は強いようである。中でも de-escalation に対しては抵抗が強い。ただし, これは諸外国でも同じ傾向のようである[13,14]。

　このように definitive therapy 変更への抵抗がみられる理由には, empiric therapy から definitive therapy への変更の概念が誤解されていることが大きな理由であると思われる。Empiric therapy から definitive therapy への変更はあくまで治療の最適化のために行うのだが, 一般の医療者にとっては「効いている薬剤を変えることが怖い」などの理由で変更への抵抗感が大きい。これは特に広域抗菌薬から狭域抗菌薬に変更する, いわゆる definitive therapy の場合に強いようである。なぜならば, de-escalation に「狭域の抗菌薬に無理に変更して効果を落とす」というイメージがあるからである。De-escalation は, あくまで definitive therapy として選択される薬剤の治療効果が十分に確立されていて, なおかつ empiric therapy よりも狭域である場合を指していうのであるが, この点が理解されていないようである。

4 抗菌薬の併用療法

> 4a. 好中球が減少している患者の重症セプシス（Grade 2B），アシネトバクターや緑膿菌のような難治性の多剤耐性菌による感染症（Grade 2B）の場合，併用療法を行うべきである。呼吸不全やセプシス性ショックを伴う重症感染症の患者では，緑膿菌菌血症のカバーのために広域のβ-ラクタム系薬にアミノグリコシドまたはフルオロキノロンを併用すべきである（Grade 2B）。肺炎球菌菌血症を伴うセプシス性ショックの患者ではβ-ラクタム系薬とマクロライドを併用すべきである（Grade 2B）。

緑膿菌，*Acinetobactor* などにおいては，抗菌薬の相乗効果が *in vitro* では示されている。しかし，臨床的にはこの点は十分には確認されていない[15]。一方でβ-ラクタム系薬剤にアミノグリコシド系薬剤を併用することによって腎障害のリスクが高くなることは示されている[16]。しかし併用するだけの生物学的理由があるとの理由から，緑膿菌感染症については併用療法を行うことを推奨している。

わが国の状況を考えた場合，抗菌薬の併用は別の観点で有用性があると考えられる。それは，第一には多剤耐性菌感染のリスクがある場合の empiric therapy としての使用であり，第二には多剤耐性菌感染で治療手段が限られている場合に definitive therapy として *in vitro* で相乗効果の示されている抗菌薬の併用を行う点である。

日本では現在，MDRP，多剤耐性 *Acinetobactor* などの多剤耐性グラム陰性桿菌が問題となっている。これらの菌群の感染症は発症後速やかに適切な抗菌薬が開始されなければ，患者予後が悪化することが知られている。よって，当該患者にこのような多剤耐性グラム陰性桿菌感染症のリスクが高い場合には，それを見越した empiric therapy の選択が必要である。ここで抗菌薬の併用を行っておけば，検出菌が両薬剤にともに耐性である可能性は低くなるはずである。また，実際に検出された菌が多剤耐性である場合には，チェッカーボード法に基づいた薬剤選択による抗菌薬併用療法が選択肢としてある。具体的には各施設で検出されたMDRPをブレイクポイント・チェッカーボード・プレート（BCプレート®［栄研化学］）[17]を使用して検査し，相乗効果のある抗菌薬の組み合わせを見出して実際の患者に投与する方法である。MDRP の治療としては諸外国では colistin，ポリミキシンB などを用いている。Levin らは多剤耐性の *A. baumanii* や *P. aeruginosa* による医療施設関連感染例合計60例（肺炎が33％，尿路感染が20％，セプシスが15％，中枢神経感染が8％，腹膜炎が7％，カテーテル関連感染症が7％，中耳炎が2％）に対して colistin を 2.5〜5.0 mg/kg/日で，2〜3分割されて投与し，35人（58％）で満足すべき治療効果がみられた[18]。Montero らは多剤耐性の *A. baumanii* による人工呼吸器関連肺炎例35例に対して，21例で静注 colistin を 2.5〜5.0 mg/kg/日，3分割されて投与された場合と，残り14例で静注イミペネム・シラスタチン 2〜3 g/日した場合との臨床経験を比較し，治療奏効例の割合は両群ともに57％であった。また腎障害は colistin 群のうち24％にみられたが，治療を注視する必要があった例はなかったと報告している[19]。しかし，

各論

現時点では本薬剤は国内未承認であり，国内の医療機関ではこれを個人輸入などの形で使っているのが現状である。そのような状況では前記のチェッカーボード法に基づいた薬剤選択も一つの手段となると考えられる。

　また，好中球が減少している患者の重症セプシスに関する記載がSSCガイドライン2012においては追加されている。好中球が減少している患者の重症セプシスでは緑膿菌，*Acinetobactor*などが原因微生物となることがある。この場合には疾患の重症度が高いことが問題となるが，加えて緑膿菌，*Acinetobactor*などが多剤耐性を示すことも問題となる。よってやはり抗菌薬の併用を行うことで，耐性菌感染症による治療不良のリスクを下げることができる。

　また，今回のSSCガイドライン改訂では，「肺炎球菌菌血症を伴うセプシス性ショックの患者では，β-ラクタム系薬とマクロライドを併用すべきである（Grade 2B）」との文言が追加された。これは，重症の肺炎球菌菌血症患者において抗菌薬併用療法が患者の良好な予後と関連があるとの複数の報告[20,21]を受けてのものである。推奨度としては高くなく，実際に臨床現場で採用するかどうかについては議論があると思われるが，一つのオプションとして今後検討対象となると思われる。

（大曲　貴夫）

文　献

1) Kumar A, Roberts D, Wood KE, et al：Duration of hypotension before initiation of effective antimicrobial therapy is the critical determinant of survival in human septic shock. Crit Care Med 34（6）：1589-1596, 2006.
2) Rangel-Frausto MS, Pittet D, Costigan M, et al：The natural history of the systemic inflammatory response syndrome (SIRS). A prospective study. JAMA 273（2）：117-123, 1995.
3) Rello J, Gallego M, Mariscal D, et al：The value of routine microbial investigation in ventilator-associated pneumonia. Am J Respir Crit Care Med 156（1）：196-200, 1997.
4) Kollef MH, Ward S：The influence of mini-BAL cultures on patient outcomes：implications for the antibiotic management of ventilator-associated pneumonia. Chest 113（2）：412-420, 1998.
5) Hughes WT, Armstrong D, Bodey GP, et al：2002 guidelines for the use of antimicrobial agents in neutropenic patients with cancer. Clin Infect Dis 34（6）：730-751, 2002.
6) Shindo Y, Sato S, Maruyama E, et al：Health-care-associated pneumonia among hospitalized patients in a Japanese community hospital. Chest 135（3）：633-640, 2009.
7) 多剤耐性緑膿菌の感染制御対策（平成18年度厚生労働科学研究〔新興・再興感染症研究事業〕）「薬剤耐性菌に関する研究」班〔主任研究者：荒川宜親〕／「高度多剤耐性緑膿菌の院内感染対策に関する研究」〔分担研究者：切替照雄〕）．
http://www.ncgm.go.jp/ryokunoukin/index.html
8) Munoz-Price LS, Weinstein RA：Acinetobacter infection. N Engl J Med 358（12）：1271-1281, 2008.
9) 多剤耐性アシネトバクター属の分離状況等に関してのアンケート調査結果．平成21年および平成22年度厚生労働科学研究費補助金（新型インフルエンザ等新興・再興感染症研究事業）「新型薬剤耐性菌等に関する研究（H21－新興－一般－001）」（主任研究者：荒川宜親）．
http://www.mhlw.go.jp/bunya/kenkou/kekkaku-kansenshou19/dl/multidrug-resistant-bacteria_1.pdf

10) 大曲貴夫：抗菌薬適正使用とは何か？（特集 君わかってるなあ…ICT として知っておきたい抗菌薬適正使用の基礎知識）Infection control **18**（7）：668-672, 2009.

11) 松本哲哉, 満田年宏：CUMITECH 血液培養検査ガイドライン. 医歯薬出版, 東京, 2007.

12) Lee A, Mirrets S, Reller LB, et al：Detection of bloodstream infections in adults：how many blood cultures are needed? J Clin Microbiol **45**（11）：3546-3548, 2007.

13) Thompson RL, Wright AJ：General principles of antimicrobial therapy. Mayo Clin Proc **73**（10）：995-1006, 1998.

14) van der Meer JW, Gyssens IC：Quality of antimicrobial drug prescription in hospital. Clin Microbiol Infect **7** Suppl 6：12-15, 2001.

15) Chamot E, Boffi El Aman E, Rohner P, et al：Effectiveness of combination antimicrobial therapy for Pseudomonas aeruginosa bacteremia. Antimicrob Agents Chemother **47**（9）：2756-2764, 2003.

16) Paul M, Soares-Weiser K, Leibovici L：Beta lactam monotherapy versus beta lactam-aminoglycoside combination therapy for fever with neutropenia：systematic review and meta-analysis. BMJ **326**（7399）：1111, 2003.

17) Tateda K, Ishii Y, Matsumoto T, et al：'Break-point Checkerboard Plate' for screening of appropriate antibiotic combinations against multidrug-resistant Pseudomonas aeruginosa. Scand J Infect Dis **38**（4）：268-272, 2006.

18) Levin AS, Barone AA, Pengo J, et al：Intravenous colistin as therapy for nosocomial infections caused by multidrug-resistant Pseudomonas aeruginosa and Acinetobacter baumannii. Clin Infect Dis **28**（5）：1008-1011, 1999.

19) Garnacho-Montero J, Ortiz-Leyba C, Jiménez-Jiménez FJ, et al：Treatment of multidrug-resistant Acinetobacter baumannii ventilator-associated pneumonia（VAP）with intravenous colistin：a comparison with imipenem-susceptible VAP. Clin Infect Dis **36**（9）：1111-1118, 2003.

20) Baddour LM, Yu VL, Klugman KP, et al：Combination antibiotic therapy lowers mortality among severely ill patients with pneumococcal bacteremia. Am J Respir Crit Care Med **170**（4）：440-444, 2004.

21) Martin-Loeches I, Lisboa T, Rodrigez A, et al：Combination antibiotic therapy with macrolides improves survival in intubated patients with community-acquired pneumonia. Intensive Care Med **36**（4）：612-620, 2010.

各 論

3－3）抗菌薬治療
～現在における抗菌薬治療の考え方～

1 エンピリカルな抗菌薬治療－総論

　SSC（Surviving Sepsis Campaign）ガイドライン2012（以下，SSCG）[1]では，「すべての可能性のある細菌および真菌をカバーする」と書かれている。それは感染臓器や患者の背景，地域や施設などの菌の検出頻度や耐性度などのローカルファクターにより予想される起因菌も異なるからであろう。SSCGで述べられているように，敗血症，敗血症性ショックにおいてエンピリカルな治療に不適切，すなわち起因菌をカバーしていない抗菌薬が使用された場合，患者の死亡率は統計的・臨床的に有意に高い。したがって，敗血症患者に抗菌薬を使う場合は広域スペクトラムが基本である。

　抗菌薬を選ぶ上で最も重要な疫学的情報は，市中感染（community-acquired）か医療関連感染（healthcare-acquired）かという違いである。後者ではMRSA（Methicillin-resistant *Staphylococcus aureus*：メチシリン耐性黄色ブドウ球菌）やESBLs（extended spectrum β lactamase：基質特異性拡張型βラクタマーゼ）産生菌などの耐性菌のリスクがより高い。それら疫学情報と感染臓器の組み合わせにより，可能性のある起因菌を想定する。

　肺炎を例にとると，通常の市中肺炎では肺炎球菌やインフルエンザ桿菌，マイコプラズマ，レジオネラなどが主な起因菌であり，ATS（米国胸部疾患学会）/IDSA（米国感染症学会）ガイドライン[2]で入院患者に推奨される第三世代セフェム系薬＋マクロライドでほとんどはカバーされ，敗血症性ショックを伴っていても基本的に同じレジメンが使用される。これが医療関連肺炎となると緑膿菌やエンテロバクターなどのグラム陰性桿菌，MRSAなどの耐性菌が起因菌となることが多く，エンピリカルな治療としてはセフェピムやピペラシリン・タゾバクタム，カルバペネム，±バンコマイシンといったより広域な抗菌薬が必要となる。

　個々の感染症の抗菌薬治療について述べるのは本著の目的ではないので，割愛する。基本としては上記疫学情報と感染臓器の特定ができたら菌の大まかな予想がつくので，それらに対して十分な感受性がある抗菌薬を選ぶ。加えてその他に合併の基礎疾患，重症度，抗菌薬使用歴，アレルギー，過去の培養結果，抗菌薬で起こり得る副作用なども考慮した上で，最終的にエンピリカルな抗菌薬の種類を決定する。

　また，可能ならば各施設の最近のアンチバイオグラム（antibiogram）も参考にしたい。よく使用されるサンフォード感染症治療ガイドやUp to dateは米国の耐性菌が多い地域を想定しているので，そこに推奨されるエンピリカルな治療が日本の一地域の一施設で適応してよいか

一考すべきであろう。

2 多剤耐性グラム陰性桿菌(MDR-GNR)のカバー

緑膿菌やESBLs産生菌，アシネトバクターなど昨今の多剤耐性グラム陰性桿菌(multi-drug resistant gram negative rod：MDR-GNR)の増加は大きな問題である。MDR-GNRをカバーするエンピリカルな治療としてカルバペネム系薬や第四世代セフェム系薬，ピペラシリン・タゾバクタムなどがよく選択される。先に述べた医療関連感染症はもちろんであるが，市中感染症でもESBLs産生菌やAmp-C産生菌への恐れから，重症例ではカルバペネム系薬を使用せざるを得ないことが増えてきている。もちろんカルバペネム系薬でカバーできないグラム陰性菌も存在するが，他の抗菌薬と比べると外す可能性は少ない[3]。

一方で，カルバペネム系薬の盲目的使用で懸念されるのは，カルバペネム耐性グラム陰性桿菌の増加である。カルバペネム耐性緑膿菌は抗菌薬使用の多い長期入院患者において，しばしば経験する。また，米国で近年問題になっているカルバペネム耐性の*Klebsiella Pneumoniae* Carbapenemases (KPC)産生菌も対策をうたなければ，日本に輸入され，広がっていくことが危惧される。アシネトバクターもしばしばカルバペネム耐性であり，それによる感染症の死亡率は40%近くと非常に高い[4]。MDR-GNRによる感染症の死亡率が高いのは感染を起こす患者層が元々悪い状態であるということも一因であるが，エンピリカルな広域抗菌薬がカバーしきれていないというのも大きな理由であろう。今後カルバペネム耐性菌が増えると，重症敗血症・敗血症性ショック患者の予後の悪化が予想される。日本では今のところその前の段階であり，カルバペネム耐性菌をできるだけ増やさないために，その使用は最小限にしたい。培養結果判明次第，速やかにde-escalationを行うことがカルバペネム系薬使用を安全に減らす最も重要な手段である。

SSCGでは，前回の2008年ガイドライン同様に重症患者では積極的にGNR(グラム陰性桿菌)に対する二剤治療を勧めている。β-ラクタム系薬とアミノグリコシドまたはフルオロキノロンは*in vitro*でシナジーがあるため，伝統的に重症患者や好中球減少患者によく使用されていたが，臨床的に予後を改善したというエビデンスは乏しく，好中球減少患者の発熱のガイドラインでは単剤治療がより勧められるようになってきている[5]。メタ解析において，好中球減少患者の発熱においては単剤治療と二剤治療で臨床的なアウトカムは同等であったが，アミノグリコシドを用いた二剤治療は腎毒性との関連性があり，単剤での治療が好まれるエビデンスの一つとなっている[6]。また，β-ラクタム系薬とアミノグリコシドの組み合わせは，以前は緑膿菌の耐性化を防ぐと考えられていたが，最近のメタ解析では否定されている[7]。それらの二剤療法に反するデータにもかかわらずSSCGで二剤療法が奨励されているのは，万が一エンピリカルな治療が外れていた場合には予後が大変悪くなるからであると述べられている。二剤治療はスペクトラムを広げて起因菌を最大限に漏れなく「カバー」できるようにすることが目的である。例としてBhatらの研究では緑膿菌はカルバペネム系薬単剤で82%カバーできたが，アミカシンを加えることで95%までカバーできるはずであったことが示された[8]。外さないのが目的であるので，起炎菌がβ-ラクタム系薬に感受性があることが判明した時点で，アミノグリコシド

各論

を中止するべきである。

3 バンコマイシンの必要性

MRSAやコアグラーゼ陰性ブドウ球菌（coaglase-negative staphylococci：CNS），アンピシリン耐性腸球菌，ペニシリン耐性肺炎球菌（penicillin-resistant *Streptococcus pneumoniae*：PRSP）に対するバンコマイシンを重症敗血症に対しエンピリカルに投与すべきか専門家の間でもいまだに統一した見解はないが，臨床ではしばしば行われている。

米国ではUSA-300という種の市中MRSA（CA-MRSA）の広がり[9]により，市中発症の重症感染症に対してMRSAをカバーすることが多いが，幸い日本ではCA-MRSAは今のところまれであるため，純粋に市中発症の敗血症でルーチンでのMRSAカバーは不要と思われる。しかし院内発症となると，多くの日本の施設では黄色ブドウ球菌中半数近くがMRSAであるので，重症敗血症ではバンコマイシンの使用を考慮する。

CA-MRSAが多い米国でも，エンピリカルなバンコマイシンの使用について統一した見解はない。例えば，多くは院内発症で重症化しやすい好中球減少患者の発熱において，バンコマイシンはルーチンでは推奨されていない[5]。その背景となっているのは培養結果が帰ってくる前にバンコマイシンを投薬することが予後の改善に関係するかいまだに不明であることだ。FangらによるMRSA菌血症162人の予後を追ったコホート研究[10]では，血液培養採取後48時間以前にバンコマイシンを開始した群と血液培養採取48時間以降に開始した群ではその予後に有意な差はみられなかった。Ammerlaanらによる黄色ブドウ球菌（334人中MSSA〔メチシリン感受性黄色ブドウ球菌〕257人，MRSA 77人）菌血症患者の後ろ向きコホート研究[11]では全体で28％の患者で，MRSA群では52％の患者においてエンピリカルな治療が不適切であったが，不適切な治療は30日後の死亡率の上昇との関連性はみられなかった。Kimらの127人のMRSA菌血症のコホート研究[12]においても血培採取から適切な抗菌薬治療開始まで2日間の遅れは予後の悪化に関与していないことが示された。

まとめると，バンコマイシンはすべての敗血症患者においてルーチンでは使用するべきではないが，MRSAのリスクのある患者における重症敗血症，または黄色ブドウ球菌の感染を疑わせるような重症な皮膚軟部組織感染症においてはバンコマイシンのエンピリカルな投薬を積極的に考慮するべきだろう。

4 嫌気性菌のカバーについて

嫌気性菌は，菌血症の原因としてはグラム陽性球菌やグラム陰性桿菌と比べ少ない。Bassaらは68例のコホート研究で，20.6％の患者で主に消化管の固形腫瘍を持つことを示した[13]。感染臓器としては，腹部の感染が42.6％で最多であった。死亡率は23.5％と高率であった。嫌気性菌が起因菌として考えられる肺膿瘍や腹腔内膿瘍といった感染症はもとより，重症敗血症で腹腔内感染症の可能性がある場合，もしくは固形腫瘍を持つ患者におけるフォーカス不明の敗血症においては積極的にカバーすることを考慮すべきであろう。カルバペネム系薬やピペラシリン・タゾバクタム，アンピシリン・スルバクタムなどは十分な嫌気性菌のスペクトラムを持

つ。クリンダマイシンはBacteroidesの耐性菌の割合が多いので，横隔膜下の感染症には使用を避けるべきである[14]。

5 カンジダ血症のカバーについて

カンジダはICUでの敗血症性ショックの10％で起因菌であるが，通常の広域抗菌薬でカバーされないため，SSCGでは特に強調されていることの一つである。

Bassettiらのレビュー[15]では，カンジダ血症のリスクとしては長期入院，広域抗菌薬の使用，中心静脈カテーテルの存在，経静脈栄養，高いAcute Physiology and Chronic Health Evaluation（APACHE）スコアなどである。Patelらによると，カンジダ血症による死亡率は68％と非常に予後が悪いことが示された。適切な治療が15時間以内に行われていることは生存率の改善と関連していた（$P=0.03$）[16]。Gomezらの院内発症のカンジダ血症患者107人のコホート研究によると早期の十分な抗真菌薬の投与（オッズ比：11.8，95％CI：1.7～81.2）と早期（48時間以内）の中心静脈カテーテルの抜去（オッズ比：12.2，95％CI：1.9～74.9）が治癒と関連していた[17]。よって，ICUにおける中心静脈カテーテルを持つ患者における重症敗血症，敗血症性ショックにおいては抗真菌薬の投薬とカテーテルの抜去を積極的に考慮すべきである。

近年，院内感染症では*Candida albicans*以外の*Candida glabrata*, *Candida krusei*といったフルコナゾール耐性のnonalbicansのカンジダの割合が多くなっている[16]。よって，敗血症のエンピリカルな真菌治療としてはより多くのカンジダ属をカバーできるカスポファンギンやミカファンギンなどのエキノキャンディン系薬を用いることが多い。

6 その他の特殊な敗血症を起こす感染症のカバーについて

上記に述べた感染症以外に，ツツガ虫病，日本紅斑熱，インフルエンザなど通常のβ-ラクタム系薬を中心とした広域抗菌薬で効かない敗血症を起こす感染症も考慮する。

ツツガ虫病，日本紅斑熱はどちらも発熱，発疹，刺し口（eschar）の3徴候が特徴的である。日本の本州の多くの地域で，ツツガ虫病は11～12月の晩秋に，日本紅斑熱は3～10月の夏場に流行する。呼吸不全，意識障害，DIC（disseminated intravascular coagulation：播種性血管内凝固症候群）など重症化することもしばしばあり，この時期の通常のフォーカス不明の市中敗血症では，鑑別に入れるべきである。通常，エンピリカルな敗血症の治療に用いられるβ-ラクタム系薬，アミノグリコシド，バンコマイシンはツツガ虫病や日本紅斑熱の病原体であるリケッチアに対しては効かない。ドキシサイクリン，ミノサイクリンなどが第一選択薬である。

インフルエンザは発熱，上気道炎症状で通常無治療で治癒するが，まれに肺炎や髄膜炎など起こすことがあり，冬期の熱性疾患では常に鑑別にあがる。重症敗血症でインフルエンザの可能性がある場合，積極的にオセルタミビルの投与を検討すべきである。

7 抗菌薬の早期投与について

SSCGでの抗菌薬に関する最も重要な推奨の一つが，広域抗菌薬の速やかな投薬（具体的には1時間以内）である。現時点では，早期抗菌薬の優位性を検証した前向きのランダム化試験は

存在しない[18]。重症患者に抗菌薬を早期に投与しないということは倫理的に問題視されるであろうことから，今後も出てくる可能性は低いと考える。SSCG 発表以来，敗血症バンドルの一項目として多くの施設で抗菌薬の早期投与が取り組まれ，その結果，敗血症の予後の改善につながっている[19,20]。敗血症バンドルによりスタッフの共通の目標をはっきりさせる。できるだけ早く抗菌薬を投与するという曖昧な表現より，具体的な数値化された短期目標を掲げることで，スタッフ全員が共通のゴールに向かって努力することができる。Francis らによる救急外来受診した重症敗血症の患者 213 人の後ろ向きコホート研究では，当初，初回抗菌薬の投与に平均 163 分かかっていたが，敗血症プロトコルを採用してから平均 79 分へと激減した[21]。また，プロトコルの前は感染源を正しくカバーしているのは 47％にすぎなかったが，プロトコル後は 73％が適切な抗菌薬を投与されていた。各病院において適切な抗菌薬投薬が早期になされるようにシステムの改善に取り組むべきである。

　感染症診療は綿密な病歴と身体所見，基本的な一般検査により感染臓器と起因菌をできる限り予想して抗菌薬を決定するというのが基本である。しかし，1 時間という時間的な制約がある場合，ワークアップと治療を同時に行わなければならない。現実には患者の状態が悪く十分な病歴がとれない場合や，中心静脈などの手技なども行わなければならない，夜間の中小病院などで基本的な検査もすぐにできない場合など受診 1 時間ではまだワークアップの途中という場合が多いであろう。そういう場合にも，その時点で得られた情報を元に，可能性のある感染臓器に感染を起こす菌のほとんどをカバーできる抗菌薬を投与すべきである。例えば，救急外来で発熱とショックで老人保健施設からきた認知症を持つ患者などの場合，問診や診察だけでは感染臓器を特定できないことも多いので，複数の可能性のある臓器を対象にエンピリカルな抗菌薬を投薬するという最小公倍数的な治療を行わざるを得ない。その後により多くの病歴や検査結果，培養結果が判明した時点で de-escalation を行うことが重要である。そのために最も重要なのは，抗菌薬投与前に 2 セット以上の血液培養と可能性のある感染臓器からの検体の培養をとることである。病歴や身体所見は 1 回の抗菌薬投与でも通常影響は受けないが，血液培養は 1 回の抗菌薬投与で偽陰性化することもあるので，必ず抗菌薬投薬前にとらなくてはならない。

8 抗菌薬の使用量について

　SSCG では，感染臓器に十分量の抗菌薬が行き渡るように抗菌薬を投薬するよう推奨している。抗菌薬の量は効果と副作用のバランスをとり，最適化されなければならない。これは特に緑膿菌や ESBLs 産生菌などの耐性菌に対する治療において重要である。また，抗菌薬の臓器移行を考える上で，最も重要な臓器は中枢神経系である。中枢神経感染症があれば，種類も使用量も普通の菌血症とは異なってくる。だから意識障害や頭痛を伴う敗血症に対して常に髄膜炎は想定してマネジメントする必要がある。

　日本の抗菌薬，特に β-ラクタム系薬の保険適用量が少なすぎるというのは，感染症の専門医の間では以前から問題となっている。例えば，緑膿菌のピペラシリンに対して感受性ありとする MIC（minimum inhibitory concentration：最小発育阻止濃度）カットオフは 16 μg/mL 以

下であるが，これは欧米でのピペラシリン投与量（最低3gを6時間おき）を基本に決定されている[30]。日本での通常投与量である1～2gを6～12時間おきという投与量では，最大量の1日8gを使用しても欧米の最低量にも及ばない。この不十分な量は，緑膿菌を効果的に治療するのに明らかに不十分であるのみならず，菌の耐性化を助長するという二重の問題を抱えている。保険適用量がよりよいエビデンスに基づいた国際的なスタンダードに変更されることを望むが，今現在苦しむ重症患者のために保険適用量を超えた適切な量を使用することを躊躇してはならない。

β-ラクタム系薬は時間依存性の抗菌薬で，血中濃度がMICを超えている時間（Time above MIC：t＞MIC）が効果と関連する。血中濃度がMICを超えてさえいれば，最高濃度の高低は効果に関係しないので，頻度を増やさず1回量を増やすことはほとんど意味がない。ほとんどのβ-ラクタム系薬は半減期が短いため，t＞MICを増やすには通常1日3～6回の投薬を必要とする。

Lodiseらは重症の緑膿菌感染症患者において，ピペラシリン・タゾバクタム3.375gを1回あたり4時間かけて8時間おきに静注する方法（Extended infusion）は，従来の3.375gを30分かけて6時間おきに投与する方法よりも，有意に14日後の死亡率は低かった（12.2% vs 31.6%：P＝0.04）[22]。同様にLorenteらはVAP（ventilator-associated pneumonia：人工呼吸器関連肺炎）の患者に対しメロペネムの持続静注（1gを6時間かけて6時間おきに投与）と従来の静注法（1gを30分かけて6時間おきに投薬）を比べたところ，前者は有意に臨床的治癒率が高かったことが示された（90.5% vs 59.6%：P＜0.001）[23]。静脈ルートが抗菌薬1本で占められてしまうのが欠点ではあるが，重症患者では考慮に値する。

アミノグリコシドは濃度依存性の抗菌薬であり，その効果は最大血中濃度：MICの比に依存するため，分割するより1日1回にまとまった量を投薬するほうが理論的により有効である。また，1日1回投薬により薬剤血中濃度の低い時間ができ，それが腎毒性を減らすと考えられており，現在では多くの施設がこの方法を取り入れている。アミノグリコシドの使用に関しては腎毒性がしばしば問題となるが，腎毒性は可逆性である。患者の腎機能からエンピリカルな量を決定し，その後血中レベルとクレアチニンで毒性をモニタリングすることにより，安全な投薬が可能である。

バンコマイシンはMRSAのMICの全体的な上昇により，目標のトラフ値を15～20 mg/Lが望ましい[24]。正常腎機能の患者への通常の使用量は15 mg/kgを12時間ごとだが，重症患者においては，より早くバンコマイシンを治療域にするために初回量のみ25 mg/kgでローディングを行うこともある[24]。ただし，バンコマイシンは急速投薬でRed-man症候群のリスクがあるため，500 mgあたり30分以上の時間をかけて投薬するのが望ましい。

9 De-escalation

De-escalation（ディ・エスカレーション）とは，広域抗菌薬を培養結果に応じてよりスペクトラムを絞った抗菌薬レジメンに変更することである。その主たる目的はしっかり起因菌をカバーして患者の安全を確保しつつ，広域抗菌薬の使用を減らし，ひいては耐性菌を減らすこと

各論

である。例としては以下のような状況である。
① β-ラクタム系薬とアミノグリコシドの併用でエンピリカルに治療開始。血液培養でβ-ラクタム系薬に感受性ある菌と判明したため，3日目でアミノグリコシドは中止。
② 院内肺炎に対し，ピペラシリン・タゾバクタムとバンコマイシンで治療開始，喀痰培養で緑膿菌が生え，血液培養は48時間陰性にて3日目でバンコマイシンは中止。
③ フォーカス不明の発熱性ショックでメロペネムとバンコマイシン開始，血液培養でMSSAと判明し，セファゾリンに変更。

　広域抗菌薬の使用を制限することは，患者自身にも耐性菌の感染や偽膜性腸炎のリスクを減らすことも期待できる。De-escalation はエンピリカルな治療で広域抗菌薬を選ばざるを得ない敗血症患者やICUにおいては抗菌薬使用制限を比較的安全にできる重要な手法である。SSCGでも積極的に推奨されている。

　抗菌薬スチュワードシップなどの積極的に推進するプログラムや感染症科の介入なしには de-escalation はなかなか実行されにくいのが実情である。De Waele らは外科ICUでのメロペネム使用患者においてその後の de-escalation について1年間調査したところ，42%の患者しか de-escalation されていなかった[25]。De-escalation した患者はしなかった患者に比べ，統計的に優位ではないが死亡率が低い傾向がみられた（7% vs 21%：P = 0.12）。

　Eachempati らの外科ICUにおけるVAPの2年間の追跡調査では，肺炎の再発率，死亡率ではde-escalationをした群としなかった群では違いはみられず[26]，安全性の面では問題がないことが示された。Morel らのICUでのエンピリカルな抗菌薬使用患者116人のコホート研究では，全体で45%の患者で，重症敗血症または敗血症性ショックの患者の52%において de-escalation が行われた[27]。de-escalation された群は感染症の再発は低かった（19% vs 5%：P = 0.01）。

　上記の③の de-escalation は，抗菌薬の効果の面で特に重要である。グラム陽性球菌のエンピリカルなカバーとしてバンコマイシンがしばしば使われるが，ナフシリン，セファゾリンなどのブドウ球菌用β-ラクタム系薬と比べ，バンコマイシンは明らかに患者のアウトカムが悪い[28,29]。

　De-escalation の耐性菌対策における有用性，患者のアウトカムでの有用性に関して今後さらなるエビデンスが出てくることが望まれる。

（北薗　英隆）

文献

1) Dellinger RP, Levy MM, Rhodes A, et al：Surviving sepsis campaign：international guidelines for management of severe sepsis and septic shock：2012. Crit Care Med 41：580-637, 2013.
2) Mandell LA, Wunderink RG, Anzueto A, et al：Infectious Diseases Society of America/American Thoracic Society consensus guidelines on the management of community-acquired pneumonia in adults. Clin Infect Dis 44：S27-S72, 2007.
3) Vogelaers D, De Bels D, Forêt F, et al：Patterns of antimicrobial therapy in severe nosocomial

infections：empiric choices, proportion of appropriate therapy, and adaptation rates--a multicentre, observational survey in critically ill patients. Int J Antimicrob Agents 35（4）：375-381, 2010.

4) Michalopoulos A, Falagas ME, Karatza DC, et al：Epidemiologic, clinical characteristics, and risk factors for adverse outcome in multiresistant gram-negative primary bacteremia of critically ill patients. Am J Infect Control 39（5）：396-400, 2011.

5) Freifeld AG, Bow EJ, Sepkowitz KA, et al：Clinical practice guideline for the use of antimicrobial agents in neutropenic patients with cancer：2010 update by the infectious diseases society of america. Clin Infect Dis 52（4）：e56-e93, 2011.

6) Furno P, Bucaneve G, Del Favero A：Monotherapy or aminoglycoside-containing combinations for empirical antibiotic treatment of febrile neutropenic patients：a meta-analysis. Lancet Infect Dis 2（4）：231-242, 2002.

7) Bliziotis IA, Samonis G, Vardakas KZ, et al：Effect of aminoglycoside and beta-lactam combination therapy versus beta-lactam monotherapy on the emergence of antimicrobial resistance：a meta-analysis of randomized, controlled trials. Clin Infect Dis 41（2）：149-158, 2005.

8) Bhat S, Fujitani S, Potoski BA, et al：Pseudomonas aeruginosa infections in the Intensive Care Unit：can the adequacy of empirical beta-lactam antibiotic therapy be improved？ Int J Antimicrob Agents 30（5）：458-462, 2007.

9) Kreisel KM, Stine OC, Johnson JK, et al：USA300 methicillin-resistant Staphylococcus aureus bacteremia and the risk of severe sepsis：is USA300 methicillin-resistant Staphylococcus aureus associated with more severe infections？ Diagn Microbiol Infect Dis 70（3）：285-290, 2011.

10) Fang CT, Shau WY, Hsueh PR, et al：Early empirical glycopeptide therapy for patients with methicillin-resistant Staphylococcus aureus bacteraemia：impact on the outcome. J Antimicrob Chemother 57（3）：511-519, 2006.

11) Ammerlaan H, Seifert H, Harbarth S, et al：Adequacy of antimicrobial treatment and outcome of Staphylococcus aureus bacteremia in 9 Western European countries. Clin Infect Dis 49（7）：997-1005, 2009.

12) Kim SH, Park WB, Lee KD, et al：Outcome of inappropriate initial antimicrobial treatment in patients with methicillin-resistant Staphylococcus aureus bacteraemia. J Antimicrob Chemother 54（2）：489-497, 2004.

13) Bassa A, García-Gasalla M, Losada IA, et al：［Anaerobic bloodstream infections：study of 68 episodes］. Enferm Infecc Microbiol Clin 28（3）：144-149, 2010.

14) Solomkin JS, Mazuski JE, Bradley JS, et al：Diagnosis and management of complicated intra-abdominal infection in adults and children：guidelines by the Surgical Infection Society and the Infectious Diseases Society of America. Clin Infect Dis 50（2）：133-164, 2010.

15) Bassetti M, Mikulska M, Viscoli C：Bench-to-bedside review：therapeutic management of invasive candidiasis in the intensive care unit. Crit Care 14（6）：244, 2010.

16) Patel GP, Simon D, Scheetz M, et al：The effect of time to antifungal therapy on mortality in Candidemia associated septic shock. Am J Ther 16（6）：508-511, 2009.

17) Gómez J, García-Vázquez E, Espinosa C, et al：Nosocomial candidemia at a general hospital：prognostic factors and impact of early empiric treatment on outcome（2002-2005）. Med Clin (Barc) 134（1）：1-5, 2010.

18) Siddiqui S, Razzak J：Early versus late pre-intensive care unit admission broad spectrum antibi-

otics for severe sepsis in adults. Cochrane Database Syst Rev (10) : CD007081, 2010.

19) Gurnani PK, Patel GP, Crank CW, et al : Impact of the implementation of a sepsis protocol for the management of fluid-refractory septic shock : A single-center, before-and-after study. Clin Ther 32 (7) : 1285-1293, 2010.

20) Cardoso T, Carneiro AH, Ribeiro O, et al : Reducing mortality in severe sepsis with the implementation of a core 6-hour bundle : results from the Portuguese community-acquired sepsis study (SACiUCI study). Crit Care 14 (3) : R83, 2010.

21) Tuon FF, Higashino HR, Lopes MI, et al : Adenosine deaminase and tuberculous meningitis--a systematic review with meta-analysis. Scand J Infect Dis 42 (3) : 198-207, 2010.

22) Lodise TP Jr, Lomaestro B, Drusano GL : Piperacillin-tazobactam for Pseudomonas aeruginosa infection : clinical implications of an extended-infusion dosing strategy. Clin Infect Dis 44 (3) : 357-363, 2007.

23) Lorente L, Lorenzo L, Martín MM, et al : Meropenem by continuous versus intermittent infusion in ventilator-associated pneumonia due to gram-negative bacilli. Ann Pharmacother 40 (2) : 219-223, 2006.

24) Rybak M, Lomaestro B, Rotschafer JC, et al : Therapeutic monitoring of vancomycin in adult patients : a consensus review of the American Society of Health-System Pharmacists, the Infectious Diseases Society of America, and the Society of Infectious Diseases Pharmacists. Am J Health Syst Pharm 66 (1) : 82-98, 2009.

25) Donaldson AD, Barkham T : De-escalation for amoxicillin-susceptible Escherichia coli : easier said than done. J Hosp Infect 74 (3) : 304-305, 2010.

26) Eachempati SR, Hydo LJ, Shou J, et al : Does de-escalation of antibiotic therapy for ventilator-associated pneumonia affect the likelihood of recurrent pneumonia or mortality in critically ill surgical patients? J Trauma 66 (5) : 1343-1348, 2009.

27) Morel J, Casoetto J, Jospé R, et al : De-escalation as part of a global strategy of empiric antibiotherapy management. A retrospective study in a medico-surgical intensive care unit. Crit Care 14 (6) : R225, 2010.

28) Stryjewski ME, Szczech LA, Benjamin DK Jr, et al : Use of vancomycin or first-generation cephalosporins for the treatment of hemodialysis-dependent patients with methicillin-susceptible Staphylococcus aureus bacteremia. Clin Infect Dis 44 (2) : 190-196, 2007.

29) Kim SH, Kim KH, Kim HB, et al : Outcome of vancomycin treatment in patients with methicillin-susceptible Staphylococcus aureus bacteremia. Antimicrob Agents Chemother 52 (1) : 192-197, 2008.

30) Clinical and Laboratory Standards Institute : Performance Standards for Antimicrobial Susceptibility Testing ; Twenty-Second Informational Supplement (CLSI document M100-S22). Clinical and Laboratory Standards Institute Wayne, PA, 2012.

各　論

4-1) 感染源のコントロール
～ガイドラインの解説とエビデンス～

1. 緊急的な感染源のコントロールが必要か否かを（例えば壊死性軟部組織感染，腹膜炎，胆道感染，腸管の血行障害などの存在を），解剖学的（画像的に）正確に検索して可能な限り早く判断する．必要かつ可能ならば，診断後12時間以内に感染源のコントロールを行う（Grade 1C）．
2. 感染性膵臓周囲壊死が感染源である可能性がある場合，感染組織と非感染組織の境界がはっきりするまで待って外科的な介入を行う（Grade 2B）．
3. 感染源のコントロールが必要な重症敗血症患者では，最も侵襲が少ない処置で最も効果的なものを選択すべきである（膿瘍に対しては外科的ドレナージよりも経皮的ドレナージ，などを優先）（UG）．
4. 血管内カテーテルが重症敗血症や敗血症性ショックの感染源になっている可能性がある場合，他の血管内カテーテルを確保できた段階で速やかに抜去すべきである（UG）．

1 解説

　敗血症とは，通常，体内の感染巣から持続的に血管内に細菌などの病原微生物が移動した場合に発症する．血管内に移動した細菌は，好中球によって貪食され，または，投与されている抗菌薬によって抑制されるために，ある程度の菌量が持続的に侵入しないと血液培養では検出されない．

　敗血症および敗血症性ショックの原因では腹腔内感染や皮膚軟部組織感染，血管内留置カテーテルなどのデバイス関連の感染症が多いとされている．このように敗血症では必ず原因となる感染症が存在するので，原因の感染巣が治癒されない限り，いくら抗菌薬やそのほかのinitial therapy（初期治療）を行っても効果は期待できない．

　例えば，ポリミキシンBファイバーによるエンドトキシン吸着療法（以下，PMX〔-DHP〕）の有効性を検討したEUPHAS trialは，イタリアで行われたRCT（ランダム化比較試験）である（図）[1]．この試験は，外科的処置が無効であった敗血症症例67例を対象とした前向き比較試験で，14日までの生存率は有意にPMX群で良好であったが，28日後の生存率に差はなかったという結果が報告されている．つまり，いくら血中のエンドトキシンを取り除いても，外科的にドレナージできなかった症例では結局救命できないことを示している．ここにSource

各論

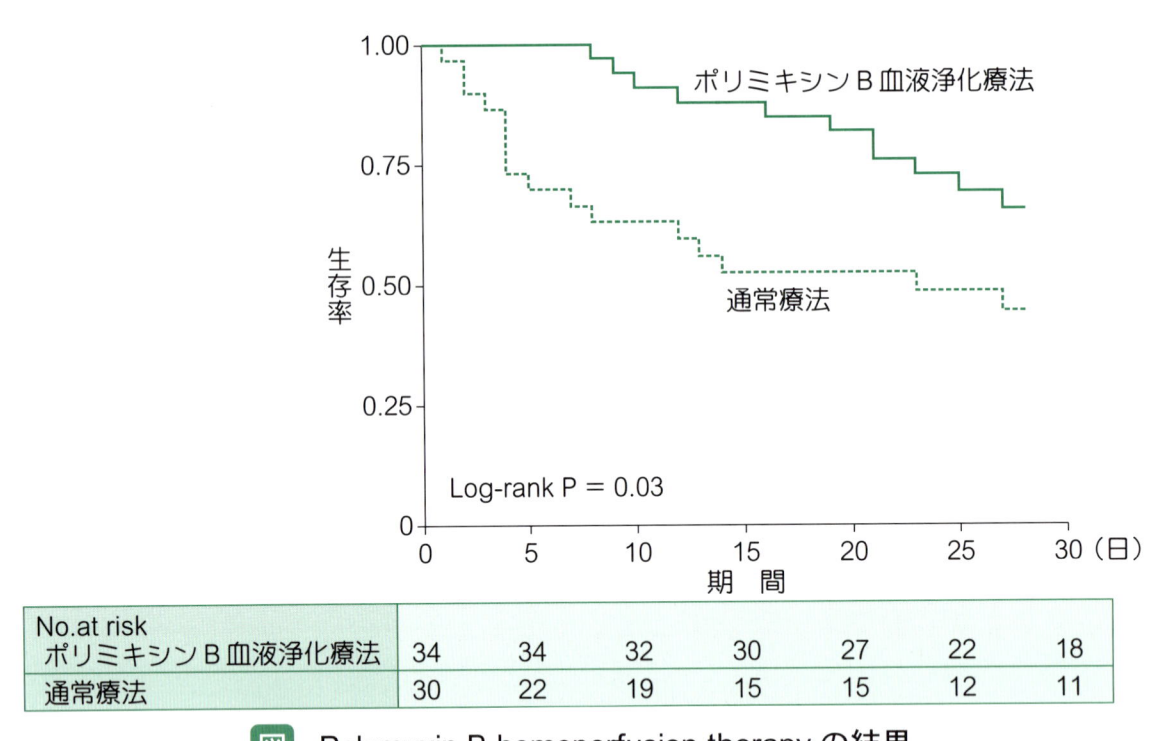

図　Polymyxin B hemoperfusion therapy の結果
初期ではポリミキシンB血液浄化療法施行群の生存率が高いが，30日目では差がなくなっている。
（文献1より引用）

No.at risk							
ポリミキシンB血液浄化療法	34	34	32	30	27	22	18
通常療法	30	22	19	15	15	12	11

control（感染源のコントロール）の意義があるといえる。

今回のSSCG（Surviving Sepsis Campaign Guidelines）では"E. Source control"として，4項目あげている。

まず，1．として，「緊急的な感染源のコントロールが必要か否かを（例えば壊死性軟部組織感染，腹膜炎，胆道感染，腸管の血行障害などの存在を），解剖学的（画像的に）正確に検索して可能な限り早く判断する。必要かつ可能ならば診断後12時間以内に感染源のコントロールを行う。」これはgrade 1C，すなわち，推奨度1の強い推奨（推奨する／すべきである）としており，エビデンスの質はC，すなわち，転帰や負担，コストなどにおいて利益が不利益を明らかに上回っており，多くの臨床現場で採用されているもの，としている。前述のように，敗血症の治療においては感染巣のコントロール，すなわち，壊死・壊疽に陥っている組織の切除，腹膜炎であれば原因の除去と腹腔内感染・膿瘍のドレナージ，胆道感染であれば胆道ドレナージ・閉塞機序の開放，胆嚢切除・胆嚢ドレナージがsource controlにあたる。方法については，2．の項目で重症急性膵炎について記載があり，「感染性膵臓周囲壊死が感染源である可能性がある場合，感染組織と非感染組織の境界がはっきりするまで待って外科的な介入を行う」がgrade 2B，すなわち，弱い推奨／"We suggest"（提案する／してもよい）とされている。これは，利益が不利益を上回ることは予想されるが，十分な根拠に乏しいもので，エビデンスの質の定義はB，中等度／低い質のRCT，または高い質の観察研究としている。また，ドレナージ方法の選択について，3．「感染源のコントロールが必要な重症敗血症患者では，最も侵襲が少ない処置で最も効果的なものを選択すべきである」として，「膿瘍に対しては外科的ドレナー

ジよりも経皮的ドレナージ，などを優先すべき」としている。しかし，推奨度はUG(Ungraded)でエビデンスはなく，グレード分類できないが推奨され得るとしている。どのようなドレナージ方法を選択すべきかという問題は，施設の設備や施行者の技量・経験にゆだねられることは当然であり，なかなかエビデンスやガイドラインでは示すことは難しい。

さて，日米の腹腔内感染症の治療を比較すると，きわめて大きな違いが読み取れる。以下は，あくまでも，筆者が海外の学会やさまざまな書物，海外留学経験のある医師の話，また，海外で医療従事している日本人医師の話から得た私見であることをお断りする[2]。まず，基本的に米国ではエビデンスのない治療法は保険会社から償還されない。前述のPMXやCHDF(持続的血液ろ過透析)はいまだに認められていない。また，抗菌薬療法も基本的に一次治療のみで，効果がなければ急性期病院を退院してnursing homeへ転入となる。Nursing homeでも少々の治療は行われるが，根本的な治療は急性期病院でのみ行われる。IVR (interventional radiology)による腹腔内膿瘍のドレナージは，基本的には1度だけしか行われないし，CTなどの画像診断も初回のみである。IVRでドレナージするためには放射線科医を呼ばなくてはならないし，CTを撮影するとやはり放射線科医に読影を依頼しなくてはならない。そして，再手術が必要となっても，再び急性期病院へ戻って手術が行われることはあり得ないのである。すなわち，日本と比べてあきらめが早いといえる。この結果として，米国の腹腔内感染の死亡率はきわめて高い。

このことは，日本と米国の手術感染死亡率の違いに明確に表れている。特に，大腸がん手術の手術関連死亡率の差は歴然としている。米国の報告では大腸がん手術の手術関連死亡率は約3％[3〜5]であり，いわば縫合不全を起こした症例はほとんど死亡している計算になる。日本では，大腸がん手術の手術関連死亡率は0.5％以下である[6]。日本では，大腸がん手術の後に縫合不全が発症してもさまざまなドレナージや再手術，数種類の抗菌薬療法によって何とか助けようとするので，死亡率が低いと予想される。一方，米国で手術関連死亡率が高い最大の理由は，米国の医療費の高さと保険会社のエビデンスがない治療は認めないという姿勢にあると考える。しかし，英国ではさらに手術関連死亡率が高く，大腸手術の手術関連死亡は手術部位感染だけでも6.1％とも報告されている[7]。

ただし，日本の外科医が臨床研究で留学する病院は有名な病院，高名な外科医師が手術している病院であるので，一般的には高所得者向けの病院である。よって，一時的に臨床留学した外科医はこのような現状を知らずに帰ってくるが，米国の一般市民に対する治療はその限りではない。

4．として，「血管内カテーテルが重症敗血症や敗血症性ショックの感染源になっている可能性がある場合，他の血管内カテーテルを確保できた段階で速やかに抜去すべきである」，はUG(Ungraded)，すなわち，エビデンスはなくグレード分類できないが推奨され得る，とされている。SSCGでは，カテーテル抜去の条件を明確には記載していないが，カテーテルの抜去にも米国では厳しい制限がある。米国における血管内留置カテーテル関連菌血症の診断基準は，

表　CLABSIの定義

Central line（中心静［動］脈ライン）の定義
先端が心臓近く，あるいは大血管に位置しているカテーテル 大血管とは：大動脈，肺動脈，上（下）大動脈，腕頭動脈，内頸動脈，鎖骨下動脈，内（外）腸骨静脈，大腿静脈，小児の場合の臍動（静）脈 除外　ペースメーカーのリード線など，輸液ができないライン，大腿動脈カテーテル，IABP，ESMOは含めない
CLABSIの定義
Central lineが留置されている（48時間以内に留置されていた）患者における，検査で確認された一時血流感染 基準1 血液培養から病原体が1回以上検出され，かつ血液培養から培養された微生物は他の部位の感染に関係がない。ただし，血液培養で検出される病原体は一般皮膚汚染菌[*]を含まない。 基準2 以下の徴候や症状を少なくとも1つ有している：発熱（＞38℃），悪寒，低血圧。かつ徴候や症状，陽性の検査結果が他の部位の感染に関係がない。かつ一般皮膚汚染菌[*]が別々の機会に採取された2回以上の血液培養から培養される。 基準3 1歳以下で以下の徴候や症状を少なくとも1つ有している：発熱（＞38℃ 直腸温），低体温（＜37℃ 直腸温），無呼吸，徐脈。かつ徴候や症状，陽性の検査結果が他の部位に関係がない。かつ一般皮膚汚染菌[*]が別々の機会に採取された2回以上の血液培養から培養される。
[*]一般皮膚汚染菌：diphtheroids（*Corynebacterium*属）（*C. diphtheriae*は除く），*Bacillus*属（*B. anthracis*は除く），*Propionibacterium*属，coagulase-negative staphylococci（*S. epidermidis*を含む），viridans group streptococci，*Aerococcus*属，*Micrococcus*属

米国では表のような診断基準により厳密な診断が要求される。
CLABSI：中心ライン関連血流感染症，ESMO：欧州腫瘍内科学会，IABP：大動脈内バルーンパンピング

（文献2より引用）

血液培養の分離菌とカテーテル血の培養結果が一致した場合である（表）[8]。このように血管内留置カテーテル関連菌血症が正しく診断された場合には，カテーテル再留置の費用は保険会社から償還されるが，培養検査が行われていない場合，結果が一致していない場合には，カテーテルを抜去し，入れ替える費用は保険会社から償還されない。この結果，血管内留置カテーテル関連菌血症の診断までに細菌培養検査の結果が報告されるまで数日間を要することが珍しくない。このため，米国では血管内留置カテーテル関連菌血症では真菌血症も多く，カテーテル抜去後にも10～14日間の抗真菌薬の投与が推奨されている。ただし，非常に高い保険に加入しているごく一部の富裕層では医師の判断で診断しても良いこともあり，このような患者では血管内留置カテーテル関連菌血症が疑われた段階でカテーテルを抜去できる，との話を聞いたことがある。

　いずれにせよ，カテーテルを抜去することが決定されたならば，直ちに新しい経路で新しいカテーテルを留置し，血管内の適切な部位へのカテーテルの留置が確認されてから，元のカ

テーテルを抜去する手順が推奨されている。これは，いきなり抜去してしまったら，再挿入までに初期治療が中断される危険を予防するためである。

2 日本の医療との相違点

　日本では，ほとんどすべての国民が同じ治療を受けられる点，多少エビデンスに欠ける治療であっても認められており，患者が死ぬまで積極的な治療が行われるという点においては，世界無二の国である。このことが日本の手術関連死亡率をきわめて低率に保っている最大の利点である。このため，日本のガイドラインは欧米のガイドラインに比べて，比較的自由な治療が選択可能である。折りしも日本版敗血症診療ガイドライン[9]が発表されているが，SSCGには記載されていないCHDFやproinflammatoryサイトカインやHMBG-1に対する対策を意識した治療が推奨されている。また，MRSA（Methicillin-resistant *Staphylococcus aureus*：メチシリン耐性黄色ブドウ球菌）感染症治療のガイドライン[10]では，従来，VCM（バンコマイシン）の使用後に二次選択的に用いられることが多かった新規抗MRSA薬を，各々の特性を生かして，エビデンスが乏しくても一定のコンセンサスが得られ，現実に行われている治療は評価されている。このように，日本では欧米のガイドライン以上の治療が望まれることに配慮する必要がある。

　具体的には，手術中に留置するドレーンの適応は欧米よりも自由に設定すべきである。従来，日本でよく用いられていたペンローズタイプの開放型ドレーンは，排液効率に優れ遺残膿瘍が少ない利点はある。しかし，一方で開放型ドレーンは毎日の処置が必要となり，外来では清潔処置が難しく外因性感染を起こしやすい。よって，術後の早期退院が必須の欧米では用いられない。入院費用が日本の5～6倍の欧米では，術後に早く退院させることが第一目的となるために，極力ドレーンを入れないか，早期に抜去し，また抜去できなければ退院後にも毎日の通院・処置が不要な閉鎖ドレーンが用いられる。閉鎖ドレーンは材質が固く，遺残膿瘍が多い欠点がある。ドレーンを入れる，入れないにせよ，遺残膿瘍が発症したら体表からのIVRを用いた膿瘍穿刺・ドレナージで対処する方針がとられている。しかし，欧米ではよほどの富裕層でなければIVRによるドレナージや膿瘍の診断のためのCTなどの画像診断も制限される。このため，日本で行われているような徹底したIVRによるドレナージは行われていない。このために術後の手術関連死亡率が高率になっている。

　このように，医療費の支払いのために治療の自由度が厳しく制限される米国では，患者の予後を第一目的にした治療が行われ難い。特にSource controlは，日本では欧米のガイドライン以上の治療を心がけたい。

〈草地 信也〉

文　献

1) Cruz DN, Antonelli M, Fumagalli R, et al：Early use of polymyxin B hemoperfusion in abdominal septic shock：the EUPHAS randomized controlled trial. JAMA 301（23）：2445-2452, 2009.
2) 草地信也, 渡邉　学, 斉田芳久ほか：日本の社会が求める周手術期感染対策とは何か？【外科周術

期感染管理教育を熟考する】．日本外科感染症学会雑誌 9（3）：225-231, 2012.
3) Finlayson EV, Goodney PP, Birkmeyer JD：Hospital volume and operative mortality in cancer surgery：a national study. Arch Surg **138**（7）：721-725, 2003.
4) Faiz O, Brown T, Colucci G, et al：A cohort study of results following elective colonic and rectal resection within an enhanced recovery programme. Colorectal Dis **11**：366-372, 2009.
5) Bilimoria KY, Bentrem DJ, Merkow RP, et al：Laparoscopic-assisted vs. open colectomy for cancer：comparison of short-term outcomes from 121 hospitals. J Gastrointest Surg **12**：2001-2009, 2008.
6) 後藤満一，北川雄光，木村　理ほか：日本消化器外科学会データベース委員会 2009 年度調査報告.
http://www.jsgs.or.jp/modules/oshirase/index.php?content_id=212
7) Lamagni TL, Elgohari S, Mihalkova M, et al：Impact of surgical site infection on patient mortality, England 2010/11. Abstract from ECCMID 2013, LONDON.
8) Division of healthcare Quality Promotion National Center for Emerging, Zoonotic and Infectious Disease：The national Healthcare Safety Network（NHSN）Manual. NHSN Biovigilance Compornent Protocol. July 2010.
http://www.cdc.gov/nhsn/pdfs/hemovigmoduleprotocol_current.pdf
9) 日本集中治療医学会 Sepsis Registry 委員会：日本版敗血症診療ガイドライン The Japanese Guidelines for the Management of Sepsis. 日集中医誌 **20**（1）：124-173, 2013.
10) MRSA 感染症の治療ガイドライン作成委員会：MRSA 感染症の治療ガイドライン．日本化学療法学会 / 日本感染症学会，東京，2013.
http://www.kansensho.or.jp/news/gakkai/pdf/guideline_mrsa.pdf

各論

4－2）感染源のコントロール
～感染症の種類別～

1 外科感染症と感染源コントロール

　外科領域感染症では感染症の重症度を問わず，適切なドレナージ/デブリドマンが治療を行うにあたっての前提となってくる。手術部位感染では，発赤の直径＜5cmかつ全身感染徴候が軽症なら創開放ドレナージのみで，抗菌治療は不要とされている。また使用する場合でもドレナージ良好なら1〜2日間の短期間にとどめることが推奨されている（図1）。切開創SSI（surgical site infection：手術部位感染）のドレナージの原則はunroofing（屋根とり）であり，広範囲の開放創ではwet to dryや陰圧閉鎖療法（VAC：vaccuum assisted closure）が選択される。

　腹腔内感染症の臨床効果も外科的処置に多くの場合依存する。Goldsteinら[1]は腹腔内感染症において，嫌気性菌に対するモキシフロキサシン（ブレイクポイント，感性≦2μg/mL）の臨床効果を検討し，全体では82.4%であったが，耐性であるMIC（minimum inhibitory concen-

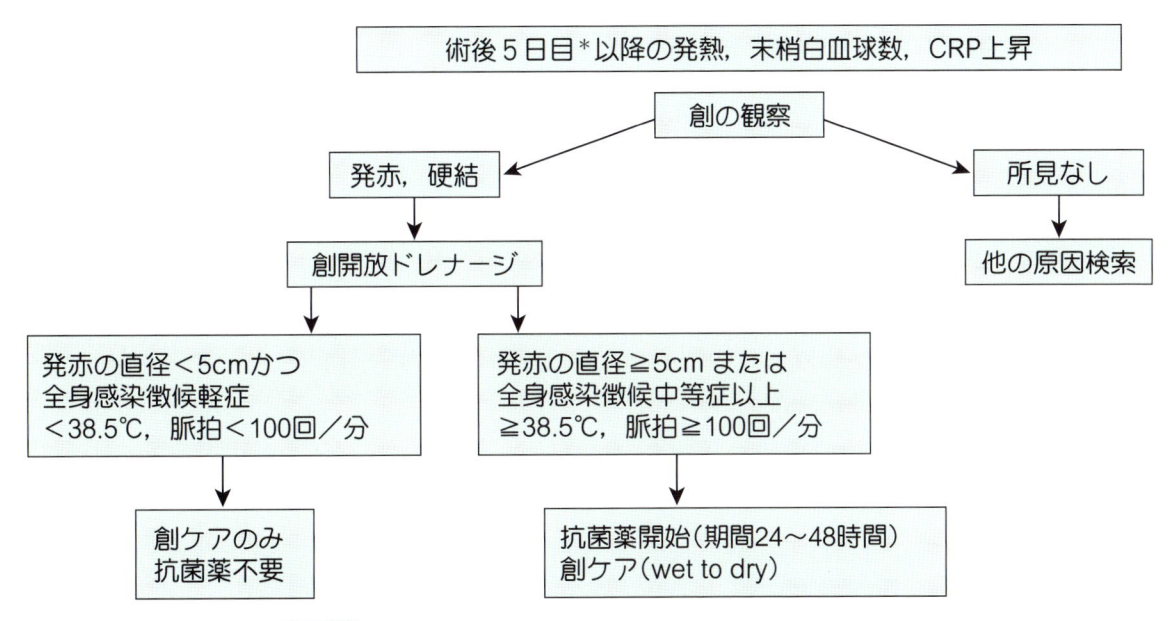

図1　手術創感染（切開創SSI）の治療方針

　SSI診断例においては，創解放ドレナージを行うが，直径5cm未満全身感染徴候軽症では，抗菌薬は不要である。

　＊；48時間以内に発熱があり創に広範囲の所見を有する場合，A群連鎖球菌またはクロストリジウム属による壊死性筋膜炎の除外診断。
　CRP：C反応性蛋白，SSI：手術部位感染

（Stevens DL, et al：Clin Infect Dis 41：1373-1830, 2005を一部改変）

各論

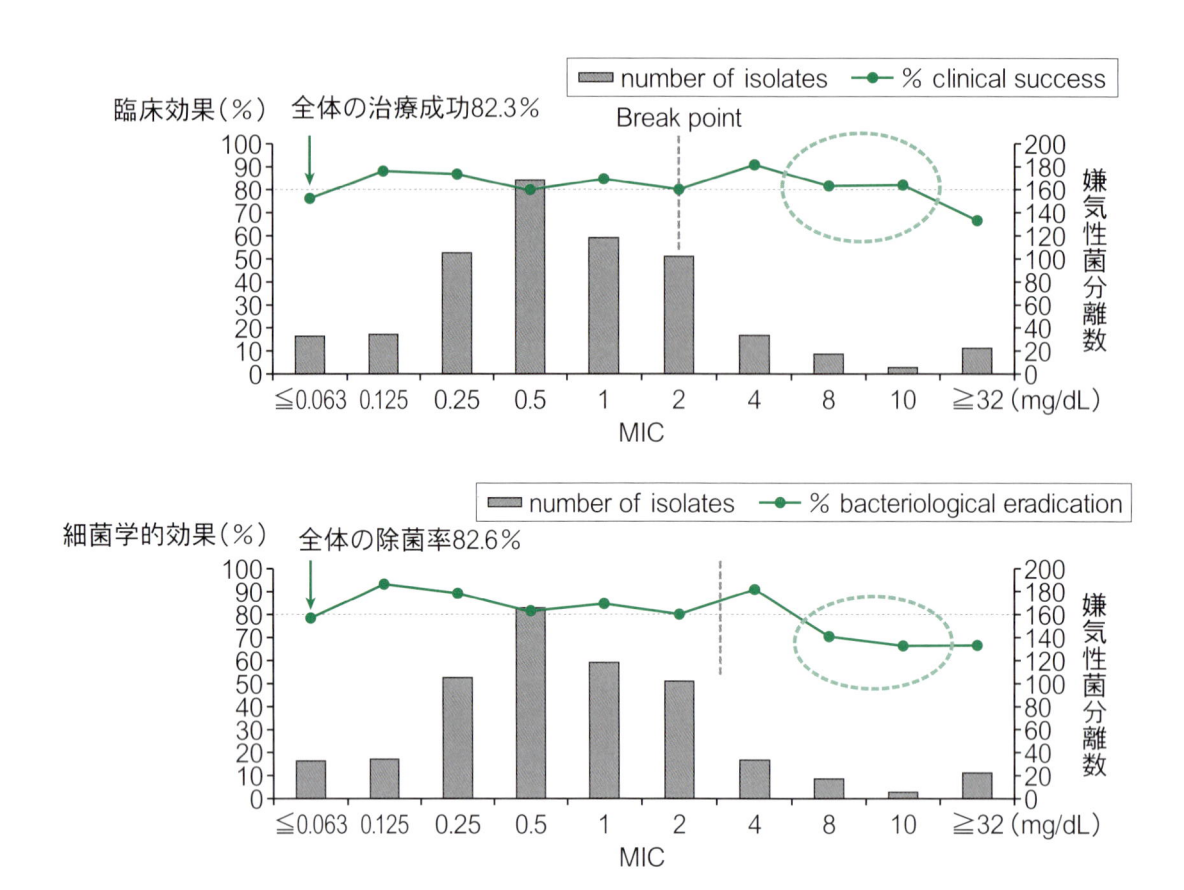

図2 腹腔内感染症分離嫌気性菌におけるモキシフロキサシン治療前の最少発育阻止濃度と治療効果

耐性である MIC 4, 8, 16 μg/mL の株が原因菌の場合でも 80％以上の臨床効果を示したが，細菌学的効果では 8, 16 μg/mL の株では 60％台と低率となった。このことは，腹腔内感染症では細菌が分離されていてもドレナージ良好な場合，臨床的効果が期待できることを示している。

number of isolates：分離株数，clinical success：臨床成功率，bacteriological eradication：細胞根絶率，MIC：最小発育阻止濃度

(文献1より引用)

tration：最小発育阻止濃度) 4, 8, 16 μg/mL の株が原因菌の場合でも 80％以上の成績を示した (図2)。一方，細菌学的効果では 8, 16 μg/mL の株では 60％台と低率となった。このことは腹腔内感染の臨床効果は適切な外科的処置に多くの場合依存していることを示唆している。この対象症感染症は急性虫垂炎が 556 例 (58.2％) と高率であり，ドレナージ効果の不良な多発膿瘍は 57 例と少なく，術後感染はわずか 8 例にとどまっていた。つまり，中等症まで腹腔内感染において，抗菌薬は補助的な役割ととらえることが可能である。

適切なドレナージが行われ経過が良好なら，縫合不全で腸液などの排液が認められ，細菌が検出されても，4〜7日間で抗菌薬治療は中止可能で，それ以上継続することは，耐性菌出現のリスクとなってしまう。Takesue ら[2] は，全国 SSI 分離菌感受性サーベイランスを実施し，緑膿菌における治療抗菌薬投与期間別の抗菌薬感受性を検討している。≦2日と3〜7日の株では MIC_{80} は同様であったが，≧8日投与後に分離された株ではいずれの抗緑膿菌活性を示す抗菌薬においても急な上昇を示した (図3)。このことから SSI 治療では，治療抗菌薬を1週間以内にとどめることが耐性化防止のために必要であることを示している。

図3 手術部位感染分離緑膿菌における治療抗菌薬投与期間別の抗菌薬感受性

≦2日と3～7日の株ではMIC₉₀は同様であったが，≧8日投与後に分離された株ではいずれの抗緑膿菌活性を示す抗菌薬においても急な上昇を示した。このことからSSI治療では治療抗菌薬を1週間以内にとどめることが耐性化防止のために必要であることを示している。
SSI：手術部位感染

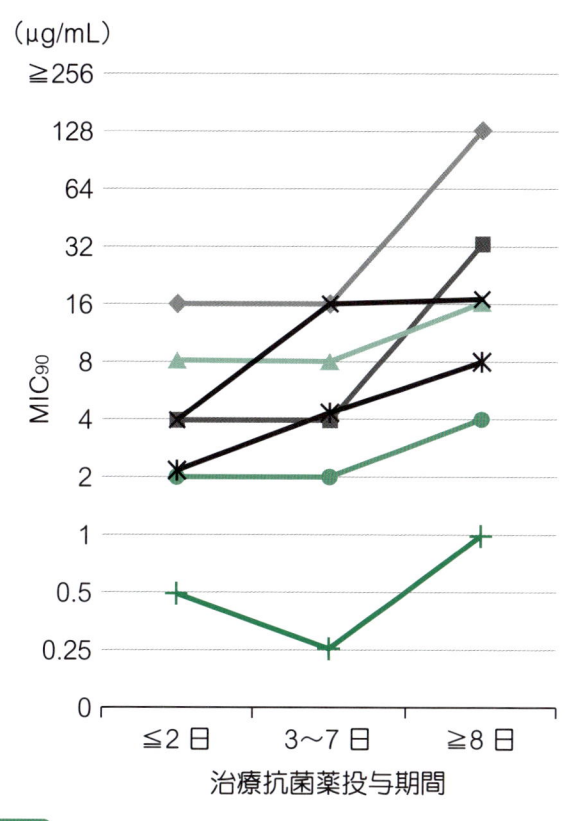

(文献2より引用)

Surviving sepsis campaign (SSC) ガイドライン[3]における"Source control"の項には，下記のごとく勧告がなされている。

① 壊死性皮膚軟部組織感染，腹膜炎，胆管炎，腸管壊死などに対し早期診断を行い，source controlを診断後12時間以内に実施する。ただし，膵（周囲）壊死部感染では壊死部とviableな部の境が明確になるまで手術を待つことを推奨。
② 重篤な敗血症患者では最も侵襲の少ない方法を選択。
③ 血管内留置カテーテルが敗血症の原因の可能性のある場合，他の血管アクセスを確保後早急に抜去。

本項ではこの記述に関する解説を，文献的エビデンスから行うこととする。

2 壊死性皮膚軟部組織感染

壊死性筋膜炎，ガス壊疽，フルニエ壊疽は急速に進展し，高い死亡率を示す。予後改善には早期の外科的デブリドマンが必須である。初回手術24時間後に手術室にて創の再評価を行う。

各論

予後を良好とする診断や入院から外科的デブリドマンまでの時間は報告により異なり，重篤な septic shock 患者では，より早急な外科処置による感染 focus への対応が必要になる。Boyer ら[4]は，集中治療を要する壊死性皮膚軟部組織感染における診断から外科治療までの時間の予後への影響を報告し，72 時間が cut point としているが，septic shock 症例では 14 時間を境に予後の有意の差が認められた。Sugihara ら[5]は 379 例のフルニエ壊疽における外科処置のタイミングの予後への影響を検討し，多変量解析で，入院から 2 日以内の早期手術において死亡リスクが低かったことを報告している（オッズ比 0.38）。

3 細菌性腹膜炎

　腹腔内感染における治療効果不良の予測因子として，重症例（APACHE Ⅱ > 15），初期治療の遅れ（> 24 時間），高齢，併存疾患や臓器障害，低アルブミン血症，低栄養，汎発性腹膜炎，悪性腫瘍の合併に加え，不適切なドレナージやデブリドマンがあげられている。腹腔内感染において適切なドレナージが行われていなければ，抗菌薬の有効性に関し正当な評価はできない。Solomkin ら[6]は，8 つの腹腔内感染の抗菌薬治療に関するランダム化比較試験（RCT）において，初回における適切なドレナージの有無を評価可能であった症例中，不適切なドレナージ例は 16.2%（82/506 例）であったことを報告している。これらの症例を抗菌薬の効果判定から除外し，逆に初回に適切なドレナージがされていたにもかかわらず，感染が同定され 2 回目の手術や経皮的ドレナージが行われた場合や，他の抗菌薬が効果判定までに使用された症例は，主治医判定が治癒でも治療失敗に変更したところ，6.7%（26/392 例）で変更が認められた。

　通常の消化管穿孔などによる二次性腹膜炎ではより早期の手術が予後を改善することに異論はないが，重篤な二次性細菌性腹膜炎では感染持続または三次性腹膜炎（術後の再発性腹膜炎）に対する再開腹を考慮する必要があり，そのタイミングに関しては一定の意見はない。従来，2 つのストラテジーが報告されている。① on-demand laparotomy：術後経過や患者状態から必要と判断して行う。持続する腹腔内感染の発見が遅れ，予後を不良にする可能性。② planned laparotomy：初回手術の時点で判断し計画的に行う。腹膜炎の進展や所見が陰性化するまで，36 〜 48 時間ごとに再開腹を行い，腹腔内観察，ドレナージ，腹腔内洗浄を行う。持続する腹膜炎や新たな感染巣を早期に発見・対応が可能であるが，critically ill 患者における不必要な再開腹のリスクが伴う。

　中等症の腹膜炎（APACHE Ⅱ score ≦ 10）では，on-demand ストラテジーでコンセンサスが得られているが，重症二次性腹膜炎緊急手術（APACHE Ⅱ score > 10，予測死亡率 > 30%）を対象として，Van Rulaer ら[7]は，on-demand と planned 再開腹による治療の RCT を行った。両者間で，死亡 / 重症合併症に差を認めず，再開腹の回数は on-demand で 0 回 58%，1 回 24% であったが，planned では 2 回以上が 42% と高率となり，再開腹時に所見なしは各々 31%，66% と有意の差を認めた。このことより重症腹膜炎でも planned laparotomy の意義は認めなかったとしている。

　穿孔性 S 状結腸憩室炎で開腹手術を行った場合，一般的に Hartmann 手術が選択される。White ら[8]は，腹腔鏡下腹腔内洗浄による良好な成績を報告している。この方法により早期切

除を必要とせず，27/35例（77.1％）で治療成功し，早期治療失敗はがん穿孔（1例），糞ろう形成（2例），不適切な洗浄による感染持続（5例）であった。長期follow-upでは，再発，切除8例，症状出現なく計画下に待機的切除8例，症状出現なく経過観察中（follow-up平均20カ月）11例であった。Afsharら[9]は12研究，301例を検討した（RCTはない）。多くの患者はHinchey分類Ⅲで，腹腔内洗浄と腹腔内，骨盤内にドレーン挿入を行った。手術へのconversion 4.9％，入院期間9.3日，合併症18.9％，死亡0.25％であり，その後に待機的切除一期的吻合を51％の症例で実施し，ほとんど腹腔鏡手術が可能であったことを報告している。

4 急性胆管炎，急性膵炎

胆道感染，急性膵炎に対する早期ルーチンendoscopic retrograde cholangiopancreatography（ERCP）による胆道減圧と，保存的治療のRCTのメタ解析で，胆管炎，胆道閉塞における死亡率は，早期ルーチンERCPにおいて有意に低率であったことが報告されている（オッズ比：0.20，0.54）。しかし，急性胆石性膵炎では0.74と予後改善因子ではなかった[10]。

胆道減圧のタイミングとして，Tokyo guidelineでは中等～重症胆管炎では保存的治療後にERCPを行うべきとし，expert panelは12時間以内を推奨している。Mokら[11]は，そのタイミングを無作為に4つのグループに割り付け，患者来院からERCP/経皮的胆道ドレナージまでの時間と予後の関係について検討した。試験対象基準は上行性胆管炎，Tokyo severity grade Ⅱ or Ⅲとし，死亡率は＜11時間 vs ≧42時間（相対リスク0.34），再入院は22～42時間で，＜21時間と比較し高率であった。

重症膵炎における手術のタイミングとして，全身性炎症反応症候群（systemic inflammatory response syndrome：SIRS）の時期における外科治療は予後を不良とするために，膵壊死部感染を確認した症例に対してのみ，デブリドマン手術が適応となった。その後，壊死性膵炎における外科治療のタイミングについて検討され，壊死部の境界が明瞭化し，不必要なデブリドマンを避けるために，できるだけ手術のタイミングを遅らせる方針がとられるようになってきた。Besselinkら[12]は入院から手術までの期間別の入院死亡率は1～14日が75％，15～29日が45％，≧30日が8％と有意の差を認めたが，感染性膵壊死は各々63％，82％，96％であり，術前臓器障害は69％，64％，42％であった。

壊死性膵炎に対して，従来行われてきた開腹下のnecrosectomy（壊死組織切除術）では感染した壊死組織をほぼ除去できるものの，この侵襲的なアプローチは高い合併症発生率（34～95％），高い死亡率（11～39％）が報告されている。また，長期的には膵機能不全のリスクも生じる。低侵襲のsource controlとして，壊死性膵炎では経皮的ドレナージ，内視鏡的（経胃的）ドレナージ，低侵襲的後腹膜necrosectomyによるstep-up approachが最近多く報告されている。Step-up approachは感染した壊死組織を完全に除去するというより，主な感染原因のコントロールを狙って行われる。最初のステップは，sepsisの症状を軽減する目的で，感染性貯留液の経皮的または内視鏡的ドレナージを行う。これにより外科necrosectomyの時期を遅らせ，また不要になることもある。もしドレナージで臨床的に改善が得られなければ，次のステップとして低侵襲的後腹膜necrosectomyが行われる。van Santvoortら[13]は，重症合併症・死亡

は step up approach で40％，開腹 necresectomy で69％と有意差を認め，創ヘルニア，糖尿病発症，膵酵素の使用は，いずれも step-up approach で有意に低率であったとしている。

5 中心静脈関連性血流感染

　中心静脈カテーテル関連性血流感染において，septic pulmonary emboli や化膿性脊椎炎などの血行性転移性感染の問題もあり，特に黄色ブドウ球菌やカンジダ感染ではカテーテル抜去が必要となる。カテーテル抜去した場合でも，血行性転移性感染予防目的で，黄色ブドウ球菌では抗菌薬全身投与≧2週間，カンジダ属では血培陰性化から14日，グラム陰性菌では7〜14日，コアグラーゼ陰性ブドウ球菌（CNS）では5〜7日，化膿性血栓性静脈炎，心内膜炎，合併例では4〜6週，骨髄炎合併例では6〜8週の治療が必要となってくる。

　Mermelら[14]は唯一コアグラーゼ陰性ブドウ球菌の場合でのみ，カテーテル温存可能とし，その場合のストラテジーとして，抗菌薬全身投与とバンコマイシン（VCM）などの抗菌薬ロック（10〜14日）を推奨している。カテーテル関連性血流感染における抗菌薬ロック治療の禁忌は，カテーテル挿入部や皮下トンネル感染，血行性転移感染（septic emboli），血行動態不安定である。実際の方法は，VCM；5 mg/mL（生食で溶解，500 mg/100 mL）を24〜48時間ごとに注入。VCM 1.0 mL とヘパリン 0.5 mL である。VCM とヘパリンを混ぜたとき沈殿物が形成されるが，10秒程度攪拌することにより溶解し，72時間は体温下で沈殿物フリーとなる。グラム陰性菌の関与が疑われる場合は，セフタジジムなどの併用も行われる。

　好中球減少患者では，血管内留置カテーテル関連でなく，腸管からの translocation の場合もあり，カテーテル抜去が奏効しないこともまれではない。Müller-Premruら[15]は，発熱性好中球減少症患者における血液検出の菌と血管内カテーテルの菌の一致率はわずか36.7％であり，残りは消化管など他の部位からの侵入と推定したことを報告した。米国感染症学会の真菌治療ガイドラインでは，非好中球減少患者では，カンジダ血症において血管内留置カテーテル抜去を強く推奨したが，好中球減少患者では「抜去を考慮」と推奨度が低くなっている。

　皮下植込みポート，透析カテーテルなど，カテーテル抜去の判断が困難な場合も実地臨床では存在する。その場合の抗菌薬選択はバイオフィルム形成菌に活性のあるものが推奨される。黄色ブドウ球菌ではリファンピシンの併用が行われることが多いが，ダプトマイシンも抗バイオフィルム活性を有することが報告されている[16]。カンジダ属に対しては，アゾール系薬はバイオフィルム形成株ではMICが高値となり，予後不良となることが報告されており[17]，リポソーマルアムホテリシンBやキャンディン系薬が推奨される。

（竹末　芳生）

文　献

1) Goldstein EJ, Solomkin JS, Citron DM, et al：Clinical efficacy and correlation of clinical outcomes with in vitro susceptibility for anaerobic bacteria in patients with complicated intra-abdominal infections treated with moxifloxacin. Clin Infect Dis 53(11)：1074-1080, 2011.
2) Takesue Y, Watanabe A, Hanaki H, et al：Nationwide surveillance of antimicrobial susceptibil-

ity patterns of pathogens isolated from surgical site infections (SSI) in Japan. J Infect Chemother **18** (6): 816-826, 2012.
3) Dellinger RP, Levy MM, Rhodes A, et al: Surviving sepsis campaign: international guidelines for management of severe sepsis and septic shock: 2012. Crit Care Med **41**: 580-637, 2013.
4) Boyer A, Vargas F, Coste F, et al: Influence of surgical treatment timing on mortality from necrotizing soft tissue infections requiring intensive care management. Intensive Care Med **35** (5): 847-853, 2009.
5) Sugihara T, Yasunaga H, Horiguchi H, et al: Impact of surgical intervention timing on the case fatality rate for Fournier's gangrene: an analysis of 379 cases. BJU Int **110** (11 Pt C): E1096-E1100, 2012.
6) Solomkin JS, Ristagno RL, Das AF, et al: Source control review in clinical trials of anti-infective agents in complicated intra-abdominal infections. Clin Infect Dis **56** (12): 1765-1773, 2013.
7) van Ruler O, Mahler CW, Boer KR, et al: Comparison of on-demand vs planned relaparotomy strategy in patients with severe peritonitis: a randomized trial. JAMA **298** (8): 865-872, 2007.
8) White SI, Frenkiel B, Martin PJ: A ten-year audit of perforated sigmoid diverticulitis: highlighting the outcomes of laparoscopic lavage. Dis Colon Rectum **53** (11): 1537-1541, 2010.
9) Afshar S, Kurer MA: Laparoscopic peritoneal lavage for perforated sigmoid diverticulitis. Colorectal Dis **14** (2): 135-142, 2012.
10) Tse F, Yuan Y: Early routine endoscopic retrograde cholangiopancreatography strategy versus early conservative management strategy in acute gallstone pancreatitis. Cochrane Database Syst Rev **5**: CD009779, 2012.
11) Mok SR, Mannino CL, Malin J, et al: Does the urgency of endoscopic retrograde cholangiopancreatography (ercp)/percutaneous biliary drainage (pbd) impact mortality and disease related complications in ascending cholangitis? (deim-i study). J Interv Gastroenterol **2** (4): 161-167, 2012.
12) Besselink MG, Verwer TJ, Schoenmaeckers EJ, et al: Timing of surgical intervention in necrotizing pancreatitis. Arch Surg **142** (12): 1194-1201, 2007.
13) van Santvoort HC, Besselink MG, Bakker OJ, et al: A step-up approach or open necrosectomy for necrotizing pancreatitis. N Engl J Med **362** (16): 1491-1502, 2010.
14) Mermel LA, Allon M, Bouza E, et al: Clinical practice guidelines for the diagnosis and management of intravascular catheter-related infection: 2009 Update by the Infectious Diseases Society of America. Clin Infect Dis **49** (1): 1-45, 2009.
15) Müller-Premru M, Cernelc P: Molecular epidemiology of catheter-related bloodstream infections caused by coagulase-negative staphylococci in haematological patients with neutropenia. Epidemiol Infect **132** (5): 921-925, 2004.
16) Edmiston CE Jr, Goheen MP, Seabrook GR, et al: Impact of selective antimicrobial agents on staphylococcal adherence to biomedical devices. Am J Surg **192** (3): 344-354, 2006.
17) Tumbarello M, Fiori B, Trecarichi EM, et al: Risk factors and outcomes of candidemia caused by biofilm-forming isolates in a tertiary care hospital. PLoS One **7** (3): e33705, 2012.

各 論

5．感染予防

はじめに

Surviving Sepsis Campaign Guidelines（SSCG）は2004年に初版が発表され[1]，2008年に第2版がSSCG 2008として[2]，2013年1月に第3版がSSCG 2012として発表された[3]。このガイドラインの最新版であるSSCG 2012では，内容的に中核をなす"Management of Severe Sepsis"にある"Initial Resuscitation and Infection Issues"という章に，"Infection Prevention（感染予防）"という項が新たに加えられている。この項の中で，severe sepsis患者に対する感染予防策の一つ，特に人工呼吸器関連肺炎（ventilator-associated pneumonia：VAP）の発症を減らす対策として，2つの項目が推奨度grade 2Bを付して記載されている。その1つが，選択的口腔除菌（selective oral decontamination：SOD）と選択的消化管除菌（selective digestive tract decontamination：SDD），もう1つが口腔ケア，具体的には口腔咽頭除菌目的でのグルコン酸クロルヘキシジン（chlorhexidine gluconate：CHG）の口腔内塗布である。

SSCG 2012において"Infection Prevention（感染予防）"の推奨項目としてとりあげられるようになったSOD/SDDおよびCHGによる口腔ケアについて，本項では，なぜSSCGで強い推奨度とならなかったのか，なぜ広く普及しているとは言い難い現状であるのか，について解説を加える。

1 選択的口腔除菌（SOD）/ 選択的消化管除菌（SDD）の定義

SDDとは，口腔・咽頭および胃内で病原性があると考えられる微生物は死滅させ，保護的に作用する嫌気性微生物は維持させることを目標として，非吸収性抗菌薬を予防的かつ局所的に適用させる方法として定義される。SODは，SDDのうち適用局所が口腔・咽頭へ限定されている処置と定義されるため[4]，通常は研究なども含め多くの場合で，SDDは厳密にはSODの内容を含んでおり，両者が合わさったSOD＋SDDであることが多い。

日本救急医学会のウェブページ上で公開されている日本救急医学会・医学用語解説集においては[5]，"選択的消化管除菌"として"非吸収性抗菌薬を消化管内に投与して，病院感染の主な原因である好気性グラム陰性桿菌および真菌の増殖を選択的に抑制し，VAPやbacterial translocationによる血流感染などの医療関連感染症の発症を予防する方法である。薬剤の種類や投与量はさまざまであるが，グラム陰性菌に対してはポリミキシンとアミノグリコシド系薬剤やニューキノロン系薬剤，そして真菌に対するアムホテリシンを組み合わせて投与するのが

一般的である。また，通常これら薬剤のペーストの口腔内塗布も併用される。"と，より具体的な記載が行われている。

2 Surviving Sepsis Campaign Guidelines (SSCG) における SOD/SDD の記載

　SOD/SDD は，2004 年発表の SSCG 初版では全く触れられていなかった[1]。これは，SOD/SDD が ICU 入室患者における感染症発症率を有意に減少させるが，死亡率は低下させないというのが定説であったためと考えられる。しかし，その後の RCT（ランダム化比較試験）やメタ解析により，SOD/SDD が ICU 入室患者における感染症発症率のみでなく死亡率を有意に低下させることが報告された[6]。このため，次の 2008 年発表の第 2 版では[2]，SOD/SDD が "Supportive Therapy of Severe Sepsis" の中の一項目として取り上げられるようになったが，全身・口腔内投与の併用および全身投与のみのいずれにおいても，委員会では推奨度を提示できるような結論に達することはできなかった。つまり，SOD/SDD は推奨項目として掲載すべき項目なのか議論となり，最終的に SSCG 2008 では記載はしたが，推奨度は付されていないという中途半端な状況であった。今回の SSCG 2012 では[3]，ガイドラインの中で内容的に中核をなす "Management of Severe Sepsis" にある "Initial Resuscitation and Infection Issues" という章に新たに加えられた "Infection Prevention（感染予防）" という項の中で，severe sepsis 患者に対する感染防御策の一つ，特に VAP の発症を減らす対策として記載されている（表 1）。この理由は，severe sepsis 患者が VAP を合併しやすく，VAP の発症が ICU 患者の予後に影響を与える重大な問題として考えているためである。しかし，SOD/SDD の grade は中等度の質かつ弱い推奨度ということで "grade 2B" となっており，強く推奨される項目として取り上げられていないという中途半端な状況は続いているといえる。

表 1　SSCG 2012 における感染予防の推奨項目

F．感染予防（Infection Prevention）
1a. 選択的口腔除菌（SOD）と選択的消化管除菌（SDD）は人工呼吸器関連肺炎（VAP）を減らす方法として導入・調査されるべきである。この予防策は，当該方法が有効と考えられる医療施設や地域で行ってもよい（Grade 2B）。
1b. ICU の severe sepsis 患者の人工呼吸器関連肺炎（VAP）のリスクを減少させるため，口腔咽頭除菌目的でグルコン酸クロルヘキシジン（CHG）の口腔内塗布を行ってもよい（Grade 2B）。

　ガイドラインの中で内容的に中核をなす "Management of Severe Sepsis" にある "Initial Resuscitation and Infection Issues" という章に新たに加えられた "Infection Prevention"（感染予防）という項の中で，severe sepsis 患者に対する感染防御策の一つ，特に VAP の発症を減らす対策として記載されている。
　SSCG：Surviving Sepsis Campaign Guidelines

（文献 3 より引用）

各論

3 SOD/SDD に関する問題点

　SOD/SDD の目的は，抗菌薬の投与により病原性の高い細菌叢の異常増殖を抑制することであるといえる。SDD としての最初の報告は，1984 年にオランダの Stoutenbeek らにより行われた[7]。この報告では，ICU に 5 日以上滞在した人工呼吸管理が行われた外傷患者 122 名に対する単一施設での検討であるが，ポリミキシン E ＋ トブラマイシン ＋ アムホテリシン B の 3 剤を口腔内および消化管内の両者に投与することにより，感染性合併症の発生率を 81% から 16% へと大幅に低下させることが可能であったことが示されている。この最初の報告以降，数多くの RCT およびメタ解析の報告が行われているが，SOD/SDD に関する代表的 RCT の報告は，2009 年にオランダの de Smet らにより行われた大規模多施設 RCT である[8]。この報告では，オランダ国内にある 13 の ICU で，人工呼吸管理が 48 時間以上あるいは ICU 滞在が 72 時間超になると予想された患者 5,939 名に対して，上記同様のポリミキシン E ＋ トブラマイシン ＋ アムホテリシン B の 3 剤による口腔内および消化管内の投与を ICU 退出まで継続することにより，28 日死亡リスクおよび血流感染症発生リスクが有意に減少したことが示されている。

　このような大規模多施設 RCT により有効性を示す報告があるにもかかわらず，今回の SSCG 2012 の中では表 1 に示したように，"この予防策は，当該方法が有効と考えられる医療施設や地域で行ってもよい" という記載が付記され，VAP に対する感染対策としては非常に中途半端な位置づけとなっていることが否めない。この理由は，おそらく以前より懸念されている SOD/SDD に関連したいくつかの問題点（表 2）が解決されていないためと考えられる。

　第一に，感染対策としては地域性のあるもの，すなわちどこの国，地域，施設においても普遍的に適応できるものではないとされている点である。SOD/SDD が成人の集中治療を要する呼吸器関連感染症患者の死亡率に与える影響を検討した Cochrane Database のメタ解析では[9]，死亡リスクが検討されたものとして 17 件の RCT が取り上げられ，その結果として死亡リスクの低下が認められたことが示されている。しかし，この 17 件の RCT のうち，実際に死亡リスク低下が有意だったものは 2 件の RCT のみで，いくつかの疑問点があげられた。まず，これら 2 件の研究のみでメタ解析に組み入れられた患者全体の約 36% を占めていること，さら

表2 SOD/SDD に関連した問題点

1. 効果に地域性がある（普遍性がない）
2. 新規耐性菌の出現リスクがある

SSCG 2012 の中で，SOD/SDD は普遍性および新規耐性菌の出現リスクの問題で，VAP に対する感染対策としては非常に中途半端な位置づけになっている。
SDD：選択的消化管除菌，SOD：選択的口腔除菌

（筆者作成）

にこれら2件のRCTは耐性菌，特にMRSA（Methicillin-resistant Staphylococcus aureus：メチシリン耐性黄色ブドウ球菌）の分離率が極端に低いオランダおよびドイツの研究であることの2点が，問題視されたのである。すなわち，ポリミキシンE＋トブラマイシン＋アムホテリシンBの3剤処方によるSOD/SDDは，耐性菌の少ない特殊な環境でなければ効果を発揮できないと考えられ，SSCG 2012において普遍性に関して強く推奨できるものではないとされていると推測される。また，MRSAなどの耐性菌が高頻度に分離される国，地域，施設においては，上記3剤に抗MRSA薬などを加えることによる耐性菌の出現も懸念される。

　第二に，新規耐性菌の出現リスクであるが，第一の問題点でもあげた耐性菌が高頻度に分離される環境では，さらに大きな問題になると考えられる。当然，SOD/SDD施行患者に出現した耐性菌はSOD/SDD未施行患者に水平感染をして，耐性菌の感染拡大が十分に懸念されるといえる。この点についてSSCG 2012では，2011年にオランダのde Smetらにより行われたSOD/SDDによりICUの耐性菌分離率は増加しないという報告が採用されていたが[10]，この研究がオランダでの研究であることから上記と同じ理由により当初から懸念が示されていたことがうかがわれる。このような流れの中で，SSCG 2012発表後の2013年にDanemanらにより，ICUにおけるSOD/SDDと耐性菌分離率の関連について，35件のRCTに基づくメタ解析の結果で報告が行われた[11]。この中では，耐性菌であるMRSAおよびVRE（vancomycin-resistant enterococcus：バンコマイシン耐性腸球菌）の分離率の増加は認められず，SOD/SDD以外の抗菌薬の全身投与量を減らすことができたとされている。しかし，耐性菌分離の観察がICU滞在中の短期間のものであり，一般病床転床後などのもう少し長期での観察が必要であること，さらにSOD/SDDを施行されていない未施行患者における耐性菌分離率が検討されていないことが問題点としてあげられている。また，同じ2013年に熱傷創感染に対する抗菌薬予防投与に関するCochrane Databaseのメタ解析が出されたが[12]，その中でSOD/SDDに関しても2件のRCT（対象患者140名）により検討が行われている。その結果は，熱傷創感染に対して，SOD/SDDは全く有効性が認められず，むしろMRSA分離率を高めたと報告されており，新規耐性菌出現の問題は今後の十分な検討が必要であるといえる。

4 VAP対策としてのCHGによる口腔ケア

　人工呼吸管理を要する患者，特に気管挿管患者では，口腔内の自浄作用が低下し，常在細菌叢が変化することにより，さまざまな病原菌が定着しバイオフィルムを形成することはよく知られている。これらの歯垢に付着したバイオフィルムや口腔内分泌物が剥がれ落ち，気管に流入することにより，VAPの危険性が高まると考えられている。この点から考えると，感染対策（予防策）として口腔ケアで歯垢をコントロールすること，具体的には口腔咽頭除菌を行うことが重要であることは明らかであり，一般的に消毒薬，特にCHGを使用した口腔ケア，あるいはSODが行われてきた。CHGによるSODがVAP発生率を有意に減少させることは，2007年のChanらによりメタ解析の結果として示されている[13]。

　一方で，SODはSDDのうち適用局所が口腔咽頭へ限定されている処置と定義されるため，VAP対策としての口腔ケアに関する多くの研究がこれまで解説を加えてきたSOD/SDDの部

分に含まれていることも多い。感染対策としての普遍性，新規耐性菌の出現リスクなど，共通する問題点も多いと考えられる。さらに，2013年に報告されたAlhazzaniらによるメタ解析においても，CHGの使用は歯磨きの効果を有意に低下させていたという結果が示され，口腔ケアにより口腔内細菌とともにCHGが咽喉頭に垂れ込み，逆にVAPの原因となってしまう可能性が指摘されている[14]。このような点から，CHGジェルタイプの製剤のほうがCHG液よりも垂れ込みが少なく，口腔咽頭除菌目的として優れていることが認識され始めているため，SSCG 2012においてCHGの口腔内塗布という表現が取り入れられたと考えられる。

おわりに

SSCG 2012において，severe sepsis患者に対する感染予防策の一つ，特にVAPの発症を減らす対策として，SOD/SDDおよびCHG口腔内塗布が，なぜ推奨度grade 2Bで記載されたのかについて解説を加えた。これらの推奨項目がわが国で広く受け入れられるかについては，現状では時期尚早と言わざるを得ないというのが筆者の見解である。

（佐々木淳一）

文献

1) Dellinger RP, Carlet JM, Masur H, et al : Surviving Sepsis Campaign guidelines for management of severe sepsis and septic shock. Crit Care Med **32** : 858-873, 2004.
2) Dellinger RP, Levy MM, Carlet JM, et al : Surviving sepsis campaign : international guidelines for management of severe sepsis and septic shock : 2008. Crit Care Med **36** : 296-327, 2008.
3) Dellinger RP, Levy MM, Rhodes A, et al : Surviving sepsis campaign : international guidelines for management of severe sepsis and septic shock : 2012. Crit Care Med **41** : 580-637, 2013.
4) Daneman N, Sarwar S, Fowler RA, et al : Effect of selective decontamination on antimicrobial resistance in intensive care units : a systematic review and meta-analysis. Lancet Infect Dis **13** : 328-341, 2013.
5) 日本救急医学会ホームページ：選択的消化管除菌．日本救急医学会・医学用語解説集（2009年10月）．http://www.jaam.jp/html/dictionary/dictionary/word/0521.htm
6) Liberati A, D'Amico R, Pifferi, et al : Antibiotic prophylaxis to reduce respiratory tract infections and mortality in adults receiving intensive care. Cochrane Database Syst Rev (1) : CD000022, 2004.
7) Stoutenbeek CP, van Saene HK, Miranda DR, et al : The effect of selective decontamination of the digestive tract on colonization and infection rate in multiple trauma patients. Intensive Care Med **10** : 185-192, 1984.
8) de Smet AM, Kluytmans JA, Cooper BS, et al : Decontamination of the digestive tract and oropharynx in ICU patients. N Engl J Med **360** : 20-31, 2009.
9) Liberati A, D'Amico R, Pifferi S, et al : Antibiotic prophylaxis to reduce respiratory tract infections and mortality in adults receiving intensive care. Cochrane Database Syst Rev (4) : CD000022, 2009.
10) de Smet AM, Kluytmans JA, Blok HE, et al : Selective digestive tract decontamination and selective oropharyngeal decontamination and antibiotic resistance in patients in the intensive care units : an open-label, cluster group-randomized, crossover study. Lancet Infect Dis **11** : 372-

380, 2011.
11) Daneman N, Sarwar S, Fowler RA, et al : Effect of selective decontamination on antimicrobial resistance in intensive care units: a systematic review and meta-analysis. Lancet Infect Dis **13**: 328-341, 2013.
12) Barajas-Nava LA, López-Alcalde J, Roqué I Figuls M, et al: Antibiotic prophylaxis for preventing burn wound infection. Cochrane Database Syst Rev **6** : CD008738, 2013.
13) Chan EY, Ruest A, Meade MO, et al: Oral decontamination for prevention of pneumonia in mechanically ventilated adults : systematic review and meta-analysis. BMJ **334** : 889, 2007.
14) Alhazzani W, Smith O, Muscedere J, et al : Toothbrushing for critically ill mechanically ventilated patients : a systematic review and meta-analysis of randomized trials evaluating ventilator-associated pneumonia. Crit Care Med **41** : 646-655, 2013.

各 論

6．栄養

はじめに

　Surviving sepsis campaign ガイドライン（以下，ガイドライン）2008 年版で記載のなかった栄養療法に関するエビデンス，推奨項目が，2012 年版では新たに追加されている。これは，重症敗血症患者に対する栄養療法の重要性が認識された結果とも考えられる。実際，近年，重症患者に対する栄養療法のありかたについて，基本的かつ重要な論争に決着をつけるべく，いくつかの大規模な RCT（ランダム化比較試験）が展開された。しかし，4 つの推奨項目はいずれも，"suggest" にとどまり，強いエビデンスレベルに至っていないし，臨床的な重要性についても "低い" と判断されている。むしろ，重症病態改善に向けての積極的な栄養療法の有効性が否定されているかのような印象を受ける内容である。

1　4 つの推奨項目

　敗血症治療における栄養関連のガイドラインとして以下の 4 つの項目が示されている。

> 1．重症敗血症あるいは敗血症性ショックの診断後 48 時間以内に，完全な絶食（栄養非投与）あるいはブドウ糖のみ投与とするよりも，可能な範囲で経口摂取や経腸栄養を施行すると良いであろう（Grade 2C：エビデンスレベルが低く，臨床的重要性は低い）。
> 2．最初の 1 週間は，強制的に必要エネルギーのすべてを投与するよりも，耐容できる範囲で少量（例えば 500 kcal/ 日）のエネルギー投与としたほうがいいだろう（Grade 2B：エビデンスレベルは中等度，臨床的重要性は低い）。
> 3．重症敗血症あるいは敗血症性ショックの診断後最初の 7 日間は，完全静脈栄養のみによる栄養管理あるいは経腸栄養と静脈栄養の組み合わせ，ではなく，経静脈的なブドウ糖投与と経腸栄養の組み合わせが良いであろう（Grade 2B：エビデンスレベルは中等度，臨床的重要性は低い）。
> 4．重症敗血症患者に対しては，特別な免疫調整作用を有する栄養素を加えていない栄養剤を投与するほうが良いであろう（Grade 2C：エビデンスレベルが低く，臨床的重要性は低い）。

6．栄養

1．早期経口摂取・経腸栄養の効果について

　侵襲後早期から腸管を使用することは，腸管粘膜の維持・バクテリアルトランスロケーションと臓器機能不全の予防に理論上は有効であるが，同時に，血行動態が不安定な患者では虚血のリスクを伴う。残念ながら，敗血症患者における早期経腸栄養の有用性を示した臨床試験は皆無で，外科患者を中心とする重症患者を対象としたスタディがほとんどであり，その栄養介入法・対照群もばらばらである。そもそもこれらのスタディでの死亡率は著しく低い。重症患者への栄養療法に関するメタ解析の報告でも，患者の多様性と各スタディのレベルの低さが述べられている。死亡率への影響については一定の結果が得られていないが，感染性合併症や人工呼吸管理期間・ICU在室日数・在院日数の短縮のような二次的評価項目については有効性が示され，有害であるというエビデンスはない[1〜8]。したがって，強い勧告に至るエビデンスは不十分であるが，早期経腸栄養の効果を認めてもいいかもしれない（suggestionにとどまる表現）。

2．重症患者への早期経腸栄養時の投与エネルギー量のターゲットについて

　早期経腸栄養を開始する場合に，必要エネルギー量すべてを投与すべく早い段階で投与量を増やす方法と，目標を低く設定する方法の臨床効果の比較においては，一定した結果が出ていない。死亡率には差なし，フルカロリー投与群で死亡率上昇・感染性合併症増加・下痢と胃残渣増加，フルカロリー投与群でむしろ感染性合併症減少，と結果はさまざまである[9〜12]。現段階では，早期からのフルカロリー投与を推奨するエビデンスは乏しく，むしろ有害である可能性もある。したがって，目標エネルギー量の60〜70％を当面の目標とするunderfeedingあるいは上限を500 kcal/日とするtrophic feedingが，重症敗血症・敗血症性ショック患者の最初の1週間の栄養療法としては妥当であろう。しかし，経腸栄養への耐容性が高く，投与量を速やかにあげることができる場合にはそれを妨げるものではない。

3．静脈栄養の効果

　2012年版ガイドラインでは，経静脈的なブドウ糖投与を静脈栄養と認識していない。糖質に加えアミノ酸や脂肪乳剤が含有されている場合のみを静脈栄養と呼んでいるのであろう。

　静脈栄養と栄養投与なし（fasting），経腸栄養，経静脈的なブドウ糖投与，などの比較研究がなされているが，敗血症患者のみを対象としたスタディはほとんどない。敗血症診断の48時間以内に開始する静脈栄養の有効性・有害性について，直接的なエビデンスはない。遅れて経腸栄養を行うよりも，早期に静脈栄養を施行したほうが，生存が改善するというメタ解析が1つあるが，他に早期静脈栄養の死亡率改善を示したメタ解析はない[13]。感染性合併症については，静脈栄養が，絶食（栄養投与なし）・経静脈的なブドウ糖投与のみ・経腸栄養に比べ増加することが示唆されている[7, 9, 14〜16]。

　Dhaliwalらのメタ解析では，経腸栄養で不足する分の栄養を静脈栄養で投与した場合の効果

各論

が検証されたが，有効性はなかった[17]。Casaerらの大規模なRCTでは，目標エネルギー量に早期に到達するため経腸栄養に加えて静脈栄養を早期から併用した群は，むしろ少量の経腸栄養のみで静脈栄養を1週間ひかえた群よりも在院日数・ICU滞在日数・臓器サポートの期間が延長し，ICUで新たに生じた感染症の発生頻度も高かった[18]。診断後最初の24時間以内の静脈栄養が経腸栄養単独よりも優れているという報告はなく，むしろ，感染性合併症の発生率が高くなり，臓器サポートや集中治療の必要性が高くなると示唆されている。

4．特殊な免疫調整作用を有する栄養成分の投与に関して

免疫能が，アルギニンやグルタミン，ω-3系脂肪酸のような栄養素投与によって修飾されることが明らかになっている。これら免疫能の調整作用を有する栄養素が重症患者の臨床経過にどのような影響を及ぼすかについては，数多くの臨床研究が行われてきた。しかし，敗血症早期における効果についてはほとんど明らかになっていない。免疫増強作用を有する栄養剤投与の効果についての4つのメタ解析では，外科患者・内科患者のいずれにおいても生存改善効果はみられなかった[19〜22]。これらのメタ解析の問題点としては，投与されている栄養素が各RCTで異なるにもかかわらず，まとめて解析されていることである。そのため，結論の正確性に疑問が生じてしまう。むしろ，個々のRCTでは，アルギニン・グルタミン・抗酸化物質あるいはω-3系脂肪酸を強化した栄養剤投与によって有意差には至らないものの，死亡率が悪化したという報告もある[23, 24]。

1）アルギニン

アルギニンは敗血症時に不足するため，一酸化窒素（NO）の産生減，微小循環の悪化，活性酸素の産生増加につながる恐れがある。しかし，敗血症患者へのアルギニン投与によって，生体に不都合な血管拡張・低血圧を生じる危険性が指摘されている。アルギニンに関する臨床データは乏しく，大規模なスタディはない。小規模なRCTでは，生存の改善・不変・悪化のいずれの報告もある[25〜28]。感染性合併症の発生予防，在院日数の短縮といった二次的な評価項目の改善を示している報告もあるが，アルギニンによる有害事象の可能性を勘案すると，その臨床効果は明らかなものとはいえない。

2）グルタミン

グルタミンも重症病態では不足する。グルタミン投与によって，腸管の萎縮と透過性亢進を防ぎ，バクテリアルトランスロケーション防止につながる可能性がある。グルタミンは，他にも，免疫細胞の機能を高め，炎症性サイトカインの産生を抑え，グルタチオンレベルを高めることによって抗酸化能を改善する効果が知られている。しかし，臨床におけるこれらの有効性についてはいまだ確立していない。

以前のメタ解析では，グルタミンによる生存の改善が報告されたが[6]，他の4つの解析では生存改善効果は示されなかった[29〜32]。最近の3つのRCTでも死亡率抑制効果は示されていない[33〜35]。これらのスタディの問題点として，いずれも敗血症患者のみを対象としたものではないことがあげられる。敗血症患者にしぼった小規模なRCTでは，生存改善効果に至らなかったが，感染性合併症の減少と臓器機能の早期回復が示されている[36, 37]。グルタミン投与の有効

性は，経腸投与よりもむしろ経静脈投与で明らかとなる報告が多かったが，最近の比較的規模の大きな RCT では，経静脈投与であったにもかかわらずその効果はなかった[34, 35]。

1,200 症例を目標に，人工呼吸管理下にある多臓器障害患者へのグルタミン，セレンをはじめとする抗酸化物質投与の効果が検証された（REDOX study）。しかし，グルタミン投与群で臓器不全や感染性合併症発生が低下することはなく，むしろ死亡率が高くなるという最終結果が報告されている[38]。

2012 年版ガイドラインの結論としては，「グルタミンの補充投与の有効性は明らかではないが，有害であるという所見はない」となっている。しかし，REDOX study の結果からは，重症患者へのグルタミン投与の量と適応について注意が必要といえよう。

3）脂肪酸

ω-3 系脂肪酸であるエイコサペンタエン酸，ω-6 系脂肪酸である γ リノレン酸は，いずれもエイコサノイドの前駆体である。アラキドン酸から産生されるエイコサノイドに比べ，これら脂肪酸から産生されるプロスタグランジン・ロイコトリエン・トロンボキサンは炎症を増強する作用が低く，炎症反応の抑制効果を有する。

3 つの RCT のメタ解析の結果，エイコサペンタエン酸，γ リノレン酸投与による死亡率の減少・人工呼吸器管理日数の短縮・新しい臓器障害発生の予防効果が示された[39]。しかし，3 つの中で 1 つのみが敗血症症例を対象としており，どの RCT も ω-6 系脂肪酸を大量に含んだ栄養剤が対照群となっている[40~42]。実臨床で敗血症時に通常使用されない栄養剤を対照群としていることは問題である。エイコサペンタエン酸，γ リノレン酸強化経腸栄養剤による敗血症時の生存改善を初めて報告した Pontes-Arruda らは，フォローアップスタディを行い同様の有効性を報告しているが，生存改善効果は再現できなかった[43]。一方，最近の報告では，経静脈的であれ経腸的であれ，これらの改善効果が認められていない[44~49]。

以上のように，免疫調整作用を有する栄養素に関しては，大規模な，有効性について再現性の高い敗血症患者を対象とした RCT が存在していないのが現状である。

2 2012 年版ガイドラインから考える敗血症患者への栄養療法のありかた

4 つの推奨項目をまとめると，

「重症敗血症患者・敗血症性ショック患者には，腸管虚血に留意しつつ早期（48 時間以内）に経口摂取あるいは経腸栄養を開始する。この際，最初の 1 週間は，必要エネルギーの全量投与にこだわらず 500 kcal/ 日程度にとどめる。この間，経口摂取・経腸栄養では栄養が不足するからといって，静脈栄養を無理に追加する必要はない。また，外科手術患者や外傷患者では，いろいろな免疫増強・調整栄養素の臨床効果が注目されているが，敗血症患者でのエビデンスは乏しく，栄養剤としては，標準的なものを使用する。」

となる。

きわめてリーズナブルであるが，重症患者に対する積極的な栄養療法を訴えてきた著者に

各論

とっては，さびしい内容といえよう．あたかも，重症敗血症患者には，少しだけ経腸栄養や経口摂取をしておけば十分という印象を受ける．

　本ガイドラインでは，エビデンスに基づき診断後1週間以内の栄養療法を述べていること，患者の発症前の栄養状態については全く考慮していないこと，を忘れてはならない．前者については，敗血症が遷延し長期にわたる場合の栄養療法ではないことを認識すべきである．遷延する敗血症では，激しい代謝と異化の亢進が生じる．長期間にわたり栄養投与量不足が続けば低栄養状態に至り，免疫能低下・臓器機能低下が生じることは自明の理である．後者については，発症前栄養不良だった患者だけを対象としたRCTが見当たらないことからいたしかたないだろう．しかし，栄養不良合併患者では早期からの，フルドースとはいわないまでも栄養投与量の増加，腸管が使えない場合の静脈栄養の積極的な開始を考慮すべきであろう．敗血症に限らず重症患者の栄養療法に関して，欧州臨床代謝栄養学会，米国静脈経腸栄養学会のガイドラインがまとめられているので，参考にしていただきたい[50, 51]．

　栄養療法に関するエビデンスは，本ガイドラインでも述べられているように乏しく，対象患者群の不均一性がしばしば問題となる．そのため，あたかも栄養療法が重症敗血症患者の治療に役立たないもの，不要なものと見えてしまうかもしれない．しかし，どの病態であれ，栄養は患者の体に不可欠なものであり，適切な栄養療法なしには，生命の維持もおぼつかないことを忘れてはならない．また，栄養療法に携わる者として，今後大規模なRCTを行う際には，デザインに細心の注意を払うべきであろう．

（深柄　和彦）

文　献

1) Moore EE, Jones TN：Benefits of immediate jejunostomy feeding after major abdominal trauma-a prospective, randomized study. J Trauma 26：874-881, 1986.

2) Chuntrasakul C, Siltharm S, Chinswangwatanakul V, et al：Early nutritional support in severe traumatic patients. J Med Assoc Thai 79：21-26, 1996.

3) Singh G, Ram RP, Khanna SK：Early postoperative enteral feeding in patients with nontraumatic intestinal perforation and peritonitis. J Am Coll Surg 187：142-146, 1998.

4) Kompan L, Vidmar G, Spindler-Vesel A, et al：Is early enteral nutrition a risk factor for gastric intolerance and pneumonia？ Clin Nutr 23：527-532, 2004.

5) Nguyen NQ, Fraser RJ, Bryant LK, et al：The impact of delaying enteral feeding on gastric emptying, plasma cholecystokinin, and peptide YY concentrations in critically ill patients. Crit Care Med 36：1469-1474, 2008.

6) Marik PE, Zaloga GP：Early enteral nutrition in acutely ill patients：a systematic review. Crit Care Med 29：2264-2270, 2001.

7) Heyland DK, Dhaliwal R, Drover JW, et al：Canadian clinical practice guidelines for nutrition support in mechanically ventilated, critically ill adult patients. JPEN J Parenter Enteral Nutr 27：355-373, 2003.

8) Doig GS, Heighes PT, Simpson F, et al：Early enteral nutrition, provided within 24 h of injury or intensive care unit admission, significantly reduces mortality in critically ill patients：a meta-analysis of randomised controlled trials. Intensive Care Med 35：2018-2027, 2009.

9) Taylor SJ, Fettes SB, Jewkes C, et al : Prospective, randomized, controlled trial to determine the effect of early enhanced enteral nutrition on clinical outcome in mechanically ventilated patients suffering head injury. Crit Care Med 27 : 2525-2531, 1999.
10) Ibrahim EH, Mehringer L, Prentice D, et al : Early versus late enteral feeding of mechanically ventilated patients : results of a clinical trial. JPEN J Parenter Enteral Nutr 26 : 174-181, 2002.
11) Rice TW, Mogan S, Hays MA, et al : Randomized trial of initial trophic versus full-energy enteral nutrition in mechanically ventilated patients with acute respiratory failure. Crit Care Med 39 : 967-974, 2011.
12) National Heart, Lung, and Blood Institute Acute Respiratory Distress Syndrome(ARDS)Clinical Trials Network：Initial trophic vs full enteral feeding in patients with acute lung injury：the EDEN randomized trial. JAMA 307 : 795-803, 2012.
13) Cerra FB, McPherson JP, Konstantinides FN, et al : Enteral nutrition does not prevent multiple organ failure syndrome (MOFS) after sepsis. Surgery 104 : 727-733, 1988.
14) Braunschweig CL, Levy P, Sheean PM, et al : Enteral compared with parenteral nutrition : a meta-analysis. Am J Clin Nutr 74 : 534-542, 2001.
15) Gramlich L, Kichian K, Pinilla J, et al：Does enteral nutrition compared to parenteral nutrition result in better outcomes in critically ill adult patients？ A systematic review of the literature. Nutrition 20 : 843-848, 2004.
16) Simpson F, Doig GS：Parenteral vs. enteral nutrition in the critically ill patient：a meta-analysis of trials using the intention to treat principle. Intensive Care Med 31 : 12-23, 2005.
17) Dhaliwal R, Jurewitsch B, Harrietha D, et al：Combination enteral and parenteral nutrition in critically ill patients : harmful or beneficial？ A systematic review of the evidence. Intensive Care Med 30 : 1666-1671, 2004.
18) Casaer MP, Mesotten D, Hermans G, et al : Early versus late parenteral nutrition in critically ill adults. N Engl J Med 365 : 506-517, 2011.
19) Beale RJ, Bryg DJ, Bihari DJ : Immunonutrition in the critically ill : a systematic review of clinical outcome. Crit Care Med 27 : 2799-2805, 1999.
20) Heyland DK, Novak F, Drover JW, et al：Should immunonutrition become routine in critically ill patients？ A systematic review of the evidence. JAMA 286 : 944-953, 2001.
21) Montejo JC, Zarazaga A, López-Martínez J, et al：Immunonutrition in the intensive care unit. A systematic review and consensus statement. Clin Nutr 22 : 221-233, 2003.
22) Marik PE, Zaloga GP：Immunonutrition in critically ill patients：a systematic review and analysis of the literature. Intensive Care Med 34 : 1980-1990, 2008.
23) Radrizzani D, Bertolini G, Facchini R, et al：Early enteral immunonutrition vs. parenteral nutrition in critically ill patients without severe sepsis：a randomized clinical trial. Intensive Care Med 32 : 1191-1198, 2006.
24) Bertolini G, Iapichino G, Radrizzani D, et al : Early enteral immunonutrition in patients with severe sepsis：results of an interim analysis of a randomized multicentre clinical trial. Intensive Care Med 29 : 834-840, 2003.
25) Santora R, Kozar RA : Molecular mechanisms of pharmaconutrients. J Surg Res 161 : 288-294, 2010.
26) Bower RH, Cerra FB, Bershadsky B, et al：Early enteral administration of a formula (Impact) supplemented with arginine, nucleotides, and fish oil in intensive care unit patients：results of a

multicenter, prospective, randomized, clinical trial. Crit Care Med 23 : 436-449, 1995.
27) Galbán C, Montejo JC, Mesejo A, et al : An immune-enhancing enteral diet reduces mortality rate and episodes of bacteremia in septic intensive care unit patients. Crit Care Med 28 : 643-648, 2000.
28) Caparrós T, Lopez J, Grau T : Early enteral nutrition in critically ill patients with a high-protein diet enriched with arginine, fiber, and antioxidants compared with a standard high-protein diet. The effect on nosocomial infections and outcome. JPEN J Parenter Enteral Nutr 25 : 299-308, 2001.
29) Novak F, Heyland DK, Avenell A, et al : Glutamine supplementation in serious illness : a systematic review of the evidence. Crit Care Med 30 : 2022-2029, 2002.
30) Avenell A : Glutamine in critical care : current evidence from systematic reviews. Proc Nutr Soc 65 : 236-241, 2006.
31) Jiang H, Chen W, Hu W, et al : The impact of glutamine-enhanced enteral nutrition on clinical outcome of patients with critical illness : a systematic review of randomized controlled trials. Zhonghua Shao Shang Za Zhi 25 : 325-330, 2009.
32) Avenell A : Hot topics in parenteral nutrition. Current evidence and ongoing trials on the use of glutamine in critically-ill patients and patients undergoing surgery. Proc Nutr Soc 68 : 261-268, 2009.
33) Wang Z, Forceville X, Van Antwerpen P, et al : A large-bolus injection, but not continuous infusion of sodium selenite improves outcome in peritonitis. Shock 32 : 140-146, 2009.
34) Grau T, Bonet A, Miñambres E, et al : The effect of L-alanyl-L-glutamine dipeptide supplemented total parenteral nutrition on infectious morbidity and insulin sensitivity in critically ill patients. Crit Care Med 39 : 1263-1268, 2011.
35) Wernerman J, Kirketeig T, Andersson B, et al : Scandinavian glutamine trial : a pragmatic multi-centre randomised clinical trial of intensive care unit patients. Acta Anaesthesiol Scand 55 : 812-818, 2011.
36) Fuentes-Orozco C, Anaya-Prado R, González-Ojeda A, et al : L-alanyl- L-glutamine-supplemented parenteral nutrition improves infectious morbidity in secondary peritonitis. Clin Nutr 23 : 13-21, 2004.
37) Beale RJ, Sherry T, Lei K, et al : Early enteral supplementation with key pharmaconutrients improves Sequential Organ Failure Assessment score in critically ill patients with sepsis : outcome of a randomized, controlled, double-blind trial. Crit Care Med 36 : 131-144, 2008.
38) Heyland D, Muscedere J, Wischmeyer PE, et al : A randomized trial of glutamine and antioxidants in critically ill patients. N Engl J Med 368 (16) : 1489-497, 2013.
39) Pontes-Arruda A, Demichele S, Seth A, et al : The use of an inflammation-modulating diet in patients with acute lung injury or acute respiratory distress syndrome : a meta-analysis of outcome data. JPEN J Parenter Enteral Nutr 32 : 596-605, 2008.
40) Pontes-Arruda A, Aragão AM, Albuquerque JD : Effects of enteral feeding with eicosapentaenoic acid, gamma-linolenic acid, and antioxidants in mechanically ventilated patients with severe sepsis and septic shock. Crit Care Med 34 : 2325-2333, 2006.
41) Gadek JE, DeMichele SJ, Karlstad MD, et al : Effect of enteral feeding with eicosapentaenoic acid, gamma-linolenic acid, and antioxidants in patients with acute respiratory distress syndrome. Enteral Nutrition in ARDS Study Group. Crit Care Med 27 : 1409-1420, 1999.

42) Singer P, Theilla M, Fisher H, et al : Benefit of an enteral diet enriched with eicosapentaenoic acid and gamma-linolenic acid in ventilated patients with acute lung injury. Crit Care Med **34**: 1033-1038, 2006.

43) Pontes-Arruda A, Martins LF, de Lima SM, et al : Enteral nutrition with eicosapentaenoic acid, γ-linolenic acid and antioxidants in the early treatment of sepsis : results from a multicenter, prospective, randomized, double-blinded, controlled study : the INTERSEPT study. Crit Care **15**: R144, 2011.

44) Rice TW, Wheeler AP, Thompson BT, et al : Enteral omega-3 fatty acid, gamma-linolenic acid, and antioxidant supplementation in acute lung injury. JAMA **306**: 1574-1581, 2011.

45) Stapleton RD, Martin TR, Weiss NS, et al : A phase II randomized placebo-controlled trial of omega-3 fatty acids for the treatment of acute lung injury. Crit Care Med **39**: 1655-1662, 2011.

46) Grau-Carmona T, Morán-García V, García-de-Lorenzo A, et al : Effect of an enteral diet enriched with eicosapentaenoic acid, gamma-linolenic acid and anti-oxidants on the outcome of mechanically ventilated, critically ill, septic patients. Clin Nutr **30**: 578-584, 2011.

47) Friesecke S, Lotze C, Köhler J, et al : Fish oil supplementation in the parenteral nutrition of critically ill medical patients : a randomized controlled trial. Intensive Care Med **34**: 1411-1420, 2008.

48) Barbosa VM, Miles EA, Calhau C, et al : Effects of a fish oil containing lipid emulsion on plasma phospholipid fatty acids, inflammatory markers, and clinical outcomes in septic patients : a randomized, controlled clinical trial. Crit Care **14**: R5, 2010.

49) Gupta A, Govil D, Bhatnagar S, et al : Efficacy and safety of parenteral omega 3 fatty acids in ventilated patients with acute lung injury. Indian J Crit Care Med **15**: 108-113, 2011.

50) Singer P, Berger MM, Van den Berghe G, et al : ESPEN Guidelines on Parenteral Nutrition : intensive care. Clin Nutr **28**(4): 387-400, 2009.

51) McClave SA, Martindale RG, Vanek VW, et al : Guidelines for the Provision and Assessment of Nutrition Support Therapy in the Adult Critically Ill Patient : Society of Critical Care Medicine (SCCM) and American Society for Parenteral and Enteral Nutrition (A.S.P.E.N.). JPEN J Parenter Enteral Nutr **33**(3): 277-316, 2009.

各 論

7-1) ステロイド
～ガイドラインの解説と日本での活用～

1 敗血症患者の相対的副腎不全

健常者の血中コルチゾール値は 5～24 μg/dL であり，日内変動によりその値は変化する。外傷・感染により生じた生体ストレスは，視床下部-下垂体-副腎経路（HPA〔hypothalamic-pituitary-adrenal〕axis）を活性化させ，副腎のコルチゾール分泌を亢進させる[1]。この際，血中コルチゾール値は 40～50 μg/dL になる[2,3]。重症敗血症患者では，侵襲の程度に応じたコルチゾール分泌が行えない"相対的副腎不全"が生じることが知られている[4,5]。この相対的副腎不全の状態では，輸液負荷や血管収縮薬などの敗血症性ショックに対する一般的な治療に反応せず，ショックが遷延する場合がある[5]。

敗血症性ショックに対するステロイド投与の目的は，相対的副腎不全が存在する敗血症患者にコルチゾールを補充することで，速やかにショックから離脱させることにある。このステロイド療法により敗血症患者の死亡率を改善できるか否かについては過去30年以上前から多くの研究が行われてきた。2012年版 SSC（Surviving Sepsis Campain）ガイドラインにおいて，敗血症患者におけるステロイド療法に対し，5つの推奨が提言されている。

1. ヒドロコルチゾンの静脈投与

> 2．十分な輸液療法と血管収縮薬の投与によって循環が安定した患者では，ヒドロコルチゾン静脈投与は行わない。十分な輸液療法と血管収縮薬の投与によっても血圧低下が回復しない敗血症性ショック患者に対してはヒドロコルチゾン 200 mg/日の静脈投与を考慮する（Grade 2C）。

1) Annane らの RCT

Annane らは，血管収縮薬や十分な輸液に1時間以上反応しない敗血症性ショックの患者300名（19施設）を対象に，6時間ごとのヒドロコルチゾン（50 mg）の静脈投与と 24時間ごとのフルドロコルチゾン（50 μg）の胃内投与を7日間行い，プラセボ療法と比較する RCT（ランダム化比較試験）を行った（表）。この低用量ステロイド療法は，ショックの期間を有意に短縮させ（P＝0.01），患者死亡率を有意に低下させた（55% vs 61%，P＝0.03）[6]（図1，表）。

表 Annene らの RCT と CORTICUS study の研究間の相違

		Annane らの RCT		CORTICUS study	
対象症例	年齢	18 歳以上	必須	18 歳以上	必須
	感染の有無	感染症あり	必須	感染症あり	必須
	体温	38.3 > or < 35.6 ℃	必須	38.3 > or < 35.6 ℃	4 つの定義の 2 つ以上を満たす。
	脈拍	> 90 回 / 分	必須	> 90 回 / 分	
	呼吸	人工呼吸を要する	必須	人工呼吸を要する or 頻呼吸（呼吸回数 > 20 回 / 分 or PaCO₂ < 32 mmHg）	
	白血球数	−	−	> 12,000 cells/mm³ or < 4,000 cells/mm³ or 幼若白血球；> 10%	
	ショックの定義	十分な輸液療法および血管収縮薬の投与によっても収縮期血圧 > 90 mmHg が 1 時間以上継続	必須	十分な輸液療法によっても収縮期血圧 > 90 mmHg が 1 時間以上継続（高血圧患者では，敗血症発症以前の比較して収縮期血圧が 50 mmHg 以上低下） or 収縮血圧 90 mmHg を維持するために血管収縮薬を使用している。	必須
	尿量低下	（< 0.5 mL/kg/ 時が 1 時間以上継続）	2 つの定義の 1 つ以上を満たす	（< 0.5 mL/kg/ 時が 1 時間以上継続）	5 つの定義の 1 つ以上を満たす
	低酸素血症	P/F 比 < 280		（P/F 比 < 280；肺炎がある場合）（P/F 比 < 200；肺炎がない場合）	
	アシドーシス	乳酸値 > 2 mmol/L	必須	pH < 7.3 or B.E. < −5.0 mmol/L or 乳酸値 > 2 mmol/L	
	血小板	−	−	≤ 100,000 cells/mm³	
	意識レベル	−	−	GCS < 14 or 意識レベルの急な変容	
患者登録までの期間		8 時間以内		72 時間以内	
ステロイド投与量		ヒドロコルチゾン 50 mg × 4 / 日 フルドロコルチゾン（50 µg）の胃内投与		ヒドロコルチゾン 50 mg × 4 / 日	
投与期間		7 日目で中止		6 日目より漸減，11 日目で中止	

両研究のプロトコールには，対象患者の定義，患者登録までの時間，ステロイド投与法，ステロイド投与期間および敗血症ショック患者の定義などに相違がある。
B.E.：塩基過剰，GCS：Glasgow Come Scale, P/F 比：動脈血酸素濃度 / 吸入酸素濃度比

（文献 6，7 より引用）

2）CORTICUS study

CORTICUS（Corticosteroid Therapy of Septic Shock）study は，十分な輸液に反応しない敗血症性ショックの患者 500 名（52 施設）を対象に，6 時間ごとのヒドロコルチゾン（50 mg）の静脈投与を 5 日間行い，6 日間かけて漸減していく低用量ステロイド療法と，プラセボ療法と比較する RCT である[7]（表）。本研究で，低用量ステロイド療法は，ショックの期間をプラセボと比較して有意に短縮させた（P < 0.001）。しかし，有意な死亡率軽減効果が証明できず，

各論

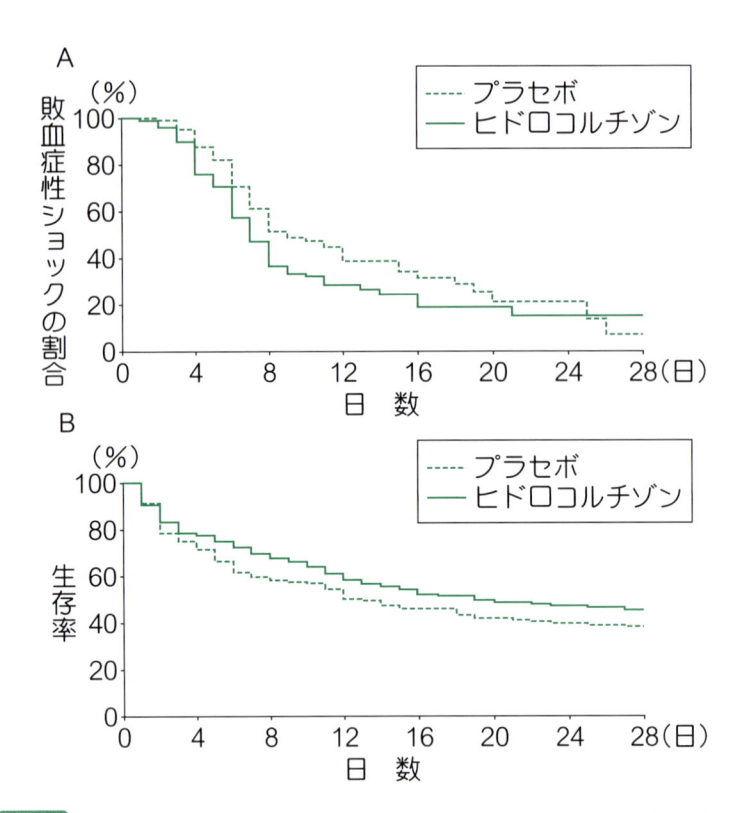

図1 AnnaneらのRCTにおけるステロイド療法の効果
A：AnnaneらのRCTにおけるショック期間の比較。ステロイド療法（ヒドロコルチゾン）は，プラセボ療法と比較して有意にショック離脱期間を短縮させた（P = 0.01）。
B：AnnaneらのRCTにおける生存率の比較。ステロイド療法（ヒドロコルチゾン）は，プラセボ療法と比較して有意に生存率を低下させた（P = 0.03）。

（文献6より引用）

むしろ死亡率が上昇する傾向であった（34.3% vs 31.5%，P = 0.51）（図2）。CORTICUS studyでは，低用量ステロイド療法は，重複感染の発生率を有意に増加させ（オッズ比：1.37），高血糖と高ナトリウム血症の発生率も有意に増加させた[7]。これらの有害事象の増加が，低用量ステロイド療法の予後改善効果を相殺させた可能性がある。

AnnaneのRCTとCORTICUS studyにおける研究の相違を表に提示した。対象患者の定義，患者登録までの時間，ステロイド投与法およびその投与期間など，両研究にはそれぞれの特色がある。着目すべき相違として，敗血症ショック患者の定義がある。AnnaneのRCTでは，十分な輸液療法と血管収縮薬の使用によっても血圧が回復しないショック患者と定義している。一方，CORTICUS studyでは，十分な輸液療法で血圧が回復しないショック患者あるいは，血管収縮薬を使用している患者と定義している。つまりCORTICUS studyでは，血管収縮薬に反応し血圧が上昇した患者も研究に含まれていることになる。

このように，敗血症患者に対するステロイド療法は，すべての敗血症患者に適応する治療法ではなく，輸液療法・血管収縮薬の使用・低心拍出症例に対するカテコラミン投与など如何な

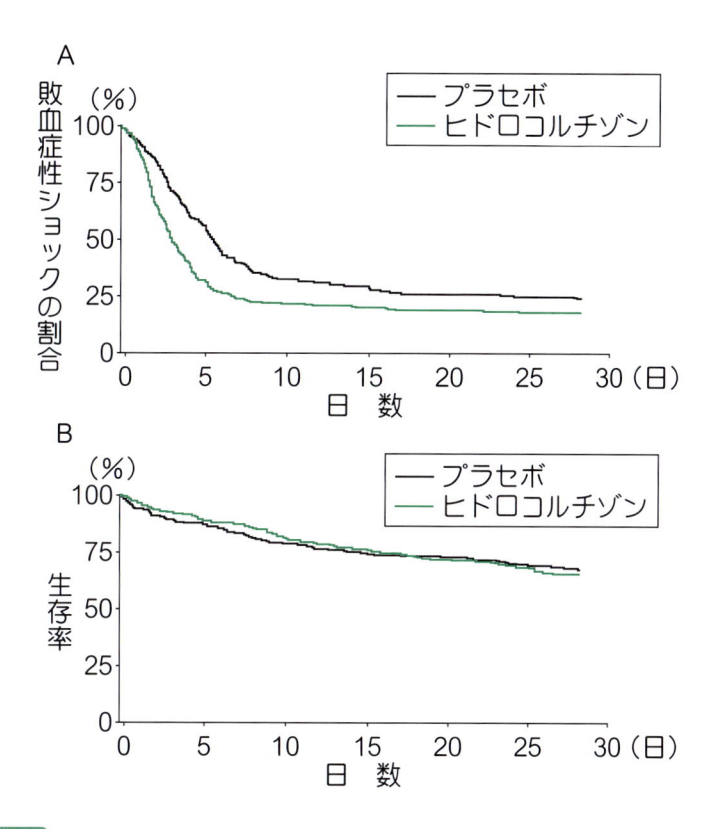

図2 CORTICUS study におけるステロイド療法の効果

A：CORTICUS studyにおけるショック期間の比較。ステロイド療法（ヒドロコルチゾン）は，プラセボと比較して有意にショック離脱期間を短縮させた（P < 0.001）。

B：CORTICUS study における生存率の比較。ステロイド療法（ヒドロコルチゾン）は，生存率に関し，プラセボと比較して有意差はなかった（P = 0.51）。

（文献7より引用）

る昇圧療法を試みても回復し得ない重篤なショックに限り，その使用を考慮するのが妥当である。

これらの背景を考慮して，2012年版SSCガイドラインでは敗血症性ショックを呈した患者の十分な輸液療法や血管収縮薬投与に対する反応性を適切なヒドロコルチゾン投与を行うための重要な指標と考えており，ヒドロコルチゾン静脈投与は，十分な輸液療法と血管収縮薬の投与によってもショックが回復しない敗血症性ショック患者にのみ行うことを推奨している。

2．ACTH負荷試験の使用

> 3．ヒドロコルチゾン静脈投与の適応の判断のためにACTH負荷試験を使用しない（Grade 2B）。

AnnaneらのRCTにおいても，ACTH（副腎皮質刺激ホルモン）負荷試験に対する反応の有無とステロイドの有効性に有意な相互作用は存在しなかった[6]。CORTICUS studyでは，

各論

ACTH 負荷試験無反応群でも（39.2% vs 36.2%，P = 0.69），反応群でも（28.8% vs 28.7%，P = 1.00），低用量ステロイド療法による死亡率低下効果は認めず，ACTH 負荷試験によりその有効性の高い群を判断することができなかった。

また，Tetracosactrin の投与量や相対的副腎不全を診断するためのコルチゾール上昇の閾値など，ACTH 負荷試験に関して明確なプロトコルはいまだ存在しないこと，現場ではその結果を得るまで時間を要すること，そして，一般的なコルチゾール測定では，全コルチゾール値を測定しており，生体活性を有するフリーのコルチゾールが測定できていないなどの問題もあり，現在，ヒドロコルチゾン静脈投与の適応の判断のための ACTH 負荷試験は推奨されていない。

3．ヒドロコルチゾン療法の減量および離脱

> 4．血管収縮薬の使用が必要なくなった場合，ヒドロコルチゾン療法の減量および離脱を考慮する（Grade 2D）。

ステロイド療法の減量および離脱に関し，投与期間を定めるべきか，臨床状態に合わせて決めるべきか，減量後に中止するか，一度に中止すべきか，いずれに関してもよくわかっていない。Keh らの Cross-over 試験により，低用量ステロイド療法を一度に中止した場合，循環動態や免疫系がリバウンド現象を起こすことが報告されている[8]。現在のところ，循環系の安定化に従い，ヒドロコルチゾンの投与量を漸減し，中止する方法が推奨されている。

4．ショックを合併しない敗血症患者に対するヒドロコルチゾン療法の有効性

> 5．ショックを合併しない敗血症患者に対するヒドロコルチゾン療法は推奨しない（Grade 1D）。

前述のように，敗血症患者の低用量ステロイド療法は，輸液療法および血管収縮薬の使用によっても回復しない敗血症性ショック患者に対してのみ考慮するべきである。ショックを合併しない敗血症患者に対するステロイド療法の有効性を検討した研究は存在しない。

5．反復ボーラス投与か持続投与か

> 6．低用量ヒドロコルチゾンを投与する際は，反復ボーラス投与よりも持続投与を行うべきである（Grade 2D）。

敗血症性ショック患者に対して低用量ヒドロコルチゾンを反復ボーラス投与すると，副作用として高血糖・高ナトリウム血症をきたす。小規模研究ではあるが，ヒドロコルチゾンを持続

投与することで，反復ボーラス投与と比較して高血糖をきたしにくいとの報告もある[9]。しかし，患者予後に対して持続投与と反復ボーラスのいずれが優れているのかはいまだ不明である。

2 日本での活用

　SSCガイドラインの普及により，以前わが国でも行われていた敗血症患者に対するステロイド大量療法（ステロイドパルス）の使用が皆無となっていることを期待したい。敗血症患者に低用量ステロイド療法の使用を考慮する際には，重複感染，高血糖および高ナトリウム血症などの合併症発生が増加する可能性があることを念頭に置き，輸液療法と血管収縮薬の使用に反応する患者には使用しない。輸液療法や血管収縮薬などさまざまな手段を駆使してもショックから回復しない重症敗血症性ショックに対してのみ，ヒドロコルチゾンを6時間ごとに50 mg反復投与の使用あるいは200 mg/日の持続投与を考慮しても良い。

（江木 盛時）

文献

1) Marik PE, Pastores SM, Annane D, et al：Recommendations for the diagnosis and management of corticosteroid insufficiency in critically ill adult patients：consensus statements from an international task force by the American College of Critical Care Medicine. Crit Care Med **36**：1937-1949, 2008.
2) Vadas P, Pruzanski W：Plasma cortisol levels in patients with septic shock. Crit Care Med **19**：300-301, 1991.
3) Lamberts SW, Bruining HA, de Jong FH：Corticosteroid therapy in severe illness. N Engl J Med **337**：1285-1292, 1997.
4) Annane D, Bellissant E：Prognostic value of cortisol response in septic shock. JAMA **284**：308-309, 2000.
5) Marik PE, Zaloga GP：Adrenal insufficiency during septic shock. Crit Care Med **31**：141-145, 2003.
6) Annane D, Sébille V, Charpentier C, et al：Effect of treatment with low doses of hydrocortisone and fludrocortisone on mortality in patients with septic shock. JAMA **288**：862-871, 2002.
7) Sprung CL, Annane D, Keh D, et al：Hydrocortisone therapy for patients with septic shock. N Engl J Med **358**：111-124, 2008.
8) Keh D, Boehnke T, Weber-Cartens S, et al：Immunologic and hemodynamic effects of "low-dose" hydrocortisone in septic shock：a double-blind, randomized, placebo-controlled, crossover study. Am J Respir Crit Care Med **167**：512-520, 2003.
9) Weber-Carstens S, Deja M, Bercker S, et al：Impact of bolus application of low-dose hydrocortisone on glycemic control in septic shock patients. Intensive Care Med **33**：730-733, 2007.

各 論

7-2）ステロイド
～ARDS治療におけるエビデンスと日本での活用～

はじめに

　副腎皮質ステロイドは，代表的な抗ストレスホルモンである。一方，高用量ではさまざまな抗炎症作用・免疫抑制作用を有し，広く炎症性疾患に対して用いられる，われわれ臨床医にとっては比較的なじみ深い薬剤である。急性呼吸窮迫症候群（acute respiratory distress syndrome：ARDS）に対しても，古くから有効性が期待され，さまざまな臨床試験が行われてきた。しかし，ARDSは多様な病態を呈する「症候群」であり，その原因・基礎疾患は多岐にわたっている。また，特発性器質化肺炎（cryptogenic organizing pneumonia：COP）や急性好酸球性肺炎でもARDSの診断基準を満たすことがあり，これらの疾患にステロイドが著効することは知られているが，これらはARDSとは異なる疾患として鑑別する必要がある。また，ARDSはsepsisに合併する場合が多いが，ARDSに対するステロイド療法は，septic shockに対する同療法とは，厳密には区別して論ずる必要があると思われる。以上の観点を踏まえ，本項では，ARDSに対するステロイド療法に関する最新のエビデンスと日本における現状について述べる。

1 ARDSの病態とステロイドの作用機序

　ARDSの概念は，心疾患の既往のない健常者が外傷やショック後に急性の呼吸不全を発症することを，1967年にAshbaughらが報告し，その後Pettyらが成人呼吸窮迫症候群（当時はAはadultの略）を提唱したことに端を発している。その原因・基礎傷病は，直接損傷と間接損傷の2つに大別され，特に頻度の高いものとして，直接損傷では肺炎，胃内容物誤嚥などが，間接損傷ではsepsis，重症外傷，広範囲熱傷などがあげられる。

　病態生理は未解明な部分も多いが，急性期には肺の過剰炎症反応に起因する肺毛細血管透過性亢進，肺胞領域に好中球を主とした多核白血球の浸潤が起こり，高度の非特異的炎症，凝固異常が惹起される。炎症性サイトカインやケモカインの産生・放出により，好中球が活性酸素や好中球エラスターゼなどの組織傷害物質を放出し，微小血管内皮と肺胞上皮の細胞傷害を伴う高度の炎症が生じ，透過性亢進型肺水腫が起こる。さらに，ARDSの発症から数日～1週間以上経過すると，線維芽細胞と膠原線維の増殖による肺の線維増殖性変化（fibroproliferation）が認められる。この時期を線維増殖期（fibroproliferative phase）または晩期（late phase）と

呼ぶ。この線維化が不可逆性に進行すると呼吸不全は治療抵抗性となり，予後不良となる。

ステロイドは，核内でNF-κBなどの転写因子に作用して炎症性メディエータや接着分子（ICAM-1など）の発現を抑制する。さらに好中球の遊走や血管内皮への固着，そして肺血管透過性亢進を抑制する[1]。したがって理論上は過剰炎症を伴うsepsisやARDSへの有効性が期待できる。さらに，ステロイドには抗線維化作用もあるため，ARDS亜急性増殖期および後期線維化期に対する有効な可能性がある。

しかし，sepsisやARDSに対するステロイド療法の臨床的な有用性に関しては，現在に至るまで十分なエビデンスが得られておらず，むしろ有害な可能性も指摘されている。

まず，sepsisに関しては，改訂版SSCG（Surviving Sepsis Campaign Guidelines）におけるステロイド療法の推奨度が下がり，septic shockでかつ適切な輸液療法や血管作動薬に反応がみられない場合にのみ，ヒドロコルチゾン200 mg/日の経静脈投与を行うことが，grade 2Cで推奨されている。ショックを伴わないsepsis治療においては，コルチコステロイドを投与しないことが推奨される（Grade 1D）。また，ヒドロコルチゾンの投与時においても，昇圧薬投与の必要がなくなれば漸減中止することとなっている（Grade 2D）。低用量ヒドロコルチゾンを投与する際は，反復ボーラス投与ではなく持続投与を行うべきである（Grade 2D）。

一方前述したごとく，ARDSに対しては，これまでさまざまなステロイド投与プロトコルの有用性が検討されてきたが，いずれも有効性を示す積極的な結果が得られておらず，急性期と線維化期のいずれに対しても，使用を推奨し得る十分なエビデンスがないのが現状である。これらの試験で検討された内容は，①ARDSの発症予防効果，②発症早期の高用量投与の効果，③亜急性期増殖期および後期線維化期における中等量長期投与の効果，④発症早期における少量投与の効果，に大別される。そこで，以下に過去のARDSに対するステロイド療法の臨床試験について，検討内容ごとに分けて，歴史的背景および臨床試験の知見を概説する。

2 ARDSの発症予防効果

1984年にSprungらは，septic shockに対するステロイド療法の有効性を検討するため，septic shock患者59人を，ステロイドをショック発症4時間以内に投与した群43人（mPL：21人，デキサメタゾン：22人）と対照群（16人）に分けて前向きに検討した[2]。ステロイド群でショック改善率が有意に高く，133時間後死亡率は，ステロイド群で有意に低かった（40% vs 69%，$P < 0.05$）。しかしながら，約1カ月後の死亡率はステロイド群で高く，著者らは，ステロイドは早期のショック改善には有益かもしれないが，予後改善には有効ではないと結論付けている。

Weigeltらは，敗血症性ショック患者81人をメチルプレドニゾロン（mPSL）の高用量投与群39人（30 mg/kgを6時間ごと，計8回）と対照群42人に分けて無作為化二重盲検試験を行った[3]。結果は，全死亡率に有意差は認めなかったものの（ステロイド群46% vs 対照群31%，$P = 0.18$），ARDS発症率（64% vs 33%，$P = 0.008$）と感染合併率（77% vs 43%，$P = 0.001$）のいずれもがステロイド群で有意に高率であった。また，BoneらのRCT（ステロイド群 vs 対照群）でも，ARDS発症率が，有意差はないもののステロイド群で高い傾向にあった（32% vs

25%，P＝0.10）[4]。さらに Luce らは，septic shock が疑われた 87 人を対象に，ステロイド高用量投与の ARDS 発症予防に対する有効性を検討し，ARDS の発症予防効果を認めなかった[5]。

　これらの研究結果から，現時点ではステロイド大量投与の ALI（acute lung injury：急性肺傷害）/ARDS 発症予防効果はほぼ否定されている。

3 発症早期のステロイド高用量投与

　1980 年代に ARDS へのステロイド高用量投与についての 2 つの大規模 RCT（ランダム化比較試験）が行われた。結論としては，ARDS 発症早期のステロイド高用量投与は有用でないことを示すものであった。1987 年 Bernard らは，99 人の ARDS 患者を対象に RCT を行った[6]。ARDS 原因の内訳は敗血症 27%，誤嚥性肺炎 18%，膵炎 4%，ショック 2%，脂肪塞栓症 1%，その他 42% であった。治療群 50 人に対し，mPSL 30 mg/kg を 6 時間ごとに合計 4 回実施し，対照群 49 人にはプラセボの投与を行った。結果は，両群間で 45 日後死亡率（ステロイド群 60%［95%CI：46〜74］vs 63%［95%CI：49〜77］，P＝0.74），ARDS 改善率（36% vs 39%，P＝0.77），感染合併率（16% vs 10%，P＝0.60）のいずれも有意差を認めなかった。死亡率の各群の 95%CI（信頼区間）が比較的幅広いことから，軽微な有効性が検出できなかった可能性が指摘されているが，この RCT により発症早期 ARDS に対するステロイド高用量投与の有効性は否定された。

　また，前述した Bone らによる，severe sepsis 患者 304 人を対象に高用量ステロイド投与の効果を検証した RCT では，14 日後死亡率（ステロイド群 52% vs 22%，P＝0.004）と ARDS 改善率（31% vs 61%，P＜0.005）のいずれもステロイド投与群で有意に悪く，ステロイドが無効であるばかりか，有害である結果となった[4]。これらの検討により，ARDS 急性期に対するステロイド高用量投与についてはほぼ否定されたといって良い。ちなみに，わが国では mPSL 1,000 mg/日を 3 日間投与するステロイドパルス療法が今でも時として行われるが，海外では一般的でない。この背景として，わが国では間質性肺炎の急性増悪や重症化例に対し，伝統的に上記パルス療法が行われてきたことがあげられよう。

4 亜急性期増殖期および後期線維化期の中等量長期使用

　前述したように，ステロイドには抗炎症作用に加え，抗線維化作用があるため，ARDS 亜急性期（増殖期）および後期（線維化期）の変化に対する効果が期待された。1998 年に Meduri らは発症から数日〜1 週間以上経過しても改善がない治療抵抗性の晩期 ARDS 患者 21 人を対象とした RCT を報告した[7]。ステロイドの投与法としては，ARDS 発症 7 日以降に mPL 2 mg/kg をボーラス投与した後，0.5 mg/kg を 6 時間ごとに 14 日間投与し，その後漸減するというものであった。結果として，死亡率の低下（ICU 死亡率：ステロイド群 0% vs 対照群 62%，P＝0.002）と，10 日目の肺損傷スコア（1.7 vs 3.0，P＜0.001），酸素化能（262 mmHg vs 148 mmHg，P＜0.001），MODS スコア（0.7 vs 1.8，P＜0.001）の低下を認めた。これにより晩期 ARDS に対する中等量長期投与の有用性が期待された。

　この結果を受けて，米国の ARDS ネットワークで大規模多施設 RCT が計画された[8]。前述

の試験と同様に，mPL 2 mg/kg をボーラス投与した後 0.5 mg/kg を 6 時間ごと（2 mg/kg/日）に 14 日間，12 時間ごと（1 mg/kg/日）に 7 日間漸減し，合計 21 日間投与するというプロトコルが用いられ，ARDS 発症後 7〜28 日で人工呼吸管理中の患者 180 人を対象に実施された。その結果，ステロイド群では，酸素化や呼吸器系コンプライアンスの改善，人工呼吸器未装着期間（ventilator free days：VFD）の延長を認めたが，60 日後死亡率（mPL 群 29.2% vs 対照群 28.6%，P＝1.0），180 日後死亡率（31.5% vs 31.9%，P＝1.0）には差を認めなかった。しかし，発症後 14 日目以降に登録された亜群では，60 日後死亡率（35% vs 8%，P＝0.02），180 日後死亡率（44% vs 12%，P＝0.01）がステロイド群で有意に高く，28 日間の VFD と非ショック期間はステロイド群で有意に延長し，血糖値異常や感染合併症に有意差を認めなかった。一方，ステロイド群で有意に認めた副作用は，ステロイド性ミオパチーによる筋萎縮であった。これらの成績から，亜急性期増殖期および後期線維化期 ARDS に対するステロイド療法を積極的に支持する根拠はないといえよう。

5 発症早期の少量使用

2002 年に Annane ら[9]は相対的副腎不全状態の septic shock 患者に対する早期の少量ステロイド補充療法の効果を検討する RCT の結果を報告した。これは，十分な輸液や血管収縮薬に反応のない septic shock 患者を診断 8 時間以内にステロイド投与群（ヒドロコルチゾン 50 mg を 1 日 4 回静脈内投与，フルドロコルチゾン 50 μg を 1 日 1 回内服投与）とプラセボ群に分け，さらに ACTH（副腎皮質刺激ホルモン）負荷試験によりコルチゾール増加を認めた群（反応群）と増加を認めず，相対的副腎不全を有すると判断された群（無反応群）に分け検討したものである。詳細は sepsis に対するステロイド療法の項に譲るが，結果は，全対象患者における 28 日死亡率は，ステロイド群で有意に低かった（55% vs 61%，P＝0.03）。しかし，この結果は相対的副腎不全を伴う亜群（無反応群）で顕著であり，反応群では有意差を認めなかった。この RCT の研究データをもとに，2008 年，Annane らは ARDS 症例に対するステロイドの有用性を検討した post hoc 解析を報告した[10]。Septic shock 患者で ARDS 診断基準を満たし，無反応群 129 人（ステロイド群 62 人，プラセボ群 67 人）を含む 177 人（ステロイド群 85 人，プラセボ群 92 人）を検討対象とした結果，無反応群における 28 日死亡率は，ステロイド群で有意に低かった（ステロイド群 53% vs プラセボ群 75%，ハザード比 0.57, 95%CI：49〜77，P＝0.013）。しかし，本研究に対しては，死亡率が他の報告に比べ高い，また，研究デザインが post hoc 解析であり，あくまでも septic shock 患者（特に無反応群）にステロイドが有効であったことを示したにすぎない，などの批判がある。

また，2007 年に Meduri ら[11]は，発症早期の ARDS 患者で早期の低用量 mPSL 投与の効果を検討する RCT を行っている。ステロイドの投与法は，mPSL 1 mg/kg を初期投与した後，持続投与で 1 mg/kg/日を 14 日間，0.5 mg/kg/日を 7 日間と漸減し，7 日目の肺損傷スコアで 1 点以上の改善，人工呼吸器離脱率を一次アウトカムとした。結果は，mPL 群において，肺損傷スコア改善率（69.8% vs 35.7%，P＝0.002），人工呼吸器離脱率（53.9% vs 25.0%，P＝0.01）が有意に高率であり，CRP（C 反応性蛋白）値や MODS（多臓器不全症候群）スコアでも

各論

有意な改善を認めた。さらに，治療期間中の新たな感染症の合併については両群間で差がなかった。1年後生存率に有意差はなかったものの，急性期の低用量投与には全身炎症や呼吸状態を改善させる可能性があり，今後検討されるべき治療法と思われる。

6 入院前からの全身ステロイド使用

最近の報告では，入院時に1つ以上のARDSリスク因子を有する患者のうち，入院前から全身ステロイドの投与を受けていた患者354人と傾向スコアでマッチングした1,093人を比較し

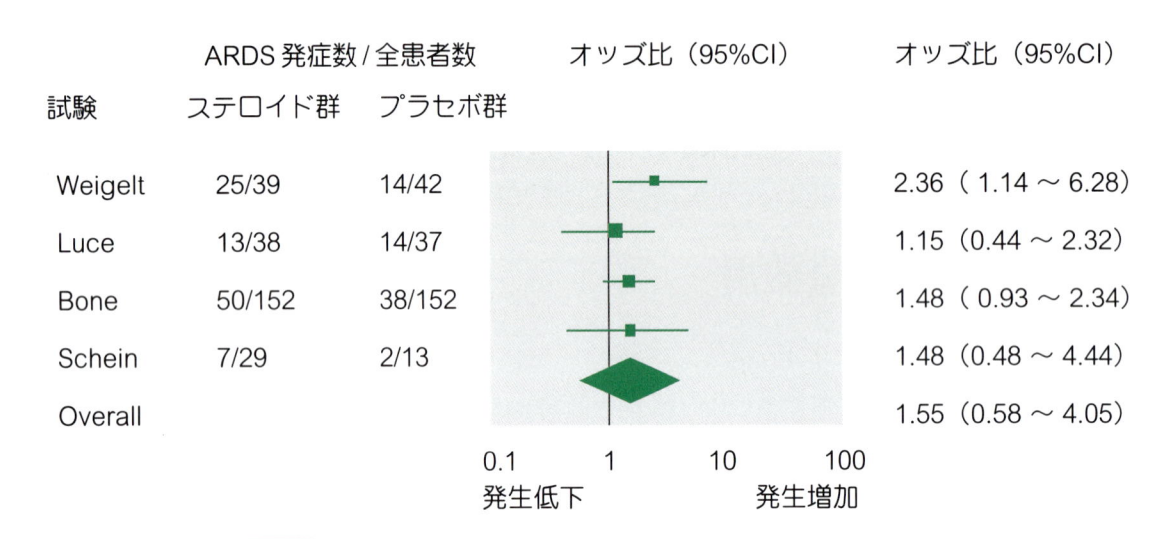

試験	ARDS発症数/全患者数 ステロイド群	プラセボ群	オッズ比（95%CI）
Weigelt	25/39	14/42	2.36（1.14〜6.28）
Luce	13/38	14/37	1.15（0.44〜2.32）
Bone	50/152	38/152	1.48（0.93〜2.34）
Schein	7/29	2/13	1.48（0.48〜4.44）
Overall			1.55（0.58〜4.05）

0.1　1　10　100
発生低下　　　発生増加

図1 ARDS発症予防に対するステロイドの効果

ステロイド療法のARDS発症予防に関する4論文のメタ解析結果では，同療法のオッズ比1.55（95%CI：0.58〜4.05）であり，明らかな予防に関する有効性は示されなかった。
ARDS：急性呼吸窮迫症候群
（文献13より引用改変）

試験	死亡患者数/全患者数 ステロイド群	プラセボ群	オッズ比（95%CI）
Bernard	30/50	31/49	0.75（0.41〜1.57）
Meduri	2/16	5/8	0.41（0.06〜0.99）
Steinberg	26/89	26/91	0.84（0.49〜1.60）
Annane	54/85	67/92	0.66（0.38〜1.13）
Meduri	15/63	12/28	0.53（0.21〜1.01）
Overall			0.62（0.23〜1.26）

0.01　0.1　1　10　100
効果あり　　　有害

図2 Peterらのメタ解析によるARDS患者の死亡率に対するステロイドの治療効果

ステロイド療法のARDS治療効果に関する5論文のメタ解析結果では，同療法のオッズ比0.62（95%CI：0.23〜1.26）であり，明らかな生命予後改善に対する有効性は示されなかった。
ARDS：急性呼吸窮迫症候群
（文献13より引用改変）

た結果，入院前全身ステロイドは，ARDS発生率，人工呼吸器施行率，および院内死亡率に影響を与えなかった[12]。

7 メタ解析

2008年にPeterらは，1966〜2007年の期間に報告されたARDS発症予防に対するステロイド療法を検討した臨床試験についてのメタ解析を報告した[13]。その結果，ARDSに対する発症予防効果について検討した4論文では，明らかな有効性は示されなかった（図1）。また，発症後の投与を検討した5論文でも，VFDは有意に延長させたものの，生命予後の改善効果は示されなかった（図2）。感染症の合併については，各報告で感染の定義にばらつきがあるものの，ステロイド投与による明らかな増加は認めなかった。一方，Tangらは，亜急性期のARDSに対する低用量ステロイド長期投与の効果をメタ解析によって検討した[14]。4つのRCTと5つの観察研究を含むメタ解析の結果，低用量ステロイド長期投与（mPL 40〜250 mg/日［平均140 mg/日］を7〜32日［8日］間）を行った群では，ARDSの院内死亡率が有意に低かった（RR〔相対危険度〕：0.62, 95% CI：0.43〜0.91, P＝0.01, 図3）。また，ステロイド群で有意な

試験	デザイン	死亡患者数/全患者数 ステロイド群	プラセボ群	オッズ比（95%CI）
Kell	コホート	5/13	12/48	0.58（0.27〜1.24）
Varpula	コホート	3/16	3/15	0.94（0.22〜3.94）
Huh	コホート	6/14	25/34	0.58（0.31〜1.10）
Lee	コホート	1/12	7/8	0.10（0.01〜0.63）
Ananne	コホート	54/85	67/92	0.87（0.71〜1.07）
Subtotal		140	167	0.66（0.43〜1.02）
Meduri 1	RCT	2/16	5/8	0.20（0.05〜0.81）
Confalonieri	RCT	0/23	7/23	0.07（0.00〜1.10）
ARDSnet	RCT	28/89	29/91	0.99（0.64〜1.52）
Meduri 2	RCT	15/63	12/28	0.56（0.30〜1.03）
Subtotal	RCT	191	150	0.51（0.24〜1.09）
TOTAL		331	317	0.62（0.43〜0.91）

0.01　0.1　1　10　100
効果あり　　　　　有害

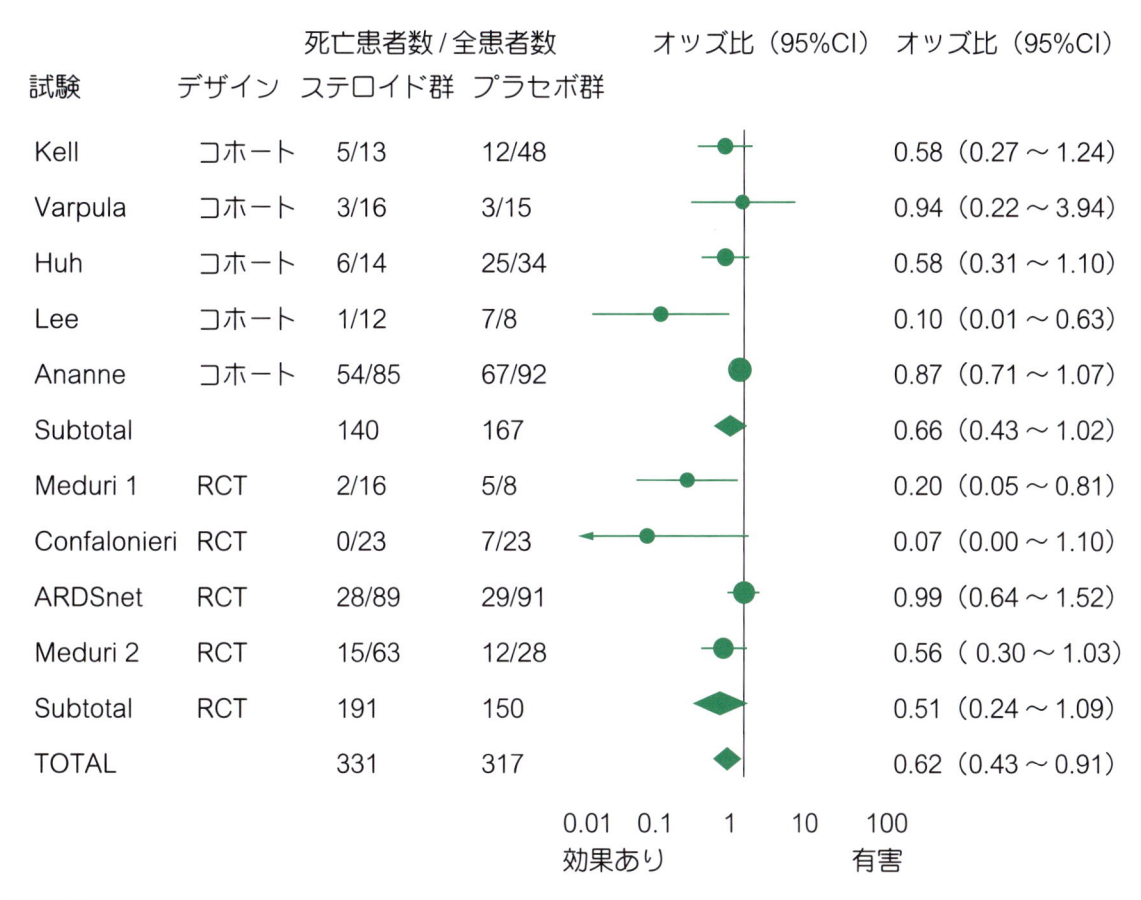

図3 Tangらのメタ解析によるARDS患者の死亡率に対する低用量ステロイド長期投与の治療効果

4つのRCTと5つの観察研究を対象としたメタ解析結果では，低用量ステロイド長期投与群において，ARDSの院内死亡率が有意に低かった。
ARDS：急性呼吸窮迫症候群　　　　　　　　　　　　　　　　　　　（文献14より引用改変）

各論

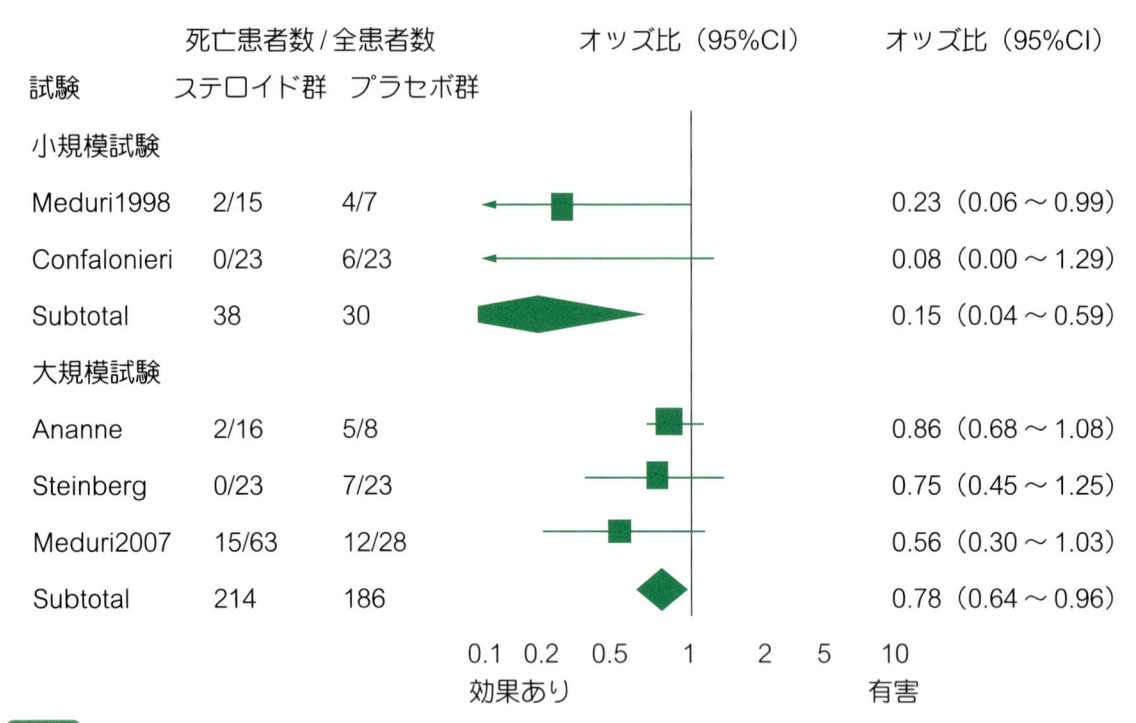

試験	死亡患者数/全患者数		オッズ比（95%CI）	オッズ比（95%CI）
	ステロイド群	プラセボ群		
小規模試験				
Meduri1998	2/15	4/7		0.23（0.06〜0.99）
Confalonieri	0/23	6/23		0.08（0.00〜1.29）
Subtotal	38	30		0.15（0.04〜0.59）
大規模試験				
Ananne	2/16	5/8		0.86（0.68〜1.08）
Steinberg	0/23	7/23		0.75（0.45〜1.25）
Meduri2007	15/63	12/28		0.56（0.30〜1.03）
Subtotal	214	186		0.78（0.64〜0.96）

0.1　0.2　0.5　1　2　5　10
効果あり　　　　　　　有害

図4 Meduriらのメタ解析によるARDS患者の死亡率に対する低用量ステロイド長期投与の治療効果

発症14日以内にステロイドを開始された亜群を対象とした場合，ステロイド療法の脂肪率改善に対する効果は有意であった。
ARDS：急性呼吸窮迫症候群
（文献15より引用改変）

VFDの延長およびICU在室日数の短縮，多臓器不全スコア，肺損傷スコア，酸素化能の改善を認めた。ステロイド性ミオパチーや重複感染発生率には有意差を認めなかった。また，2008年にMeduriらは5つのRCTを用いてメタ解析を行った[15]。解析は小規模試験であった2試験と大規模試験であった3試験を分けて，早期または亜急性期ARDSの生命予後に対する低用量ステロイド長期投与（7日間以上）の効果を検討した。結果は，ステロイド群で有意に，酸素化能の改善，炎症マーカー減少，人工呼吸管理日数およびICU在室日数の減少を認めた。また，全体としてはステロイド群で有意な死亡率改善を認めなかったものの，大規模試験の中でARDS発症14日以内にステロイド療法を開始された亜群（400人）で有意に死亡率の改善を認めた（ステロイド群38% vs 対照群52.5%，RR：0.78，95% CI：0.64〜0.96，$P = 0.02$，図4）。これらのメタ解析から，まず現時点ではARDSに対するステロイド療法の効果はいまだ確立されておらず，病期や目的に応じた使用に関しても，発症予防にはほぼ効果がなく，発症14日以内のステロイド投与が酸素化能やVFDなどを改善する可能性はあるものの，最終的な生命予後改善に寄与するか否かは議論の余地があると思われる。

おわりに

以上，示したように，現時点ではARDSに対するいずれのステロイド投与プロトコルもエビデンスに乏しいといえよう。投与量や治療期間，患者背景などを変えた投与法の有効性が提唱されては，より大規模のRCTが続いて実施され，証明し得ないということが歴史的に繰り返

されてきているのが現状である．しかし，発症後14日以内の少量投与は，生命予後の改善に対してはいまだ議論の余地があるものの，酸素化能改善や人工呼吸離脱までの期間短縮などの臨床効果については，われわれも臨床の現場で実感することが少なくないと思われる．今後，さらに質の高いRCTが実施され，ARDSに対する同療法の適正な時期，投与量，投与方法が明らかになり，ARDS患者の生命予後のさらなる改善が望まれる．

(林田　敬，藤島清太郎)

文献

1) Barnes PJ, Karin M：Nuclear factor-kappaB：a pivotal transcription factor in chronic inflammatory diseases. N Engl J Med **336**：1066-1071, 1997.
2) Sprung CL, Caralis PV, Marcial EH, et al：The effects of high-dose corticosteroids in patients with septic shock. A prospective, controlled study. N Engl J Med **311**：1137-1143, 1984.
3) Weigelt JA, Norcross JF, Borman KR, et al：Early steroid therapy for respiratory failure. Arch Surg **120**：536-540, 1985.
4) Bone RC, Fisher CJ Jr, Clemmer TP, et al：Early methylprednisolone treatment for septic syndrome and the adult respiratory distress syndrome. Chest **92**：1032-1036, 1987.
5) Luce JM, Montgomery AB, Marks JD, et al：Ineffectiveness of high-dose methylprednisolone in preventing parenchymal lung injury and improving mortality in patients with septic shock. Am Rev Respir Dis **138**：62-68, 1988.
6) Bernard GR, Luce JM, Sprung CL, et al：High-dose corticosteroids in patients with the adult respiratory distress syndrome. N Engl J Med **317**：1565-1570, 1987.
7) Meduri GU, Headley AS, Golden E, et al：Effect of prolonged methylprednisolone therapy in unresolving acute respiratory distress syndrome：a randomized controlled trial. JAMA **280**：159-165, 1998.
8) Steinberg KP, Hudson LD, Goodman RB, et al：Efficacy and safety of corticosteroids for persistent acute respiratory distress syndrome. N Engl J Med **354**：1671-1684, 2006.
9) Annane D, Sébille V, Charpentier C, et al：Effect of treatment with low doses of hydrocortisone and fludrocortisone on mortality in patients with septic shock. JAMA **288**：862-871, 2002.
10) Annane D, Sébille V, Bellissant E：Effect of low doses of corticosteroids in septic shock patients with or without early acute respiratory distress syndrome. Crit Care Med **34**：22-30, 2006.
11) Meduri GU, Golden E, Freire AX, et al：Methylprednisolone infusion in early severe ARDS：results of a randomized controlled trial. Chest **131**：954-963, 2007.
12) Karnatovskaia LV, Lee AS, Gajic O, et al：The influence of prehospital systemic corticosteroid use on development of acute respiratory distress syndrome and hospital outcomes. Crit Care med **41**(7)：1679-1685, 2013.
13) Peter JV, John P, Graham PL, et al：Corticosteroids in the prevention and treatment of acute respiratory distress syndrome (ARDS) in adults：meta-analysis. BMJ **336**：1006-1009, 2008.
14) Tang BM, Craig JC, Eslick GD, et al：Use of corticosteroids in acute lung injury and acute respiratory distress syndrome：a systematic review and meta-analysis. Crit Care Med **37**：1594-1603, 2009.
15) Meduri GU, Marik PE, Chrousos GP, et al：Steroid treatment in ARDS：a critical appraisal of the ARDS network trial and the recent literature. Intensive Care Med **34**：61-69, 2008.

各 論

8−1）セプシス治療薬
〜ガイドラインの解説とエビデンス〜

はじめに

　SSCG（Surviving Sepsis Campaign Guidelines）2008で重症敗血症の治療薬としてあげられていたステロイドとリコンビナント活性化プロテインC（rAPC）の記載については，今回それぞれ大幅な変更が加えられた。前者においては"初期蘇生により血行動態の安定化が可能である限り，ショックに対しては使用しないこと（Grade1D）"とされ，"初期蘇生により循環動態の安定が達成できない場合にのみヒドロコルチゾン200 mg/日の持続投与"が弱い推奨を受けている（Grade2C）。一方，製造承認が取り下げられたrAPCに関しては，推奨に関する記載が削除され，それについての経緯が本文中で述べられている。アンチトロンビン製剤に関する推奨は，前回と変わらず"投与を推奨しない（Grade1B）"とされている。免疫グロブリンに関しては，今回より"成人の重症セプシス/セプティックショックに対する免疫グロブリンの投与は行わない（Grade2B）"との記載が追加された。最後にセレンの静脈内投与についても"推奨しない（Grade2B）"とされている。改訂の度に問題とされるセプシス治療薬であるが，ステロイドに関しては他項（176頁，182頁）にゆずり，ここではrAPC承認取り下げの経緯とアンチトロンビンおよびその他の抗凝固療法，免疫グロブリンに関する記載を中心に解説を行う。

1 リコンビナント活性化プロテインC

　製造承認取り下げという事態に至り，SSCGにおける推奨の記載も削除されたrAPCであるが，直接的な理由は2011年末に結果が公開され，2012年5月に論文掲載されたPROWESS-SHOCKにおいて有用性が示せなかったこととされている[1]。成人敗血症性ショック1,696名において実施されたこの試験では，除外例を除き846症例がrAPC治療群に，834症例がプラセボ群に無作為に振り分けられた。主要評価項目は28日目の死亡率に設定されていたが，結果はプラセボ群の24.2%に対して，治療群では26.4%と有意差は認められず，死亡の相対リスクは1.04（95%CI:0.90〜1.19，P = 0.56）であった。サブグループ解析ではエントリー時のプロテインC活性が効果に関連していることが示され，これが著しく低下していた場合は死亡の相対リスクが0.93に減少し，そうでなかった場合にはリスクは増加したことが報告されている。しかし，この一報のみの結果でEli-Lily社が製造承認を取り下げるという判断を行ったことには，いささか不自然さを感じざるを得ない。実際，承認取り下げ後に報告された多国籍間後ろ向きコホート研究結果を見ると，重症セプシス15,022例中rAPCの投与を受けた1,009例の解析が

行われ，セプシス発症後24時間以内に投与を開始された場合には死亡率が45%減少することが報告されている[2]。さらにPROWESS-SHOCKを含めて解析が行われたメタ解析の結果を見ても，rAPC投与群において死亡率は有意に低かったことが報告されている。したがって，rAPCの真の有用性についてはいまだ議論の余地があると考える。

しかし，本剤から学ぶべき教訓は他にもある。rAPCについては，そもそも承認の際に途中でプロトコルが変更されていること，薬剤の製剤法が変更されていることなどが問題視されて，FDA（米国食品医薬品局）メンバーの間で承認，不承認をめぐって意見が分かれた。さらに承認は受けたものの多数の宿題報告が科せられたこと，また，これらに要する多額のコストのため営業的には完全に失敗し，市場から撤退する要因となったとみられている。さらにSSCGオリジナル版がEli-Lily社から多額の寄付を受けて作成された経緯が多くの批判を浴びたことは，いまだ記憶に新しい。ガイドライン本文中にはそのことに関する記載や反省はみられないが，われわれはこれらのことを胸に刻んでおく必要がある。何ともすっきりしない幕引きではあるが，本剤に関する一連の経緯から，ガイドラインの透明性や利益相反についてわれわれが学んだ教訓は大きい。

2 アンチトロンビン

アンチトロンビン製剤に関しては，2008年版と変わらず"大量投与は推奨しない"という扱いである。その理由としては，アンチトロンビン大量投与の有用性を検討したKyberSept trialにおいて転帰改善の効果が示されなかったこと，特にヘパリン併用例において出血イベントの増加がみられたことがあげられている[4]。同時にサブグループ解析では，重症例では転帰の改善傾向がみられるとの記載はあるものの，新たな臨床試験で有用性が示されない限りは推奨できないという内容となっている。

さて，このアンチトロンビンに関する最近のトピックスとしては，2013年に国際血栓止血学会（ISTH）から提示されたDIC（disseminated intravascular coagulation：播種性血管内凝固症候群）診療ガイドラインがある[5]。これまでDIC治療に関するガイドラインとしては，わが国と英国，イタリアから提示されたものがあるが，今回のISTH版では各ガイドラインの内容がすり合わされたものになっている（表）。この中で注目されるのはアンチトロンビンの扱いで，さらなる臨床試験結果で有用性の検証が必要という前提のもとに"Potentially Recommended"とされている点である。エビデンスとして採用されているのは，SSCG 2012と同じものでありながら，推奨のトーンが異なっている。この理由についてははっきりとした記載はないものの，救急医学会DIC特別委員会が実施したプラセボ対照の前向き無作為化試験において，アンチトロンビン1,500 IU/日投与例においてDICスコアの改善がみられたこと（データ未発表），また同じくわが国で実施された敗血症性DICに対する非無作為化多施設共同前向き研究[6]において，アンチトロンビン補充療法により転帰の改善傾向がみられ，一方で出血については許容範囲内であることが報告されたことなどが背景にあるものと考えられる。いずれにしても，アンチトロンビン療法の推奨に変化がみられるようになっているのは事実であり，SSCGについてもこのような流れを受けて，次回改訂の折には内容が変更される可能性も考えられる。

各論

表 DIC 治療薬の推奨に関する各国ガイドラインの比較

	BCSH	JSTH	SISET	ISTH/SSC (evidence level and definitions for R)
Scoring system for DIC	R；grade C	R	R；grade C	R (moderate quality)
Single test analysis for DIC	NR	NR	NR；grade D	NR (moderate quality)
Treatment of underlying disease	R；grade C	R；consensus	R；cornerstone	R (moderate quality)
Platelet concentration	R；grade C	R；consensus	R；grade D	R (low quality)
FFP	R；grade C	R；consensus	R；grade D	R (low quality)
Fibrinogen, cryoprecipitate	R；grade C	NM	R；grade D	R (low quality)
Prothrombin complex	NM	NM	NM	NM
FVIIa	NR	NM	NR；grade D	NR (low quality)
UFH (treatment for thrombosis)	R；grade C	R；level C	NR；grade D	R (low quality)
UFH (prophylaxis for VTE)	R；grade A	NM	R；grade D?	R (moderate quality)
LMWH (treatment for thrombosis)	R；grade C	R；level B2	R；grade D	R；preferred to UFH (low quality)
LMWH (prophylaxis for VTE)	R；grade A	NM	R；grade D?	R (high quality)
Heparin sulfate	NM	R；level C	NM	NM
Synthetic protease	NM	R；level B2	NR；grade D	NM
rhAPC	R；grade A-D	NM	R；grade D	PR
Protein C concentrate	NM	NM	NR；grade D	NM
AT	NR；grade A	R；B1	NR；grade D	PR
rhTM	NM	NM	NR；grade B	PR
Antifibrinolytic agents	R；grade C	NR；level D	NM	R (low quality)
Plasma exchange	NM	NM	NR；grade D	NM

　DIC 治療のガイドラインについては，英国，日本，イタリアから提唱されている。それぞれ，内容について差異が認められるため，国際血栓止血学会（ISTH）では，これらの擦り合わせを行い，ISTH としてのガイダンスを発表している。

　AT：antithrombin, DIC：disseminated intravascular coagulation, FFP：fresh frozen plasma, LMWH：low molecular weight heparin, NM：not mentioned, NR：not recommended, PR：potentially recommended, needs further evidence, R：recommended, rhAPC：recombinant human activated protein C, rhTM：recombinant human thrombomodulin, UFH：unfractionated heparin, VTE：venous thromboembolism, BCSH：Differences between the guidelines from British Committee for Standards in Haematology, JSTH：Japanese Society of Thrombosis and Hemostasis, SISET：Italian Society for Thrombosis and Hemostasis, SSC：Scientific and Standardization Committee

（文献 5 より引用）

3 免疫グロブリン

　成人に対する免疫グロブリン療法は，SSCG 2008 においては評価の対象外とされていたが（小児においては弱い推奨がなされていた），SSCG 2012 からは"成人の重症セプシス，セプティックショックに対して投与は行わないこと"という記載が新たに追加された。免疫グロブリンの有用性に関する検討は四半世紀にわたって続けられているが，2000 年以前の報告はいずれも数十例を対象とした小規模なものであった。そこで，まず Alejandria らが[7]，成人を対象とした RCT（ランダム化比較試験）を対象としてメタ解析を実施し，免疫グロブリン投与が転帰を改善し得るとの報告を行った。しかし，その後ドイツにおいて実施された多施設大規模 RCT[8] の結果が発表され，事態は複雑となる。624 症例が集積されたこの SBITS study では，

0.9 g/Kg-BW のグロブリン製剤が投与されて有効性が検討され，転帰の改善効果はみられないと結論された。さらに Pildal らは[9]，この結果を含めて 2004 年に新生児と成人を対象としたメタ解析を行い，やはり生存に関する有効性は検証できなかったとする報告を行っている。ところが 2007 年，Turgon らは[10]，SBITS study と Pildal らの解析後に報告された RCT を Cochrane Central database と Medline から網羅的に収集し，計 33 の報告に関してメタ解析を行って，プラセボまたは無介入と比較して免疫グロブリン投与が生存に関して有用であることを報告した（リスク比：0.74，95%CI：0.62～0.89）。この報告のサブグループ解析においては，免疫グロブリンの効果は重症セプシスやセプティックショック例において強くみられること（リスク比：0.64，95%CI：0.52～0.79），免疫グロブリンの総投与量が体重 1 kg あたり 1 g 以上であった場合（リスク比：0.61，95% CI：0.40～0.94），投与期間が 2 日以上（リスク比：0.66，95%CI：0.53～0.82）であった場合に生存に関する効果がより強くみられることなどが示されている。このように免疫グロブリンについては，単一の大規模 RCT とこれを含めたシステマティックレビューの間で異なる結果が示され，混沌とした状況であった。このような中で 2007 年，さらに 2 つのメタ解析結果が発表された。Laupland らは[11] ICU に入室した成人例について検討を行い，全例解析では有意な転帰の改善を認めたが，質の高い RCT に限った解析ではこのような有効性が検証されなかったことを報告している。一方，Kreymann らは[12]小児と成人の解析を別々に行い，さらに IgG と IgG に IgA，M を強化した IgGAM（ポリクローナル IgG）の比較も行っている。その結果，IgGAM 投与に関しては有意な転帰の改善（リスク比：0.66，95%CI：0.51～0.84）を，IgG のみの効果としてはリスク比：0.85（95%CI：0.73～0.99，P≦0.04）であったという微妙な結果を報告している。直近の報告としては，小児 3,493 例を登録した大規模多施設共同 RCT があり，ここでは IVIG（免疫グロブリン大量点滴静注療法）の有効性が否定されている[13]。以上をまとめると，免疫グロブリンの有効性を示した報告は小規模かつ研究の質が低いものが多く，質の高い研究や SBITS study のような大規模研究では，有効性は否定される傾向がみられた。よって SSCG 2012 では，免疫グロブリンの投与を推奨する根拠は乏しいと結論づけられている。

　これに対し，2012 年の日本版敗血症診療ガイドラインでは，死亡率改善効果は認められないものの人工呼吸器装着日数短縮や ICU 生存率の改善効果があるとして使用を考慮してもよいとされている。この推奨も同じ SBITS study をエビデンスとしたものであるが，視点をかえれば一定の有効性はあるという判断になるということであろう。しかし，わが国における一般的な免疫グロブリンの使用量は，今回評価された用量の数分の一であり，このような少量で同じ効果が得られるのか否かについては明らかではない。

4 セレン

　こちらも今回から新たに加えられた記載である。セレンについては，重症敗血症に対し"静脈内投与は推奨しない"とされている。ちなみに同薬は，わが国では未承認製剤である。セレンは生体内ではセレノシステインとしてたんぱく質と結合し，セレノプロテインとして活性酸素やラジカルから生体を防御するものと考えられている。侵襲時にはセレンの生体内レベルが

各論

低下するため，補充療法の有効性が期待されていた。そこで，まずドイツで249例を集積したSIC study[14]が実施され，用量依存性に生存率が改善する傾向がみられることが報告された。しかし，続いて行われた60例を集積したSIGNET trial[15]では，生存率改善効果は認められなかった。よってその後も有効性の検討が続けられ，Andrewsら[16]は，502例を集積した多施設間RCTを実施し，一定の効果がみられるものの，転帰の改善には至らなかったと報告している。したがって，重症セプシスに対するセレン投与の効果は今のところ結論が見出せない状況であり，今回は投与は推奨しないとされている。

5 その他の製剤

以下はSSCG 2012には記載のない薬剤であるが，将来が期待されている薬剤なので，あえて追記する。

1. リコンビナントトロンボモジュリン

リコンビナントトロンボモジュリン製剤（ART-123）に関する臨床第Ⅱ相試験（P-Ⅱ）結果が，2012年6月にインターネット上で公開された（論文未発表）[17]。同試験は計741例の重症セプシスを対象に行われたプラセボ対照RCT試験である。それによると，まず28日目死亡については，ART-123投与群（n = 370）で17.8%，プラセボ群で21.6%（n = 371）（P = 0.273）で，3.8%の絶対リスク軽減であった。またサブグループ解析の結果，同薬の効果は一臓器以上の臓器障害合併例，およびPT-INR（プロトロンビン時間-国際標準比）> 1.4の場合により強くみられたと報告されている。さらに有害事象に関しては，重篤な出血の増加はみられなかったと報告されている。そしてこの結果にもとづき，同薬に関しては循環，もしくは呼吸障害を合併したPT-INR > 1.4の重症セプシス症例においてP-Ⅲ試験が実施中である。さて，絶対死亡リスク低下3.8%という結果であるが，オリジナルPROWESSではこれが6.1%[18]，後述するTAK-242についての高用量群では7%であったことを考えると，1/2程度である。しかし，セプシストライアルにおいてはプラセボ群における死亡率が年次低下傾向にある。PROWESS trialが実施された10年以上前と比較し，プラセボ群の死亡率が10%近くも低下していることを考えれば期待できる水準なのかもしれない。ちなみにART-123のP-Ⅱではプラセボ群の死亡率は21.6%という低いレベルになっており，相対死亡リスクでは17.6%減となる（PROWESSでは19.4%）。

2. Toll-like receptor 4 阻害薬

エンドトキシンの受容体であるtoll-like receptor 4（TLR4）阻害薬としては，TAK-242とE5564の開発が進められていた。いずれも開発が中止もしくは中断されている現状ではあるが，これらの薬剤についても復習しておきたい。まず，TAK-242はTLR4を介した情報伝達を阻害し，炎症メディエータの産生を抑制する効果が期待された薬剤である[19]。しかし，以下に紹介するようなP-Ⅱの結果をうけて2009年2月に開発が中止された。

試験の概要であるが，ショックもしくは呼吸不全を合併した重症セプシス274症例におい

て，低用量あるいは高用量の TAK-242 を 96 時間持続投与した治療群と，プラセボ対照群が比較された。この試験における薬学的エンドポイントとしては血清 IL(interleukin)-6 レベルが，臨床的なエンドポイントとしては 28 日死亡率が設定された。結果として TAK-242 投与による血清 IL-6 レベルの有意な抑制は確認できず，28 日目死亡率についてはプラセボで 24％，低用量群で 22％，高用量群で 17％ということで，群間において有意差は認められなかった（P ＝ 0.26，高用量 vs プラセボ）。一方，TAK-242 投与により，許容可能なレベルのメトヘモグロビンの増加がみられたことが報告されている。ここで注目したいのは，PROWESS-SHOCK とほぼ同等のエントリー基準において実施されたこの試験でも，コントロール群における死亡率がほぼ同等であったこと，そして TAK-242 については開発中止という判断がなされたことである。TAK-242 については，高用量群における絶対リスク減少 7％であり，P-Ⅱとしては許容レベルである P ＜ 0.3 を達成しながらも開発中止と判断されたことは残念である。実際，同様の TLR4 阻害薬である E5564 については，コントロール群の死亡率 33.3％に対し，高用量群の死亡率 26.6％と（P ＝ 0.335）目標値を達成できず，2010 年にいったん開発は中断されてはいるものの，対象を絞って再開される可能性が残されている[20]。これらの薬剤の開発については，今後も関心をもって見守っていきたい。

（射場 敏明）

文 献

1) Ranieri VM, Thompson BT, Barie PS, et al：Drotrecogin alfa (activated) in adults with septic shock. N Engl J Med **366**：2055-2064, 2012.
2) Casserly B, Gerlach H, Phillips GS, et al：Evaluating the use of recombinant human activated protein C in adult severe sepsis：results of the Surviving Sepsis Campaign. Crit Care Med **40**：1417-1426, 2012.
3) Kalil AC, LaRosa SP：Effectiveness and safety of drotrecogin alfa(activated)for severe sepsis：a meta-analysis and metaregression. Lancet Infect Dis **12**：678-686, 2012.
4) Warren BL, Eid A, Singer P, et al：Caring for the critically ill patient. High-dose antithrombin Ⅲ in severe sepsis：a randomized controlled trial. JAMA **286**：1869-1878, 2001.
5) Wada H, Thachil J, Di Nisio M, et al：Guidance for diagnosis and treatment of DIC from harmonization of the recommendations from three guidelines. Thromb Haemost. 2013 Feb 4[Epub ahead of print].
6) Iba T, Saito D, Wada H, et al：Efficacy and bleeding risk of antithrombin supplementation in septic disseminated intravascular coagulation：a prospective multicenter survey. Thromb Res **130**：e129-e133, 2012.
7) Alejandria MM, Lansang MA, Dans LF, et al：Intravenous immunoglobulin for treating sepsis and septic shock. Cochrane Database Syst Rev (1)：CD001090, 2002.
8) Werdan K, Pilz G, Bujdoso O, et al：Score-based immunoglobulin G therapy of patients with sepsis：The SBITS study. Crit Care Med **35**：2693-2701, 2007.
9) Pildal J, Gøtzsche PC：Polyclonal immunoglobulin for treatment of bacterial sepsis：a systematic review. Clin Infect Dis **39**：38-46, 2004.
10) Turgon AF, Hutton B, Fergusson DA, et al：Meta-analysis：Intravenous immunoglobulin in

critically ill adult patients with sepsis. Ann Intern Med **146** : 193-203, 2007.
11) Laupland KB, Kirkpatrick AW, Delaney A : Polyclonal intravenous immunoglobulin for the treatment of severe sepsis and septic shock in critically ill adults : a systematic review and meta-analysis. Crit Care Med **35** : 2686-2692, 2007.
12) Kreymann KG, de Heer G, Nierhaus A, et al : Use of polyclonal immunoglobulins as adjunctive therapy for sepsis or septic shock. Crit Care Med **35** : 2677-2685, 2007.
13) Brocklehurst P, Farrell B, King A, et al : Treatment of neonatal sepsis with intravenous immune globulin. N Engl J Med **365** : 1201-1211, 2011.
14) Angstwurm MW, Engelmann L, Zimmermann T, et al : Selenium in Intensive Care (SIC) : Results of a prospective randomized, placebo-controlled, multiple-center study in patients with severe systemic inflammatory response syndrome, sepsis, and septic shock. Crit Care Med **35** : 118-126, 2007.
15) Forceville X, Laviolle B, Annane D, et al : Effects of high doses of selenium, as sodium selenite, in septic shock : A placebo-controlled, randomized, double-blind, phase II study. Crit Care **11** : R73, 2011.
16) Andrews PJ, Avenell A, Noble DW, et al : Randomised trial of glutamine, selenium, or both, to supplement parenteral nutrition for critically ill patients. BMJ **342** : d1542, 2011.
17) ASAHI KASEI PHARMA AMERICA ホームページ. News & Info. http://www.artisanpharma.net/news.htm
18) Bernard GR, Vincent JL, Laterre PF, et al : Efficacy and safety of recombinant human activated protein C for severe sepsis. N Engl J Med **344** : 699-709, 2001.
19) Rice TW, Wheeler AP, Bernard GR, et al : A randomized, double-blind, placebo-controlled trial of TAK-242 for the treatment of severe sepsis. Crit Care Med **38** : 1685-1694, 2010.
20) Crinical Trials. gov ホームページ. Search Results. http://clinicaltrials.gov/ct2/results?term=E5564

各 論

8-2）セプシス治療薬
～セプシス治療薬の日本での活用～

はじめに

　セプシスの病態生理を理解し，治療薬を活用し導入する上で，SIRS（Systemic Inflammatory Response Syndrome：全身性炎症反応症候群）の概念[1]の導入やサイトカインをはじめとする各種humoralメディエータ（mediator）の発見とそれに立脚した病態生理の解明がきわめて重要であることをまず強調したい。つまり，セプシスの生体ではまず感染局所において単球・マクロファージなどの炎症担当細胞が活性化され，TNF-αやinterleukin（IL）-1を中心とする炎症性サイトカインが産生される。それらは周辺の炎症担当細胞である血管内皮細胞や好中球などを活性化し，さらなるサイトカインの誘導やエイコサノイド，各種プロテアーゼ，接着因子などの炎症性メディエータ（mediator）を誘導する。同時に単球からは組織因子が誘導され，血液凝固系の活性化が惹起される。このような状態をSIRSと呼び，その原因が感染症の場合，セプシスと呼んでいる。セプシスでは，容易にショック（septic shock）や臓器機能障害（severe sepsis or multiple organ dysfunction syndrome：MODS）に移行しやすいため，その対策が重要である。一方，生体ではこのSIRSに対して炎症を抑制しようと内因性のサイトカイン拮抗物質であるIL-1 receptor antagonist（IL-1ra），TNF receptor I（TNFR-I）や抗炎症性サイトカインであるIL-10などを産生する。これら抗炎症性メディエータが持続的に過剰に産生された場合には，全身的に抗炎症性メディエータ優位のCARS（compensatory anti-inflammatory response syndrome：代償性抗炎症反応症候群）[2,3]状態になる。その際，生体は免疫担当細胞が機能不全に陥り，感染に対する生体防御機構が低下した，いわゆるimmunoparalysis（免疫機能不全状態）と呼ばれる病態になる（図1）。

　このようなセプシスの病態生理に関する知見は，新しい概念や機序，病因物質の発見によって日々進歩してきた領域である。また，その解析手法も個体全体の変化をとらえる時代から個体を形成している主要臓器の機能解析へ進み，さらに現在では細胞レベルの変化を解析する時代に至っている。したがって，当然のことながらセプシスの治療薬を考える上で，各種炎症性メディエータの関与やその病態生理を理解することはきわめて重要である。

　セプシス対策の基本は，①感染巣の治療（外科的処置，抗菌薬投与など），②循環動態の安定化，③各種毒素やメディエータ対策，④immunoparalysis対策，である。①の感染巣の治療に関しては，外科的処置が可能な場合にはできる限り速やかにドレナージなどの処置を行い，また，外科的処置ができない場合や感染源が不明な場合にはできる限り早く抗菌薬を投与

各論

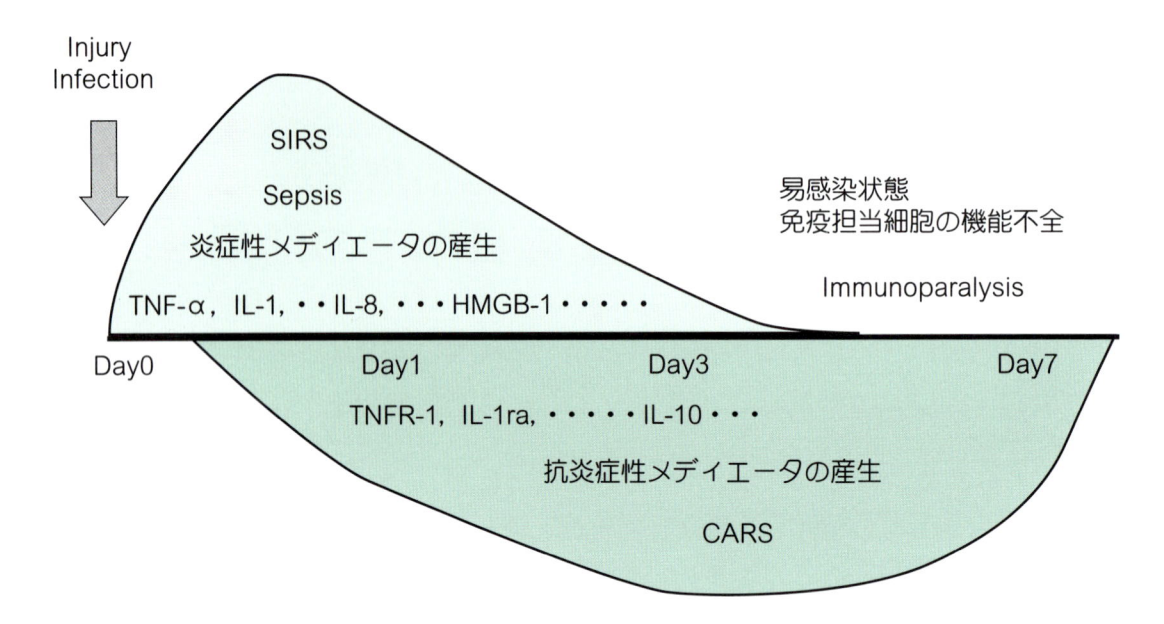

図1 外科侵襲後の SIRS と CARS の病態

外科侵襲後には炎症性メディエータの産生とほぼ同時期から抗炎症性メディエータが産生され，炎症を抑制しようと働くが，と同時に免疫担当細胞の機能不全状態に陥ることになる。
SIRS：systemic inflammatory response syndrome, CARS：compensatory anti-inflammatory response syndrome.

(筆者作成)

することが重要である。抗菌薬の投与方法などに関しては他項（119頁，132頁，140頁）に詳しく述べられているので参考にしてほしい。また，②の循環動態の安定化のためには初期蘇生（Early goal directed therapy）がきわめて重要である。具体的には輸液療法，昇圧薬や強心薬を適切に投与しながら初期6時間を目標に中心静脈圧，血圧，尿量や中心静脈酸素飽和度の目標値を達成することによりセプシス患者の予後が改善されるといわれている。初期蘇生のポイントについても他項（88頁，100頁）に詳しく述べられているので参考にしてほしい。一方，③の各種毒素やメディエータ対策，④の immunoparalysis 対策はセプシス患者の予後を左右する重要なポイントであるが，"Surviving Sepsis Campaign：International Guidelines for Management of Severe Sepsis and Septic Shock：2012" においてもエビデンスレベルの高い治療薬が記載されているわけではない。そこで本項では，これまで試みられてきたセプシス治療薬に関する臨床治験を中心に概説するとともに，新規薬物療法の可能性について考察したい。

1 抗エンドトキシン，抗サイトカイン療法

セプシスでは感染病巣での細菌の菌体成分がまず生体反応を惹起する。近年それぞれの病原微生物が持つ病原関連分子パターン（pathogen-associated molecular patterns：PAMPs）が惹起する生体反応と，それらを認識する機構に関する研究が進んでいる[4]。その中心的役割を果たしているのが，グラム陰性菌の細胞壁の構成成分であるエンドトキシン（lipopolysaccharide：LPS）である。エンドトキシンはきわめて多彩な生物活性を有し，セプシス重症化の原因物質として広く認識されているが，この病態にはエンドトキシンによって活性化された炎症担

表1 過去に行われたセプシスあるいは
セプティックショックに対するランダム化比較試験

Type of trial	Number of trials	Total number of patients	Mortality	
			Placebo	Therapy
Antiendotoxin	4	2,010	35%	35%
Antibody to IL-1 receptor	3	1,898	35%	31%
AntiTNF	8	4,132	41%	40%
Soluble TNF receptor	2	688	38%	40%
Antibradykinin	2	755	36%	39%
AntiPAF	2	870	50%	45%
Steroids	9	1,267	35%	39%
NSAIDs	3	514	40%	37%
All studies	33	12,134	38%	38%

抗エンドトキシン抗体，抗TMF-α抗体などのセプシスに対するランダム化比較試験は失敗に終わった。

（文献5より引用）

当細胞から産生される各種メディエータが重要な役割を果たしている。したがって，セプシスに対する薬物療法はこのエンドトキシンや各種メディエータを抑えることによって有効な治療法になり得ることが期待された。このような理論的背景から1990年代前半を中心に，抗エンドトキシン抗体，抗TNF-α抗体などを用いたセプシスに対する臨床治験が欧米を中心に多数行われた。しかし結果はすべて失敗に終わり，セプシス治療法として炎症性メディエータを薬剤によって抑えることの難しさが明らかになった（表1）[5]。その後もセプシスに対する薬物療法の有効性を検討したRCT（A Randomized, Double-blind, Placebo-Controlled, Trial）の結果は，ほとんどがnegative dataであった。これらの結果を鑑みると，セプシスに対する抗サイトカイン療法は重症度や薬剤の投与タイミングによってその有効性が大きく変わる可能性があり，ドラマティックに病態が変化するセプシスでの臨床応用はかなり難しいと思われる。

これらの結果を踏まえてBoneらは，セプシスに対する抗サイトカイン療法について，これまでの炎症性サイトカインを抑制するという発想ではなく，セプシスによって誘導された免疫機能不全状態（immunoparalysis）を改善させることの重要性を指摘している[6]。具体的には免疫応答に重要なIFN（インターフェロン）-γ産生を誘導することやGM-CSF（Granulocyte macrophage colony-stimulating factor：顆粒球単球コロニー刺激因子）を投与することによって免疫機能を回復させることなどを提言している。なお，セプシス時のimmunoparalysis対策については最後に詳しく述べる。

2 抗凝固療法

2001年に新たな薬物療法の可能性を示唆する興味ある論文が報告された。これはPROWESS trialとKyberSept trialという2つのメガトライアルについての論文である。両者とも生

各論

理的抗凝固物質によるセプシスを対象としたRCT（ランダム化比較試験）で，前者はリコンビナントプロテインC（APC）による治療効果が，後者はアンチトロンビン大量投与による治療効果が検証されている。PROWESS trial では1,690例の severe sepsis 症例に対し，APC投与群では非投与群に比べ有意に生存率の改善効果を認めた[7]。これまでのセプシスに対する薬物療法は炎症性メディエータをターゲットとした治療法であった。しかし，本薬剤は抗凝固作用だけではなく抗炎症作用をも有する薬剤であり，セプシス治療対策として新しい抗凝固療法薬の有効性を窺わせる貴重な報告であった。しかし，その後の検討結果から，SSCG（Surviving Sepsis Campaign Guidelines）2008では軽症例や小児へは投与すべきではないことが記載され，SSCG 2012では現在APCはすでに市場から消えた薬剤であるが，その経緯について述べられている。また，KyberSept trial では2,314例の severe sepsis 症例に対して臨床試験が行われ，全症例での解析ではアンチトロンビン大量投与による生存率の改善効果は認めなかったが，ヘパリン併用例を除いた698例によるサブグループ解析では，治療群において90日後の生存率が有意に改善されたという結果であった[8]。その後もアンチトロンビンに関してはいくつかのサブグループ解析が発表され，DIC（播種性血管内凝固症候群）でヘパリンを投与されていない症例に限るとアンチトロンビン投与群で有意に生存率の改善効果が報告されている[9]。しかし，アンチトロンビンに関してはSSCG 2012でも投与すべきでない薬剤として高いエビデンスレベルが与えられている。セプシス治療薬におけるAPCとアンチトロンビン製剤の意義に関しては前項（190頁）で詳しく述べられているので参考にしてほしい。

わが国では低分子セリンプロテアーゼインヒビター（ガベキサートメシル酸塩，ナファモスタットメシル酸塩）が日常臨床において広く用いられているが，これら薬剤は抗凝固作用を有するだけではなく，抗サイトカイン作用も有することが報告され[10]，理論上はセプシスに対する薬物療法として十分有効性が期待できる。しかし，わが国における低分子セリンプロテアーゼインヒビターは急性膵炎，DICの治療薬として認可されているが，セプシスに対する有効性に関しては，その有効性を示唆するRCTはこれまで報告されていないため，未知数である。

次にわが国で開発され，DICの治療薬としてその有効性が期待されているトロンボモジュリン製剤（商品名：リコモジュリン）[11]のセプシス治療薬としての意義について述べる。ヒトリコンビナント・トロンボモジュリン（rh-TM）は，トロンボモジュリン（TM）活性発現に必要な細胞外部分を有する可溶性タンパク質として合成された薬剤である。TMは，生体内ではトロンビンとTMの複合体によってプロテインCを活性化し，APCの作用を増強する。APCはプロテインSとともに凝固因子である活性化第V因子，活性化第Ⅷ因子を不活化させ，その結果として新たなトロンビンの生成を抑えることによって抗凝固作用を発揮する。また，セプシスでは炎症性サイトカインなどによって血管内皮細胞のPAI-1（plasminogen activator inhibitor type 1）産生が亢進しているとともに血管内皮細胞上に発現しているTMが減少している。したがって，TMはセプシスでみられる主要臓器での微小循環障害を改善させることが期待される。さらにTMは抗凝固作用の他にもセプシスの治療薬として期待される作用，つまりrh-TMはそのN末端が後述するHMGB-1（high mobility group box chromosomal protein-1）と結合し，それを中和・分解することで抗炎症反応を発揮することが報告されている[12]。したがっ

表2 セプシスに対して現在行われている臨床治験

Approach	Drug	Company	Mechanism	Phase
Targeting pathogens and their products	Toraymyxin	Spectral Diagnostics	Antibiotic-coated hemoperfusion colum	3
	AB103	Atox Bio	Blocks bacterial superantigens	2
	Alkaline phosphate	AM-Pharma	Detoxifies bacterial products	2
Dampening innate immune and inflammatory responses	ART-123	Asahi Kasei Pharma	Recombinant thrombomodulin	3 [a]
	Bicizar	BioGenius	C1-esterase inhibitor blocks complement activation	3
	Actos (pioglitazone)	Takeda Pharmaceuticals [b]	Activates peroxisome proliferator-activated receptor gamma	1
	SRT2349	GlaxoSmithKline	Sirtuin-1 activator	1

[a] ART-123 is approved in Japan and in phase 3 testing in the US.
[b] Although the trial includes a Takeda drug, the company is not involved in the study.

セプシスに対する薬物療法として現在行われている臨床治験を列挙した。

（文献13より引用一部改変）

て，わが国ではDICの治療薬として認可されてはいるものの，今後はセプシスの治療薬として期待される薬剤である。表2は現在セプシスを対象に行われている臨床治験の一部をまとめたものであるが[13]，rh-TMは米国でphase 3が行われており，その結果が期待される。

3 好中球エラスターゼ阻害薬

セプシスでは急性肺障害を併発することが多く，この病態には好中球の肺への集積と活性化好中球から遊離される好中球エラスターゼ（PMN-E）が深く関与している。PMN-Eは顆粒球中に含まれる多くの蛋白分解酵素の中でもその作用が最も強力であること，基質特異性が低く単に実質細胞や血管内皮細胞を障害するのみでなく，生体の構成要素であるフィブロネクチン，エラスチン，コラーゲンなどを容易に分解するため，強い組織障害作用を有する。これに対しシベレスタットナトリウム水和物（商品名：エラスポール）はわが国で開発された特異的好中球エラスターゼ阻害薬で，「SIRSに伴う急性肺障害」の治療薬として世界で初めて認可された薬剤である[14]。しかし，本薬剤に関しては欧米でのセプシスを対象としたRCT（STRIVE study）によってその有効性を否定する結果が報告された[15]が，わが国でのTamakumaらの臨床治験結果の解析でも明らかなように，セプシス発症の早期でのみ有効であり，また3臓器以上の障害例では効果を認めなかった。一方，STRIVE studyでは本薬剤のセプシス発症からの投与時期が明確でないこと，また肺炎が原因の症例や3臓器以上の障害例も多く含まれてい

各論

た，など，Tamakumaらの臨床治験と背景因子にかなりの差が認められた。しかしその後，本薬剤の臨床効果を証明するためのRCTは行われていない。したがって，ARDS（acute respiratory distress syndrome：急性呼吸窮迫症候群）に対するシベレスタットナトリウム水和物の役割に関しては，ALI（acute lung injury：急性肺障害）/ARDS診療のためのガイドラインに記載されているように，現時点では積極的に推奨する根拠は乏しいが，試みてもよい治療方法であるといえよう。なお，わが国での最近の多施設調査では，人工呼吸器の離脱率，ICU入室期間の短縮および生存率の有意な改善効果を認めたと報告されている[16]。また，過大手術後やセプシスにおいて血小板数が減少することが多いが，この機序には好中球や血管内皮細胞の活性化が関与している。シベレスタットナトリウム水和物はこのような血小板減少を早期に回復させ得ることが最近報告されているため[17, 18]，ARDSだけではなくセプシスの治療薬として今後の役割が期待される。

また，ウリナスタチンは急性循環不全および急性膵炎の治療薬としてわが国では古くから使用されている薬剤である。しかし，ウリナスタチンのセプシスに対する有用性の根拠は不十分である。近年，中国においてセプシスを対象にRCTが行われ，ウリナスタチンの有効性が報告されているが[19], [20]，その使用量や併用薬など，わが国とは投与方法が異なっている。

4 新規薬物療法

PAMPsの中でもエンドトキシンに対する薬物療法に関しては2で述べたが，PAMPsを認識する分子としてクローニングされたtoll-like receptor（TLR）[21, 22]に注目した新規治療薬の開発が進んでいる。TLRはマクロファージや樹状細胞など，主に自然免疫担当細胞上に多く発現し，特にTLR-4は肺，心臓，肝臓，脾臓，筋肉，胎盤などの単球・マクロファージに広範囲に発現している。TLRの発見により，エンドトキシンやペプチドグリカンなどの細菌の細胞構成成分が，サイトカインをはじめとするhumoral mediatorの産生や好中球の活性化といった生体反応を直接惹起し得ることが示された。さらに大変興味深いことに，TLRはPAMPsなどの外因性因子のほか，フィブリノーゲン，ヘパラン硫酸，HMGB-1やPMN-Eなどの内因性因子によっても活性化されることが明らかとなった（表3）[23]。したがって，セプシスの病態形成およびそれらから派生する臓器障害の発症にTLRが関与していることが推測される。当然のことながら，セプシスの治療薬としてTLRを介した炎症反応を抑制しようとする臨床治験が始まった。しかし，TLR-4に対するアンタゴニストは数社がその阻害機序の異なる薬剤を開発し，臨床治験を行ったが，その有効性を見出すことはできず，TLR-4のセプシス関連の臨床治験は現在滞っているのが実情である[24, 25]。しかし，TLR-4関連の薬剤は今後のセプシス治療の展開を考える上できわめて重要であり，今後の結果が期待される。

またHMGB-1は1999年，Wangらによって重症敗血症のlate mediatorとして報告され，重症度のマーカーとしてあるいはセプシスの新規薬物療法のターゲットとして注目されている[26]。HMGB-1はセプシスなどの重篤な病態において，壊死に陥った細胞の核から受動的に分泌される経路と活性化されたマクロファージや血小板から能動的に分泌される2つの経路によって産生される。血中に放出されたHMGB-1はTLR-2, 4やreceptor for advanced glyca-

表3 Toll-like receptors に対する exogenous（外因性）と endogenous（内因性）ligands

TLR	Ligands	
	Exogenous	Endogenous
1	Triacyl lipopeptide*	
2	Peptidoglycan Lipoprotein	Necrotic cells HSPs (HSP-60, HSP-70, Gp-96) Biglycan
3	Double-stranded RNA	Self-messenger RNA
4	LPS Taxol (mouse TLR-4 only)	Extra domain A-containing fibronectin Fibrinogen Polysaccharide fragments of heparan sulfate Oligosaccharides of hyaluronic acid β-Defensin 2 Oxidized low-density lipoprotein HSPs Surfactant protein A in the lung epithelium 1 Neutrophil elastase High mobility group box 1 protein Biglycan
5	Flagellin	
6	Diacyl lipopeptide*	
7	Single-stranded RNA	
8	Single-stranded RNA	
9	Unmethylated CpG DNA	Chromatin-IgG complex
10	Unknown	
11	Uropathogenic *Escherichia coli*	

Toll-like receptor は，外因性のリガンドだけではなく内因性のリガンドも認識する receptor であることがわかってきた。

Ig indicates immunoglobulin, TLR：toll-like receptor, HSP：heat shock protein, CpG：deoxy-cystidylate-phospate-deoxy-guanylate.

（文献23より引用）

tion end-product（RAGE）などの受容体を介してNF-κBを活性化し炎症反応を誘導する。HMGB-1を阻害する薬剤やHMGB-1を吸着する血液浄化療法などが現在開発中であるが[27,28]，基礎的研究の段階であり今後の臨床応用が期待される。

5 Immunoparalysis 対策

セプシスによって惹起される免疫不全状態，immunoparalysis対策はセプシス症例の予後を改善させる上できわめて重要である[29]。セプシスにおいては自然免疫，獲得免疫とも低下していることが指摘されているが[30,31]，筆者らはこれまでセプシス患者におけるimmunoparalysisの病態を，末梢血単球の抗原提示能（HLA-DR）や単核球細胞のTNF-α，IFN-γ産生能が著明に低下していること，さらにはCD4$^+$T細胞の著明な減少と制御性T細胞（Treg）の著明な

各論

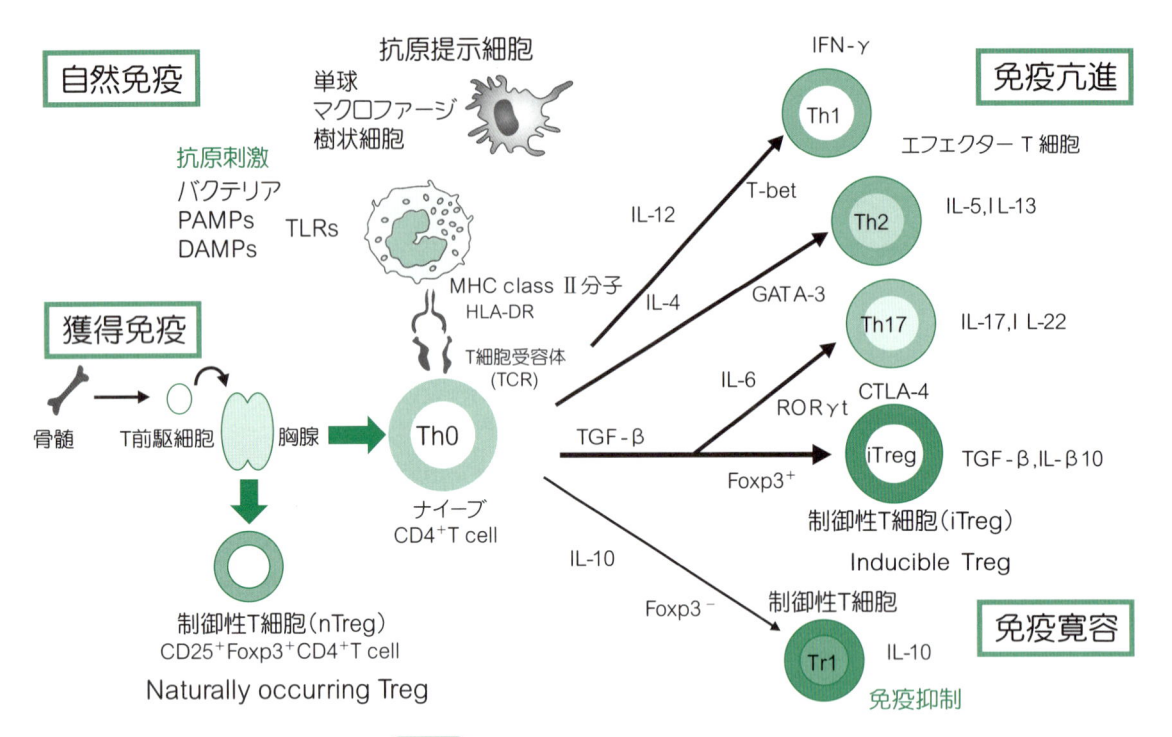

図2 外科侵襲と免疫応答
外科侵襲後の自然免疫と獲得免疫において重要な細胞とサイトカインについて，図に示した。
（筆者作成）

増加が関与していることを報告してきた[32,33]（図2）。さらにその対策として筆者らはセプシスモデル（cecal ligation and puncture：CLP mouse）を作成し，Th2優位（IFN-γの著明な低下）に傾いているサイトカインバランスに対し，Th1サイトカインを誘導するIL-12を投与することが有用であることを報告している[34]。さらにセプシスマウスでは脾臓においてCD4$^+$T細胞の著明な減少とTreg細胞の著明な増加を認めるが，抗サイトカイン療法の可能性について検討するため，セプシス作成後に抗IL-10抗体あるいは抗TGF-β抗体を投与したところ，Treg細胞のCD4$^+$T細胞における割合が有意に低下し，脾単核球細胞におけるCD4$^+$T細胞の割合が有意に増加し，予後も改善することが明らかになった[35]。したがって，抗TGF-β抗体もしくは抗IL-10抗体はセプシス発症後の新たなサイトカイン療法として期待できる可能性がある。なおMeiselらは，sepsis-associated immunosuppression患者を対象にGM-CSF投与の有効性に関する小規模のRCTを行っている。その結果，GM-CSFを投与することによって単球の抗原提示能（HLA-DR）やTNF-α産生能を回復させることが可能であり，GM-CSFのセプシス治療薬としての可能性を報告している[36]。

このように，セプシス症例の予後と深く関与しているimmunoparalysisの病態解析とその対策は，セプシスの新規治療薬を開発する上できわめて重要なテーマであろう。

おわりに

臨床治験でのセプシスに対する抗炎症性メディエータ対策がすべて失敗に終わったように，本項のテーマである「セプシス治療薬の日本での活用」を論じることはきわめて難しい。つま

り，セプシスの臨床ではSIRSとCARSの病態は表裏一体の関係にあり，実際の臨床例でその両者を判別し治療することはきわめて難しく，過剰な炎症反応を抑えるという戦略は無理なのかもしれない。それよりもセプシスの病態を引き起こしているメディエータの中でもlate phaseに関与し，予後との関連が明らかなメディエータを突き止めてその対策を講じることが近道なのかもしれない。筆者らは以前からimmunoparalysis対策がセプシスの予後を改善する有効な方策であることを報告してきたが，今後はimmunoparalysisの病態に関与しているメディエータの解明とその対策が重要であろう。

（小野　聡）

文献

1) Members of the American College of Chest Physician/Society of Critical Care Medicine Consensus Conference Committee : American college of chest physicians/society of critical care medicine consensus conference : definition for sepsis and organ failure and guidelines for the use of innovative therapies in sepsis. Crit Care Med **20** : 864-874, 1992.

2) Bone RC : Sir Isaac Newton, sepsis, SIRS, and CARS. Crit Care Med **24**(7) : 1125-1128, 1996.

3) Bone RC : Toward a theory regarding the pathogenesis of the systemic inflammatory response syndrome : what we do and do not know about cytokine regulation. Crit Care Med **24** : 163-172, 1996.

4) Tsujimoto H, Ono S, Mochizuki H : Role of translocation of pathogen-associated molecular patterns in sepsis. Dig Surg **26** : 100-109, 2009.

5) Astiz ME, Rackow EC : Septic shock. Lancet **351** : 1501-1505, 1998.

6) Bone RC, Grodzin CJ, Balk RA : Sepsis : a new hypothesis for pathogenesis of the disease process. Chest **112**(1) : 235-243, 1997.

7) Bernard GR, Vincent JL, Laterre PF, et al : Efficacy and safety of recombinant human activated protein C for severe sepsis. N Engl J Med **344** : 699-709, 2001.

8) Warren BL, Eid A, Singer P, et al : Caring for the critically ill patient. High-dose antithrombin III in severe sepsis : a randomized controlled trial. JAMA **286** : 1869-1878, 2001.

9) Kienast J, Juers M, Wiedermann CJ, et al : Treatment effects of high-dose antithrombin without concomitant heparin in patients with severe sepsis with or without disseminated intravascular coagulation. J Thromb Haemost **4** : 90-97, 2006.

10) Aosasa S, Ono S, Mochizuki H, et al : Mechanism of the inhibitory effect of protease inhibitor on tumor necrosis factor α production of monocytes. Shock **15** : 101-105, 2001.

11) Saito H, Maruyama I, Shimazaki S, et al : Efficacy and safety of recombinant human soluble thrombomodulin (ART-123) in disseminated intravascular coagulation : results of a phase III, randomized, double-blind clinical trial. J Thromb Haemost **5** : 31-41, 2007.

12) Abeyama K, Stern DM, Ito Y, et al : The N-terminal domain of thombomodulin sequesters high-mobility group-B1 protein, a novel anti-inflammatory mechanism. J Clin Invest **115** : 1267-1274, 2005.

13) Williams SC : After xigris, researchers look to new targets to combat sepsis. Nat Med **18** : 1001, 2012.

14) Tamakuma S, Ogawa M, Aikawa N, et al : Relationship between neutrophil elastase and acute lung injury in humans. Pulm Pharmacol Ther **17** : 271-279, 2004.

各論

15) Zeiher BG, Artigas A, Vincent JL, et al : Neutrophil elastase inhibition in acute lung injury : Results of the STRIVE study. Crit Care Med **32** : 1695-1702, 2004.

16) Aikawa N, Ishizaka A, Hirasawa H, et al : Reevalution of the efficacy and safety of neutrophil elastase inhibitor, Sivelestat, for the treatment of acute lung injury associated with systemic inflammatory response syndrome ; a phase IV study. Pulm Pharmacol Ther **24** : 549-554, 2011.

17) Ono S, Tsujimoto H, Hiraki S, et al : Effects of neutrophil elastase inhibitor on progression of acute lung injury following esophagectomy. World J Surg **31** : 1996-2001, 2007.

18) Tsuboko Y, Takeda S, Mii S, et al : Clinical ealution of sivelestat for acute lung injury/acute respiratory distress syndrome following surgery for abdominal sepsis. Drug Des Devel Ther **6** : 273-278, 2012.

19) Chen H, He MY, Li YM, et al : Treatment of patients with severe sepsis using ulinastatin and thymosin alpha 1 : a prospective, randomized, controlled pilot study. Chin Med J **122** : 883-888, 2009.

20) Zhang Y, Cgen H, Li YM, et al : Thymosin alpha 1 and ulinastatin-based immunomodulatory strategy for sepsis arising from intra-abdominal infection due to carbapenem-resistant bacteria. J Infect Dis **198** : 723-730, 2008.

21) Medzhitov R, Preston-Hurlburt P, Janeway CA Jr : A human homologue of the Drosophila Toll protein signals activation of adaptive immunity. Nature **388** : 394-397, 1997.

22) Takeda K, Kaisho T, Akira S : Toll-like receptors. Annu Rev Immunol **21** : 335-376, 2003.

23) Tsujimoto H, Ono S, Efron PA, et al : Role of Toll-like receptors in the development of sepsis. Shock **29** : 315-321, 2008.

24) Rice TW, Wheeler AP, Bernard GR, et al : A randomized, double-blind, placebo-controlled trial of TAK-242 for the treatment of severe sepsis. Crit Care Med **38** : 1685-1694, 2010.

25) Tidswell M, Tillis W, LaRosa SP, et al : Phase 2 trial of eritoran tetrasodium (E5564), a Toll-like receptor 4 antagonist, in patients with severe sepsis. Crit Care Med **38** : 72-83, 2010.

26) Wang H, Bloom O, Zhang M, et al : HMGB-1 as a late mediator of endotoxin lethality in mice. Science **285** : 248-251, 1999.

27) Suda K, Takeuchi H, Ishizaka A, et al : High-mobility group box chromosomal protein 1 as a new target for modulating stress response. Surg Today **40** : 592-601, 2010.

28) Suda K, Takeuchi H, Hagiwara T, et al : Spherical sulfated cellulose adsorbs high-mobility group box chromosomal protein 1 in vitro and in vivo. ASAIO J **56** : 210-214, 2010.

29) Boomer J, To K, Chang KC, et al : Immunosuppression in patients who die of sepsis and multiple organ failure. JAMA **306** : 2594-2605, 2011.

30) Venet F, Tissot S, Debard AL, et al : Decreased monocyte human leukocyte antigen-DR expression after severe burn injury : Correlation with severity and secondary septic shock. Crit Care Med **35** : 1910-1917, 2007.

31) Monneret G, Debard AL, Venet F, et al : Marked elevation of human circulating $CD4^+CD25^+$ regulatory T cells in sepsis-induced immunoparalysis. Crit Care Med **31** : 2068-2071, 2003.

32) Ono S, Tsujimoto H, Matsumoto A, et al : Modulation of human leukocyte antigen-DR on monocytes and CD16 on granulocytes in patients with septic shock using hemoperfusion with polymyxin B-immobilized fiber. Am J Surg **188** : 150-156, 2004.

33) Ono S, Kimura A, Hiraki S, et al : Removal of increased circulating $CD4^+CD25^+Foxp3^+$ regulatory T cells in patients with septic shock using hemoperfusion with polymyxin B-immobi-

lized fibers. Surgery **153**:262-271, 2013.
34) Ono S, Ueno C, Aosasa S, et al:Severe sepsis induces deficient interferon-gamma and interleukin-12 production, but interleukin-12 therapy improves survival in peritonitis. Am J Surg **182**:491-497, 2001.
35) Hiraki S, Ono S,Tsujimoto H, et al:Neutralization of interleukin-10 or transforming growth factor-β decreases the percentages of CD4$^+$CD25$^+$Foxp3$^+$ regulatory T cells in septic mice, thereby leading to an improved survival. Surgery **151**:313-322, 2012.
36) Meisel C, Schefold JC, Pschowski R, et al:Granulocyte-macrophage colony-stimulating factor to reverse sepsis-associated immunosuppression:a double-blind, randomized, placebo-controlled multicenter trial. Am J Respir Crit Care Med **180**:640-648, 2009.

各 論

9－1）血液製剤投与
～ガイドラインの解説とエビデンス～

はじめに

　Surviving Sepsis Campaign Gudelines（以下，SSCG）の血液製剤投与については，2004年に発表された初版[1]において5つの項目（赤血球輸血・エリスロポエチン・新鮮凍結血漿・アンチトロンビン・血小板輸血）があげられた。その後，2008年に改訂版[2]が発表されるまでの間，敗血症への血液製剤投与に関する目新しい結果を示す臨床試験の報告はなされず，大項目の目立った変更や参考文献の大きな入れ替わりはなかった。主要な報告のひとつとして，アンチトロンビンについてのKyberSept Trialに関するpost hocサブグループ解析があげられるが，ガイドラインの推奨を揺るがすものではなかった。そしてこの度，2012年の改訂となった[3]。血小板輸血に関する基準値の変更がなされた他は今回も大きな変更点はない。敗血症に限定した研究報告も散見されるようになったが，ガイドラインでの推奨を変化させるには至っていない。新鮮凍結血漿投与の有用性についてはいまだ基準作成に至る十分な検証がなされておらず，敗血症に限定しない病態から得られた経験と専門家の意見によっている。赤血球輸血，エリスロポエチン投与についても敗血症患者に対する大規模試験ではなく，集中治療患者・重症患者に対する試験から得られた結果を基にしている。敗血症に特化した血液製剤投与に関する大規模臨床試験の進捗が待ち望まれる。

1 赤血球輸血

> 組織低灌流が改善されない，心筋虚血，重症な低酸素，急性出血，虚血性心疾患のような特別な状況で，ヘモグロビン濃度が 7 g/dL 未満の場合，成人で目標ヘモグロビン値を 7～9 g/dL として赤血球輸血を行う（Grade 1B）。

　この項目は初期蘇生（initial resuscitation），すなわち，2001年にRiversらにより報告されたEGDT（early goal-directed therapy）に基づく[4]。詳細は前項（88頁，100頁）に述べられているが，重症敗血症または敗血症性ショック，すなわち初期輸液に反応しない低血圧あるいは血中乳酸値が 4 mmol/L 以上の患者に対して治療開始後6時間以内の目標（中心静脈圧〔CVP〕・平均動脈圧〔MAP〕・時間尿量・混合静脈血酸素飽和度〔SvO_2〕あるいは中心静脈酸素飽和度〔$ScvO_2$〕）を定めた蘇生法であり，その initial resuscitation により $SvO_2 \geq 65\%$，ま

たは $ScvO_2 \geq 70\%$ が達成できなかった症例に対して，ヘマトクリット値＞30％を目標に赤血球輸血およびドブタミン持続投与を推奨しているものである。

赤血球輸血は臓器・組織の低灌流状態に対して酸素供給を増加させるための有効な手段であるが，酸素消費量を増加させるものではないとされる[5〜7]。一方，その合併症として感染症，免疫抑制や transfusion related acute lung injury（輸血関連急性肺障害）などの呼吸障害をきたすことも知られており，不要不急の輸血は行わない傾向にある。敗血症の患者であっても「不適切な使用」は避けなければならない。

具体的なヘモグロビン値の由来は重症敗血症を対象とした検討ではなく，集中治療患者に対する輸血の大規模試験の結果に基づいている[8]。集中治療を要する患者を対象とし，ヘモグロビン値が $10.0\,g/dL$ 以下に低下した場合に $10.0〜12.0\,g/dL$ を目標として赤血球輸血を行った群と $7.0\,g/dL$ 以下に低下した場合に $7.0〜9.0\,g/dL$ を目標として赤血球輸血を行った群とを比較検討している。主要アウトカムとして30日死亡率では有意差が認められなかったが，APACHE II スコア20以下の症例の死亡率，年齢55歳未満の症例の死亡率，そして入院中の死亡率は目標ヘモグロビン値を $7.0〜9.0\,g/dL$ として管理した群で有意に低かった，というものである。

項目上はあくまでヘモグロビン値のみの基準であるが，状況により循環血液量維持のために膠質液や細胞外液などを組み合わせ投与することはいうまでもなく，ヘモグロビン値のみで輸血の開始を決定することは適切ではない。

2 エリスロポエチン

> Sepsis 関連の貧血に対してエリスロポエチンを使用しない（Grade 1B）。

エリスロポエチン値が必ずしも sepsis 症例において低下をきたしているわけではない。エリスロポエチン値が貧血の状態からの期待される値に及ばないもので，各種炎症性サイトカインによるエリスロポエチンの gene expression の抑制が関与していると考えられている[9]。

Sepsis に限定したものではないが，2002年に EPO Critical Care Trials Group（米国）がエリスロポエチンの有用性について重症患者に対する前向き二重盲検試験結果を発表した。リコンビナントエリスロポエチンを週1回投与するものであったが，28日の死亡率を改善することはなかった。対照群と比較して輸血実施率・輸血単位数は少なく，ヘモグロビン値の上昇は有意に大きかったという結果も導き出しているが，結果としての死亡率の改善に結びつかなかったとのことより，SSCG ではその使用を推奨していない[10,11]。

敗血症や敗血症性ショックの基礎疾患として血液疾患や慢性腎不全などがある場合で，それらに起因する貧血の改善に骨髄造血促進目的の投与は正当化され得る。ただ，エリスロポエチンの投与のみで貧血が早急に補正されることは難しいと考えられ，その場合は前述の基準で赤血球輸血を優先させることになる。

各論

3 新鮮凍結血漿

> 出血や侵襲的処置の予定がある場合を除き，凝固検査異常を是正する目的で新鮮凍結血漿を投与しない（Grade 2D）。

　かねてより新鮮凍結血漿投与の目的は血液凝固因子の補充と循環血漿量の維持とされてきた。その後のさまざまな研究や検討がなされ，新鮮凍結血漿輸血の適応はより整理され，原則として"凝固因子欠乏による出血に対する治療のうち，他に安全で効果的な血漿分画製剤あるいは代替医薬品が入手不可能な場合"がその適応とされている。

　わが国の"血液製剤の使用指針"においても，原則的に新鮮凍結血漿投与の適応は出血傾向がある場合の治療的投与に限定されており，予防的投与が認められるのは観血的処置が行われるときのみとされる[12]。推奨にあたっての理論的根拠は以下のとおりである。

　新鮮凍結血漿の投与が重症患者の転帰にいかに影響するかを検討した臨床研究はない。"Professional organizations"の推奨として，凝固因子の低下（プロトロンビン時間または部分トロンボプラスチン時間の延長）があり，加えて活動性出血がある場合，手術または侵襲的処置の前投与としての使用をあげた[13〜16]。さらに，軽度のプロトロンビン時間の異常があるが出血を伴わない患者への新鮮凍結血漿投与は，プロトロンビン時間を補正することにおおむね失敗したとの報告を引用しているが[17,18]，より重篤な血液凝固異常の補正が出血を伴わない患者に利益をもたらすかについては，報告がないことにも言及している。

4 アンチトロンビン

> Sepsis診療においてアンチトロンビン製剤を用いない（Grade 1B）。

　アンチトロンビンは，肝臓や血管内皮細胞で産生される糖たんぱくである。主な生理作用としては抗凝固作用が知られている。アンチトロンビンはその分子内にトロンビンなどの凝固因子を阻害する部位とヘパリンと結合する部位を持つ[19]。ヘパリンがアンチトロンビンに結合すると，アンチトロンビンのトロンビン阻害速度が著明に促進されるが，生体内ではアンチトロンビンは血管内皮細胞表面のヘパリン様物質と相互作用することで，トロンビンなどの抗凝固因子を効率よく阻害する[20]。そして，アンチトロンビンが不足すると凝固系が優位となり，血栓を生じる。また，ヘパリン様物質を介する血管内皮細胞への作用は，抗炎症作用だけでなく臓器障害抑制作用・血管拡張作用もあるとされる。

　一方で，アンチトロンビンは活性化した単球や内皮細胞において，細胞内転写経路に抑制的に作用することから抗炎症作用を持つことが報告されている。例えば，好中球にはアンチトロンビンの受容体が存在するが，著者らはアンチトロンビンが侵襲下のアポトーシス抑制，つまり寿命の延長を解除する可能性を指摘している。好中球の過剰な活性化は組織障害をきたすの

で，アンチトロンビンは抗炎症作用を発揮すると考えられる。

重症敗血症に対するアンチトロンビン投与の大規模臨床試験第Ⅲ相研究として，2001年にKyberSept trialが発表された[21]。成人の重症敗血症に対してアンチトロンビン高用量投与（30,000単位/4日）群とプラセボ群とで比較している。初日に12,000単位のアンチトロンビンを投与すると（日本の保険適応量の8倍），ATⅢ活性は65％（投与前）から180％（投与24時間後）に上昇した。しかし，主要アウトカムとしての28日間の生存率において有意な改善をもたらさなかった。さらに，高用量のアンチトロンビンとヘパリンを併用すると出血のリスクが増加した。この結果を受け，SSCG 2004年版で「敗血症・敗血症性ショックにおいてアンチトロンビンの使用は推奨されない」とされ，そのまま2008年版，そして2012年版でも引き継がれている。

2004年のSSCG発表の後，Wiedermannらによりpost hocサブグループ解析がなされ，ヘパリン非併用下における高用量アンチトロンビン投与は90日生存を改善させたとし[22]，さらにKienastらはヘパリン非併用かつDIC（播種性血管内凝固症候群）合併症例において，アンチトロンビンは90日目の転帰を改善させたとした[23]。しかしサブ解析でもあり，2004年版からの「使用を推奨しない」との基本方針を覆すには至らず，2008年版を経た2012年版においても「今後さらなる臨床試験が実施され，検討がなされるまではアンチトロンビン製剤の投与を推奨しない」と括られている。

これまで，わが国におけるアンチトロンビン投与の意義は，敗血症ではなくDIC症例を対象に議論されてきた。わが国におけるアンチトロンビン投与のガイドラインともいうべきDIC/エキスパートコンセンサスでは，重症DICに投与を推奨する内容となっている[24]が，投与量は欧米に比べて極端に少なく，低下したアンチトロンビンを正常値まで戻すための補充療法的な意味合いが強い。また，大きな前向き臨床試験に基づくエビデンスはない。

現時点での欧米と日本のアンチトロンビン使用に関する各ガイドライン（欧米：sepsis/SSCG，日本：DIC/エキスパートコンセンサス）による推奨度の比較およびアンチトロンビン使用量の比較を表（表1，2）に対比して示す。

5 血小板輸血

> 出血に関係なく血小板数が10,000/mm³（10×10⁹/L）未満のとき，血小板数が20,000/mm³（20×10⁹/L）未満で有意な出血リスクがあるときは血小板を投与する。活動性出血のあるとき，手術や侵襲的な処置のときは，より高い血小板数が求められる（50,000/mm³〔50×10⁹/L〕以上）（Grade 2D）。

血小板輸血は血小板成分を補充することにより止血を図り，または出血を防止することを目的としている。血小板輸血に関しての推奨は化学療法による血小板減少の経験やコンセンサス意見に基づくもので，血小板減少，血小板機能障害，出血リスク，付随する障害の存在を考慮に入れて推奨された[13, 15]。American Society of Clinical Oncology（ASCO）[25]およびBritish

各論

表1 日本と欧米のアンチトロンビン使用量比較

日本	1,500単位/日×3日（標準） ただし，産科的・外科的DICなどで緊急処置を要する場合は3,000単位/日を投与
欧米	6,000単位/30分＋250単位/時間×96時間（4日で30,000単位）

日本における投与量は欧米に比べて極端に少なく，低下したアンチトロンビンを正常値まで戻すための補充療法的な意味合いが強い。

（筆者作成）

表2 欧米（sepsis）と日本（DIC）におけるアンチトロンビン使用に対する推奨度の比較

欧米（sepsis/SSCG）…1B　用いてはならない
日本（DIC/エキスパートコンセンサス）…B1 or 2　致死率の高い成人に投与を考慮する

欧米ではアンチトロンビン製剤の投与は推奨されていないのに対し，日本では敗血症ではなくDIC症例を対象に議論されてきており，重症DICに投与を推奨する内容となっている。

（筆者作成）

Committee for Standards in Haematology（BCSH）[26]から出されたガイドラインをも参照にした，血小板輸血に関するrecommendationが2009年にItalian Society of Transfusion Medicine and Immunohaematology（SIMTI）Working Partyから発表された[16]。細かな疾患や手技ごとの血小板の基準値がgradeとともに一覧にされているのだが，残念ながらsepsisの項目はない。しかし，これらを参考に数値基準が見直され，2012年版で修正された。一方で，わが国の「血液製剤の使用指針」に見られる血小板の使用目的は，明確に出血のコントロールに限定されている。血小板機能障害には量的異常と質的異常があるが，質的異常の評価は困難な場合が多く，血小板数減少を目安に対する治療開始基準が以下のように決定されている。

「あくまでも目安であって，すべての症例に合致するものではない」と前置きしつつ，血小板数2〜5万/μLで止血困難な場合に血小板輸血が必要となる。一般に血小板数が5万/μL以上では血小板輸血が必要になることはない。また，DICの項目では出血傾向の強く現れる可能性のあるDICで血小板数が急激に5万/μL未満へと低下し，臨床的に出血傾向を認める場合は血小板輸血の適応となる。慢性DICについては血小板輸血の適応はない[12]。また，ヘパリン起因性血小板減少症では血小板輸血は避けなければならない。

おわりに

ガイドラインの血液製剤についての各項目を解説した。人種間の差異だけでなく，地域における治療の歴史的背景や医療事情はそれぞれ異なるものである。特に本血液製剤の項目に関しては，DICの概念と治療の捉え方にわが国と海外の温度差を感じる。

われわれが日々行っている診療の中にはガイドラインには含まれない内容も多々存在する。

ガイドラインを適切に吟味した医療が求められるが，それを自分達のエビデンスとして世界に発信していくこともまた必要である．人種間による遺伝子多型の分布の相違から，欧米で得られたエビデンスをそのまま日本に取り入れることに疑問はあるが，かといって，わが国におけるエビデンスがほとんどないのも事実である．理由はわが国の国民皆保険制度などを含めてさまざまあるが，今後は日本人を対象とした前向き検討がやはり必要であろう．

（小濱 圭祐，小谷 穣治）

文 献

1) Dellinger RP, Carlet JM, Masur H, et al：Surviving Sepsis Campaign guidelines for management of severe sepsis and septic shock. Crit Care Med 32：858-873, 2004.
2) Dellinger RP, Levy MM, Carlet JM, et al：Surviving Sepsis Campaign：international guidelines for management of severe sepsis and septic shock：2008. Crit Care Med 36：296-327, 2008.
3) Dellinger RP, Levy MM, Rhodes A, et al：Surviving Sepsis Campaign：International guidelines for management of severe sepsis and septic shock：2012. Crit Care Med 41：580-637, 2013.
4) Rivers E, Nguyen B, Havstad S, et al：Early goal-directed therapy in the treatment of severe sepsis and septic shock. N Engl J Med 345 (19)：1368-1377, 2001.
5) Marik PE, Sibbald WJ：Effect of stored-blood transfusion on oxygen delivery in patients with sepsis. JAMA 269：3024-3029, 1993.
6) Lorente JA, Landín L, De Pablo R, et al：Effects of blood transfusion on oxygen transport variables in severe sepsis. Crit Care Med 21：1312-1318, 1993.
7) Fernandes CJ Jr, Akamine N, De Marco FV, et al：Red blood cell transfusion does not increase oxygen consumption in critically ill septic patients. Crit Care 5：362-367, 2001.
8) Hébert, PC, Wells G, Blajchman MA, et al：A multicenter, randomized, controlled clinical trial of transfusion in critical care. Transfusion Requirements in Critical Care Investigators, Canadian Critical Care Trials Group. N Engl J Med 340：409-417, 1999.
9) 久志本成樹：集中治療の立場からみた Surviving Sepsis Campaign Guidelines －集中治療室における患者管理に関して．日本外科感染症学会雑誌5（4）：341-348, 2008.
10) Corwin HL, Gettinger A, Rodriguez RM, et al：Efficacy of recombinant human erythropoietin in the critically ill patient：a randomized double-blind, placebo-controlled trial. Crit Care Med 27：2346-2350, 1999.
11) Corwin HL, Gettinger A, Pearl RG, et al：Efficacy of recombinant human erythropoietin in critically ill patients：a randomized controlled trial. JAMA 28：2827-2835, 2002.
12) 日本赤十字社血液事業本部医薬情報課：「輸血療法の実施に関する指針」（改定版）及び「血液製剤の使用指針」（改定版）．日本赤十字社血液事業本部医薬情報課，東京，2012.
13) College of American Pathologists：Practice parameter for the use of fresh-frozen plasma, cryoprecipitate, and platelets. JAMA 271：777-781, 1994.
14) Canadian Medical Association Expert Working Group：Guidelines for red blood cell and plasma transfusion for adults and children. Can Med Assoc J 156：S1-S24, 1997.
15) American Society of Anaesthesiologists Take Force on Blood Component Therapy：Practice guidelines for blood component therapy. Anesthesiology 84：732-747, 1996.
16) Liumbruno G, Bennardello F, Lattanzio A, et al：Recommendations for the transfusion of plasma and platelets. Blood Transfus 7：132-150, 2009.

17) Abdel-Wahab OI, Healy B, Dzik WH：Effect of fresh-frozen plasma transfusion on prothrombin time and bleeding in patients with mild coagulation abnormalities. Transfusion **46**：1279-1285, 2006.
18) Stanworth SJ, Walsh TS, Prescott RJ, et al：A national study of plasma use in critical care：Clinical indications, dose and effect on prothrombin time. Crit Care **15**：R108, 2011.
19) 讃井將満：sepsisと凝固異常－抗凝固療法を中心に．INTENSIVIST **1**（2）：291-302, 2009.
20) 岡嶋研二：DIC－アンチトロンビンと活性化プロテインCによるDICの治療．日本輸血学会雑誌 **47**（3）：494-496, 2001.
21) Warren BL, Erid A, Singer P, et al：Caring for the critically ill patient. High-dose antithrombin Ⅲ in severe sepsis：a randomized controlled trial. JAMA **286**：1869-1878, 2001.
22) Widermann CJ, Hoffmann JN, Juers M, et al：High-dose antithrombin Ⅲ in the treatment of severe sepsis in patients with a high risk of death：efficacy and safety. Crit Care Med **34**：285-292, 2006.
23) Kienast J, Juers M, Wiedermann CJ, et al：Treatment effects of high-dose antithrombin without concomitant heparin in patients with severe sepsis with or without disseminated intravascular coagulation. J Thromb Haemost **4**（1）：90-97, 2006.
24) 日本血栓止血学会学術標準化委員会DIC部会：科学的根拠に基づいた感染症に伴うDIC治療のエキスパートコンセンサス．日本血栓止血学会誌 **20**：77-113, 2009.
25) Schiffer CA, Anderson KC, Bennett CL, et al：Platelet transfusion for patients with cancer：clinical practice guidelines of the American Society of clinical Oncology. J Clin Oncol **19**：1519-1538, 2001.
26) British Committee for Standards in Haematology, Blood Transfusion Task Force：Guidelines for the use of platelet transfusions. Br J Haematol **122**：10-23, 2003.

各 論

9-2）血液製剤投与
～ガイドラインの日本での活用～

はじめに

　1991年に開催されたSociety of Critical Care Medicine（SCCM）とAmerican College of Chest Physician（ACCP）の合同カンファレンスによって初めてsepsisの明確な定義がなされた[1]。しかし，それ以降もsepsisの概念は十分に認知されず，また，sepsis診療も混沌とした状況であり，この時期はsepsis診断ならびに診療の混迷期であったといわざるを得ない。このような状況の中，SCCM, European Society of Intensive Care Medicine（ESICM）ならびにInternational Sepsis Forum（ISF）の3学会は，2002年にスペインのバルセロナにおいて，severe sepsis患者の死亡率を5年間で25％減少させるという国際的なキャンペーンを立ち上げることで合意した。今さらいうまでもないが，これがSurviving Sepsis Campaign（SSC）であり，2004年に世界初のsepsis診療ガイドラインであるSurviving Sepsis Campaign Guidelines（SSCG）が公表された[2]。このSSCG 2004作成には欧米ならびにオーストラリア，ニュージーランドなどの11学会が参加したが，残念ながらわが国の学会の参加はなかった。その後，ガイドラインの改訂が日本救急医学会や日本集中治療医学会ならびにインドやラテンアメリカなどが参加して行われ，2008年にSSCG 2008[3]が，また2013年にはSSCG 2012[4]が公表されて現在に至る。成人に関するSSCG 2012の主な改訂点は，初期蘇生では乳酸値の正常化を目指し，昇圧薬はノルアドレナリンを第一選択とすること。また，敗血症患者管理において目標血糖値は180 mg/dL以下にコントロールし，免疫グロブリン製剤は投与しないことが明記された。何より，活性化プロテインC製剤投与の推奨が削除されたことは特筆すべきである。

血液製剤の投与

　血液製剤の投与に関するSSCG 2008とSSCG 2012の推奨項目を原文のまま表に記載した。血液製剤としては，①赤血球製剤，②エリスロポエチン，③新鮮凍結血漿，④アンチトロンビン製剤，⑤血小板製剤，に関して言及されており，SSCG 2008とSSCG 2012の間で変更された内容としては，血小板製剤の開始基準が変更になった程度である。表にGRADE system（Grades of Recommendation, Assessment, Development and Evaluation system）による各製剤投与の推奨度を●が強い推奨度（推奨度1），また○が弱い推奨度（推奨度2）として表記し，これにエビデンスレベル（レベルの高い順にA～Dの4段階で分類されている）を記載したので参照願いたい。なお，GRADE systemの詳細に関しては紙面の都合上，割愛したため，

各論

表 Blood Product administration

SSCG 2008	SSCG 2012
● 1) Red blood cells	
Give red blood cells when hemoglobin decreases to < 7.0 g/dL (70 g/L) to target a hemoglobin of 7.0〜9.0 g/dL in adults (1B). A higher hemoglobin level may be required in special circumstances (e.g., myocardial ischaemia, severe hypoxemia, acute hemorrhage, cyanotic heart disease, or lactic acidosis)	Once tissue hypoperfusion has resolved and in the absence of extenuating circumstances, such as myocardial ischemia, severe hypoxemia, acute hemorrhage, or ischemic heart disease, we recommend that red blood cell transfusion occur only when hemoglobin concentration decreases to < 7.0 g/dL to target a hemoglobin concentration of 7.0〜9.0 g/dL in adults (1B).
○ 2) Erythropoietin	
Do not use erythropoietin to treat sepsis-related anemia. Erythropoietin may be used for other accepted reasons (1B)	Not using erythropoietin as a specific treatment of anemia associated with severe sepsis (1B).
○ 3) Fresh frozen plasma	
Do not use fresh frozen plasma to correct laboratory clotting abnormalities unless there is bleeding or planned invasive procedures (2D)	Fresh frozen plasma not be used to correct laboratory clotting abnormalities in the absence of bleeding or planned invasive procedures (2D).
○ 4) Antithrombin	
Do not use antithrombin therapy (1B)	Not using antithrombin for the treatment of severe sepsis and septic shock (1B).
○ 5) Platelets	
Administer platelets when ・Counts are < 5,000/mm³ (5 × 10⁹/L) regardless of bleeding ・Counts are < 5,000〜30,000/mm³ (5〜30 × 10⁹/L) and there is significant bleeding risk ・Higher platelet counts (≧ 50,000/mm³ [50 × 10⁹/L]) are required for surgery or invasive procedures (2D)	In patients with severe sepsis, administer platelets prophylactically when ・counts are < 10,000/mm³ (10 × 10⁹/L) in the absence of apparent bleeding. ・counts are < 20,000/mm³ (20 × 10⁹/L) if the patient has a significant risk of bleeding. ・Higher platelet counts (≧ 50,000/mm³ [50 × 10⁹/L]) are advised for active bleeding, surgery, or invasive procedures (2D)

SSCG 2008 と SSCG 2012 の推奨項目を原文で記載した。血液製剤としては ① 赤血球製剤，② エリスロポエチン，③ 新鮮凍結血漿，④ アンチトロンビン製剤，⑤ 血小板製剤に関して言及されており，内容としては血小板製剤の開始基準が変更になった程度である。GRADE system (Grades of Recommendation, Assessment, Development and Evaluation system) による各製剤投与の推奨度を●が強い推奨度（推奨度 1），また○が弱い推奨度（推奨度 2）として表記し，これにエビデンスレベル（レベルの高い順に A〜D の 4 段階で分類されている）を記載した。
(文献 3，4 より引用，一部改変)

他項を参照していただきたい。

　SSCG 2012 以降，輸血製剤投与に関する評価を論じたわが国からの報告としては，日本集中治療医学会が公表した日本版敗血症診療ガイドラインがある[5]。ただし，輸血に関する記載は敗

血症ではなく，敗血症性 DIC（播種性血管内凝固症候群）の項に記載されており，その解釈には注意しなければならない。ちなみに，「敗血症性 DIC に対する輸血は？」という clinical question に対する答えとして，「通常，推奨されない。ただし，それぞれの血液成分の減少などによって出血傾向がある場合は，抗凝固剤の投与下に使用する（1D）。」というあいまいな結論にとどまり，明確な輸血開始基準の記載は見当たらない。

以下に，各血液製剤に関して解説するが，各項の冒頭に SSCG 2012 の血液製剤投与に関する要旨の和訳を記載した。

1. 赤血球製剤

1）赤血球輸血開始基準の妥当性

> 組織低灌流はいったん改善したものの，心筋虚血，重度の低酸素血症，急性出血症状，虚血性冠疾患などの病態が軽快しない場合に，成人患者に対して Hgb（ヘモグロビン）値 < 7.0 g/dL を目安に濃厚赤血球液（packed red blood cell：PRBC）投与を開始し，7.0 ～ 9.0 g/dL の維持を目標とする（Grade 1B）。

SSCG における赤血球輸血は early goal-directed therapy（EGDT）に基づいた組織灌流是正を目的に実施される。EGDT の詳細に関しては他項（88 頁，100 頁）を参照していただくとして，initial resuscitation において中心静脈血酸素飽和度（$ScvO_2$）≧ 70％または混合静脈血酸素飽和度（SvO_2）≧ 65％を達成するため，Hct（ヘマトクリット）値 30％以上を目標に赤血球輸血が実施される。

EGDT が達成された後で，組織灌流が回復した後は安易な赤血球輸血は避ける。その際の赤血球輸血の開始基準は上述のとおりである（Grade 1B）。

この根拠となった検討はカナダで実施され，1999 年に公表された TRICC 研究（Trial of Transfusion Requirements in Critical Care）[6]である。検討内容は，非出血性の重症患者で ICU 入室後 3 日以内に Hgb 濃度が 9.0 g/dL 以下となった 838 人を対象とし，輸血制限群（輸血開始基準 Hgb7.0 g/dL 未満，目標 Hgb 値 7.0 ～ 9.0 g/dL）および輸血非制限群（輸血開始基準 Hgb10 g/dL 未満，目標 Hgb 値 10 ～ 12 g/dL）の 2 群に無作為割り付けを行った。結果は輸血制限群では 54％の患者が少量の輸血を施行され，33％の患者は無輸血であった。一方，輸血非制限群の輸血施行率は 100％であった。輸血による心合併症の発症は輸血制限群で低く（13.2％ vs 21.0％），輸血関連急性肺障害（transfusion-related acute lung injury）の合併も輸血制限群で低かった（7.7％ vs 11.4％）。30 日死亡率は両群間において有意差は認められなかったが，輸血制限群で低い傾向が認められた（18.7％ vs 23.3％；P ＝ 0.11）。また，サブグループ解析では 55 歳未満の患者および ICU 入室時の acute physiology and chronic health evaluation（APACHE）Ⅱスコアが 20 未満の患者において，輸血制限群が有意に予後良好であった。一方，既知の虚血性心疾患を持つ患者群では，輸血非制限群のほうが予後良好な傾向を認めた。

以上の結果からは輸血を控えたほうが患者に対して利益をもたらすと考えられる一方で，以

各論

下のような問題点も指摘されている[7]。
① 本研究時点では，現在施行されているような保存前白血球除去が未施行であった。
② 輸血施行までの血液貯蔵時間が明らかでなく，保存障害の影響が不明である。
③ 心疾患など病態別での輸血制限の安全性が明らかでない。
④ この10年間で輸血の安全性が向上しているため，結果は変わり得る。

さらに，TRICC研究以後もいくつかの前向き観察研究が実施された。

Vincentらは3,534名のICU患者を対象に輸血施行群と輸血非施行群に分けてコホート研究（ABC study）を行い，ICU死亡率，全死亡率，およびpropensity score matchingを施行した患者群における28日死亡率を検討した結果，これらすべての検討項目において有意に輸血施行群の予後は不良であったと報告した[8]。しかし，Vincentらが後にSOAP研究の結果を用いて検討を行ったところ，年齢，ICU滞在期間，ICU死亡率，simplified acute physiology score（SAPS）Ⅱ，sequential organ failure assessment（SOFA）scoreのすべてにおいて輸血施行群で有意に数値が高く，propensity score matching後の検討では輸血施行群の30日生存率が有意に高い結果となった。この結果から，彼らは輸血と死亡率上昇の因果関係を否定している[9]。さらにCorwinらは4,892名のICU患者を対象に輸血に関する多施設共同前向きコホート研究（CRIT study）を実施した[10]。ICU入室時のHgb濃度は平均11.0 ± 2.4 g/dLであり，44％の患者に輸血が施行された。輸血前のHgb濃度は平均8.6 ± 1.7 g/dLとICU入室時に比べて低下していた。輸血量とICU滞在期間，入院期間，死亡率上昇には正の相関が認められ，ICU滞在中のHgb最低値が9.0 g/dL未満であることは滞在期間の延長および死亡率上昇の予測因子になり得ると結論付けた[11]。

また，Walshらは1,023名のICU患者を対象にコホート研究（ATICS study）を行い，輸血施行率は39.5％，輸血開始前のHgb濃度中央値は7.8 g/dLであったと述べている[12]。Marikらは45の観察研究を対象にメタ解析を行い，42の研究において赤血球輸血の危険性は利益を上回り，2つの研究においては同等であったと述べた。また，18研究中17の研究が赤血球輸血は死亡に関する独立した危険因子であると結論し（オッズ比：1.7，95％信頼区間：1.4〜1.9），22の研究において輸血は感染の独立した危険因子であるとも結論した。このうちの9つの研究における感染性合併の発症リスクのオッズ比は1.8であった（95％信頼区間：1.5〜2.2）。加えて，6つの研究で輸血はARDS（acute respiratory distress syndrome：急性呼吸窮迫症候群）発症の危険因子でもあった（オッズ比：2.5，95％信頼区間：1.6〜3.3）。以上の結果から，Marikらは現在の輸血基準を見直し，患者ごとに輸血の危険と利益を評価すべきであると述べている[13]。Cochrane systematic reviewsは，「輸血制限戦略は輸血量の減少をもたらすものの，死亡，心事故，脳卒中，肺炎，血栓塞栓症など重大な合併症の発症を抑制しない。輸血制限戦略は入院期間，ICU滞在期間の減少をもたらさない。輸血制限戦略は感染のリスクを有意に抑制する（相対リスク：0.76，95％信頼区間：0.60〜0.97）。以上より，輸血制限戦略は重篤な心疾患のない患者には許容される」と結論している[14]。さらに，英国エジンバラ大学を中心に2009年8月〜2010年12月にかけて実施された最新の無作為比較試験結果が最近公表された[15]。

ICUにおいて4日間以上人工呼吸管理が実施された55歳以上の患者を対象に，輸血制限群

51例（輸血開始基準 Hgb 7.0 g/dL 未満，目標 Hgb 値 7.1〜9.0 g/dL）と輸血非制限群 49例（輸血開始基準 Hgb 9.0 g/dL 未満，目標 Hgb 値 9.1〜11.0 g/dL）の2群において，輸血量を比較した。なお，両群間の患者背景（年齢，性別，基礎疾患，心血管系障害などの臓器障害や感染症の合併率あるいは人工呼吸期間）に大きな違いはなかった。検討期間は14日間（ICU滞在期間が14日以上の場合はICU滞在期間）で両群を比較した結果，検討期間中のHgb濃度の平均は制限群で有意に低く（8.19 ± 0.5 g/dL vs 9.57 ± 0.6 g/dL；$p < 0.0001$），輸血された症例の割合（78.4% vs 100%；$p < 0.001$）や輸血量（中央値で2単位 vs 3単位，95%信頼区間：1〜2；$p = 0.002$）も制限群で有意に低かったが，180日死亡率は制限群が37%であったのに対して，輸血非制限群は55%と，輸血を制限しないほうが死亡率が高い傾向にあった（相対リスク：0.68，95%信頼区間：0.44〜1.05；$p = 0.073$）。また，これらの結果は両群の年齢・性別を始め，患者重症度などを調整した後の検討においても同様の傾向を示していた。今回の検討は小規模な予備的検討ではあるものの，輸血制限戦略は人工呼吸管理下の高齢患者に対して死亡の危険を低下させる可能性があるといえる。

2）血液保存障害が予後に与える影響

Walsh ら[7]が指摘したように，TRICC 研究の内容において，① 研究時点では現在施行されているような保存前白血球除去が未施行であった，② 輸血施行までの血液貯蔵時間が明らかでなく，保存障害の影響が不明である，などの問題が残る。

事実，不適切な冷却や長期の血液保存により 2,3-ジホスホグリセリン酸やアデノシン三リン酸の低下による赤血球機能の障害や血液パック内での炎症性サイトカイン濃度の上昇などが問題として知られている[16]。赤血球貯蔵期間の予後に与える影響に関しては，現在，カナダと米国で2つの大規模無作為比較試験が進行中である（Age of Blood Evaluation trial in the resuscitation of critically ill patients〔ABLE study〕ISRCTN44878718, Red Cell Storage Duration Study〔RECESS study〕NCT00991341）。

3）輸血は組織酸素代謝を改善するか

SSCG の意図するところは，より多くの臨床医が重症敗血症を正しくかつ早期に認知し，早期の治療を開始する bottom line としての基準を提示することである。そのため，診断や治療介入基準に用いられる各種マーカーはできるだけ迅速かつ簡便に測定可能な検査項目が用いられている。輸血の開始基準としては中心静脈血酸素飽和度や乳酸アシドーシスの存在が判断材料として採用されている。敗血症患者への赤血球輸血は Walsh ら[7]が論じているように，貧血による Hgb 濃度低下を是正するのみでなく，乳酸アシドーシスの存在および中心静脈血酸素飽和度の低下を考慮し，組織酸素代謝の是正を目的に行われるべきである。輸血が微小循環や組織酸素代謝に与える影響を調べるために，Orthogonal polarization Spectral device[17]や，near-infrared spectroscopy（NIRS：近赤外線分光法）[18,19]を用いた研究が試みられているが，現時点で輸血による組織酸素代謝の改善は示されていない。

輸血の開始基準とその指標に関しては，今後さらなる検討が必要である。

各論

2. エリスロポエチン

> 重症敗血症に関連した貧血の特異的治療として，エリスロポエチン（etythropoietin：EP）は使用しない（Grade 1B）。

　エリスロポエチン製剤に関してはSSCG 2008およびSSCG 2012において新たな文献の採用はなく，貧血に対するエリスロポエチンの使用は推奨されていない（Grade 1B）。エリスロポエチン投与に対する否定的な見解は，Crowinらが実施した2つの無作為比較試験の成績に基づいている[20, 21]。いずれの試験においてもエリスロポエチンは輸血使用量を減らすものの，死亡率を改善させなかった。Corwinらはさらに，1,460名の内科系，外科系，外傷患者を含むICU患者を対象に遺伝子組換えヒトエリスロポエチン製剤（エポエチンα）40,000単位を週に1回，最大3回の投与を実施する群（エリスロポエチン群）とプラセボ群に無作為割り付けを行い，その効果と安全性を検討した[22]。その結果，エリスロポエチン群はプラセボ群と比較して，輸血施行患者数を減少させず（相対リスク：0.95，95％信頼区間：0.85〜1.06），また，平均輸血量の減少も認められなかった。しかしながら，エリスロポエチン群では29日目のHgb濃度が有意に上昇し（1.6 ± 2.0 g/dL vs 1.2 ± 1.8 g/dL，$P = 0.001$），29日目の死亡率は低い傾向を認めた（調整ハザード比：0.79，95％信頼区間：0.56〜1.10）。さらに，外傷患者においても同様に29日目の死亡率の減少を認めた（調整ハザード比：0.37，95％信頼区間：0.19〜0.72）。この傾向は140日目の死亡率においても同様であり，特に外傷患者で顕著であった（調整ハザード比：0.40，95％信頼区間：0.23〜0.69）。有害事象としてはエリスロポエチン群の血栓合併症が有意に増加していた（ハザード比：1.41，95％信頼区間：1.06〜1.86）。

　Zarychanskiら[23]は673編の研究を元にメタ解析を施行し，エリスロポエチンは死亡率，ICU滞在期間，人工呼吸期間のいずれも改善しないが，輸血量の減少効果は軽度ながら認めると結論付けた。近年，エリスロポエチンは造血に関する作用以外に，組織障害への防御的作用が注目を集めている[24, 25]。Aoshibaら[26]はマウス敗血症モデルにおいて高用量エリスロポエチン投与による死亡率改善を報告し，その効果をアポトーシスの抑制，NO産生の抑制，組織低酸素の改善によると考察した。SSCGでも貧血以外でのエリスロポエチン投与の可能性は否定しておらず，新たな治験を含め，今後さらなる検討が必要であると考える。

　わが国において敗血症患者に対するエリスロポエチン投与は一般的でないと思われる。

3. 新鮮凍結血漿

> 出血症状を認めない場合や待機的処置時に，凝固能検査の異常値を補正する目的で新鮮凍結血漿（fresh frozen plasma：FFP）を投与しない（Grade 2D）。

　FFPに関してもSSCG 2008およびSSCG 2012において変更点はなく，単に凝血学的検査値

異常を是正するためだけの投与は推奨していない（Grade 2D）。Walsh ら[27]は 1,923 名の ICU 患者を対象に前向き多施設コホート研究を行い，凝固機能障害と FFP の使用状況，予後との関係を調査した。対象患者の 30％で PT-INR（プロトロンビン時間－国際標準比）の延長を認め，PT-INR 延長に関する独立した危険因子は男性，慢性肝疾患，敗血症，ワルファリン内服，APACHE II スコアの上昇，肝腎機能障害，赤血球輸血であった（すべて $P < 0.001$）。さらに，ロジスティック回帰分析において PT-INR 延長と ICU 死亡率には強い独立した連関が認められ（$P = 0.0001$），特に ICU 入室後に PT-INR が延長した患者において ICU 死亡率との連関が顕著であった。PT-INR の延長を認めた患者のうち，33％の患者に対し ICU 入室中に FFP が投与されていた。FFP を投与された患者の 51％は出血性合併症を認めていない患者であり，このうちの 40％は PT-INR が 2.5 以下の患者であった。PT-INR が正常にもかかわらず FFP が投与されていた患者も 3％存在しており，英国輸血ガイドラインは遵守されていなかった。

この結果から，PT-INR の延長は生命予後を悪化させる因子であり，これを是正するために無意味な FFP 投与が実施されている現状が読み取れる。しかし，FFP 投与により凝固検査（プロトロンビン時間）異常は是正できず[28]，FFP 投与による転帰を評価した臨床検討は現時点で見当たらない。Appadu ら[29]は ICU における凝固機能障害は死亡率を高めるため軽視すべきではないが，安易な FFP 投与は避けるべきであり，トロンボエラストグラムなどを用いて患者ごとに出血リスクの評価を行い，評価結果で補充療法のゴールを設定すべきであると述べている。さらに，現在の一律な輸血ガイドラインは見直されるべきであり，適切な比較対照試験の必要性を説いている。SSCG 2008 以降に公表されたこれら論文は SSCG を支持するものであり，sepsis 患者に対する無意味な FFP 投与は慎むべきである。ただし，活動性出血が存在する場合や手術などの侵襲的処置が予定される場合はこの限りではない。

興味深い報告として Gajic[30]らは，3,567 名の ICU 患者を後方視的に検討し，男性由来のみの FFP 投与を受けた患者群は女性由来の製剤投与を受けた患者群より肺酸素化能の改善が良好で，人工呼吸期間が短く，院内死亡率が低い傾向を示していたことを報告している。彼らはこの原因として経産婦の持つ抗白血球抗体が一因であると考察し，原則男性もしくは未産婦由来の血液製剤を使用すべきであると述べている。

日本版敗血症治療ガイドラインで，FFP に関する敗血症性 DIC での FFP 投与は「著明な出血傾向のある症例で，APTT（活性化部分トロンボプラスチン時間）が正常の倍以上，あるいは PT-INR が 2 倍以上に延長している場合に適応となる。」と記載されている[5]。

4．血小板製剤

> 重症敗血症の患者において，明らかな出血症状を認めない場合は血小板数が 10,000 mm^3 未満，また，明らかに出血のリスクがある場合でも血小板数が 20,000 mm^3 未満になるまでは予防的投与は行わない。活動性の出血を認める場合や手術，侵襲的処置が必要な場合には血小板数を 50,000 mm^3 以上とすることを推奨する（Grade 2D）。

各論

　ICU患者における血小板減少の原因とその頻度はsepsis 52.4％，DIC 25.3％，薬剤性9.5％，大量出血7.5％，免疫学的機序（抗血小板抗体など）3.4％，ヘパリン起因性1.2％，血栓性微小血管障害症0.7％であり[31]，sepsisが血小板減少の原因として最も頻度が高い。加えて，血小板数の減少はICU患者において独立した予後予測因子である（相対危険度1.9～4.2）[32,33]。このような背景から，SSCG 2008では血小板数が5,000 mm^{3}未満であれば，出血症状の有無にかかわらず速やかな血小板輸血の実施を推奨している。一方，SSCG 2012では血小板輸血基準を血小板数が10,000 mm^{3}未満に変更している。さらに，有意な出血性リスクが存在する場合の血小板輸血もSSCG 2008では血小板数が5,000～30,000 mm^{3}となった時点であったのに対してSSCG 2012では20,000 mm^{3}未満に変更されている。手術などの侵襲的処置が予定されている場合は血小板数50,000 mm^{3}以上を維持するとの記載に変更はない。なお，頻度は低いものの，ヘパリン起因性や血栓性微小血管障害症などが原因の血小板減少症に対する血小板輸血は奏効しない。このような場合は各病態に応じた特異的治療が必要となるため，血小板減少時は的確な鑑別診断を実施するとともに，安易な血小板輸血は慎まなければならない。また，凝固亢進状態下での安易な血小板輸血は，新たな血栓形成の原因となることを忘れてはならない。

　血小板製剤は，血小板の機能を保持するために室温で保存しなければならない。このため，血小板製剤中に細菌が混入した場合，他の血液製剤に比べて細菌増殖率が高く[34]，血小板輸血の行為自体がsepsis発症の原因となる可能性がある。この意味からも安易な血小板の投与は避けるべきである。投与前の血小板製剤の細菌汚染の評価について，大戸らは目視によるスワーリング現象（血小板製剤を蛍光灯などにかざしながらゆっくりと掩搾したとき，渦巻き状のパターンがみられる現象）の観察の有用性[35]を，また，Saranwongらは近赤外分光分析器（NIRS）によるスペクトルの観察の有用性を各々報告している[36]。

　日本版敗血症診療ガイドラインでは，敗血症性DICの際に「著明な出血傾向があり，血小板数が50,000/mm^{3}以下の場合で，手術や血管穿刺が必要な場合に慎重に投与する」と記載されている[5]。

5．アンチトロンビンⅢ製剤

> 重症敗血症，敗血症性ショックの治療にアンチトロンビン製剤を投与しない（Grade 1B）。

　SSCGではsepsis症例に対するアンチトロンビン（AT）Ⅲ製剤の投与を一貫して推奨していない。その根拠となったRCT（ランダム化比較試験）が重症敗血症患者を対象とした高用量ATⅢ製剤投与（30,000単位／4日間；1回6,000単位で，初日のみ2回投与）に関する大規模臨床試験のKyberSept trial[37]である。この検討において，ATⅢ製剤投与は敗血症患者の28日目死亡率を改善させなかった。しかし，KyberSept trialには以下に列挙したようないくつかの問題点が指摘されている。
① 対象患者中でヘパリンを併用していた症例の割合が69.8％と高率であった。
② 設定投与量が通常と比較して大量投与（4日間で合計30,000単位の投与）であった。

③ 予測死亡率 60 〜 100％の患者群が全症例中の 25％と最重症例が多く含まれていた。
④ 重症例が多くエントリーされる中，ヘパリン併用による出血性有害事象も増加していた。
⑤ 投与開始のタイミングが遅い可能性があった。

　以上の理由から ATⅢ製剤投与群の 28 日目死亡率の改善が認められなかった可能性が示唆され，KyberSept trial 以降，いくつかのサブグループ解析が実施された。ヘパリン非投与症例のみを抽出した検討において，ATⅢ製剤投与群の 90 日目の死亡率は，プラセボ群と比較して有意に低率であった[37]。この原因として，AT には抗凝固作用のみならず抗炎症作用の存在が知られており，各種プロテアーゼの不活性化や血管内皮細胞上のヘパラン硫酸との結合によるプロスタサイクリン合成亢進などの免疫学的因子としての側面を併せ持つことが知られている[38]。しかし，これらの抗炎症作用はヘパリンとの併用により阻害され，しかも AT の持つ抗凝固作用が過度に増強されてしまうために，出血傾向による有害事象を助長すると考えられる。また，患者重症度に関して Wiedermann ら[39]は重症例を除いた予測死亡率 30 〜 60％の患者を対象として post hoc サブグループ解析を実施した結果，大量 ATⅢ製剤投与はこれら重症度の患者群に対して予後改善効果が存在すると報告した。さらに，Kienast ら[40]は DIC 合併症例においてサブグループ解析を実施し，ヘパリン非使用下での ATⅢ製剤大量投与は 28 日目生存率を改善させると報告した（オッズ比：0.512，95％信頼区間：0.291 〜 0.899）。Eid ら[41]はオクラホマ大学から KyberSept trial に登録した 81 症例の解析を行い，ATⅢ製剤の早期投与には臓器障害ならびに予後改善効果が存在すると報告した。

　以上の結果は DIC 合併重症敗血症患者に対して，早期（敗血症発症後 24 時間ないし 48 時間以内）から ATⅢ製剤をヘパリン非存在下に投与することで，患者の生命予後を改善させる可能性を示唆させる。

　日本における ATⅢ製剤の位置付けは DIC 治療薬であり，これが欧米と最も異なる点である。わが国において ATⅢ製剤は DIC 治療の中心的存在として臨床現場で広く使用されており，2009 年に公表された感染症性 DIC に関するコンセンサス[42]でも抗凝固療法の第一選択薬として位置付けられている（推奨度 B1）。日本救急医学会 DIC 委員会は，敗血症性 DIC に対する ATⅢ製剤早期投与の効果を第三次多施設共同前向き試験として実施した。エントリー基準を ACCP/SCCM sepsis 基準を満たし，急性期 DIC 診断基準スコア 4 点以上かつアンチトロンビン値が 50％以上 80％未満の症例とし，AT 投与群（ATⅢ製剤 30 IU/kg を 1 日 1 回 1 時間で点滴静注× 3 日間）（28 例）と非投与群（30 例）について，DIC スコアを含めた凝固線溶系検査の改善度ならびに転帰を比較した。なお，両群間において，年齢，性別，基礎疾患，感染病巣，重症度スコアや DIC スコア，AT 活性値などに有意差は認めなかった。この結果，AT 投与終了翌日（つまりエントリー後 4 日目）の急性期 DIC スコアならびに ISTH overt DIC スコアは AT 投与群が非投与群と比較して有意に低下していた。また，DIC からの離脱率も AT 投与群が有意に高かった（53.6％vs 21.4％；P = 0.026）。一方，28 日ならびに院内死亡率には両群間で差を認めなかった。

　いずれにしても，わが国において ATⅢ製剤は DIC 治療薬である。このため，現時点において敗血症治療を目的として ATⅢ製剤を使用することは推奨できない。わが国では，エキス

各論

パートコンセンサスとして，上記の報告[39,40]などを踏まえ，DIC を合併した敗血症患者において，ヘパリンを併用しない ATⅢ製剤の単独使用を，弱いながらも推奨している[43]。しかし，KyberSept Study の ATⅢ製剤の投与量が，現在わが国で使用されている量と比較してきわめて高用量であり，そのサブグループ解析の結果も解釈には注意が必要である。

おわりに

　SSCG の公表は，当時混迷期にあった sepsis 診療を一変させ，まさにバイブルかのごとき扱いをされた感がある。しかし，SSCG に対しては慎重論や批判的意見のあることも忘れてはならない。例えば，SSCG 2004 の作成に参加した American Thoracic Society や Australian and New Zealand Intensive Care Society は SSCG 2008 の作成時の科学的根拠の整合性に同意できず，参加を見あわせた。また，医療機器や製薬メーカーが SSCG 作成に資金提供をしており，科学的根拠の正当性には懐疑的意見があることも否めない。

　SSCG は現在検証作業の段階に入った。わが国においても日本集中治療医学会や日本救急医学会が Sepsis registry 検討委員会を立ち上げ，日本独自のレジストリーを実施し，ガイドラインを公表したが，輸血に関する具体的な記載は残念ながら見当たらない。

　血液製剤投与に関してわが国は「輸血療法の実施に関する指針」および「血液製剤の使用指針」によって，厳正な使用基準が設けられている。もちろん，これは一般的な血液製剤の適正使用を目的に作成されたものであり，sepsis 症例にこれをそのまま当てはめられるものではないが，わが国の献血者数減少による原資確保の困難性や切迫した医療保険制度を考慮した場合，この運用を全く無視するのは好ましくない。いずれにしても，SSCG の意図するところはあらゆる医療従事者，特にすべての診療科の臨床医が正しい sepsis の診断および的確な sepsis の治療に関して共通認識を持ち合わせることにあり，血液製剤投与においても盲目的な SSCG の準拠は厳に慎まなければならない。

（石倉　宏恭　村井　映）

文献

1) Bone RC, Balk RA, Cerra FB, et al：Definitions for sepsis and organ failure and guidelines for the use of innovative therapies in sepsis. The ACCP/SCCM Consensus Conference Committee. American College of Chest Physicians/Society of Critical Care Medicine. Chest **101**：1644-1655, 1992.
2) Dellinger RP, Carlet JM, Masur H, et al：Surviving Sepsis Campaign guidelines for management of severe sepsis and septic shock. Crit Care Med **32**：858-873, 2004.
3) Dellinger RP, Levy MM, Carlet JM, et al：Surviving Sepsis Campaign：international guidelines for management of severe sepsis and septic shock：2008. Crit Care Med **36**：296-327, 2008.
4) Dellinger RP, Levy MM, Rhodes A, et al：Surviving sepsis campaign：international guidelines for management of severe sepsis and septic shock：2012. Crit Care Med **41**：580-637, 2013.
5) 日本集中治療医学会 Sepsis Registry 委員会：日本版敗血症診療ガイドライン The Japanese Guidelines for the management of Sepsis. 日集中医誌 **20**：124-173, 2013.
6) Hébert PC, Wells G, Blajchman MA, et al：A multicenter, randomized, controlled clinical trial

of transfusion requirements in critical care. Transfusion Requirements in Critical Care Investigators, Canadian Critical Care Trials Group. N Engl J Med 340:409-417, 1999.
7) Walsh TS, Wyncoll DL, Stanworth SJ：Managing anaemia in critically ill adults. BMJ 341：C4408, 2010.
8) Vincent JL, Baron JF, Reinhart K, et al：Anemia and blood transfusion in critically ill patients. JAMA 288：1499-1507, 2002.
9) Vincent JL, Sakr Y, Sprung C, et al：Are blood transfusions associated with greater mortality rates？ Results of the Sepsis Occurrence in Acutely Ill Patients study. Anesthesiology 108：31-39, 2008.
10) Shah JS, Hickey R：Anemia and blood transfusion in the critically ill：a decade without change. Crit Care Med 32：290-291, 2004.
11) Corwin HL, Gettinger A, Pearl RG, et al：The CRIT Study：Anemia and blood transfusion in the critically ill-Current clinical practice in the United States. Crit Care Med 32：39-52, 2004.
12) Walsh TS, Garrioch M, Maciver C, et al：Red cell requirements for intensive care units adhering to evidence-based transfusion guidelines. Transfusion 44：1405-1411, 2004.
13) Marik PE, Corwin HL：Efficacy of red blood cell transfusion in the critically ill：a systematic review of the literature. Crit Care Med 36：2667-2674, 2008.
14) Carless PA, Henry DA, Carson JL, et al：Transfusion thresholds and other strategies for guiding allogeneic red blood cell transfusion. Cochrane Database Syst Rev 10：CD002042, 2010.
15) Walsh TS, Boyd JA, Watson D, et al：Restrictive versus liberal transfusion strategies for older mechanically ventilated critically ill patients：a randomized pilot trial. Crit Care Med 41：2354-2363, 2013.
16) Kor DJ, Van Buskirk CM, Gajic O：Red blood cell storage lesion. Bosn J Basic Med Sci 9(Suppl 1)：21-27, 2009.
17) Sakr Y, Chierego M, Piagnerelli M, et al：Microvascular response to red blood cell transfusion in patients with severe sepsis. Crit Care Med 35：1639-1644, 2007.
18) Kiraly LN, Underwood S, Differding JA, et al：T Transfusion of aged packed red blood cells results in decreased tissue oxygenation in critically injured trauma patients. J Trauma 67：29-32, 2009.
19) Creteur J, Neves AP, Vincent JL：Near-infrared spectroscopy technique to evaluate the effects of red blood cell transfusion on tissue oxygenation. Crit Care 13：S11, 2009.
20) Corwin HL, Gettinger A, Rodriguez RM, et al：Efficacy of recombinant human erythropoietin in the critically ill patient：a randomized, double-blind, placebo-controlled trial. Crit Care Med 27：2346-2350, 1999.
21) Corwin HL, Gettinger A, Pearl RG, et al：Efficacy of recombinant human erythropoietin in critically ill patients：a randomized controlled trial. JAMA 288：2827-2835, 2002.
22) Corwin HL, Gettinger A, Fabian TC, et al：Efficacy and safety of epoetin alfa in critically ill patients. N Engl J Med 357：965-976, 2007.
23) Zarychanski R, Turgeon AF, McIntyre L, et al：Erythropoietin-receptor agonists in critically ill patients：a meta-analysis of randomized controlled trials. CMAJ 177：725-734, 2007.
24) Jelkmann W, Wagner K：Beneficial and ominous aspects of the pleiotropic action of erythropoietin. Ann Hematol 83：673-686, 2004.
25) Bodó E, Kromminga A, Funk W, et al：Human hair follicles are an extrarenal source and a non-

hematopoietic target of erythropoietin. FASEB J 21 : 3346-3354, 2007.
26) Aoshiba K, Onizawa S, Tsuji T, et al : Therapeutic effects of erythropoietin in murine models of endotoxin shock. Crit Care Med 37 : 889-898, 2009.
27) Walsh TS, Stanworth SJ, Prescott RJ, et al : Prevalence, management, and outcomes of critically ill patients with prothrombin time prolongation in United Kingdom intensive care units. Crit Care Med 38 : 1939-1946, 2010.
28) Abdel-Wahab OI, Healy B, Dzik WH : Effect of fresh-frozen plasma transfusion on prothrombin time and bleeding in patients with mild coagulation abnormalities. Transfusion 46 : 1279-1285, 2006.
29) Appadu BL : Prolongation of prothrombin time in the critically ill : is it time for decisive action? Crit Care Med 38 : 2065-2066, 2010.
30) Gajic O, Yilmaz M, Iscimen R, et al : Transfusion from male-only versus female donors in critically ill recipients of high plasma volume components. Crit Care Med 35 : 1645-1648, 2007.
31) Levi M, Schultz M : Coagulopathy and platelet disorders in critically ill patients. Minerva Anestesiol 76 : 851-859, 2010.
32) Vanderschueren S, De Weerdt A, Malbrain M, et al : Thrombocytopenia and prognosis in intensive care. Crit Care Med 28 : 1871-1876, 2000.
33) Strauss R, Wehler M, Mehler K, et al : Thrombocytopenia in patients in the medical intensive care unit : bleeding prevalence, transfusion requirements, and outcome. Crit Care Med 30 : 1765-1771, 2002.
34) Kuehnert MJ, Roth VR, Haley NR : Transfusion-transmitted bacterial infection in the United States, 1998 through 2000. Transfusion 41 : 1493-1499, 2001.
35) 大戸 斉, 高松純樹, 浅井隆善ほか：血小板製剤による敗血症の予防と対応策に関する手引き．日本輸血細胞治療学会誌 54：419-421, 2008.
36) Saranwong S, Ezuki S, Kawabata K, et al : A noninvasive near infrared system for detection of platelet components contaminated with bacteria. Transfusion 50 : 178-184. 2010.
37) Warren BL, Eid A, Singer P, et al : Caring for the critically ill patient. High-dose antithrombin III in severe sepsis : a randomized controlled trial. JAMA 286 : 1869-1878, 2001.
38) Opal SM, Kessler CM, Roemisch J, et al : Antithrombin, heparin, and heparan sulfate. Crit Care Med 30 : S325-S331, 2002.
39) Wiedermann CJ, Keinecke HO, Jürs M, et al : Baseline severity of sepsis in subjects of the prowess and the Kybersept clinical trials on endogenous anticoagulants. Shock 25 : 657-658, 2006.
40) Kienast J, Juers M, Wiedermann CJ, et al : Treatment effects of high-dose antithrombin without concomitant heparin in patients with severe sepsis with or without disseminated intravascular coagulation. J Thromb Haemost 4 : 90-97, 2006.
41) Eid A, Wiedermann CJ, Kinasewitz GT : Early administration of high-dose antithrombin in severe sepsis : single center results from the KyberSept-trial. Anesth Analg 107 : 1633-1638, 2008.
42) 日本血栓止血学会学術標準化委員会DIC部会：科学的根拠に基づいた感染症に伴うDIC治療のエキスパートコンセンサス．日本血栓止血会誌 20：77-113, 2009.
43) Wada H, Asakura H, Okamoto K, et al : Expert consensus for the treatment of disseminated intravascular coagulation in Japan. Thromb Res 125 : 6-11, 2010.

各 論

10－1）ARDSにおける呼吸管理
〜ガイドラインの解説とエビデンス〜

はじめに

　2012年版のSurviving Sepsis Campaign（SSC）ガイドラインでは，セプシスによるARDS（acute respiratory distress syndrome：急性呼吸窮迫症候群）の機械的人工呼吸において，次の12項目が推奨項目としてあげられた。2008年版SSCガイドラインの推奨10項目と比較すると，全体的には，1回換気量，プラトー圧，PEEP（positive end expiratory pressure：呼気終末陽圧）に関しては，強い推奨には変わりないが，この5年間の高い質のエビデンスが追加された。頭部挙上に関しては，2008年版においては弱い推奨であったが，2012年版では30〜45度という角度を含めてgrade 1Bとされた。SBT（spontaneous breathing trial：自発呼吸トライアル）は相変わらず強い推奨で，NIV（non-invasive ventilation：非侵襲的換気療法）はほとんど変更がなく，肺動脈カテーテルは強く推奨せず，輸液戦略は控えめを推奨とする記載も変更はなかった。腹臥位は弱い推奨のままであるが，エビデンスが追加され，ややニュアンス変更された感がある。肺リクルートメント，β_2刺激薬についての項目が新たに追加され，高二酸化炭素血症の許容の項目が削除された。また，ARDSの新しいベルリン定義に基づき，重症度の表現がmid, moderate, severeに変更になっている。なお，grade 1は強い推奨，grade 2は弱い推奨を表している。grade Aは高い質の証拠（エビデンス）を，grade Dは低い質の証拠しかないことを表している。本文末の引用文献は2008年版SSCガイドラインで採用されていない（おおむね2008年以降の）文献を中心とした。

1　1回換気量，プラトー圧

1．1回換気量6 mL/kg（理想体重の）を推奨する　（12 mL/kgに対してGrade 1A）。
2．プラトー圧を測定し，肺を受動的に拡張させたときの上限を30 cmH$_2$Oとすることを推奨する（Grade 1B）。

　ARDSの病態は肺水腫であり，その機序は肺毛細血管内皮細胞，肺胞壁細胞障害による透過性亢進が原因とされている。呼吸生理学的には肺水腫による肺胞虚脱，間質性ならびに肺胞性肺水腫であり，肺内シャント，換気血流不均等，死腔換気率の悪化によって特徴づけられている。通常の酸素吸入では低酸素血症は改善されず，肺コンプライアンスの低下が著しい。ARDS

各論

を引き起こす侵襲により免疫担当細胞が活性化され，サイトカインなどのケミカルメディエータの産生により肺が障害されると考えられている。病理組織的な特徴はびまん性肺胞障害(diffuse alveolar damage：DAD)である。ARDS は急性呼吸不全の中でも最も予後不良とされているが，予後規定因子は低酸素血症そのものよりは多臓器不全症候群(MODS)の程度が重要であり，ARDS もこの多臓器障害の一部としてとらえることが重要である。

ARDS の肺傷害の広がりは均一ではなく，不均一である。つまり，肺の中に不均一なコンプライアンスの肺組織が分布していることが，機械的人工呼吸を行う上で問題となる。炎症の強いところでは上記病態により肺は虚脱するが，ここの肺胞を開くことを目標にして換気設定を行うと，健常肺においては過剰な換気量，ならびに過剰な圧力となり，むしろ肺傷害を引き起こす(volutrauma, barotrauma)。ARDS で問題となる血液ガスの異常，すなわち低酸素血症や高二酸化炭素血症を改善させようとすると，このような人工呼吸の傾向となりやすい。また，虚脱肺が開いたとしても，この肺胞が開く，虚脱を繰り返すことによって，また肺胞と肺胞がこすれることによっても，肺胞組織の破壊が生じる(atelectrauma)。これらはさらなる肺組織局所の炎症を引き起こし，肺傷害を悪化させる(biotrauma)。これらを総じて人工呼吸器誘発肺傷害(ventilator induced lung injury：VILI)と呼ぶ。ARDS の人工呼吸管理では，いかにしてこれを回避するかが問題となる。

このようなことから ARDS では，血液ガスの正常化を得るための過剰な換気を制限し，1 回換気量を小さく，気道内圧を低くする人工呼吸管理戦略が推奨されている。このことは 2008 年版においてすでに，1 回換気量を抑えることを通して，吸気圧を制限することの効果を証明しようとしたいくつかの多施設無作為トライアルならびに ARDS ネットワークの大規模ランダム化比較試験(RCT)を評価し，管理方針として推奨をしている。2012 年版ではエビデンスがさらに追加され，1 回換気量に関しては grade 1B から 1A に，プラトー圧の記載に関しては grade 1C から 1B となった。

ARDS ネットワークの大規模 RCT では，プラトー圧 30 cmH$_2$O を超えないことを目的として，1 回換気量 6 mL/kg(理想体重)と設定する群と 12 mL/kg の 1 回換気量の群を比較しているが，前者の群のほうが 9 %，死亡率が低かった[1]。2012 年版でも基本的にこの結果を踏襲して，小さい 1 回換気量と低い気道内圧を強く推奨している。その後 2011 年に発表された Burns ら[2]はメタ解析を行い，やはり ARDS に対しては，1 回換気量または気道内圧を制限した人工呼吸管理戦略が死亡率の低下に寄与していると結論しており，grade 1 の推奨がさらに支持されたものと思われる[2]。過去に行われた 1 回換気量を抑えることを通して，吸気圧を制限することの効果を証明しようとしたいくつかの多施設無作為トライアルについては，トライアル間で結果に相違を生じていたが，これは各々のトライアルの気道内圧の設定の相違に基づく結果と考察している。

このように，肺保護戦略は広く受け入れられるようになってきているが，個々の ARDS 患者における 1 回換気量の選択については種々の因子，例えばプラトー圧，PEEP，胸腹部コンパートメントのコンプライアンス，患者の吸気努力，高度の代謝性アシドーシスや高分時換気量はないか，などに基づいて適正化されることが合理的にも思える。そこで「プラトー圧 30 cmH$_2$O

以下である限り，1回換気量を6 mL/kg以上にしても安全ではないかと考える人も出てくるかもしれない」，と2012年版では記述している。しかし，新しく追加されたエビデンスは，後ろ向き検討ではあるものの，プラトー圧が30 cmH₂O以下であっても，より低いプラトー圧のほうが院内死亡の低下に寄与するという結論である[3]。これらは上記1回換気量6 mL/kg，プラトー圧30 cmH₂O以下，のgrade 1推奨をさらに支持するエビデンスと評価したと考えられる。なお，上記エビデンスはいずれもセプシスのみを対象とした研究ではない。

2 呼気終末陽圧（PEEP）

> 3．呼気終末の肺胞の虚脱（atelectrauma）を避けるためにもPEEPを推奨する（Grade 1B）。
> 4．中等から重症セプシスによるARDSでは，低いよりは高いPEEPをもとにした戦略を提案する（Grade 2C）。

PEEPは肺胞を開存させ，PaO₂を改善させる。また，動物実験においてもPEEPがVILIを防止することも示されてきた。これらに関する研究結果は2008年版でも評価してきたが，その後の3つの大きなRCTにおいて，小さな1回換気量と組み合わせた高いPEEPと低いPEEPが比較されたものの，ARDSに対するPEEPの利点も副作用も証明できなかった。今回新たにBrielらのメタ解析が追加された[4]。このメタ解析では，PEEPの酸素化改善効果だけではなく，生存または死亡を解析している。ARDS患者を階層化せずにすべて含めて検討すると，やはりPEEPの効果は証明されなかった。しかし，中等症〜重症のARDS（P/F〔動脈血酸素濃度/吸入酸素濃度〕≦200 mmHg）を選び出してみると，高いPEEPを設定したほうが，死亡率の低下がみられた。一方，軽症ARDSではやはりPEEPの効果は証明できなかった。2012年版も2008年版同様，PEEPの有用性を推奨しているが，生存または死亡を指標に，新しいベルリン定義に基づいて重症度別に階層化して，研究を見直している点が新しいと考えられる。適正なPEEPを設定する方法として，肺胸郭コンプライアンスを最適にする方法と，適正な酸素化を得るためにFiO₂をガイドにPEEPを設定する方法である。なお，上記はセプシスのみを対象とした研究ではない。

3 肺リクルートメント，腹臥位

> 5．難治性の低酸素血症を呈している場合には，肺リクルートメントを行うことを提案する（Grade 2C）。
> 6．PaO₂/FiO₂比が100 mmHg以下では，（その経験がある施設においては）腹臥位を提案する（Grade 2B）。

肺リクルートメントは，2008年版にはなかった項目である。2010年の難治性低酸素血症を伴うARDSに対する呼吸療法の総説[5]から引用し，経肺圧を一過性に高めることは，無気肺となっている肺胞を開かせ，酸素化を改善するとしながらも，一方で肺の過膨張をもたらし，

各論

VILI ならびに低血圧をもたらす危険性について言及している。重症低酸素血症に対して，患者を選べば肺リクルートメントと高い PEEP を組み合わせることは効果的かもしれないが，ルーチン使用を支持する証拠は少ないと位置付け，血圧と酸素化をモニタリングし，これらが悪化したら中止するべきであるとしている。

腹臥位に関しては 2008 年以降エビデンスが追加され[6,7]，grade 2C から 2B へ変更となった。過去のエビデンスでは，ほとんどの場合は酸素化の改善が得られるが，生命予後の改善を示すことはできなかったとしている。1 つのメタ解析では，$P/F \leq 100$ mmHg の重症低酸素血症を伴う ARDS について腹臥位は有用とされたが，重症でないものに関してはその有用性を示せなかった。ARDS に対する，腹臥位の推奨のレベルは変わらないが，2008 年版では「十分検討した上，あるいは熟慮して」が，いくつかのエビデンスが追加されたためか 2012 年版では控えめながら「提案する」にニュアンスが変更されている。しかし，腹臥位時のチューブ事故などが致死的事故につながる可能性があることから，十分に注意しなければならないという位置づけは変わっていない。

なお，この項目で ARDS の高度低酸素血症に対する救命処置として，専門施設における膜型人工肺（extracorporeal membrane oxygenation：ECMO）の使用について触れており，今後注目の内容と考えられる。

4 頭部挙上

> 7．人工呼吸器関連肺炎（VAP）への進展を防止する目的で，頭部を 30 ～ 45 度挙上することを推奨する（Grade 1B）。

2008 年版においても頭部挙上は grade 1 の推奨項目であったが，30 ～ 45 度の角度については grade 2 であり，角度については弱い推奨でとどまっていた。2012 年版ではこれらも含めて一緒に grade 1B となった。しかし，根拠とされたエビデンスが追加されたわけではない。頭部挙上は VAP（ventilator-associated pneumonia：人工呼吸器関連肺炎）を予防することが示されている。経腸栄養は VAP の発生を 50％ も増加させることが示されており，経腸栄養する際に，仰臥位群は頭部挙上群に比較すると VAP の発生は高かった。一方，2006 年の van Nieuwenhoven らの研究[8]では，これら 2 群に差はないと結論した。この結果に対して，頭部挙上の角度が適切な期間維持されたかが明らかでないとし，経腸栄養はやはり仰臥位で行うべきではないという 2008 年版推奨を，2012 年版でも変更していない。

5 非侵襲的換気療法（NIV）

> 8．NIV を用いる患者は少数であるべきで，その利点と危険については十分考慮するべきと提案する（Grade 2B）。

NIVに関しては推奨のレベルも変わっておらず（grade 2），2012年版までの間にエビデンスの追加もなかった。気管挿管を回避する利点は大きく，かつて急性呼吸不全を対象とした2つの無作為研究においてはNIVによる予後改善が示された。一方で，低酸素血症を伴うセプシスにおいて，NIVで管理できる症例はそのごく一部であるとし，低い支持圧とPEEPに反応し血行動態が安定している患者にのみ考慮するべきであるとしている。セプシスに対しては，気管挿管の閾値は低く保つべきであるとしている。

6 自発呼吸トライアル（SBT）

> 9．機械的人工呼吸からの離脱プロトコルを準備しておき，重症セプシスに対しては，機械的人工呼吸を終了することができる状態を評価するためにも，以下の基準を満たす場合には，自発呼吸トライアル（SBT）を毎日行うことを推奨する。基準とは，a）覚醒している，b）昇圧薬を用いることなく，血行動態が安定している，c）新しい重症病態がない，d）換気に際して低い気道内圧，呼気終末圧でよい，e）フェイスマスクまたは鼻カニューラで安全に投与することのできる低いFiO_2である。もしSBTに耐え得るのであれば，抜管を考慮する（Grade 1A）。

本項目も推奨レベルgrade 1であることは変更になっていない。適切に患者を選択して毎日のSBTを行えば，機械的人工呼吸の期間を短くできるとするものである。さらにこのSBTは，覚醒（鎮静）レベルの調節とともにすることが重要であるというエビデンスが，2008年以降のエビデンスとして追加されている[9]。

7 肺動脈カテーテル

> 10．肺動脈カテーテルをルーチンで用いることは推奨しない（Grade 1A）。

本項目も2008年版からは変化しておらず，2008年以降，目立ったエビデンスの追加もない。ARDSに対する肺動脈カテーテルのルーチン使用に根拠はなく，本カテーテルからの情報が唯一管理方針を決定するものとなり得るような，きちんと選定された患者のみが使用の候補となるとしている。

8 輸液戦略

> 11．組織低灌流の証拠がないものに対しては，控えめな輸液戦略を推奨する（Grade 1C）。

本項目も2008年版からは変化しておらず，2008年以降，目立ったエビデンスの追加もない。少ない前向き研究において，体重変化が小さいほうが酸素化の改善があり，人工呼吸期間も短

かったとしている。中心静脈圧や肺動脈楔入圧に基づき，体重ならびに輸液量を最小にする戦略は，急性腎不全や死亡率を悪化させることなく人工呼吸期間，ICU滞在を短くしたという。これらの戦略はしっかりと診断のついたARDSに適応されるべきであるが，ARDSにショックを合併している場合もあり得る。これら輸液戦略はショックを脱した後に適応されるべきであるとしている。

9 β_2刺激薬

12. 気管支けいれんの明らかな証拠がない場合に，β_2刺激薬の使用は推奨しない（Grade 1B）。

本項目は2012年版で加えられたものである。セプシスによるARDSでは，肺血管透過性が亢進し，β刺激薬が肺胞浮腫の早期吸収に寄与するという報告がある。ARDSを対象として，エアロゾル化したアルブテロールの吸入とアルブテロールの静脈内投与を検討した2つの無作為臨床トライアルがある[10,11]。いずれもアルブテロール群は，コントロール群と比較すると死亡率が高かった。したがって，β_2刺激薬は気管支攣縮または高カリウム血症で適応とされるべきであり，これらのない場合のルーチン使用は，経静脈的であってもエアロゾルの吸入であっても推奨されない。

おわりに

SSCガイドラインで推奨されているセプシスにおけるARDSに対する機械的人工呼吸は，おおむねARDSの呼吸管理そのものである。近年，インフルエンザのパンデミックでは，重症低酸素血症に対するECMOの有用性も報告されている。今後この方面の新しい推奨が生まれてくるものと考えられる。さらに新しいARDSのベルリン定義は，ARDSに対する推奨を変化させる可能性も含んでいる。

（新井 正康，相馬 一亥）

文 献

1) Acute Respiratory Distress Syndrome Network：Ventilation with lower tidal volumes as compared with traditional tidal volumes for acute lung injury and acute respiratory distress syndrome. N Engl J Med **342**：1301-1308, 2000.
2) Burns KE, Adhikari NK, Slusky AS, et al：Pressure and volume limited ventilation for the ventilatory management of patients with acute lung injury：a systematic review and meta-analysis. PLoS One **6**：e14623, 2011.
3) Checkly W, Brower R, Korpak A, et al：Effects of a clinical trial on mechanical ventilation practice in patients with acute lung injury. Am J Respir Crit Care Med **177**：1215-1222, 2008.
4) Briel M, Meade M, Mercat A, et al：Higher vs lower positive end-expiratory pressure in patients with acute respiratory distress syndrome：Systematic review and meta-analysis. JAMA

303：865-873, 2010.
5) Pipeling MR, Fan E：Therapies for refractory hypoxemia in acute respiratory distress syndrome. JAMA 304：2521-2527, 2010.
6) Taccone P, Pesenti A, Latini R, et al：Prone positioning in patients with moderate and severe acute respiratory distress syndrome：a randomized controlled trial. JAMA 302：1977-1984, 2009.
7) Sud S, Friedrich JO, Taccone P, et al：Prone ventilation reduces mortality in patients with acute respiratory failure and severe hypoxiemia：systematic review and meta-analysis. Intensive Care Med 36：585-599, 2010.
8) Van Nieuwenhoven CA, Vandenbroucke-Grauls C, van Tiel FH, et al：Feasibility and effects of the semicumbent position to prevent ventilator-associated pneumonia：a randomized study. Crit Care Med 34：396-402, 2006.
9) Girard TD, Kress JP, Fuches BD, et al：Efficacy and safety of paired sedation and ventilator weaning protocol for mechanically ventilated patients in intensive care(Awakening and Breathing Controlled trial)：a randomized controlled trial. Lancet 371：126-134, 2008.
10) Matthy MA, Brower RG, Carson S, et al：Randomized, placebo-controlled clinical trial of an aerosolized β_2-agonist for treatment of acute lung injury. Am J Respir Crit Care Med 184：561-568, 2011.
11) Gao Smith F, Perkins GD, Gates S, et al：Effect of intravenous β-2 agonist treatment on clinical outcomes in acute respiratory distress syndrome(BALTI-2)：a multicentre, randomised controlled trial. Lancet 379：229-235, 2012.

各論

10-2) ARDSにおける呼吸管理
～ガイドラインの日本での活用～

1 Surviving sepsis campaign guidelines上の人工呼吸管理の推奨とは？

Surviving sepsis campaign guidelines (SCCG) 2012[1]には，敗血症性急性呼吸窮迫症候群 (acute respiratory distress syndrome：ARDS)に対する人工呼吸管理の推奨項目がある（表）。

中でも強調されているのは，肺庇護換気の適用により肺損傷を防止する，という点であろう。特に"一回換気量（Vt）の制限"，には最も高いエビデンスレベルでの強い推奨（1A）が与えられている[1]。本項では，特に強い推奨のある8項目を中心に，エビデンスを再検証し，日本の臨床現場でどのように取り入れるべきか考えたい。

表 Surviving sepis campaign guidelines 2012での敗血症性ARDSに対する人工呼吸管理の推奨

●	1回換気量目標：6 mL/kg・理想体重（1A）
●	吸気プラトー圧＜30 cmH$_2$O（1B）
●	肺虚脱を防ぐためにPEEP使用（1B）
○	中等症，重症のARDSでは，PEEPレベルは高くしてよい（2C）
○	難治性低酸素症に対してリクルートメント手技を行っても良い（2C）
○	経験豊富な施設ではP/F比≦100 mmHgの場合に腹臥位換気を行ってよい（2B）
●	VAPを防ぐために30～45度の半坐位管理（1B）
○	有用性が利益を上回れば非侵襲的陽圧換気を適用（2B）
●	人工呼吸離脱のために自発呼吸トライアルを行う（1A）
●	肺動脈カテーテルをルーチンに使用しない（1A）
●	組織灌流障害所見のない場合，保守的な水分管理を行う（1C）
●	気管支痙攣でなければ，β刺激薬を使用しない（1B）

●強い推奨，○弱い推奨
括弧内1は強い推奨，2は弱い推奨。エビデンスの質はA，B，Cの順に高い

敗血症性ARDSに対する人工呼吸管理の推奨項目を示した。8項目が強い推奨度を与えられており，うち3項目は高いレベルのエビデンスに裏づけられた強い推奨（1A）である。
ARDS：急性呼吸窮迫症候群，PEEP：呼気終末陽圧，P/F：動脈血酸素分圧/吸入気酸素分画，VAP：人工呼吸器関連肺炎

（文献1を一部改変）

なお，SSCGにおける推奨も，本項で取り上げる論文も，そのほとんどが敗血症患者の人工呼吸管理のみを対象としているものではない。しかし，ARDSは敗血症における重要な併存症であり，ARDSの原因として敗血症は最頻の原因であるために，敗血症患者の人工呼吸管理を考えるとき，ARDSの人工呼吸管理の知見を外挿することに大きな異論はないと考える。ただし，敗血症性ショック患者においては，循環への影響を加味することは必要であろう。

2 一回換気量（Vt）は6 mL/kgか？

　SSCG 2012における低容量換気法の推奨の根拠は，米国ARDSネットワークにより2000年に報告された大規模多施設ランダム化比較試験（randomized controlled trial：RCT）（Assessment of Respiratory Management in ALI and ARDS：ARMAトライアル）である[2]。過大な一回換気量（Vt）による肺胞への容量および圧負荷は人工換気関連肺損傷の一因であり，Vtを制限し虚脱と膨張のストレスを回避することは肺庇護的な可能性がある。861名のARDS患者の陽圧人工呼吸に際して，少ないVt（6 mL/kg・理想体重。以下，省略）を用いた従量式換気（低容量換気群）を，それまでの伝統的な換気量である12 mL/kgでの従量式換気（〔伝統的〕高容量換気群）と比較したRCTで，低容量換気群では気道プラトー圧（Plat）が30 cmH$_2$O以下に，伝統的換気群では50 cmH$_2$O以下に制限された。退院時死亡率は，高容量換気群で40％に対し低容量換気群では31％へと有意に低下し，人工呼吸器日数も約2日短縮できた。この研究は，ARDSという病態に対して，死亡率を最終評価項目としてこれを改善することを示した初めての大規模多施設RCTである。その後に報告されたメタ解析でも，小さいVtによる換気が大きいVtによる換気に比べて有効であることが示されている（退院時死亡のオッズ比0.75［95％信頼区間＝0.58～0.96］）[3]。

　ただし，本研究での陽圧人工呼吸は，換気量制御式のアシスト／コントロール換気である。この換気様式は，海外では主流ではあっても[4]，日本においては一般的ではない。1997年のデータではあるが，日本のICUでARDSに対して換気量制御モードが用いられる割合は全体の1/3にすぎない[5]。日本では，圧制御式換気や自発呼吸を温存した補助換気モードが多く使用されていると思われるが，特に自発呼吸を残した換気様式におけるVtの調節意義が受動的な換気量制御調節換気時と同様か否かに関して明確な結論は出ていない。

　また，6 mL/kgを絶対的指標として良いかどうかに関しても，さまざまな議論がある。2002年Eichackerは低容量換気の臨床試験に関するメタ解析を行い，ARMAトライアルを含め有効性を示した2トライアルと，ARMAトライアル以前に行われ有効性を示せなかった3トライアルとを比較する包括的レビューを行った[6]。その結果，低容量換気の有効性を示したARMAを含む2トライアル[2,7]では，コントロール群（伝統的容量換気群）で適用されたPplat（34～37 cmH$_2$O）はランダム化前の値（平均29.5および30.3 cmH$_2$O）に比べて明らかに高く，逆に有効性を示さなかった3トライアル[8～10]ではPplatは28～30 cmH$_2$Oに抑えられていた。つまり，過剰に大きな（12 mL/kg）Vtを用いて，気道内圧を過度に上昇させたことが，高容量換気群での予後悪化に繋がっている可能性がある。有効性を示さなかった3トライアルをみれば，低容量換気により死亡率が上昇する可能性も示されることから，6 mL/kgという低容量

各論

換気に固執することは決して得策でない可能性がある。2005年，DeansらはARMAトライアルのデータを再解析し，何らかの理由により最終的にこのトライアルより除外された患者群2,587名の死亡率は32%であり，低容量換気群の死亡率31%とほぼ同様であることから，やはり小さいVtが良いのではなく，大きなVtが悪い可能性を指摘した[11]。

ARDSネットワーク参加施設を対象とした人工呼吸設定の実際に関する疫学調査からは，ARDSにおいて6 mL/kgのVtを実際に用いているのは全体の60%程度であり，平均で7.3 mL/kgである[4]。以上の知見をまとめると，6 mL/kgというVtは決して絶対的指標ではないが，低容量換気を指向する場合の一つの指針にしてよいと思われる。6〜8 mL/kgを基本とし，10 mL/kgを超えずに管理する，というのが現実的な設定であろう。逆に，6 mL/kg＝肺庇護換気，という誤解は避ける必要があるだろう。なお，日本の臨床現場で，理想体重を算出し用いている施設は多くない。Vtの計算に理想体重を用いることをより普及させる余地があると思われる。

3 気道プラトー圧（Pplat）は＜ 30 cmH$_2$O か？

過去に低容量換気による死亡率改善を示した4つのトライアルでは[2,7,12,13]，コントロール群の平均Pplatがすべて32 cmH$_2$O以上にある。つまり，高いPplatが肺損傷を引き起こしている危険性がある。低容量換気のもとで高いPEEP（呼気終末陽圧）の有効性を評価した3つの

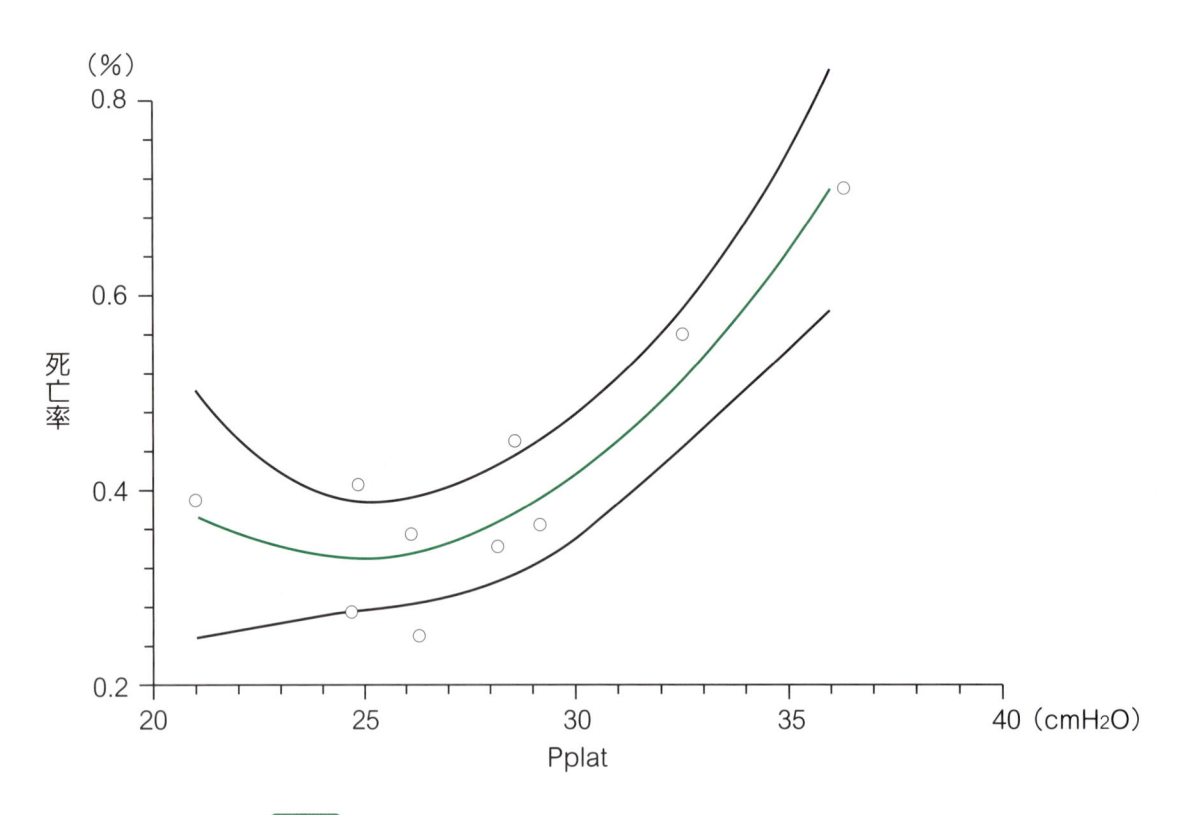

図1 気道プラトー圧（Pplat）と死亡率の関係

5研究[6,13〜16]の各群合計10群の，Pplatと退院時死亡率の関係を，他項回帰曲線と95%信頼区間で示してある。Pplatが30 cmH$_2$Oを超えると，死亡率が上昇していることがわかる。

（文献17より引用）

大規模多施設 RCT（2004 年 ALVEOLI[14], 2008 年 LOVS[15]および EXPRESS[16]）において，Pplat は 30 cmH$_2$O 未満に設定され，全体として 30% 程度の低い死亡率が得られている。これら 3 つの試験を含めたメタ解析から，Pplat が 30 cmH$_2$O を超えると死亡率が増加することが示されている（図 1）[17]。2008 年に報告された ARDS ネットワークによる 6 試験の実データをまとめたメタ解析では，死亡率と Pplat の間には重症度調整後も有意の相関関係があり，Pplat が 1 cm 増加することによる死亡のオッズ比は 1.03（1.01 〜 1.06）であり，30 cmH$_2$O を超えるとオッズ比が 1 を超えるとされた[4]。なお，興味深いことに，同様の検討で Vt と死亡率の間には有意の相関関係がない[4]。以上より，① Pplat を低く保つことが生命予後改善に寄与する可能性がある，② 画一的な目標値を設定することは難しいものの，< 30 cmH$_2$O という設定は実践的には妥当，と思われる。

4 呼気終末陽圧（PEEP）はどうするか？

　PEEP は呼気時の肺胞虚脱を防止する意義があり，無気肺やずり応力（shear stress）の発生を防ぐため肺庇護的であるとともに，肺酸素化能を改善させる重要な手段である[18]。SSCG 2012 においてもその適用は 1B レベルで推奨されているが，具体的数値に関する言及はない。2010 年，3 つの高 PEEP を用いた大規模 RCT（ALVEORI，LOVS，EXPRESS）のメタ解析が報告された[19]。これは 6 mL/kg の Vt を維持した上での高 PEEP の有用性を評価したものである。低および高 PEEP 群での平均 Pplat/PEEP は，23/9 cmH$_2$O および 29/15 cmH$_2$O であった。結果的には，高 PEEP は治療初期の酸素化をある程度改善させるが，低 PEEP 群と高 PEEP 群との間に，退院時死亡率に差はなかった（35% vs 33%，オッズ比 0.94［0.86 〜 1.04］）。このメタ解析で興味深いのは，患者の酸素化能別のサブグループにより，PEEP の効果が異なっていたことであろう。P/F（動脈血酸素分圧 / 吸入気酸素分画）< 200 の重症低酸素群では退院時死亡率は有意に改善したが（オッズ比 0.90［0.81 〜 1.00］），P/F = 200 〜 300 の中等度低酸素群では悪化した（オッズ比 1.37［0.98 〜 1.92］）。

　一方，小規模 RCT を含め 5 つの RCT を解析した別のメタ解析では，高い PEEP の適用により全体としての生命予後が有意に改善する可能性が示されている（退院時死亡のオッズ比 0.89［0.80 〜 0.99］）[17]。ここでも，患者の重症度が高ければ高いほど，PEEP の効果が得られると結論されている（図 2）。したがって，APACHE スコアなどによる患者の予測死亡率が高かったり，酸素化が特に不良な患者群において，高 PEEP 管理を行うことは妥当な可能性がある。これらメタ解析の知見を基に SSCG 2012 では，重症 ARDS に対しては高い PEEP の適用を弱いながら推奨している（Grade 2C）。

　しかし，PEEP の至適値や画一的な目標値を設定することは困難である。理論的には虚脱肺胞と過膨張肺胞の両方が最小限となり，肺全体のエラスタンスが最小となるレベルが至適 PEEP レベルであるが[20]，肺損傷の程度によりこのレベルは異なる上，ベッドサイドにおいてリアルタイムにこれを評価する方法は確立されていない。過去の報告を参考にすれば，PEEP = 10 〜 15 cmH$_2$O を一応の初期設定の目安として，コンプライアンスや酸素化などを指標に調節することは実践的に大きな誤りではないだろう。

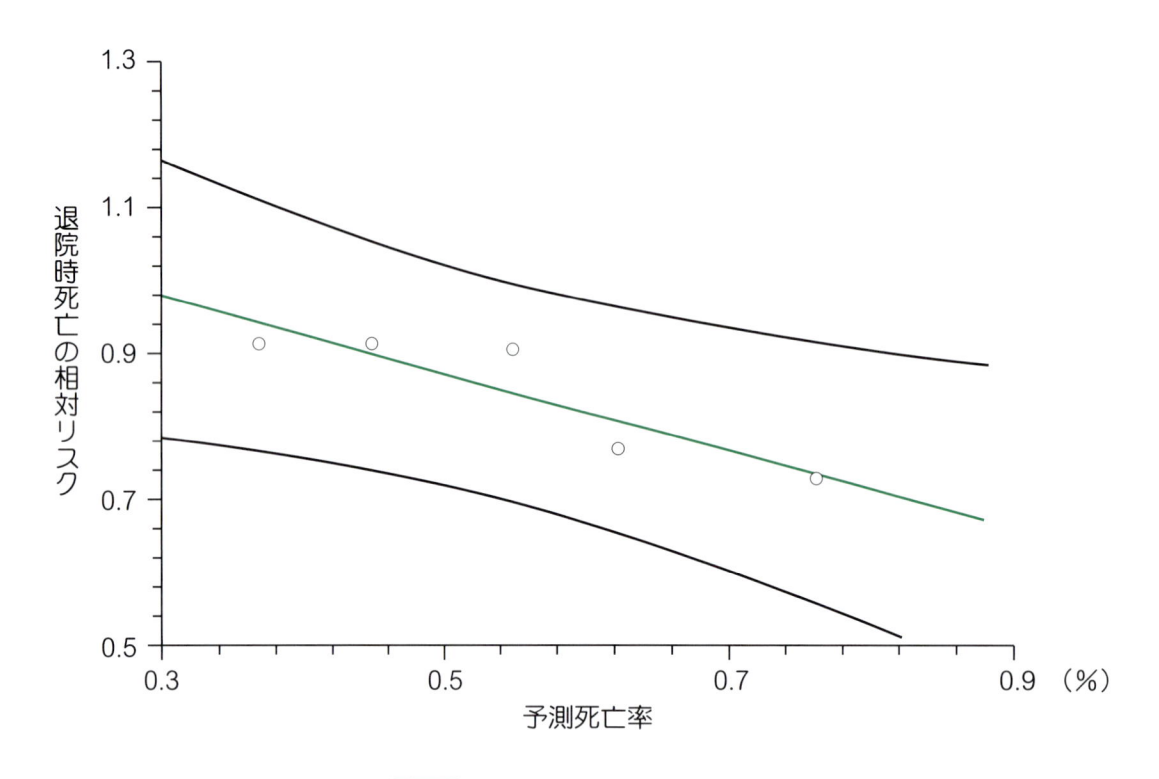

図2　重症度とPEEP効果

高PEEPを用いた場合の低PEEPに対する退院時死亡の相対リスクを縦軸に，重症度から得た予測死亡率を横軸に，5研究[6, 13〜16]の結果をプロットし，回帰直線と95％信頼区間を示してある。予測死亡率が高いほど，高PEEPの生命予後改善効果が得られることが示唆される。

(文献17を一部改変)

　一方で，敗血症性ショックにおいては，高すぎるPEEPにより心拍出量や血圧低下が生じることも勘案し，PEEPを調節する必要があろう[21]。

5　30〜45度頭高位でよいのか？

　人工呼吸管理における最大の感染性合併症は，人工呼吸器関連肺炎（ventilator-associated pneumonia：VAP）である。その主要原因は消化管内容物や消化管液の逆流誤嚥である。仰臥位は，消化管液の逆流を促すVAPの危険因子であり，逆に人工呼吸患者を45度の頭高位（半坐位）で管理した場合，仰臥位で管理した場合に比較し，VAP発生率は8％と34％で，半坐位管理がVAP予防に有効とされた[22]。しかし，後の別の研究者らによる検討では，人工呼吸中の患者の頭高位角度を45度と10度に分け比較した結果[23]，VAP発生率には差はなく（11％ vs 7％），また45度の半坐位保持は実際には困難で，結果的には平均として28度程度の頭高位保持になっていた。これらを含めたメタ解析では，症例数は少ないものの頭高位による肺炎防止効果は確認されている（VAP発生のオッズ比0.47 [0.27〜0.82]）[24]。ただし，日本の現状調査で，頭高位の適用率は高くなく，人的/施設要因が適用の阻害因子となっている可能性がある[25]。また，頭高位には，患者の体位保持の困難性や，臀部の褥瘡の危険性，また腹腔内圧上昇の可能性や循環変動などが危惧される。頭高位は経胃間欠的栄養や消化管蠕動不全など，誤

嚥・逆流の発生率が非常に高い状況などに限定して，適用を考慮してよいであろう．また，30〜45度という数値は一つの目安で，絶対的目標ではないとするのが妥当であろう．

6 鎮静薬中断と自発呼吸トライアルは行うべきか？

人工呼吸期間の延長に伴い，人工呼吸に関連した肺損傷や肺炎のリスクが高くなる．したがって，可及的速やかに抜管し挿管期間を短縮することが重要である．持続鎮静薬の過剰投与は意識や自発呼吸回復の遅れから早期抜管の阻害因子となるので，1日1回持続鎮静薬を中断し，患者を覚醒させる方法が考慮される[26]．2008年，日々の鎮静薬中断と自発呼吸トライアルを組み合わせる方法（awaking and breathing controlled trial）[27]の有用性が大規模多施設RCTにより評価された[28]．安全性スクリーニングに適合した患者を対象として1日1回鎮静薬を中断し患者の意識状態を確認した上で，自発呼吸トライアルを行い抜管の可否を評価し，可及的に速やかな抜管を施行すれば，人工呼吸日数のみならず在院日数が短縮し（それぞれ－3日および－9日），長期的な死亡率まで改善することが確認された．

ただし，鎮静薬の中断，あるいは鎮静薬を使用しない人工呼吸管理の有用性[27]を報告しているのは，看護師や呼吸療法士など医療スタッフの潤沢な欧米諸国の知見である．日本では，ICUにおいてすら看護師患者比率1：1を24時間達成できている施設は多くない上に，人工呼吸ケアを行う他のスタッフもきわめて少ない．したがって，鎮静中断による過興奮や自己抜管などのデメリットについてより慎重に評価する必要があるため，上記治験が真に外挿可能かについては疑問も残る．

一方，SSCG 2012には記載がないが，呼吸器離脱プロトコルの導入により，人工呼吸期間が短縮できる可能性がある．2011年のメタ解析では，11のRCTと準RCTが対象となり，呼吸器離脱プロトコルにより人工呼吸期間，呼吸器離脱期間，ICU在室日数が短縮することが示された[29]．個々の施設や現場において，人的資源に応じた安全に利用可能な呼吸器離脱のためのプロトコルを作成して使用することが望ましいと思われる．

7 水分管理は，"保守的"でよいか？

2006年ARDSネットワークにより報告されたfluid and catheter treatment（FACT）トライアルは，ARDS患者に対する水分制限方針の有用性と，評価手段としての肺動脈カテーテルの有用性を同時に評価した臨床検討である[30]．1,000名の患者群を，保守的水分制限群と，自由な水分負荷群に分けた上で，それぞれの群で水分管理の指標である心臓前負荷を中心静脈カテーテルによる中心静脈圧と，肺動脈カテーテルによる肺動脈喫入圧で評価し管理した群に2分した．水分制限群では7日間の合計水分出納はほぼゼロであったのに対し，自由負荷群では約＋7,000 mLであった．その結果，死亡率に有意差はなかったが水分制限群で肺酸素化能が有意に改善し，人工呼吸器日数やICU在室日数が短縮した．同じグループは，2008年に外科患者のみを対象としたサブグループ解析を行い，同様に水分制限群における予後改善を確認している[31]．これらの結果は，ARDS患者の輸液管理において水分を制限しゼロあるいは負の水分出納管理を行うことの有用性を支持している．ただし重要なのは，いずれの水分管理群におい

各論

ても，血圧，尿量，皮膚循環など組織灌流の維持が前提として達成されていることである。

　早期の目標指向型循環動態の安定化(early goal-directed therapy)は，重症敗血症/敗血症性ショック治療の根幹をなす介入である。初期（とりわけ24時間以内）には循環動態の早期安定化のために十分輸液負荷を行い，循環動態の安定後に水分を制限し利尿を得てマイナスバランスへと速やかに移行することが重要と解釈すべきである。肺の酸素化を考慮するあまり，初期の十分な輸液蘇生が不十分になり，ショックからの回復遷延から臓器不全を招来することのないよう注意する。一方，これらの検討は，積極的な大量輸液による管理（＝自由負荷群）が"常識的"な[31]米国における検討であることも念頭に入れておくべきであろう。水分管理がもともと"保守的"な日本の現場では，あまり参考とならない知見かもしれない。

8 β_2刺激薬は使用しない

　アドレナリンβ_2刺激薬には，気管支拡張作用の他に肺水腫再吸収効果があるとされてきた。2011年，ARDSネットワークが行った多施設共同RCTでは，アルブテロールの吸入療法の有効性が評価された。しかし，アルブテロール5 mgの4時間ごと，10日間投与によっても死亡率は改善せず，ICU在室日数が有意に延長し，研究が中途で終了となった[32]。2012年に英国で行われたサルブタモールの有効性を評価するRCTでも，サルブタモール15 μg/kgを7日間静脈内投与した場合，死亡率が有意に増加し（相対リスク1.47 [1.03〜2.08]），研究が中途で終了となった[33]。以上より，β_2刺激薬の使用はSSCG 2012では否定されている(Grade 1B)。しかし，日本では，そもそもβ_2刺激薬の使用頻度は高くないことが推察されるため，臨床現場に与える影響は軽微なものであろう。

おわりに

　SSCG 2012に示された敗血症性ARDSに対する人工呼吸管理の推奨は，具体的な数値を明記しているものもあるが，それぞれの数値は絶対的なものとはいえない。ガイドラインの性格上，何らかの数値目標を掲げ，普及を推進することは必要であろう。ただし，臨床医は数値を絶対視することなく，個々の患者における至適値を日々検討しながら慎重に調整する必要がある。また，日本におけるARDSに対する人工呼吸管理の設定や管理形態，あるいは予後に関する全国規模の実態調査は，少なくとも2000年以降行われていない。日本の人工呼吸管理の現状を踏まえた，管理／目標設定を考慮することも今後の課題であろう。

（志馬　伸朗）

文献

1) Dellinger RP, Levy MM, Rhodes A, et al：Surviving Sepsis Campaign：international guidelines for management of severe sepsis and septic shock：2012. Crit Care Med **41**：580-637, 2013.

2) The Acute Respiratory Distress Syndrome Network：Ventilation with lower tidal volumes as compared with traditional tidal volumes for acute lung injury and the acute respiratory distress syndrome. N Engl J Med **342**：1301-1308, 2000.

3) Putensen C, Theuerkauf N, Zinserling J, et al：Meta-analysis：ventilation strategies and out-

comes of the acute respiratory distress syndrome and acute lung injury. Ann Intern Med 151: 566-576, 2009.

4) Checkley W, Brower R, Korpak A, et al: Effects of a clinical trial on mechanical ventilation practices in patients with acute lung injury. Am J Respir Crit Care Med 177: 1215-1222, 2008.

5) 多治見公高, 武澤 純, 氏家良人ほか: 日本呼吸療法医学会 急性呼吸不全実態調査委員会報告書. 人工呼吸 16: 33-42, 1999.

6) Eichacker PQ, Gerstenberger EP, Banks SM, et al: Meta-analysis of acute lung injury and acute respiratory distress syndrome trials testing low tidal volumes. Am J Respir Crit Care Med 166: 1510-1514, 2002.

7) Amato MB, Barbas CS, Medeiros DM, et al: Effect of a protective-ventilation strategy on mortality in the acute respiratory distress syndrome. N Engl J Med 338: 347-354, 1998.

8) Stewart TE, Meade MO, Cook DJ, et al: Evaluation of a ventilation strategy to prevent barotrauma in patients at high risk for acute respiratory distress syndrome. Pressure- and Volume-Limited Ventilation Strategy Group. N Engl J Med 338: 355-361, 1998.

9) Brochard L, Roudot-Thoraval F, Roupie E, et al: Tidal volume reduction for prevention of ventilator-induced lung injury in acute respiratory distress syndrome. The Multicenter Trail Group on Tidal Volume reduction in ARDS. Am J Respir Crit Care Med 158: 1831-1838, 1998.

10) Brower RG, Shanholtz CB, Fessler HE, et al: Prospective, randomized, controlled clinical trial comparing traditional versus reduced tidal volume ventilation in acute respiratory distress syndrome patients. Crit Care Med 27: 1492-1498, 1999.

11) Deans KJ, Minneci PC, Cui X, et al: Mechanical ventilation in ARDS: One size does not fit all. Crit Care Med 33: 1141-1143, 2005.

12) Kallet RH, Campbell AR, Dicker RA, et al: Effects of tidal volume on work of breathing during lung-protective ventilation in patients with acute lung injury and acute respiratory distress syndrome. Crit Care Med 34: 8-14, 2006.

13) Villar J, Kacmarek RM, Pérez-Méndez L, et al: A high positive end-expiratory pressure, low tidal volume ventilatory strategy improves outcome in persistent acute respiratory distress syndrome: a randomized, controlled trial. Crit Care Med 34: 1311-1318, 2006.

14) Brower RG, Lanken PN, MacIntyre N, et al: Higher versus lower positive end-expiratory pressures in patients with the acute respiratory distress syndrome. N Engl J Med 351: 327-336, 2004.

15) Briel M, Meade M, Mercat A, et al: Higher vs lower positive end-expiratory pressure in patients with acute lung injury and acute respiratory distress syndrome: systematic review and meta-analysis. JAMA 303: 865-873, 2008.

16) Meade MO, Cook DJ, Guyatt GH, et al: Ventilation strategy using low tidal volumes, recruitment maneuvers, and high positive end-expiratory pressure for acute lung injury and acute respiratory distress syndrome: a randomized controlled trial. JAMA 299: 637-645, 2008.

17) Oba Y, Thameem DM, Zaza T: High levels of PEEP may improve survival in acute respiratory distress syndrome: A meta-analysis. Respir Med 103: 1174-1181, 2009.

18) Albert RK: The role of ventilation-induced surfactant dysfunction and atelectasis in causing acute respiratory distress syndrome. Am J Respir Crit Care Med 185: 702-708, 2012.

19) Mercat A, Richard JC, Vielle B, et al: Positive end-expiratory pressure setting in adults with acute lung injury and acute respiratory distress syndrome: a randomized controlled trial.

JAMA **299**：646-655, 2008.
20) Carvalho AR, Jandre FC, Pino AV, et al：Positive end-expiratory pressure at minimal respiratory elastance represents the best compromise between mechanical stress and lung aeration in oleic acid induced lung injury. Crit Care **11**：R86, 2007.
21) Fougères E, Teboul JL, Richard C, et al：Hemodynamic impact of a positive end-expiratory pressure setting in acute respiratory distress syndrome：importance of the volume status. Crit Care Med **38**：802-807, 2010.
22) Drakulovic MB, Torres A, Bauer TT, et al：Supine body position as a risk factor for nosocomial pneumonia in mechanically ventilated patients：a randomised trial. Lancet **354**：1851-1858, 1999.
23) van Nieuwenhoven CA, Vandenbroucke-Grauls C, van Tiel FH, et al：Feasibility and effects of the semirecumbent position to prevent ventilator-associated pneumonia：a randomized study. Crit Care Med **34**：396-402, 2006.
24) Alexiou VG, Ierodiakonou V, Dimopoulos G, et al：Impact of patient position on the incidence of ventilator-associated pneumonia：a meta-analysis of randomized controlled trials. J Crit Care **24**：515-522, 2009.
25) Shime N, Morrow LE：Current practices for ventilator-associated pneumonia prevention in Japan：a survey study. Chest **141**：281-283, 2012.
26) Kress JP, Pohlman AS, O'Connor MF, et al：Daily interruption of sedative infusions in critically ill patients undergoing mechanical ventilation. N Engl J Med **342**：1471-1477, 2000.
27) Girard TD, Kress JP, Fuchs BD, et al：Efficacy and safety of a paired sedation and ventilator weaning protocol for mechanically ventilated patients in intensive care(Awakening and Breathing Controlled trial)：a randomised controlled trial. Lancet **371**：126-134, 2008.
28) Strøm T, Martinussen T, Toft P：A protocol of no sedation for critically ill patients receiving mechanical ventilation：a randomised trial. Lancet **375**：475-480, 2010.
29) Blackwood B, Alderdice F, Burns K, et al：Use of weaning protocols for reducing duration of mechanical ventilation in critically ill adult patients：Cochrane systematic review and meta-analysis. BMJ **342**：c7237, 2011.
30) National Heart, Lung, and Blood Institute Acute Respiratory Distress Syndrome(ARDS)Clinical Trials Network：Comparison of two fluid-management strategies in acute lung injury. N Engl J Med **354**：2564-2575, 2006.
31) Stewart RM, Park PK, Hunt JP, et al：Less is more：improved outcomes in surgical patients with conservative fluid administration and central venous catheter monitoring. J Am Coll Surg **208**：725-735, 2009.
32) National Heart, Lung, and Blood Institute Acute Respiratory Distress Syndrome(ARDS)Clinical Trials Network：Randomized, placebo-controlled clinical trial of an aerosolized β_2-agonist for treatment of acute lung injury. Am J Respir Crit Care Med **184**：561-568, 2011.
33) Gao Smith F, Perkins GD, Gates S, et al：Effect of intravenous β_2-agonist treatment on clinical outcomes in acute respiratory distress syndrome (BALTI-2)：a multicentre, randomised controlled trial. Lancet **379**：229-235, 2012.

各 論

11. 鎮静薬，鎮痛薬，筋弛緩薬

1 敗血症での鎮静，鎮痛および神経筋ブロック（筋弛緩薬）

　SSC（Surviving Sepsis Campaign）ガイドライン2012において，本章では敗血症での鎮静，鎮痛および筋弛緩に関する提言がまとめられている。鎮痛・鎮静について1つと筋弛緩薬について2つであるが，鎮痛・鎮静に関しては同時期に鎮痛（Pain），激越（Agitation），せん妄（Delirium）のガイドライン（いわゆる"PADガイドライン"）が提言されており[1]，SSCガイドラインと同時に使用することをお勧めする。

　アラビア数字の提言に続いて，論理的根拠（Rationale）を指差し印（☞）に続く形で監訳記載した。論理的根拠の，さらに根拠となるエビデンスについては引用部分（SSCガイドライン本文の引用番号をそのまま使用）で同時に要約を記したので参考にしていただきたい。エビデンスレベルは，研究デザインや規模について表として示した。

2 鎮静，鎮痛について

> 1．機械的人工呼吸管理された敗血症患者では，特定の滴定ゴールを目標として，持続的あるいは間欠的な鎮静薬を最小限に使用されるべきである（Grade 1B）。

論理的根拠
☞集積しつつあるエビデンスは，人工呼吸を施行された患者での鎮静薬の使用の制限がICUの滞在期間と入院期間の長さを縮小するかもしれないことを示している（303-305）。

303 Cost reduction and outcome improvement in the intensive care unit [2]
【要約】短周期改善方法論（short cycle improvement methodology）の利用が死亡率に影響しないことから，短周期改善方法論の利用は重症患者管理（critical care services）のコストを下げる一方法であると結論した。短周期改善方法論とは，改善のための分野を特定して，結果を評価するための方法を定めて，少数の患者で改善計画を開始して，その結果に新しい基礎をおいて，サイクルを繰り返すことである。

304 A prospective evaluation of empiric versus protocol-based sedation and analgesia [3]
【要約】経験に基づく鎮痛・鎮静方法とプロトコルに基づく鎮静方法を薬価，人工呼吸の

各論

表 引用文献のエビデンスレベル

引用番号	研究デザイン			研究規模	研究場所
303	観察研究	地域相関研究	前向き	多施設（3地域）	米国
304	介入研究	症例対照研究	前向き	単施設（158名）	米国
305	介入研究	症例対照研究	前向き	単施設（321名）	米国
306	観察研究	コホート；縦断（2回以上）	前向き	多施設（251名）	オーストラリア/ニュージーランド
307	介入研究	症例対照研究	前向き	単施設（140名）	デンマーク
308	観察研究	精神測定評価	前向き	単施設（25名）	米国
309	メタ解析		後ろ向き	多施設（242名）	MEDLINE, EMBASE
310	観察研究	コホート	前向き	単施設（242名）	米国
311	介入研究	症例対照研究	前向き	多施設（430名）	カナダ/米国
312	観察研究	症例対照研究	前向き	単施設（74名）	米国
313	介入研究	症例対照研究	前向き	多施設（104名）	米国
314	観察研究	聞き取り調査	前向き	多施設（374名）	米国
315	総説				
316	観察研究	聞き取り調査	前向き	多施設（265施設）	米国
317	介入研究	症例対照研究	前向き	単施設（18名）	香港
318	介入研究	症例対照研究	前向き	多施設（340名）	フランス
319	介入研究	症例対照研究	前向き	多施設（36名）	フランス
320	メタ解析		後ろ向き	多施設	MEDLINE, etc
321	総説				
322	観察研究	症例対照研究	前向き	単施設（29名）	米国
323	介入研究	症例対照研究	前向き	多施設（77名）	米国
324	観察研究	コホート	後ろ向き	単施設（133名）	米国
325	観察研究	コホート	後ろ向き	単施設（36名）	米国

SSCガイドラインにおける引用文献のエビデンスレベルを筆者が分類した。今後の研究デザインの参考になれば幸いである。

（筆者作成）

効果，ICU 滞在日数および鎮痛・鎮静の質の点から比較した。
　このプロトコルの遵守率（コンプライアンス）は薬剤費を下げて，長期的な鎮静を必要とする患者で鎮静・鎮痛の質を高めた。また，ロラゼパムを利用したプロトコルに基づいた鎮静方法は抜管を遅らせたかもしれないが，ICU 退室を遅らせなかった。
305（後述）

☞鎮静作用を制限する研究が広範囲の重症患者の中で行われているので，敗血症患者でも，このアプローチから有用性がいえるだろう。「鎮静のためのプロトコルの使用」は鎮静薬使用を制限する 1 つの方法であり，プロトコル使用が通常の介入と比較して，機械換気の期間，ICU 滞在日数および気管切開術を減少させたと報告されている（305）。

305 Effect of a nursing-implemented sedation protocol on the duration of mechanical ventilation [4]
【要約】人工呼吸中の患者に対して，看護師が実践するプロトコルに基づく鎮静方法と伝統的なプロトコルに基づかない鎮静方法を比較した。プロトコルに基づく鎮静方法は急性呼吸不全の重症患者で人工呼吸の期間，ICU 入室期間，入院期間を短くし，気管切開の必要性を減少させた。

☞鎮静の回避は別の戦略である。250 人の重症患者の最近の観察研究は，深い鎮静作用が機械的に換気された患者において一般的であることを示している（306）。

306 Early intensive care sedation predicts long-term mortality in ventilated critically ill patients [5]
【要約】敗血症罹患早期（48 時間以内）の鎮静の量と質が短期ないしは長期の予後に影響を与えるか検証した。早期鎮静の深さは（他の要因から）独立して抜管時間の遅延と死亡率の増加を予見させた。（このことは）次の介入試験のための（鎮静深度の）目標値を示している。

☞静脈内モルヒネ一回投与で優先的に鎮静された患者は，モルヒネに加えて鎮静薬（プロポフォールとミダゾラム）を投与された患者より長い人工呼吸のない期間，短い ICU 滞在期間および入院期間を示した（307）。

307 A protocol of no sedation for critically ill patients receiving mechanical ventilation：a randomized trial [6]
【要約】人工呼吸下の重症患者に対する標準治療は，持続鎮静である。鎮静の日ごと中断（daily interruption）は有益であるが，Odense 大学病院での標準的な手技は無鎮静のプロトコルである。無鎮静と日ごと中断鎮静で人工呼吸の期間がどうなるかを検証した。人工

各論

> 呼吸下の重症患者に対する無鎮静は人工呼吸のない期間の増加に関連している。

☞ しかしながら，激越性せん妄は鎮静を介入したグループで多く認められた。敗血症患者で特別に研究されていないが，間欠的な鎮静薬の投与，毎日の鎮静薬中止期間と，前もって設定したポイントへの全身的な滴定治療には人工呼吸期間の減少が認められた（284，305，308，309）。

284 Efficacy and safety of a paired sedation and ventilator weaning protocol for mechanically ventilated patients in intensive care (Awakening and Breathing Controlled trial): a randomized controlled trial[10]

【要約】重症患者に対して鎮静と人工呼吸を減少させるアプローチは多岐にわたっている。自発的覚醒トライアル（spontaneous awakening trials：SATs，例えば鎮静薬の日ごと中断）と自発呼吸トライアル（spontaneous breathing trials：SBTs）の対プロトコルを評価した。人工呼吸患者に対するこの対の手技（SATsとSBTs）は結果として現在の標準的な取り組み方より良い予後を示し，日常の手技となるべきだと考えられた。

305（既出）

308 Motor Activity Assessment Scale: a valid and reliable sedation scale for use with mechanically ventilated patients in an adult surgical intensive care unit[7]

【要約】新しい鎮静スケールであるMotor Activity Assessment Scale（MAAS）の有効性と信頼性を評価した。それぞれの患者あたり4回の繰り返し測定された一般化された評価公式は，MAASと他のパラメータのよい相関によって有効性が示された。MAASは外科系ICUの人工呼吸患者に使用するのに有効で信頼に足るものであった。

309 Acquired neuromuscular disorders in critically ill patients. A systematic review. Groupe de Reflexion et d'Etude sur les Neuromyopathies En Reanimation[8].

【要約】ICU患者で神経筋異常の発生を前向きに検討した。ICUに関連した神経筋異常の前向き研究は，さまざまな電気生理学的所見を伴った少数の患者を含んでいたが，臨床相関の報告は不十分であった。これらの障害（神経筋障害）の危険因子の評価とそれらの離脱（人工呼吸器から？）困難や長期間の影響への関与の研究は必要であろう。

☞ 筋弛緩薬の投与を受けている患者では，筋弛緩薬は最初に拮抗されるので，鎮静薬中断の評価は個々に行われるべきである。重症患者の鎮静薬投与における間欠的対持続投与の比較は，持続鎮静を受けていた患者が有意に長い人工呼吸期間とICUあるいは入院期間を示した観察研究で検証されている（310）。

310 The use of continuous i.v. sedation is associated with prolongation of mechanical ventilation[9]

【要約】持続静注鎮静の使用が人工呼吸時間の延長に関与しているかどうかを検証するため

に，内科系 ICU において 242 名の連続した人工呼吸患者で検討した。今回の試験的研究から持続鎮静は人工呼吸期間の延長をもたらすと考えられた。持続静注鎮静の使用量を減少させることを目的とした戦略はある種の患者で人工呼吸期間を短縮できると考えられた。うまくデザインされた鎮静ガイドラインとプロトコルが従来の鎮静法に比較して特徴的な結果（例，人工呼吸期間，患者安楽度）を改善するかどうかの前向き無作為臨床研究が必要であろう。

☞毎日の鎮静薬中止期間設定の臨床研究がある。128 人の持続静注を受けた成人人工呼吸患者の研究では，患者が覚醒するまでの毎日の鎮静薬中止期間設定は人工呼吸時間と ICU 滞在日数を減少させた（283）。

283 Daily interruption of sedative infusions in critically ill patients undergoing mechanical ventilation[10]
【要約】ICU における鎮静薬の持続投与は人工呼吸器の期間を遷延し，ICU 入室期間や入院期間を延長し，毎日の神経学的検査を実施することを妨げ，精神状態の変遷を評価する試験を必要とするかもしれない。このような持続投与の定期的な中断が回復を早めるかどうかは知られていない。人工呼吸を受けている患者において，鎮静薬投与の毎日の中断は，人工呼吸の期間と集中治療室入室期間を減少させた。

☞この研究（284）で，患者はまさに持続的鎮静薬投与を受けていたが，毎日の鎮静薬中止と覚醒は間欠的に投与量を調節するための鎮静薬の滴定調節が許された。加えて，自発呼吸トライアル（SBT）と連携した自発的覚醒試験は人工呼吸期間と ICU，入院期間と 1 年間の死亡率を減少させた。

284（既出）

☞さらに最近内科外科を合わせて人工呼吸管理された 423 人の重症患者で，多施設無作為試験によってプロトコルによる鎮静とプロトコルに加えて毎日の鎮静薬投与中止を行った鎮静を比較した結果，人工呼吸時間や滞在日数に群間の差はなかった（311）。

311 Daily sedation interruption in mechanically ventilated critically ill patients cared for with a sedation protocol：a randomized controlled trial[12]
【要約】プロトコル鎮静と日ごと中断は，鎮静を最小化し人工呼吸期間と ICU 滞在日数を短縮させる 2 つの戦略である。この 2 つを組み合わせれば，より長所が得られるのではないかということを検証した。
　プロトコル鎮静で管理された機械的人工呼吸施行患者に対して，日ごと鎮静中断の追加は，

各論

> 人工呼吸期間も ICU 滞在日数も短縮しなかった。

☞ そして，毎日の鎮静薬投与中止期間の設定は，看護師の負担増と同様により高用量の麻薬性あるいはベンゾジアゼピンと関連していた。加えて，無作為前向き観察研究は，重症患者において心筋虚血は普通であるが，毎日の鎮静薬投与中止設定は心筋虚血発生の増加と関連しないと報告された（312）。

> 312 Daily sedative interruption in mechanically ventilated patients at risk for coronary artery disease[13]
> 【要約】冠動脈危険因子を持った人工呼吸患者において心筋虚血がどれくらいあるのかを検証して，日ごと鎮静中断と鎮静薬持続静注を比較した。
> 　心筋虚血は，冠動脈疾患危険要因を持った重症の機械的人工呼吸患者において一般的であった。日ごと鎮静中断は，これらの患者で心筋虚血の発生を増加させなかった。

鎮静アプローチに関係なく，早めの身体的なリハビリテーションはゴールでなければならない（313）。

> 313 Early physical and occupational therapy in mechanically ventilated, critically ill patients: a randomized controlled trial[14]
> 【要約】ICU に特徴的な弱体化や神経精神障害を含む長期間の合併症がある。鎮静に引き続く不動化はこれらの問題を内包するかもしれない。日ごと鎮静中断と理学療法の組み合わせの効果を，ICU で人工呼吸管理された患者を対象に機能的予後で評価した。重症化早期の日ごと鎮静中断と理学療法からなる戦略的介入は安全で認容性があり，結果として標準的な介入に比較して退院時のより良い機能予後，せん妄期間の短縮や人工呼吸のない日数の増加に帰結した。

3 筋弛緩薬について

> 2．筋弛緩薬の使用は，中止後も筋弛緩効果が遷延する危険性があるので，ARDS（急性呼吸窮迫症候群）のない敗血症患者では，可能ならば避けるべきである。もし筋弛緩薬が必要あるならば，必要時間欠的静注か効果の強さを Train-of-four でモニターして持続静注が使われるべきである（Grade 1C）。

> 3．早期の敗血症性 ARDS で P/F（動脈血酸素濃度／吸入酸素濃度）比が 150 mmHg 以下の患者では，短い期間（48 時間以内）の筋弛緩薬の使用を提唱する（Grade 2C）。

論理的根拠

筋弛緩薬はしばしば重症患者に投与されるが，それらの ICU での役割はよく定義されていない。これらの患者層に対して，筋弛緩薬が死亡率や疾病率を減少させるというエビデンスはない。これに加えて，特に敗血症の患者で筋弛緩薬の使用について述べる調査は，発表されていない。

☞ICU において筋弛緩薬使用の最も一般的な適応は，人工呼吸を容易にすることである(314)。

> 314 A national survey on the practice patterns of anesthesiologist intensivists in the use of muscle relaxants[15]
> 【要約】374 名の麻酔／集中治療医を対象に，実際の臨床で ICU においていかに筋弛緩薬を使っているかを調査した。筋弛緩薬は人工呼吸器の認容性を補助する目的で使われることが多かった（89％）。末梢神経刺激モニターは少なかった（34％）。鎮痛・鎮静なしでは筋弛緩薬は使われていなかった。

☞適切に使用されたときにこれらの薬物は胸壁コンプライアンスを改善し，呼吸器との非同調性を予防し，最大気道内圧を減少させるだろう (315)。

> 315 Clinical practice guidelines for sustained neuromuscular blockade in the adult critically ill patient[16]
> 【要約】筋弛緩薬（NMBAs）を用いて気管チューブの挿入以外の理由によって集中治療室（ICU）で患者を治療するという決定は，一般的には EBM（evidence-based medicine）から帰結する標準によってというより，個々の施術者の選択によって施行される難しい選択である。一般的に ICU の NMBAs の使用にあげられた理由は，人工呼吸または人工呼吸の異なる呼吸モードを行いやすくして，頭部外傷または破傷風患者を管理することである。筋弛緩薬を使う理由には依存せず，臨床状況を改善する他のすべての様式において，最後の手段としてのみ，筋弛緩薬の使用が議論されなければならない。

☞筋弛緩は呼吸仕事量と呼吸筋血液流量を減少させることで酸素消費量を減少させるかもしれない (316)。

> 316 Use of sedating drugs and neuromuscular blocking agents in patients requiring mechanical ventilation for respiratory failure. A national survey[17]
> 【要約】1990 年 9 月に，265 米国国内病院の師長を対象に鎮静薬と筋弛緩薬の使用の実態を

各論

> 郵便で聞き取り調査した。鎮静薬と筋弛緩薬は人工呼吸患者で広く使われていた。これらの（種類の）選択，（使用）頻度と投与法についてはかなりのばらつきがあった。高価であること（$1,000/日以上）や長期間の深い鎮静と麻痺をもたらす問題があり，人工呼吸中のこれらの薬の適正な使用についてさらに検討する必要がある。

☞しかしながら，敗血症患者の無作為盲検研究では酸素供給，酸素消費量と胃内壁pHは深い筋弛緩薬の使用で改善しなかった（317）。

> 317 Oxygen delivery, oxygen consumption, and gastric intramucosal pH are not improved by a computer-controlled, closed-loop, vecuronium infusion in severe sepsis and septic shock[18]
> 【要約】重症敗血症や敗血症性ショックで深く鎮静された患者を対象にベクロニウムの酸素供給，酸素需要，酸素抽出率と胃粘膜下pHに及ぼす影響を検討した。ベクロニウム持続静注で目標とした筋弛緩レベルが得られ，呼吸コンプライアンスが改善されたが，胃粘膜下pH，酸素消費量，酸素供給量や酸素抽出率には変化がなかった。深い鎮静下，重症敗血症/敗血症性ショック患者に対して筋弛緩薬は酸素動態に有意に影響せず，組織酸素化改善の日常使用には適さないと考えられた。

☞最近の早期ARDSでP/F比が150 mmHgより低い患者でのシスアトラクリウムの持続静注の研究では，プラセボ群に比較して校正生存率を改善し，さらなる臓器不全の増悪を抑制した。この研究者達はTrain-of-fourモニターなしでシスアトラクリウムの高固定用量投与を行い，プラセボ群の半数の患者は少なくとも一回静注の筋弛緩薬も投与されていた。別の筋弛緩薬が似たような効果を持つかどうかはわからない。敗血症基準を満たす多くの患者がこの治験に含められたが，似たような結果が敗血症患者で起こるかどうかははっきりしない。ARDSの筋弛緩薬の使用に関するEvidence TableについてのGRADEproの要約は，Supplemental Digital Contents 5 (http://links.lww.com/CCM/A615) で見ることができる（318）。

> 318 Neuromuscular blockers in early acute respiratory distress syndrome[19]
> 【要約】ARDSに対して人工呼吸管理が施行された患者で筋弛緩薬が酸素化を改善しVILI（人工呼吸関連肺損傷）を減少させるが，筋の弱体化を招来するであろうことを検討した。早期の重症ARDS患者に筋弛緩薬を2日間投与し，臨床的予後を調べた。重症ARDS患者では早期の筋弛緩薬投与は補正90日生存率を改善させた，そして筋力の低下を伴わずに人工呼吸器の必要ない時間を増加させた。

筋弛緩薬使用とミオパチーとの関連は重症患者での症例報告と前方視的観察研究によって提唱されているが，筋弛緩薬がこれらの患者においてミオパチーやニューロパチーを招来する，

あるいは関与するメカニズムは知られていない（315, 319〜322）。

315（既出）

319 Neuromuscular blocking agents decrease inflammatory response in patients presenting with acute respiratory distress syndrome[20]

【要約】肺保護戦略で管理された人工呼吸器装着ARDS患者で，筋弛緩薬の肺あるいは全身性炎症に対する効果を評価した。筋弛緩薬の早期使用は，ARDSと人工呼吸に関連する前炎症反応（proinflammatory response）を減少させる。

320 Practice parameters for sustained neuromuscular blockade in the adult critically ill patient : an executive summary[21]

【要約】臨床診療ガイドラインで，成人重症患者に対する，目標を決めた持続的筋弛緩薬投与のための実際について検討した。その結果，3つの推奨が出された。①パンクロニウムは多くの重症患者で避けるべき筋弛緩薬である。②ベクロニウムは心疾患あるいは不安定な循環動態の患者では頻脈が起こる可能性があるので避けるべき筋弛緩薬である。③筋弛緩薬投与をされている患者は継続した筋弛緩効果の程度の適切な評価がされるべきである。

321 Prolonged weakness after infusion of atracurium in two intensive care unit patients[22]

【要約】長期投与後筋力低下の特徴として，①ステロイド骨格の筋弛緩薬の神経モニタリングなしでの長い持続注入，②運動支配伝達を変えるかもしれない薬（例えばアミノグリコシド系抗生物質，カルシウムチャネルブロッカー，マグネシウムと特に高用量副腎皮質ステロイド）の併用投与，③重度の腎不全のような終末期臓器機能不全の存在，をあげている。非ステロイド骨格のアトラクリウムでも離脱後筋力低下が報告されている。

322 Causes of neuromuscular weakness in the intensive care unit : a study of ninety-two patients[23]

【要約】筋電図（EMG）によって，ICU患者での神経筋障害が従来の入室適応となるものが減少し入室後に合併したものに変わってきていることを検証した。ICU入室患者でEMG検査を行った者では，急性筋障害が軸索多発性神経障害の3倍多く発生し，急性の筋疾患と軸索多発性神経障害は非常に似通った経過を辿った。

☞敗血症患者に特有な報告はないが，適切な鎮静と鎮痛で問題なく成し遂げられることができないような筋弛緩薬使用のためのはっきりした適応がないならば，既存の知識に基づいて筋弛緩薬が投与されないことは臨床的に賢明である（315）。

315（既出）

☞ICU患者での末梢神経刺激と標準的臨床評価の唯一のRCT（ランダム化比較試験）がある。

各論

Rudis らは，TOF（train-of-four）刺激に基づいてあるいは臨床評価によって（対照群）ベクロニウムが投与された 77 名の ICU 患者について報告した（323）。

> 323 A prospective, randomized, controlled evaluation of peripheral nerve stimulation versus standard clinical dosing of neuromuscular blocking agents in critically ill patients[24]
>
> 【要約】末梢神経刺激で患者ごとに設定されたベクロニウム投与量が標準的な臨床使用量より少ないか，あるいは末梢神経刺激装置でモニターされた患者が短い回復時間を示し，ベクロニウム中断後の遷延した神経筋遮断効果を少なくするかどうかを検討した。神経筋遮断の程度をモニターして，重症患者を持続的に筋弛緩させる適切な投与量を決めるための末梢神経刺激装置の使用は結果的に望む筋弛緩効果の程度を維持するためのベクロニウムの量をより少なくし，神経筋機能と自発呼吸の回復を早くした。

☞ TOF 刺激群は，より少ない薬用量を投与され神経筋機能や自発呼吸は対照群より早かった。別の観察研究は，末梢神経刺激は ICU において筋弛緩薬からの臨床的回復に効果が少ない，あるいはないと報告している（324，325）。

> 324 The impact of implementation of neuromuscular blockade monitoring standards in a surgical intensive care unit[25]
>
> 【要約】末梢神経刺激モニター標準化の実践が麻痺性薬物（筋弛緩薬）投与に関連する神経筋機能障害のインシデントを減らすことができるかどうか検討した。神経筋弛緩モニターのプロトコルは，弛緩に関連した神経筋機能障害を予防するのに効果的であった。筋弛緩モニターは費用対効果も良い方法であり，人工呼吸の遷延と筋弛緩モニターしない筋弛緩薬の使用に引き続いて起こるリハビリテーションの長期化を最小にした。
>
> 325 Comparison of train-of-four and best clinical assessment during continuous paralysis[26]
>
> 【要約】Train-of-four（TOF）モニターは，公表されたガイドラインで ICU での持続的筋弛緩薬使用に推奨されている。この推奨を検証するために 2 つのプロトコル（TOF を使用したものとしないもの）が看護師教育施行後 ICU において試された。臨床の目安を用いた筋弛緩薬の慎重な滴定投与がこれらの薬による治療の標準のままでなければならない。

☞ 筋機能のより速い回復とより短い挿管時間を含む筋弛緩薬モニタリングの利点は，存在するように思える。これには正式に検討されなかったが，コスト削減（筋弛緩薬の減少した全体量とより短い挿管時間）への可能性も存在するかもしれない。

（西　信一）

文献

1) Barr J, Fraser GL, Puntillo RN, et al：Clinical practice guidelines for the management of pain, agitation, and delirium in adult patients in the intensive care unit. Crit Care Med **41**：263-306, 2013.

2) Marx WH, DeMaintenon NL, Mooney KF, et al：Cost reduction and outcome improvement in the intensive care unit. J Trauma **46**：625-629, 1999.

3) MacLaren R, Plamondon JM, Ramsay KB, et al：A prospective evaluation of empiric versus protocol-based sedation and analgesia. Pharmacotherapy **20**：662-672, 2000.

4) Brook AD, Ahrens TS, Schaiff R, et al：Effect of a nursing-implemented sedation protocol on the duration of mechanical ventilation. Crit Care Med **27**：2609-2615, 1999.

5) Shehabi Y, Bellomo R, Reade MC, et al：Early intensive care sedation predicts long-term mortality in ventilated critically ill patients. Am J Respir Crit Care Med **186**：724-731, 2012.

6) Strøm T, Martinussen T, Toft P：A protocol of no sedation for critically ill patients receiving mechanical ventilation：a randomized trial. Lancet **375**：475-480, 2010.

7) Devlin JW, Boleski G, Mlynarek M, et al：Motor Activity Assessment Scale：a valid and reliable sedation scale for use with mechanically ventilated patients in an adult surgical intensive care unit. Crit Care Med **27**：1271-1275, 1999.

8) De Jonghe B, Cook D, Sharshar T, et al：Acquired neuromuscular disorders in critically ill patients：a systematic review. Groupe de Reflexion et d'Etude sur les Neuromyopathies En Reanimation. Intensive Care Med **24**：1242-1250, 1998.

9) Kollef MH, Levy NT, Ahrens TS, et al：The use of continuous i.v. sedation is associated with prolongation of mechanical ventilation. Chest **114**：541-548, 1998.

10) Kress JP, Pohlman AS, O'Connor MF, et al：Daily interruption of sedative infusions in critically ill patients undergoing mechanical ventilation. N Engl J Med **342**（20）：1471-1477, 2000.

11) Girard TD, Kress JP, Fuchs BD, et al：Efficacy and safety of a paired sedation and ventilator weaning protocol for mechanically ventilated patients in intensive care（Awakening and Breathing Controlled trial）：a randomized controlled trial. Lancet **371**：126-134, 2008.

12) Mehta S, Burry L, Cook D, et al：Daily sedation interruption in mechanically ventilated critically ill patients cared for with a sedation protocol：a randomized controlled trial. JAMA **308**：1985-1992, 2012.

13) Kress JP, Vinayak AG, Levitt J, et al：Daily sedative interruption in mechanically ventilated patients at risk for coronary artery disease. Crit Care Med **35**：365-371, 2007.

14) Schweickert WD, Pohlman MC, Pohlman AS, et al：Early occupational therapy in mechanically ventilated, critically ill patents. A randomized controlled trial. Lancet **373**：1874-1882, 2009.

15) Klessig HT, Geiger HJ, Murray MJ, et al：A national survey on the practice patterns of anesthesiologist intensivists in the use of muscle relaxants. Crit Care Med **20**：1341-1345, 1992.

16) Murray MJ, Cowen J, DeBlock H, et al：Clinical practice guidelines for sustained neuromuscular blockade in the adult critically ill patient. Crit Care Med **30**：142-156, 2002.

17) Hansen-Fiaschen JH, Brazinsky S, Basile C, et al：Use of sedating drugs and neuromuscular blocking agents in patients requiring mechanical ventilation for respiratory failure. A national survey. JAMA **266**：2870-2875, 1991.

18) Freebairn RC, Derrick J, Gomersall CD, et al：Oxygen delivery, oxygen consumption, and gastric intramucosal pH are not improved by a computer-controlled, closed-loop, vecuronium infu-

sion in severe sepsis and septic shock. Crit Care Med **25**：72-77, 1997.

19) Papazian L, Forel JM, Gacouin A, et al：Neuromuscular blockers in early acute respiratory distress syndrome. N Engl J Med **363**：1107-1116, 2010.

20) Forel JM, Roch A, Marin V, et al：Neuromuscular blocking agents decrease inflammatory response in patients presenting with acute respiratory distress syndrome. Crit Care Med **34**：2749-2757, 2006.

21) Shapiro BA, Warren J, Egol AB, et al：Practice parameters for sustained neuromuscular blockade in the adult critically ill patient：an executive summary. Society of Critical Care Medicine. Crit Care Med **23**：1601-1605, 1995.

22) Meyer KC, Prielipp RC, Grossman JE, et al：Prolonged weakness after infusion of atracurium in two intensive care unit patients. Anesth Analg **78**：772-774, 1994.

23) Lacomis D, Petrella JT, Giuliani MJ：Causes of neuromuscular weakness in the intensive care unit：a study of ninety-two patients. Muscle Nerve **21**：610-617, 1998.

24) Rudis Ml, Sikora CA, Angus E, et al：A prospective, randomized, controlled evaluation of peripheral nerve stimulation versus standard clinical dosing of neuromuscular blocking agents in critically ill patients. Crit Care Med **25**：575-583, 1997.

25) Frankel H, Jeng J, Tilly E, et al：The impact of implementation of neuromuscular blockade monitoring standards in a surgical intensive care unit. Am Surg **62**：503-506, 1996.

26) Strange C, Vaughan L, Franklin C, et al：Comparison of train-of-four and best clinical assessment during continuous paralysis. Am J Respir Crit Care Med **156**：1556-1561, 1997.

各論

12−1）血糖コントロール
～強力インスリン治療：Benefit vs. Harm ～

　Glucose toxicity として，細胞や高分子化合物の構造に変化，解糖系における toxic derivatives の誘導，酸化ストレスが報告されている[1, 2]。また，インスリンは血糖降下以外の作用として，抗炎症効果（NF-κB を介する炎症性サイトカイン産生抑制），内皮細胞機能障害や過凝固の予防，抗アポトーシス効果が示されている。そのような基礎的研究も根拠となり，Van den Berghe ら（Leuven 大学）[3] は外科 ICU（主に心臓手術）における重症例に対して正常血糖レベルで管理する強力インスリン治療の有用性を報告した（表）。

1 強力インスリン治療：Benefit

　血糖を 80 〜 110 mg/dL の正常値でコントロールする強力インスリン治療と 180 〜 200 mg/dL でコントロールする通常治療のランダム化比較試験（RCT）を行い，強力インスリン治療での死亡オッズ比は 0.58 と，その有用性が示された。ただし，対照群の死亡率は 5.1% と心臓手術としては通常よりかなり高い値であった（理由は後述）。なお，この予後改善効果はインスリン投与量より血糖値が相関しており，インスリン自体の生体に対する直接的，有益な効果ではなかったことも報告されている。

　その後 Van den Berghe[4] らは内科 ICU で同様の検討を行い，死亡率に差を認めなかったことを報告した。さらにこれらの内科 / 外科 ICU での両試験を合わせた検討で，110 〜 150 mg/dL と比較し，死亡のオッズ比は，＞ 150 mg/dL では 1.4（p ＝ 0.007）と予後不良，＜ 110 mg/dL では 0.8（p ＝ 0.02）と予後良好で，いずれも有意差を認め，＜ 110 mg/dL を目標とした管理の妥当性と ＞ 150 mg/dL の有害性を示した。また，糖尿病患者や ICU 在室 3 日以内は 80 〜 110 mg/dL の管理でむしろ予後を不良とすることを報告した[5]。

2 強力インスリン治療：Harm

　Leuven 大学グループの発表後，GluControl[6]（欧州）や VISEP[7]（Volume Substitusion and Insulin Therapy in Severe Sepsis）（ドイツ）などの trial（表）で強力インスリン治療の有効性が証明されなかった。また septic shock 患者における治療として，低用量ステロイド投与が行われるが，その際耐糖能の低下が問題となりインスリン治療が必要となってくる。COIITSS（Combination of Corticotherapy and Intensive Insulin Therapy for Septic Shock）study investigator ら[8] はコルチコステロイドを使用した septic shock 例において，強力インスリン治療と慣習的インスリン治療を比較し，死亡率は各々 45.9%，42.9% と差を認めず（相対リスク：

表 強力インスリン治療におけるランダム化比較試験

研究名	症例数	対照群の血糖値（mg/dL）	死亡率（%）強力インスリン	死亡率（%）対照	オッズ比（95%CI）
Leuven[3]大学外科ICU	1,548	180〜200	4.6	8.0	0.58（0.38〜0.78）
Leuven[4]大学内科ICU	1,200	180〜200	37.3	40.0	0.94（0.84〜1.06）
GluControl[7]	1,101	140〜180	16.7	15.2	1.10（0.84〜1.44）
VISEP[8]	537	180〜200	24.7	26.0	報告なし
NICE-SUGAR[9]	6,104	140〜180	27.5	24.9	1.14（1.02〜1.28）

強力インスリン治療の有用性は，Leuven大学における外科ICU患者を対象とした臨床試験で証明されたが，その後に行われた試験では差を認めず，NICE-SUGARではむしろ予後を不良とした。
VISEP：Volume Substitusion and Insulin Therapy in Severe Sepsis，NICE-SUGAR：Normoglycemia in Intensive Care Evaluation and Survival Using Glucose Algorithm Regulation

（筆者作成）

1.07，95%CI：0.88〜1.30，p＝0.50），また＜40 mg/dLの重症低血糖は強力インスリン治療で1症例あたり0.15回（p＝0.003）と有意に高率であったことを報告し，ステロイド治療症例に対する強力インスリン治療の有用性は証明されなかった。

　強力インスリン治療の有用性に関して結論付けるために最も大規模なstudyがオーストラリアを中心に行われた[9]（強力インスリン3,054例，従来法3,050例）。またVan den Bergheら[3]の対照群は180〜200 mg/dLと比較的高い血糖値でのコントロールであったが，このNICE-SUGAR（Normoglycemia in Intensive Care Evaluation and Survival Using Glucose Algorithm Regulation）studyでの従来法群は140〜180 mg/dLと中等度レベル（実際は平均140〜150 mg/dLで管理されていた）にて，強力インスリン療法とのRCTを実施した。死亡率は強力インスリン群27.5%，中等度血糖レベル群24.9%と有意に強力インスリン治療で高率であった（オッズ比：1.14，95%CI：1.02〜1.28，p＝0.02）。また重症低血糖（＜40 mg/dL）は各々6.4%，0.5%と強力インスリン治療で有意に高率であった（p＜0.001）。

　最近発表された21の臨床試験を対象としたメタ解析[10]でも強力インスリン治療の有効性は示されておらず（相対リスク：1.00，95%CI：0.94〜1.07），10の臨床試験で重症低血糖のリスクが証明され（相対リスク：6.00，95%CI：4.06〜8.87，p＜0.001），強力インスリン治療は否定された。この厳重な血糖コントロールとSSI（surgical site infection）の関係について，Kaoら[11]は5つのRCTがあるものの，SSIをprimary end-pointとしたものは少なく，患者背景，コントロール時期，期間，インスリン投与ルート，血糖コントロールレジメンが異なっており，

これらを合わせてメタ解析することは適切でないとしている。ただし低血糖を検討した3つの研究で，いずれも厳重な血糖コントロールで低血糖が高率になっていた。

3 Leuven大学グループの臨床研究における問題点

　Leuven大学グループ[3]とNICE-SUGAR study[9]でこの異なった結果となった理由として，対照群の目標血糖レベルと栄養管理の違いが考えられている。対照群の目標血糖値に関してメタ解析が行われ，180～200 mg/dLが対照群の場合有意ではないが，強力インスリン治療で良好な成績が得られており（オッズ比：0.89，95％CI：0.73～1.09），108～180 mg/dLの中等度血糖値での管理を対照群とした場合，強力インスリン治療で高い死亡リスク（オッズ比：1.14，95％CI：1.02～1.26）が認められた。つまり，死亡率は，高い血糖値管理≧tight control（強力インスリン）＞中等度血糖管理の順となり，中等度レベルでの血糖管理が推奨されるようになった。

　Leuven大学グループのtrial[3]のもう一つの問題点は，セプシス患者に対する栄養管理である。入院日にグルコース200～300 g投与し，翌日より完全静脈栄養などで非たんぱくカロリー20～30 kcal/kg/日を投与する早期からの過度の栄養管理が行われたことである（完全静脈栄養〔total parenteral nutrition：TPN〕，静脈・経腸栄養，完全経腸栄養にて非たんぱくカロリー20～30 kcal/kg/日，窒素0.13～0.26 g/kg/日，非たんぱくカロリーの20～40％は脂肪とする。そしてなるべく早期に完全経腸栄養に移行）。SSCガイドライン[12]での栄養管理の項では，Leuven大学グループの管理と全く異なった勧告がなされている。つまり，最初の1週間は強制的なフルカロリーの栄養管理は避け，患者が無理なく耐えることのできる低用量の栄養管理（500 kcal/日までなど）を行うこと，最初の7日間は，TPNやTPN/経管栄養併用よりも，グルコース静脈内投与または経管栄養を選択することが推奨されている。

　以上よりLeuvenグループのtrialにはいくつかの問題点があり，SSCガイドライン[12]では目標血糖値の上限は≦110 mg/dLでなく，≦180 mg/dLを推奨した。そのほかの勧告として，血糖測定に関して，血糖値ならびにインスリン投与量が安定するまで1～2時間ごとに血糖測定を行い，安定後は4時間ごととすることを推奨した。また，毛細血管の血液を使用したpoint-of-careテストで得られた血糖値は正確に動脈血や血清の糖レベルを評価しておらず，解釈には注意を必要としている。

（竹末 芳生）

文　献

1) Brownlee M：Biochemistry and molecular cell biology of diabetic complications. Nature **414**：813-820, 2001.
2) Szabó C, Biser A, Benko R, et al：Poly(ADP-ribose)polymerase inhibitors ameliorate nephropathy of type 2 diabetic Leprdb/db mice. Diabetes **55**：3004-3012, 2006.
3) Van den Berghe G, Wouters P, Weekers F, et al：Intensive insulin therapy in the critically ill patients. N Engl J Med **345**(19)：1359-1367, 2001.
4) Van den Berghe G, Wilmer A, Hermans G, et al：Intensive insulin therapy in the medical ICU.

N Engl J Med **354**:449-461, 2006.

5) Van den Berghe G, Wilmer A, Milants I, et al:Intensive insulin therapy in mixed medical/surgical intensive care units:benefit versus harm. Diabetes **55**:3151-3159, 2006.

6) Preiser JC, Devos P, Ruiz-Santana S:A prospective randomised multi-centre controlled trial on tight glucose control by intensive insulin therapy in adult intensive care units:the Glucontrol study. Intensive Care Med **35**(10):1738-1748, 2009.

7) Brunkhorst F, Kuhnt E, Engel C, et al:Intensive insulin therapy in patient with severe sepsis and septic shock is associated with an increased rate of hypoglycemia results from a randomized multicenter study (VISEP). Infection **33**:19-20, 2005.

8) COIITSS Study Investigators:Corticosteroid treatment and intensive insulin therapy for septic shock in adults:a randomized controlled trial. JAMA **303**(4):341-348, 2010.

9) The NICE-SUGAR Study Investigaters:Intensive versus conventional glucose control in critically ill patients. N Engl J Med **360**:1283-1297, 2009.

10) Kansagara D, Fu R, Freeman M, et al:Intensive insulin therapy in hospitalized patients:a systematic review. Ann Intern Med **154**:268-282, 2011.

11) Kao LS, Meeks D, Moyer VA, et al:Peri-operative glycaemic control regimens for preventing surgical site infections in adults. Cochrane Database Syst Rev. 2009;(3):CD006806.

12) Dellinger RP, Levy MM, Rhodes A, et al:Surviving sepsis campaign:international guidelines for management of severe sepsis and septic shock:2012. Crit Care Med **4**:580-637, 2013.

各 論

12－2）血糖コントロール
～人工膵臓～

1 敗血症における血糖管理の概要

　2001年にVan den Bergheらが，80～110 mg/dLに厳格な血糖管理を行うことによってICU患者の予後が改善したという報告をして以来，血糖管理が一躍脚光を浴びるようになった[1]。しかし，厳格な血糖管理では低血糖の危険性が有意に高まることが問題である。また，Surviving Sepsis Campaign Guidelines（SSCG）2008が公表された時点では，明確な血糖管理の目標値も明らかになっていなかった。そのためSSCG 2008では，高血糖に対してインスリンの静注療法を行うことをGrade 1Bで推奨していたが，150 mg/dL未満という目標血糖値に関してはGrade 2Cのレベルにとどまっていた[2]。

　2009年に公表された多施設，多国間共同研究であるthe Normoglycemia in Intensive Care Evaluation-Survival Using Glucose Algorithm Regulation（NICE-SUGAR）studyにおいては，80～108 mg/dLを目標にした強化インスリン療法が，144～180 mg/dLを目標に管理した群より予後が悪くなるという，Van den Bergheらと正反対の結果が示された[3]。これを受けて，2009年6月に「180 mg/dLを超えた場合にインスリンを開始し，150 mg/dL程度を目標にしてはどうか」というコメントがSSCGのウェブ上に追加された。そして今回，公表されたSSCG 2012では，NICE-SUGAR studyをはじめ，いくつかのRCT（ランダム化比較試験）やメタ解析の結果から180 mg/dL未満を目標血糖値とすることをGrade 1Aで推奨するに至った[4]。さらに低血糖だけでなく，大きな血糖変化を避けるべきとコメントされている。

2 血糖管理の前に－敗血症における栄養管理－

　血糖管理を議論するにあたり，考えなくてはならないのが栄養管理である。同じ血糖値であってもカロリー投与量が異なれば，その意味合いが変わってくる。このことは，Van den Bergheらの研究とNICE-SUGAR studyとを比較した場合，前者は，入室直後より高カロリー輸液（768 kcal/日）を使用しており，経腸栄養を合わせてICU入室中の平均で1,100 kcal/日が投与されていた[1]。一方，後者は880 kcal/日前後のカロリーが投与され，そのほとんどを経腸栄養に依存していた[3]。このように，栄養管理の差異が血糖管理や予後に影響を与える可能性は否定できない。SSCG 2008では栄養管理に関する項目がなく，血糖管理のみが言及されていたが，SSCG 2012では栄養の項目が追加された。その詳細については別項（168頁）を参照いただきたいが，敗血症患者に焦点をあてた研究が少ないために，Gradeは2B～2Cにとどまって

各論

いる。

　欧州静脈経腸栄養学会（European Society for Clinical Nutrition and Metabolism：ESPEN）の経腸栄養に関するガイドラインにおいては，経腸栄養を開始できる患者では早期に開始することが望ましいとしている[5]。ESPENの静脈栄養ガイドラインにおいては，経腸栄養で十分に必要カロリーを投与できない場合や，経腸栄養が適応できない場合においては静脈栄養を考慮することを勧めている[6]。SSCG 2012でも同様に，経口摂取や経腸栄養，つまり「使える腸は使う」ことを推奨している。また投与カロリーについても，必要エネルギー量を投与するのではなく，1日500 kcalまでの投与を勧めるなど，栄養療法についてある一定の道筋を示している。血糖管理に関して重要なことは，何らかの理由で栄養投与が中断した場合，特に，インスリン持続注入によるコントロールを行っている場合，低血糖を起こす可能性があることに十分留意する必要がある。栄養療法と血糖管理は密接に関連していることを念頭に，インスリン持続注入の指示書には，栄養中断時の指示も加えるべきである。

3 日本版敗血症診療ガイドライン

　SSCG 2012の公表より少し早く，2012年11月に日本集中治療医学会Sepsis Registry委員会より「日本版敗血症診療ガイドライン」（以下，日本版ガイドライン）が公表された[7]。日本版ガイドラインでは，敗血症患者における血糖管理の目標値は144〜180 mg/dLとして，180 mg/dLを超えた場合にインスリン持続投与を行うように推奨している。また，血糖測定に関しては，血糖値とインスリン投与量が安定するまでは1〜2時間ごとに，そして安定した後は4時間ごとに行うことを勧めている。さらに，その方法として毛細管血を用いた簡易血糖測定法は測定誤差が大きく，正確性に欠けるために使用せずに，動脈血や静脈血を用いて行うことを推奨している。このように血糖管理に関する項目は，日本版ガイドラインとSSCG 2012でほぼ同じ内容となっている（表）。Van den Bergheらの研究が発表されてから10年以上が経過して，血糖管理に関しては世界的なコンセンサスが得られたといえるのかもしれない。しかし，血糖変動が本当に予後に影響を与えるのか，糖尿病患者でも同じ血糖管理目標で行っていいのかなど，両方のガイドラインで明確な推奨が出されていない項目もある。その中で，日本版ガイドラインでは後述する人工膵臓のような持続血糖管理に関する記載がある[7]。血糖管理に関する別のガイドラインでも言及されていたが，日本版ガイドラインにおいてもこの持続血糖管理については，エビデンスの不足から否定も推奨もされていない[7,8]。今後，新たな持続血糖モニタリング機器の上市も検討されており，臨床研究が広く行われるようになれば，ガイドラインの改訂で何らかの推奨が追加されることも期待される。

4 日本における血管管理の新たな可能性
　　－人工膵臓の役割－

　今まで述べてきたように，敗血症において血糖管理はメリットがあると考えられる一方で，低血糖発作による予後悪化の問題，さらに頻回の血糖測定に関わるICUスタッフの労力の増大といった問題点がある。この問題を確実に回避する方法として，closed-loop方式を持った持続

表 SSCG 2012 と日本版ガイドライン

	SSCG 2012	日本版ガイドライン
インスリンを開始する血糖値	180 mg/dL（1A）	180 mg/dL（1A）
目標血糖値	180 mg/dL 以下（1A）	144～180 mg/dL（2A）
血糖測定の頻度	安定するまでは1～2時間，安定した後は4時間ごと（1C）	安定するまでは1～2時間，安定した後は4時間ごと（1C）
毛細管血の使用	解釈に注意	推奨しない（1B）
糖尿病患者について	高血糖や血糖変動が非糖尿病患者ほど予後に影響しないかもしれない	血糖コントロール不良であった患者では198 mg/dL 未満を目標にしてもよい
その他		適宜，中央検査室で測定をし，簡易血糖測定器や血液ガスの値の正確性を確認（1B）

SSCG 2012 と日本版ガイドラインについてまとめた。ほとんど同じ内容になっており，血糖管理に関しては世界的なコンセンサスが得られたといえるかもしれない。
（　）内は推奨度を示す。

（筆者作成）

血糖モニタリング装置の使用が日本版ガイドラインでも言及されている[7]。持続血糖モニタリング装置としては，1型糖尿病患者における血糖管理の精度を向上させるため，皮下組織に留置したセンサーによって持続的に間質液中のグルコース濃度を測定する装置がある。しかし，これらの装置はあくまでも間質液中のグルコース濃度を測定しており，血中濃度を測定しているわけではない。

敗血症などで末梢循環が低下している場合，また，高度浮腫をきたしている場合に精度が低下することが懸念される。そこで，血管内に留置したカテーテルから持続的に採血する方法が重症患者においては必要となる。持続血糖モニタリング装置の開発はわが国以外でも行われている。しかし，現時点でclosed-loop方式を持った持続血糖モニタリング装置として臨床使用可能なものは，わが国におけるSTG-22とその後継機種であるSTG-55（日機装株式会社）のみである。

1. 人工膵臓の概要（図1）

人工膵臓は，静脈内に留置したカテーテルから1時間に2 mLという微量の採血を連続的に行う。この血液はグルコースオキシダーゼ膜と反応させることにより，連続的に血糖値を測定することができる。さらに，人工膵臓は機器の持つアルゴリズムにより，インスリンの投与を開始する血糖値とブドウ糖の投与を開始する血糖値を設定すれば，自動的に血糖管理を行うこ

各論

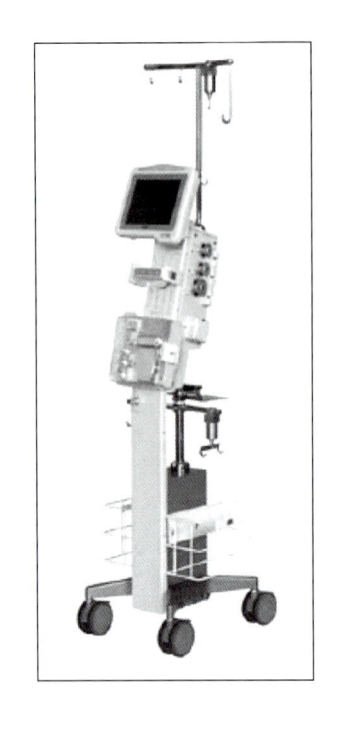

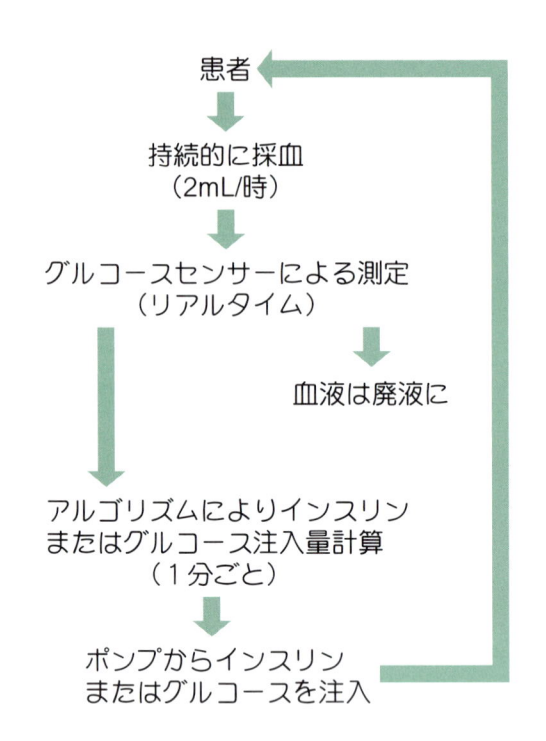

図1 人工膵臓の概要
人工膵臓 STG-55 の外観(左)。右のフローチャートは装置の概要を表している。患者の末梢静脈に留置したカテーテルから2mL/時の速度で持続的に採血を行う。グルコースオキシダーゼ法で血糖値が測定され，その結果と目標血糖値からインスリンあるいはグルコースの注入量が1分ごとに決定される。

(筆者作成)

とが可能である[9]。1分ごとに人工膵臓が現在の血糖値，目標値との差や血糖変化の程度をもとに最適なインスリン注入量，ブドウ糖注入量を計算する。その注入速度に合わせて人工膵臓のポンプからインスリンあるいはグルコースが自動的に注入される。

　例えば，インスリン注入開始を 144 mg/dL，ブドウ糖注入開始を 144 mg/dL と設定する。この例の場合，血糖値が 144 mg/dL を超えればインスリンの注入が開始され，80 mg/dL 未満になればインスリンの注入は停止する。そして 80〜144 mg/dL の間ではインスリンもブドウ糖も注入されない。そして，血糖値が 80 mg/dL を下回った場合に，ブドウ糖の注入が開始されることとなる。この間，もちろん人工膵臓以外に高カロリー輸液や経腸栄養で糖類を投与することに制限はない。つまり，設定を自由に行うことで 144〜180 mg/dL といった NICE-SUGAR study や日本版ガイドラインで推奨された血糖値に管理することも，SSCG 2012 で推奨された 180 mg/dL 未満といった値に管理することもできる。

2. 人工膵臓の利点

　人工膵臓による血糖管理の利点としては次のようなものがあげられる。

1) 高い血糖測定精度

　肝切除術や心臓血管手術など，末梢循環の変動の大きい周術期においても人工膵臓で測定した血糖値と，血液ガス分析装置で測定した血糖値には高い相関関係がある[10]。

2）確実な低血糖の回避

血糖管理の最大の問題点は低血糖である．人工膵臓を使用した血糖管理では，確実に低血糖を回避することができる[9]．さらに，常に血糖値が表示されているため，ICU スタッフに安心感を与える．

3）ICU スタッフの労力軽減

従来の血糖管理法の問題点として頻回の血糖測定による ICU スタッフの労働負担がある．SSCG 2012 でも日本版ガイドラインでも，血糖値とインスリン注入速度が安定になるまでは，1～2 時間ごとに血糖値の測定を，その後は 4 時間ごとに血糖測定を行うことを推奨している[4,7]．これによれば，1 人の患者に最大 1 日 24 検の血糖測定が必要となる．また，血糖測定後のインスリン投与あるいは持続インスリン投与の場合の注入速度の変更は，インシデントの発生頻度を高める懸念がある．人工膵臓による血糖管理は，従来型のスライディングスケールによる血糖管理法と比較して，血糖管理に関わる ICU スタッフ労力を軽減できる[11]．

4）変動の少ない血糖管理

現在，血糖管理においてはその変動を抑えることが予後に関連する可能性が示唆されている[12]．人工膵臓はこの血糖変動を少なくすることが可能である[13]．

3．人工膵臓の欠点

人工膵臓による血糖管理法には，欠点もある．以下にその欠点をまとめる．

1）脱血不良による血糖管理の中断

人工膵臓は末梢静脈カテーテルからの採血に血糖測定を委ねている．血管の性状によっては採血ができなくなり，中断を余儀なくされることがある．また，末梢静脈が確保できない症例においては機器自体が使用できない．今後，中心静脈カテーテルからの測定が可能になるようなデバイスの開発が待たれる．

2）コストや機器の準備に関する問題

人工膵臓は，消耗品や維持費に伴うコストや準備に 1 時間近くかかるといった問題がある[9]．肝切除術において人工膵臓による血糖管理は，従来型のスライディングスケールによる血糖管理法と比較して入院コストを削減できる[14]．敗血症における研究はないが，肝切除術と同様であれば最終的に入院コストを削減でき，消耗品代も十分に賄うことが推測され，臨床研究の実施が望まれる．しかし，準備にかかる時間などは今後，さらなる改良が望まれる．

5 敗血症における血糖管理の今後（図2）

Van den Berghe らの報告に始まった血糖管理に関するブームも NICE-SUGAR study の公表で一段落した．そして，SSCG 2012，日本版ガイドラインや血糖管理に関するガイドラインも公表され，集中治療領域における血糖管理も一定のコンセンサスが得られた．しかし，まだ今後，検討すべき課題も残されている．

1）糖尿病患者に推奨される至適血糖値はどこか？

現在，糖尿病を既往に持つ集中治療患者に対する厳格な血糖管理は，死亡率を増加させる危

各論

①糖尿病患者における至適血糖値はどこか？
　糖尿病患者が敗血症に罹患した場合，血糖管理をどのように行うべきかについても議論の余地がある。
②低血糖をいかに回避するか？
　持続血糖モニタリング装置やコンピュータ制御のプロトコルなどが普及するだろうか？
③血糖変動の最小化は予後を改善するか？
　血糖変動が予後に寄与しているか検討の必要がある。

```
    Leuven        NICE-SUGAR      SSCG2012
  80～110mg/dL   144～180mg/dL    180mg/dL
```

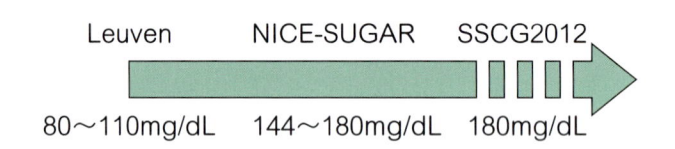

図2　敗血症患者において血糖管理の今後
SSCG 2012においてある程度，血糖管理の方向性は確立した。しかし，まだ解決していない課題も残されている。今後，日本からもこの答えを導くような臨床研究が発信されることが望まれる。

（筆者作成）

険性が示唆されている[15]。また，SSCG 2012においても糖尿病患者では，高血糖も血糖変動も非糖尿病患者ほど予後に影響しないのではないかと述べられている[4]。したがって，糖尿病患者が敗血症に罹患した場合，血糖管理をどのように行うべきかについても議論の余地がある。

2）低血糖をいかに回避するか？

目標血糖値を高く設定することで発生頻度を低下できることはNICE-SUGAR studyからも明らかである（6.8% vs 0.5%）[3]。しかし，完全に回避するには至っていない。低血糖発作をさらに低下させる方法として，持続あるいはそれに近い間欠的な血糖モニタリング装置の使用，また，紙媒体のスライディングスケール法から，コンピュータ制御など新しいシステムを用いた管理などが期待される。SSCG 2012でも安全で効率的なプロトコルについての研究が必要としており，次のガイドラインの改訂では何らかの道筋が示されるかもしれない。

3）血糖変動の最小化は予後を改善するか？

前述したように，現在，血糖変動と予後との関係が注目されている。敗血症における血糖管理において，血糖変動が予後に寄与しているかについても課題として残っている。

おわりに

本項ではSSCG 2012で提唱された血糖管理と日本版ガイドラインの概要，そして今後の課題について概説した。SSCG 2008からSSCG 2012への改訂で，敗血症における血糖管理の目標値は180 mg/dLに引き上げられた。低血糖を確実に回避し，安定した血糖管理を行う上では1

～2時間ごとの採血が必要である．一方で，インスリンはインシデントの多い薬剤であり，施設ごとに統一化されたプロトコルを用いるなど，安全に血糖管理を行うことが重要である．わが国ではclosed-loop方式を持った持続血糖モニタリング装置も選択肢の1つである．敗血症の症例数の多い施設ではこのようなデバイスも有効かもしれない．

（矢田部智昭，横山 正尚，花﨑 和弘）

文 献

1) Van den Berghe G, Wouters P, Weekers F, et al：Intensive insulin therapy in the critically ill patients. N Engl J Med 345 (19)：1359-1367, 2001.
2) Dellinger RP, Levy MM, Carlet JM, et al：Surviving Sepsis Campaign：international guidelines for management of severe sepsis and septic shock：2008. Crit Care Med 36 (1)：296-327, 2008
3) NICE-SUGAR study ingestigators：Intensive versus conventional glucose control in critically ill patients. N Engl J Med 360 (13)：1283-1297, 2009.
4) Dellinger RP, Levy MM, Rhodes A, et al：Surviving sepsis campaign：international guidelines for management of severe sepsis and septic shock：2012. Crit Care Med 41：580-637, 2013.
5) Kreymann KG, Berger MM, Deutz NE, et al：ESPEN guidelines on enteral nutrition：intensive care. Clin Nutr 25 (2)：210-223, 2006.
6) Singer P, Berger MM, Van den Berghe G, et al：ESPEN guideline on parenteral nutrition：intensive care. Clin Nutr 28 (4)：387-400, 2009.
7) 日本集中治療医学会Sepsis Registry委員会：日本版敗血症診療ガイドライン The Japanese Guidelines for the Management of Sepsis. 日集中医誌 20：124-173, 2013.
8) Jacobi J, Bircher N, Krinsley J, et al：Guidelines for the use of an insulin infusion for the management of hyperglycemia in critically ill patients. Crit Care Med 40：3251-3276, 2012.
9) Hanazaki K, Maeda H, Okabayashi T：Tight Perioperative Glycemic Control Using an Artificial Endocrine Pancreas. Surg Today 40 (1)：1-7, 2010.
10) Yamashita K, Okabayashi T, Yokoyama T, et al：The accurancy of a continuous blood glucose monitor during surgery. Anesth Analg 106 (1)：160-163, 2008.
11) Mibu K, Yatabe T, Hanazaki K：Blood glucose control using an artificial pancreas reduces the workload of ICU nurses. J Artif Organs 15：71-76, 2012.
12) Egi M, Bellomo R, Stachowski E, et al：Variability of blood glucose concentration and short-term mortality in critically ill patients. Anesthesiology 105 (2)：244-252, 2006.
13) Yatabe T, Yamazaki R, Kitagawa H, et al：The evaluation of the ability of closed-loop glycemic control device to maintain the blood glucose concentration in intensive care unit patients. Crit Care Med 39：575-578, 2011.
14) Okabayashi T, Nishimori I, Maeda H, et al：Effect of intensive insulin therapy using a closed-loop glycemic control system in hepatic resection patients：a prospective randomized clinical trial. Diabetes Care 32 (8)：1425-1427, 2009.
15) 江木盛時：糖尿病患者の血糖管理．ICUとCCU 32 (10)：795-803, 2008.

各 論

13－1）血液浄化法
～ガイドラインの解説とエビデンス～

はじめに

　敗血症の診断・治療は，critical care 領域のみならず多くの領域で大きな命題を抱えている。Surviving Sepsis campaign guidelines (SSCG) の初版[1]が 2004 年に公表され，大きな驚きをもって迎えられ，欧米はもとよりわが国においても救命率向上に多大な功績を残した。その後，2008 年に改訂版[2]が発行され臨床応用されていたが，近年はさらなる改訂が望まれていたので，今回新たに改訂された。

　この SSCG をそのままわが国に受け入れ敗血症治療の場に用いるのは問題があり，両者の治療成績に差が認められる領域があるのも事実である。特に，本項で述べる血液浄化法に関しては彼我の差が強かった。しかし，これまでわが国において単一施設単位での報告ではあるが，血液浄化法が良好な診療成績を上げている面もあり，その有効性を認めているのも事実である。また，最近は欧米においても敗血症に対する血液浄化法の認識が高まり，多施設研究も行われ，今後に課題を残している領域である。

　ここでは，今回の改訂に示された内容と，日本集中治療医学会 Sepsis Registry 委員会作成の「日本版敗血症診療ガイドライン」[3]の説明を交え，また，日本急性血液浄化学会編集の「日本急性血液浄化学会標準マニュアル」[4]を参考に述べる。

1 敗血症治療における血液浄化法

　敗血症性ショックに対する「血液浄化法」に期待される効果は，①病因物質やメディエータの除去によるショックからの速やかな離脱，②病態の是正，③臓器障害の補助，などとされる[4]。しかし，SSCG の中での血液浄化法の有益性に関しては，持続的血液浄化療法が腎機能代替療法として述べられているのみである。いまだエビデンスに基づいたコンセンサスは得られていない。

　近年，わが国において行われてきたポリミキシン B 固定化ファイバー直接血液灌流療法（direct hemoperfusion with polymyxin B immobilized fiber：PMX-DHP）の有用性が欧州から示されている[5,6]。それに伴い，敗血症性ショックに対する治療は，原因除去，循環動態の安定化とともに，血液浄化療法の第一選択としての PMX-DHP が考えられている。本法の機序は，エンドトキシンや内因性大麻を吸着除去することによって速やかにショックからの離脱，病態の改善をもたらすことであり，循環動態（平均血圧の上昇，カテコラミン投与量の減少）

および肺酸素化能改善から組織酸素代謝を改善し，多臓器不全からの早期離脱が期待されている[4]。

2 新 SSCG での「血液浄化法」の評価

今回の新 SSCG での「血液浄化法」の評価のポイントは2点で，

> ① 重症敗血症患者や急性腎不全患者において，持続的血液（ろ過）透析と間欠的血液透析はともに短期間の生命予後改善を得るのみで両者に差はない（Grade 2B）。
> ② 持続血液透析は，循環学的に不安定な重症感染症患者の水分バランスのマネジメントを容易にする（Grade 2D）。

としている。

解説

SSCG 2012 では，最新のランダム化比較試験（登録 360 例）でも，持続群と間欠群の間で生存率に有意な差を認めず[7]，さらに腎代替療法の需要にかかわらず，敗血症における持続的腎代替療法の使用を推奨するエビデンスはないとされている。

持続的腎代替療法がより良い血行力学的耐性を持っているというエビデンスは示されておらず，2つの前向き研究は[8, 9]，持続的腎代替療法は局所的血流の改善[9]および生存率の改善[8]を認めないが，より良い血行力学的耐性を獲得できるとしている。他の4つの前向き研究は[7, 10〜12]，持続的腎代替療法と間欠的血液透析において，平均血圧や収縮期血圧の低下に有意な差を認めないと報告し，2つの研究が持続的腎代替療法は体液バランスの有意な改善を認めたことを報告している[8, 13]。まとめると，敗血症患者の急性腎不全に対する腎代替療法の種類に関して結論を出せるほどの十分なエビデンスはないとしている。

持続的腎代替療法の浄化量の効果に関しては，試験がどれも敗血症患者を特定した対象として行われておらず，さまざまな結果が示されている[14, 15]。浄化量を増やすことは良い結果につながるというエビデンスがあるかもしれないが，これらの結果は一般化できず，2つの大きな多施設無作為化試験（Acute Renal Failure Trial Network in the United States と RENAL Renal Replacement Therapy Study in Australia and New Zealand）では，腎代替療法の浄化量の増加による有益性を認めていない[16, 17]。持続的腎代替療法の典型的な浄化量は 20〜25 mL/kg/時としている。

3 わが国における評価（「日本版敗血症診療ガイドライン」）

わが国においては，sepsis に対する血液浄化法の有用性はそのエビデンスの確立はなされていなかったが，以前より多くの施設で行われてきた。最近は，海外での同法の評価向上とあいまり，多施設評価も行われはじめ，その有用性がさらに追及されてきている。

日本集中治療医学会 Sepsis Registry 委員会が作成した敗血症診療に対する血液浄化療法のガイドラインは以下のとおりである[3]。

各論

1. 敗血症性急性腎障害に対する腎代替療法（renal replacement therapy：RRT）の開始時期は？

① 血中尿素窒素，クレアチニンなどの腎機能を指標としたRRTの開始時期に明確な基準はない（2C）。
② 初期蘇生を行っても尿量が得られない重症敗血症，敗血症性ショックでは，早期開始を考慮してもよい（1C）。

解説

敗血症のみを対象にした研究はなく，RRTの開始時期の決定に血中尿素窒素，クレアチニン，尿量を用いる根拠を見出すには至っていない。Bagshawらは国際多施設観察研究（BEST kidney study）にて，急性腎障害（acute kidney injury：AKI）に対して入室から2日以内にRRTを開始した群の死亡率（crude mortality）は58.9%，2〜5日では62.1%，5日以上では72.8%と，RRTの早期導入で死亡率は有意に低かったと報告している[18]。また，2009年にNew England Journal of Medicineに報告されたRENAL studyの90日生存率は55.3%，生存患者の腎機能回復率は94%と，過去の試験より良好な成績を示しており，その理由として，本研究ではすべての症例が持続的腎代替療法（continuous renal replacement therapy：CRRT）で治療を開始されたことと，開始時間がICU入室後50時間以内と，過去の研究に比し早期であったことがあげられている[17]。

2. 敗血症性急性腎障害に対するRRTは，持続的腎代替療法（CRRT），間欠的腎代替療法（intermittent renal replacement therapy：IRRT）のどちらを用いるべきか？

① CRRTはIRRTに比較して予後を改善するとのエビデンスは得られていない（2A）。
② しかしながら，循環動態が不安定な患者には体液バランス管理の点からもIRRTではなくCRRTまたはsustained low-efficiency daily dialysis（SLED）を推奨する（1C）。

解説

2000年以降に報告されたレベルAのRCT（ランダム化比較試験）2報[5,17]およびレベルBのRCT 5報[8〜10, 11, 13]の計7報のRCTのうち，Mehtaらの報告ではCRRTがIRRTより有意に死亡率が高く[13]，他の6報ではCRRTとIRRTでは死亡率に差を認めていない。この6報のうちVinsonneauらによりLancetに報告されたHemodiafe study（フランス21施設，359例）では28日，60日，90日生存率，継続透析必要率とも両群で差がなかった[7]。ただし，この試験ではIRRT群で使用された生体適合性に優れたdialyzerの使用が影響しているとされている。

Lins らは SHARF study（ベルギー 9 施設, 316 例）で院内死亡率，腎機能回復率，ICU 入室期間にも両群で差はなかったと報告しているが[19]，ただこの研究では，循環動態の不安定な患者が除外されている。以上のように CRRT は IRRT に比較して予後を改善するとのエビデンスは得られていない。

しかしながら，SSCG 2004, 2008 では，循環動態が不安定な患者には IRRT ではなく CRRT が推奨されているが，重症患者では fluid overload 群で死亡率が高く，体液バランス管理が容易な CRRT が重症患者管理には有用と考えられている[20]。

3. 重症敗血症に対して（持続的）血液ろ過（透析）は有効か？

① サイトカインなどのメディエータ除去を行うには，吸着特性を有する膜の選択，大孔径膜の選択，あるいは血液浄化量を増やすなどの方法が必要である（2C）。
② 上記方法により循環動態の改善を図ることができる可能性がある（2C）。
③ しかしながら，生命予後を改善するというエビデンスはない（2C）。

解説

重症敗血症そのものに対する血液浄化療法としては，血液浄化量を増加させる，吸着特性のある膜素材を用いた浄化器を用いる，または，大孔径膜素材の浄化器を用いるなどの方法が臨床で行われている。

まず浄化量を増やす試みとしては，敗血症性ショックに対して大量ろ過流量（4〜6 L/時）と通常ろ過流量（1〜2 L/時）を比較した研究では，大量ろ過流量群において循環動態の改善，ノルアドレナリンの減量や，血中サイトカイン濃度の有意な低下が報告されている[21, 22]。

吸着能に関しては，RENAL study では全例がサイトカイン吸着能力が高いとされる AN 69 hemofilter（AN 69ST を含む）で治療されており，過去の同程度の重症度の患者を対象とした study より高い救命率を示している[17]。しかしながら，予後を改善するかどうかについての結論を出すには，エビデンスは不十分である。

4. 敗血症性ショックに対して PMX-DHP は有効か？

① 腹部緊急手術を要する敗血症性ショックに対しては，循環動態改善効果，呼吸機能改善効果が示されている（2C）。
② 予後を改善するかどうかの結論を出すには根拠が不十分である（2C）。

解説

レベル B の RCT 2 報[5, 6]で検討されている。欧州 6 施設の ICU で施行された術後または腹腔内感染による敗血症性ショック患者に対する探索的試験では，PMX-DHP（エンドトキシン吸着療法）治療と標準治療の両群間で，救命率，エンドトキシン値，IL-6，SOFA スコアの改

善に有意差は認められなかったが[5]，心係数，左室1回仕事量係数，酸素運搬量係数を有意に改善させている。2009年にThe Journal of American Medical Associationに発表されたEUPHAS trialは，緊急手術を要する腹腔内感染症による重症敗血症，敗血症性ショックを対象とした研究であるが，PMX-DHPによる循環動態改善効果とともに，呼吸機能，SOFAスコア，28日死亡率などの有意な改善を示している。また，28日死亡率の改善が中間解析による治験中止基準を満たしたため，64例の組み入れで中止されている[6]。しかしながら，救命率に関する統計学的な有意差の評価，両群間における起炎菌の分布の問題など指摘される面があり，予後を改善するか否かについては依然として明らかではない。

5．敗血症性急性腎障害に対するRRTの至適血液浄化量は？

① 予後と浄化量（透析液流量とろ過液流量の総和）に関するエビデンスレベルの高いRCTは複数存在するが，至適浄化量を見出すには至っていない（1A）。

以上，欧米やわが国において敗血症治療に対する血液浄化療法の検討がなされ，ガイドラインが作成されているが，血液浄化法がsepsisに有効であるのは，血行動態安定化のためか？エンドトキシンなど敗血症（sepsis）時に出現する物質の除去の結果か？またはその両者によるものか？血液浄化法でもどの方法が最も有効か？など，今後追求されるべき問題点が多い。

（荒木 恒敏）

文 献

1) Dellinger RP, Cartlet JM, Masur H, et al：Surviving Sepsis Campaign guidelines for management of severe sepsis and septic shock. Crit Care Med **32**：858-873, 2004.
2) Dellinger RP, Levy MM, Carlet JM, et al：Surviving Sepsis Campaign：international guidelines for management of severe sepsis and septic shock：2008. Crit Care Med **36**：296-327, 2008.
3) 日本集中治療医学会Sepsis Registry委員会：日本版敗血症診療ガイドライン The Japanese Guidelines for the Management of Sepsis. 日集中医誌 **20**：124-173, 2013.
4) 日本急性血液浄化学会：日本急性血液浄化学会標準マニュアル．医学図書出版，東京，2013.
5) Vincent JL, Laterre PF, Cohen J, et al：A pilot-controlled study of a polymyxin B-immobilized hemoperfusion cartridge in patients with severe sepsis secondary to intra-abdominal infection. Shock **23**：400-405, 2005.
6) Cruz DN, Antonelli M, Fumagalli R, et al：Early use of polymyxin B hemoperfusion in abdominal septic shock：the EUPHAS randomized controlled trial. JAMA **301**：2445-2452, 2009.
7) Vinsonneau C, Camus C, Combes A, et al：Continuous venovenous haemodiafiltration versus intermittent haemodialysis for acute renal failure in patients with multiple-organ dysfunction syndrome：a multicentre randomized trial. Lancet **368**：379-385, 2006.
8) Augustine JJ, Sandy D, Seifert TH, et al：A randomized controlled trial comparing intermittent with continuous dialysis in patients with ARF. Am J Kidney Dis **44**：1000-1007, 2004.
9) John S, Griesbach D, Baumgärtel M, et al：Effects of continuous haemofiltration vs intermittent haemodialysis on systemic haemodynamics and splanchnic regional perfusion in septic

shock patients : a prospective, randomized clinical trial. Nephrol Dial Transplant **16**: 320-327, 2001.

10) Gasparović V, Filipović-Grcić I, Merkler M, et al : Continuous renal replacement therapy (CRRT) or intermittent hemodialysis (IHD)-- what is the procedure of choice in critically ill patients? Ren Fail **25**: 855-862, 2003.

11) Uehlinger DE, Jakob SM, Ferrari P, et al : Comparison of continuous and intermittent renal replacement therapy for acute renal failure. Nephrol Dial Transplant **20**: 1630-1637, 2005.

12) Misset B, Timsit JF, Chevret S, et al : A randomized cross-over comparison of the hemodynamic response to intermittent hemodialysis and continuous hemofiltration in ICU patients with acute renal failure. Intensive Care Med **22**: 742-746, 1996.

13) Mehta RL, McDonald B, Gabbai FB, et al : A randomized clinical trial of continuous versus intermittent dialysis for acute renal failure. Kidney Int **60**: 1154-1163, 2001.

14) Ronco C, Bellomo R, Homel P, et al : Effects of different doses in continuous veno-venous haemofiltration on outcomes of acute renal failure : a prospective randomised trial. Lancet **356**: 26-30, 2000.

15) Bouman CS, Oudemans-Van Straaten HM, Tijssen JG, et al : Effects of early high-volume continuous venoveneous hemofiltration on survival and recovery of renal function in intensive care patients with acute renal failure : a prospective randomized trial. Crit Care Med **30**: 2205-2211, 2002.

16) VA/NIH Acute Renal Failure Trial Network : Intensity of renal support in critically ill patients with acute kidney injury. N Engl J Med **359**: 7-20, 2008.

17) RENAL Replacement Therapy Study Investigators : Intensity of continuous renal-replacement therapy in critically ill patients. N Engl J Med **361**: 1627-1638, 2009.

18) Bagshow SM, Uchino S, Bellomo R, et al : Timing of renal replacement therapy and clinical outcome in critically ill patients with severe acute kidney injury. J Crit Care **24**: 129-140, 2009.

19) Lins RL, Elseviers MM, Van der Niepen P, et al : Intermittent versus continuous renal replacement therapy for acute kidney injury patients admitted to the intensive care unit : results of a randomized clinical trial. Nephrol Dial Transplant **24**: 512-518, 2009.

20) Bouchard J, Soroko SB, Chertow GM, et al : Fluid accumulation, survival and recovery of kidney function in critically ill patients with acute kidney injury. Kidney Int **76**: 422-427, 2009.

21) Ghani RA, Zainudin S, Ctkong N, et al : Serum IL-6 and IL-1-ra with sequential organ failure assessment scores in septic patients receiving high-volume haemofiltration and continuous venovenous haemofiltration. Nephrology (Carlton) **11**: 386-393, 2006.

22) Cole L, Bellomo R, Journois D, et al : High-volume haemofiltration in human septic shock. Intensive Care Med **27**: 978-986, 2001.

各 論

13-2）血液浄化法
～セプシス治療としての持続的血液ろ過透析の活用～

はじめに

　持続的血液ろ過透析（continuous hemodiafiltration：CHDF）は，持続的にかつ緩徐にろ過透析を行う血液浄化法である（図1）。一般に慢性維持透析患者に行われる間欠的血液透析（intermittent hemodialysis：IHD）と異なり，マイルドな操作条件で行えるのが特徴であり，かつ微調整も行いやすいことから，重症患者に対する血液浄化療法として好んで用いられており，ICUでしばしば遭遇する人工補助療法である[1]。CHDFの施行方法や操作条件は施設によってさまざまであるが，著者らの施設（千葉大学医学部附属病院）で行っているpolymethylmethacrylate（PMMA）膜ヘモフィルターを用いたCHDF（PMMA-CHDF）の施行法を図1に示す。

　セプシスにおいても循環動態が不安定な場合にはIHDよりもCHDFのほうがよいと推奨されており[2,3]，わが国において，敗血症性急性腎障害における血液浄化法として，最も多く実施されているものである[2]。重篤化したセプシスにおけるCHDFの作用は①腎補助としての役割，②体液電解質の補正，③栄養・薬物投与に伴う輸液スペースの確保，④代謝産物の除去など多彩であるが，セプシスにおいては，その病態生理に密接に関与している炎症性サイトカインなどのhumoral mediatorの除去が特に重要と言えよう。

　そこで，本項ではセプシスにおけるCHDFの役割として，特に炎症性サイトカインなどのhumoral mediatorの除去に着眼を置いて詳述する。

1 サイトカイン除去と血液浄化法

　セプシスの病態の早期には，炎症性サイトカインが中心的な役割をなしている[4]。過剰に産生された炎症性サイトカインは全身性炎症反応症候群（systemic inflammatory response syndrome：SIRS）を引き起こし，このSIRSが重篤化するとショックや臓器不全に進展することが指摘されている[4]。またセプシスの後期には，抗炎症性サイトカインが優位となった結果，免疫機能が次第に低下し，代償性抗炎症反応症候群（compensatory anti-inflammatory response syndrome：CARS）からimmunoparalysis（免疫不全状態）へと進展し，日和見感染症を合併しやすくなることが問題である[5]。これらのことを踏まえ，Roncoらはセプシスを過剰に産生された炎症性と抗炎症性のサイトカインの両者のバランスが乱れた結果，免疫ホメオス

タシスが破綻した状態であるとしている[6]。これらの破綻した免疫ホメオスタシスを回復させるために、さまざまな薬物治療がこれまでに試みられていた。

一方、血液浄化の領域では持続的血液ろ過（continuous homofiltration：CHF）が、30〜40 kDa の中分子量物質を血液中から除去できることから、さまざまなサイトカイン（分子量 5〜30 kDa）を非選択的に除去できると考えられていた。これらに基づき、CHF がセプシスに対する免疫調節療法の一つとして 1990 年代頃から施行されていた[7]。CHF がサイトカインを効率よく除去できるかどうかについては、長年の間、議論が続いていたが、近年ではその操作条件を変えるなど、いろいろと工夫を施すことによってサイトカインを効率よく除去することが可能と考えられるようになった[8]。

これまでにセプシスに対するサイトカイン除去を目的として、多様な血液浄化法が検討されてきたが、わが国では CHDF がさかんに行われてきた。CHDF の操作条件はさまざまであり、各施設ごとに異なっており、その条件によっては必ずしもサイトカイン除去効果が得られるわけでなかったようである。筆者らは、CHDF 操作条件のうち、特に血液浄化器膜に注目した。すなわちサイトカイン吸着能に優れた PMMA 膜ヘモフィルターを用いた CHDF（PMMA-CHDF）を選択し（図1）、この PMMA-CHDF をセプシスをはじめサイトカインが関与するさまざまな病態に対し施行してきた[9]。以降にセプシスの中でも特に重篤である severe sepsis/septic shock に対する、サイトカイン除去を企図した PMMA-CHDF の有効性について、筆者らの経験を中心に解説する。

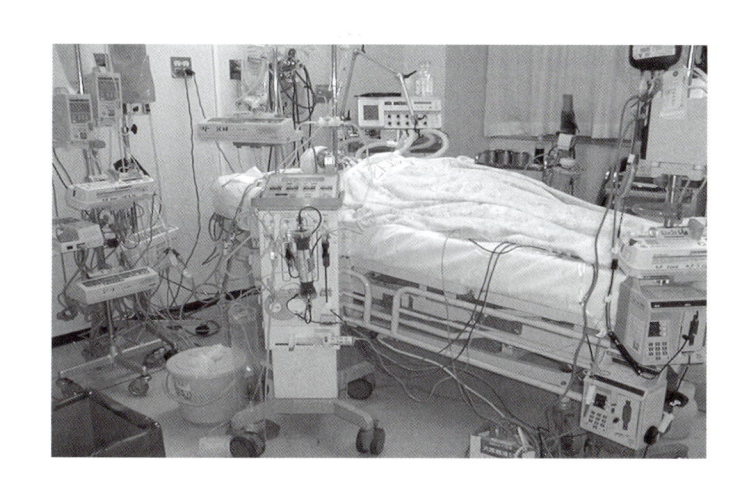

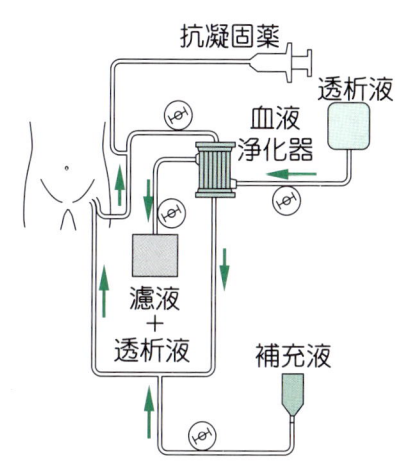

バスキュラーアクセスおよび使用機器	
ブラッドアクセス	FDL カテーテル（V-V）
血液浄化器	PMMA hemofilter（標準膜面積1.0m²）
ベッドサイドコンソール	CHDF専用ベッドサイドコンソール

使用薬剤	
抗凝固薬	ナファモスタット
補充液の種類および投与方法	電解質液、後希釈法
透析液	重炭酸透析液（滅菌）

操作条件	
血流量	60〜120mL/分
濾過流量	300〜500mL/時
透析液流量	500〜1,000mL/時

図1　筆者らの施設における PMMA-CHDF の標準的施行方法

最大の特徴は血液浄化器に PMMA 膜ヘモフィルターを選択していることである。PMMA 膜ヘモフィルターはサイトカイン除去に優れている。そのほかの操作条件は一般に他の施設でもみられるものと同様である。
PMMA：polymethylmethacrylate，CHDF：continuous hemodiafiltration　　　　　（筆者作成）

各論

2 Severe sepsis/septic shock に対する PMMA-CHDF

　筆者らの施設では，サイトカイン除去を目的とした PMMA-CHDF を行う際に，サイトカインストームの指標として IL（interleukin）-6 血中濃度をルーチンに測定している。IL-6 血中濃度に関する筆者らの過去の検討（図 2）[10] では，sepsis, severe sepsis, septic shock と重症化するにつれて IL-6 血中濃度は高くなっていた。またこの IL-6 血中濃度と組織酸素代謝失調の指標である血中乳酸値との間に有意な正の相関が認められた。この結果から IL-6 血中濃度は sepsis, severe sepsis, septic shock におけるサイトカインストームのよい指標であり[10]，さらに過剰なサイトカインストームは組織酸素代謝失調の増悪に影響していると考えられた[10]。IL-6 血中濃度は CLEIA 法により迅速に測定するのが可能であることから，筆者らはこの IL-6 血中濃度を参考にして PMMA-CHDF を開始，あるいは中止を決定している[9]。

　それではこの PMMA-CHDF のサイトカイン除去能はどうなのか？について検討する。われわれは過去に PMMA-CHDF を施行した重症患者を対象とし，各種サイトカイン動態を調査した[9]。その結果 PMMA-CHDF により TNF（腫瘍壊死因子）-α，IL-6，IL-8 などの炎症性サイトカインや IL-10 といった抗炎症性サイトカインのいずれの血中濃度も PMMA-CHDF 3 日間施行によって有意に低下したことを確認している[9]。炎症性，抗炎症性サイトカインが PMMA-CHDF によって効率よく除去されていると考えられた。この各種サイトカイン血中濃度の低下

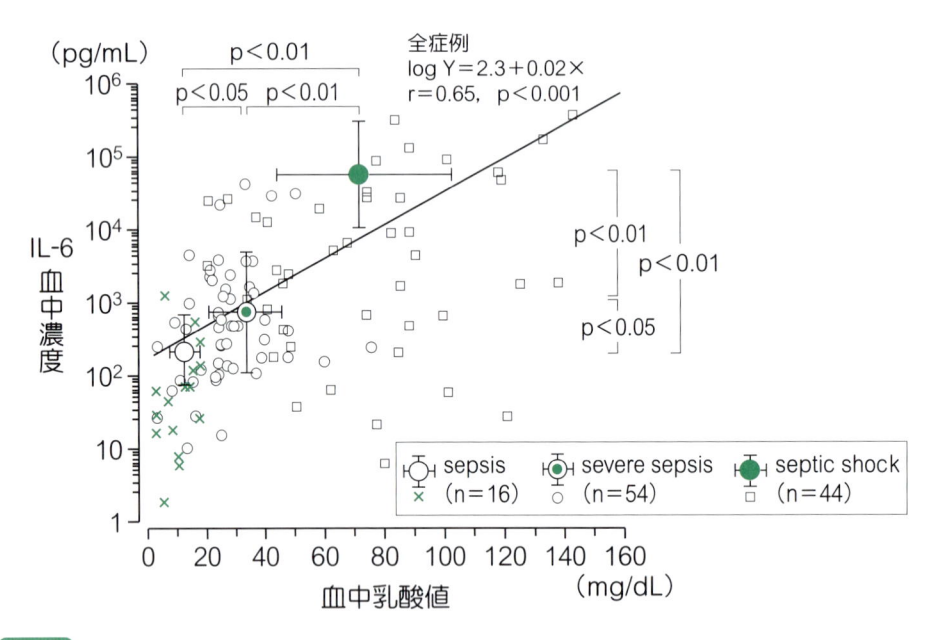

図2 筆者らの施設で経験した sepsis, severe sepsis, septic shock 症例における治療開始時の IL-6 血中濃度と血中乳酸値の関係

サイトカインストームの指標である IL（interleukin）-6 血中濃度，および組織酸素代謝失調の指標である血中乳酸値は，sepsis, severe sepsis, septic shock と sepsis が重症化するにつれてともに高くなっていた。また，IL-6 血中濃度と血中乳酸値には有意な正の相関が存在した。
mean ± SD

（文献 10 より引用）

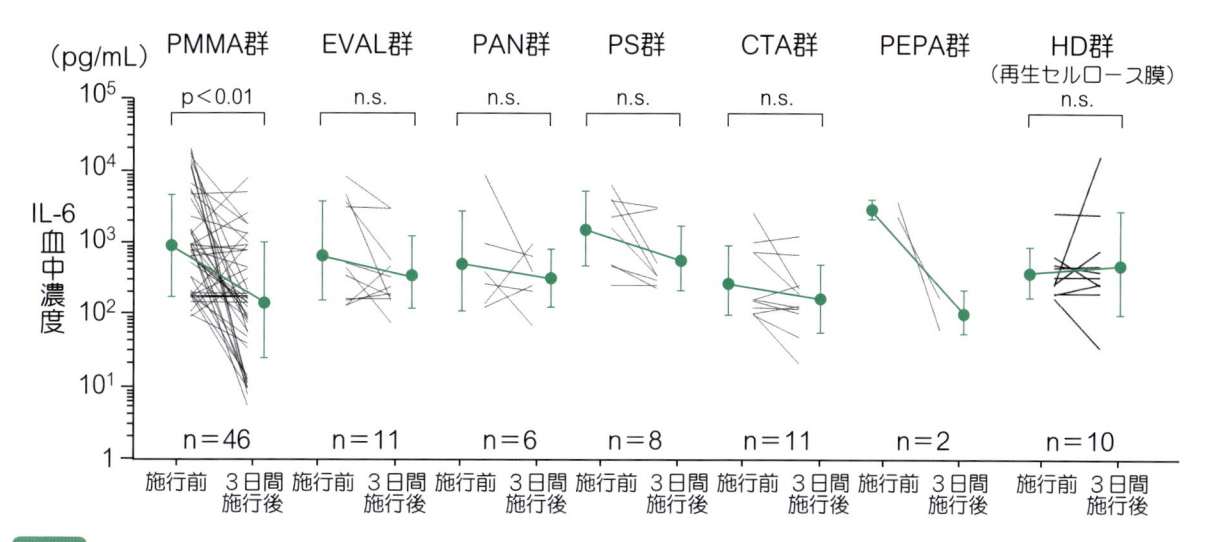

図3 各種血液浄化器膜別にみた CHDF（一部 HD）3日間施行後の IL-6 血中濃度の変化の比較

CHDF の操作条件は血流量 60 mL/分，透析液流量 500 mL/時，ろ過流量 300 mL/時で統一。HD 群のみ通常の IHD を施行。
EVAL：ethylene-vinyl alcohol copolymer，PAN：polyacrylonitrile，PS：polysulfone，CTA：cellulose triacetate，PEPA：polyester-polymer alloy，HD：hemodialysis

（文献9より引用）

は他の浄化器膜（ethylene vinyl alcohol，polysulfone，polyacrylonitrile）を用いた CHDF ではみられなかった（図3）[9]。サイトカインのヘモフィルター膜への吸着特性は他の浄化器膜では認められず，PMMA 膜に特徴的であることが確認された[9]。

この PMMA-CHDF を septic shock の早期に導入し，shock の改善に有効かどうかについて検討したことがあるので紹介する[11]。Septic shock 発症から 24 時間以内の早期に PMMA-CHDF を開始した 43 症例において，PMMA-CHDF を施行したところ，低下していた血圧は PMMA-CHDF 開始 1 時間後から有意に上昇し，その後も上昇し続けた（図4-a）[11]。43 例中 39 例（90.7%）でショックが改善し，28 日生存例は 34 例（79.1%）であった[11]。これらの 43 症例を救命群，死亡群に群分けし，IL-6 血中濃度と血中乳酸値の推移を比較した（図4-b）。救命・死亡にかかわらず，高値を呈した IL-6 血中濃度，血中乳酸値は PMMA-CHDF 開始後，有意に低下した。救命した 34 例では，PMMA-CHDF 開始 48 時間には IL-6 血中濃度，血中乳酸値が目標となる治療域である 1,000 pg/mL 未満，20 mg/dL 未満にそれぞれ到達していた。PMMA-CHDF によるサイトカインの除去が組織酸素代謝失調の早期改善につながり，良好な転帰につながったと考えられた。

以上，septic shock に対し早期に PMMA-CHDF を施行し各種サイトカインを除去したことで，ショックが早期に改善した例を述べたが，筆者らはそれ以外にも PMMA-CHDF を severe sepsis/septic shock に対し施行することで，いくつかの効果が得られるのを確認している。その中で PMMA-CHDF がもたらす細胞性免疫への影響についてとりあげる。

先述したようにセプシスの後期に問題となる immunoparalysis の発症には抗炎症性サイトカインが関与していると考えられている[5]。この immunoparalysis の診断には末梢血単球中の

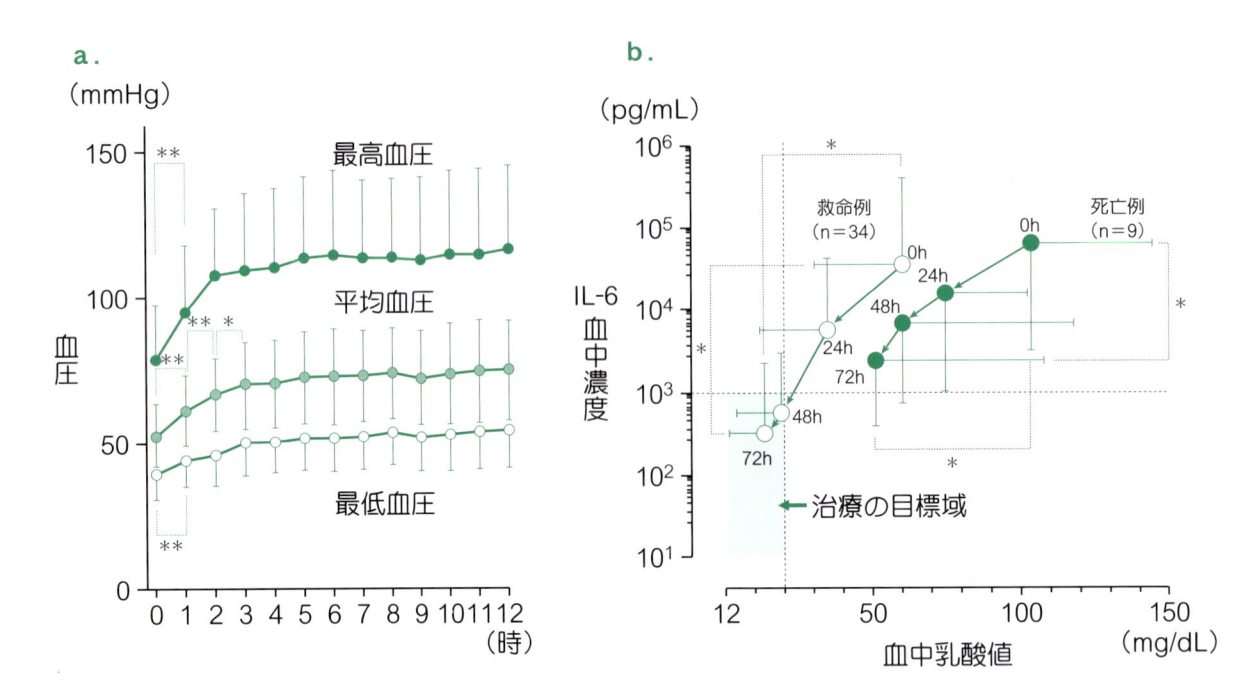

図4 Septic shock発症24時間以内にPMMA-CHDFを施行した43症例における血圧の変化（a）と，IL-6血中濃度および血中乳酸値の変化（b）

PMMA-CHDFの操作条件は図1を参照。a．低下していた血圧はPMMA-CHDF開始1時間後から有意に上昇し，その後も上昇し続けた。b．これらの43症例を救命群，死亡群に群分けし，IL-6血中濃度と血中乳酸値の推移を比較した。

mean ± SD, * p < 0.05, ** p < 0.01

（文献11を基に筆者作成）

HLA-DR発現単球数の割合（単球HLA-DR）を測定することが有用で，単球HLA-DRが30%未満の場合，immunoparalysisに至っていると考えられている[5]。筆者らはimmunoparalysis対策としての血液浄化法の有効性についてはPMMA-CHDFを中心に以前より検討していた。単球HLA-DRを測定した検討[12]ではセプシスに対しPMMA-CHDFを施行することで，抗炎症性サイトカインのIL-10が有意に低下し，さらに低下していた単球HLA-DRが有意に改善していた（図5）。これらの結果はPMMA-CHDFがサイトカイン除去を介した液性免疫の調節だけでなく，免疫担当細胞の機能回復，すなわち細胞性免疫の機能回復にまで影響していることを示唆していた。セプシスにおける液性免疫，細胞性免疫の改善を企図したimmunomodulatory therapyは薬物療法を中心に今後さかんに検討され，臨床応用されると考えられる。将来的にはPMMA-CHDFをはじめとする血液浄化法もimmunomodulatory therapyの主役となることが期待される[13]。

そのほか，著明なIL-6血中濃度高値をとるきわめて重篤なseptic shockを筆者らまれに経験する。これらの治療抵抗性septic shockに対しバスキュラーアクセスを2カ所確保し，2つのPMMA-CHDFをそれぞれ独立して施行するといった，サイトカイン除去を強化したPMMA-CHDFを行っている[14]。急激に進行し激烈な経過をとり，著明なサイトカインストームをきたす劇症型溶連菌感染症[15]などでその効果を発揮しており[16]，最重症例に対する血液浄化法として確立することを目指している。

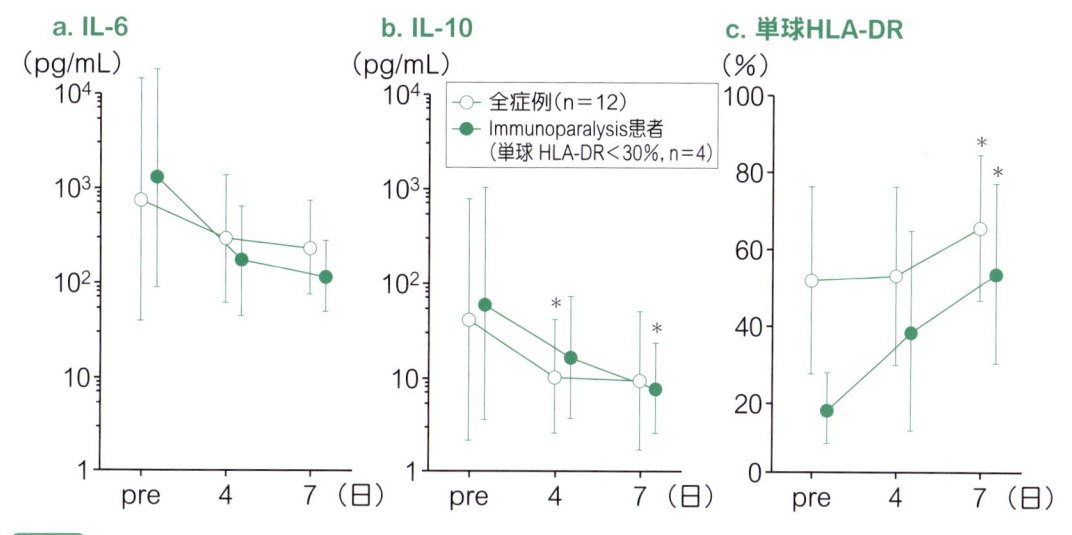

図5 セプシス症例における PMMA-CHDF 施行後の IL-6, IL-10 血中濃度の変化と単球 HLA-DR の変化

PMMA-CHDF 施行後, 炎症性サイトカインの IL-6, および抗炎症性サイトカインの IL-10 はともに低くなる傾向を示した。これらの炎症性/抗炎症性サイトカイン高値が PMMA-CHDF で制御された結果, 細胞性免疫の指標である単球 HLA-DR 値は改善する傾向にあった。これらの反応は, 特に Immunoparalysis 患者で顕著であった。
mean ± SD, * $p < 0.05$

(文献12より引用)

3 セプシスに対するさまざまな CHDF

セプシス（特に septic shock）に対し多様な形で操作条件を変化させ強化する CHDF が, 筆者らの施設以外にもわが国のさまざまな施設で, 実施されている。まず, 上述の PMMA-CHDF とポリミキシンB固定カラムを用いた直接血液還流 (polymyxin B-immobilized fiber column direct hemoperfusion：PMX-DHP) を組み合わせたもの[17]や, PMMA-CHDF に透析液流量を増加させ, ヘモフィルター膜面積を増加させたもの[18]が代表的である。また, PMMA 膜ヘモフィルターのほかにもサイトカイン吸着特性に優れた他の血液浄化器膜も開発されており[19], その臨床応用に期待したい。

おわりに

セプシス特に severe sepsis/septic shock に対し, サイトカインを除去した CHDF について解説した。筆者らの検討では, PMMA-CHDF を行うことにより, 炎症性, 抗炎症性サイトカインの除去が可能であり, ショックや immunoparalysis の改善効果が期待できた。PMMA-CHDF によるサイトカイン除去は severe sepsis/septic shock に有効であることが示唆された。PMMA-CHDF は通常の腎補助と同様な操作条件でマイルドに, 持続的かつ簡便に施行可能なことから, 重症患者に対する血液浄化法として有用であると考えられる。また一部のサイトカインストームの著明な septic shock 症例では, PMMA-CHDF を2台施行するなど, サイトカイン除去を強化することで, 転帰の改善が見込めることも示唆された。筆者らの施設以外にも,

各論

表 セプシスに対しサイトカイン除去を企図した CHDF の無作為比較対照試験を行う際の問題点

1. CHDF 施行法として
    - 血液浄化器膜は，何を選択し，各施設で統一することができるのか？
        サイトカイン除去が期待できる浄化器膜に統一するべきである。
    - 各施設で行われている CHDF のさまざまな操作条件を統一することができるか？
        透析液流量，濾過流量，浄化器膜面積など。
    - CHDF を開始する時期をどのように考え統一化するか？
        ショック発症直後に行うのか？ それとも腎不全になってから行うのか？
2. 対照群をどのように設定するか？
    - CHDF を実施しない群とするのか？
    - サイトカイン除去性能に優れない血液浄化器を使用した群とするのか？
3. セプシスに対する他の治療法を統一しているか？
4. 比較検討項目をどうするか？
    生存率なのか？サイトカイン除去性能なのか？

諸外国で行われた，サイトカイン除去に関する血液浄化法（厳密には CHDF ではない）のいくつかの検討ではこれらの問題点がクリアされていなかったために，良好な結果が得られなかった可能性がある。
CHDF：持続的血液ろ過透析

（筆者作成）

CHDF にいくつかの工夫を施し，septic shock の治療に積極的に活用している施設も存在する[17,18]。この severe sepsis/septic shock に対するサイトカイン除去を目的とした CHDF に関しては，その効果を確固たるものとしたいところである。

しかしながら，セプシスに対しサイトカイン除去を企図した CHDF に関しては，質の高いエビデンスに基づいた検討結果が得られていないのも現状である。このため，国内外のガイドラインではサイトカイン除去を目的とした CHDF を高く推奨していない[2,3]。セプシスに対し，サイトカイン除去を企図した CHDF に関する質の高い臨床研究を早く実施しなければならないが，この分野で臨床研究を行うのには，いくつかの問題点がある（表）。諸外国で行われた，サイトカイン除去に関する血液浄化法（厳密には CHDF ではない）のいくつかの検討ではこれらの問題点がクリアされていなかったために，良好な結果が得られなかった可能性がある。CHDF に関してもこれらの問題点をクリアしないと，良好な結果を得られないのではないかと考えられる。これらの諸問題を解決した無作為比較対照試験が行われ，セプシスに対するサイトカイン除去を企図した CHDF が有効な治療法として確立されることに期待したい。

（仲村 将高，織田 成人，平澤 博之）

文 献

1) 日本急性血液浄化学会編：日本急性血液浄化学会標準マニュアル．医学図書出版，東京，2013.
2) 日本集中治療医学会 Sepsis Registry 委員会：日本版敗血症診療ガイドライン The Japanese Guidelines for the Management of Sepsis. 日集中医誌 20：124-173, 2013.
3) Dellinger RP, Levy MM, Rhodes A, et al：Surviving Sepsis Campaign Guideline：International Guidelines for management of severe sepsis and septic shock：2012. Crit Care Med 41：580-637,

2013.

4) Hotchkiss RS, Karl IE：The pathophysiology and treatment of sepsis. N Engl J Med **348**：138-150, 2003.

5) Volk HD, Reinke P, Döcke WD：Clinical aspects：from systemic inflammation to 'immunoparalysis'. Chem Immunol **74**：162-177, 2000.

6) Ronco C, Tetta C, Mariano F, et al：Interpreting the mechanism of continuous renal replacement therapy in sepsis：the peak concentration hypothesis. Artif Organs **27**：792-801, 2003.

7) De Vriese AS, Colardyn FA, Philippé JJ, et al：Cytokine removal during continuous hemofiltration in septic patients. J Am Soc Nephrol **10**：846-853, 1999.

8) Honore PM, Joannes-Boyau O, Boer W, et al：High-volume hemofiltration in sepsis and SIRS：Current concepts and future prospects. Blood Purif **28**：1-11, 2009.

9) Matsuda K, Hirasawa H, Oda S, et al：Current topics on cytokine removal technologies. Ther Apher **5**：306-314, 2001.

10) 仲村将高, 織田成人, 貞広智仁ほか：Surviving Sepsis Campaign guidelines. 各種治療法の目標達成における hypercytokinemia 対策の重要性. Shock **23**：39-47, 2008.

11) Nakada TA, Oda S, Matsuda K, et al：Continuous hemodiafiltration with PMMA hemofilter in the treatment of patients with septic shock. Mol Med **14**：257-263, 2008.

12) 新田正和, 平澤博之, 織田成人ほか：単球 HLA-DR による immunoparalysis の評価と PMMA-CHDF によるその modulation. 外科と代謝・栄養 **39**：20, 2005.

13) Schefold JC, Hasper D, Jorres A：Organ crosstalk in critically ill patients：hemfiltration and immunomodulation in sepsis. Blood Purif **28**：116-123, 2009.

14) Matsumura Y, Oda S, Sadahiro T, et al：Treatment of septic shock with continuous HDF using 2 PMMA hemofilters for enhanced intensity. Int J Artif Organs **35**：3-14, 2012.

15) Smith A, Lamagni TL, Oliver I：Invasive group A streptococcal disease：should close contacts routinely receive antibiotic prophylaxis？ Lancet Infect Dis **5**：494-500, 2005.

16) 奥 怜子, 織田成人, 貞広智仁ほか：劇症型A群溶連菌感染症に対する血液浄化法の役割. 医薬の門 **48**：208-209, 2008.

17) Sakamoto Y, Mashiko K, Obata T, et al：Effectiveness of continuous hemodiafiltration using a polymethylmethacrylate membrane hemofilter after polymyxin B-immobilized fiber column therapy of septic shock. ASAIO J **54**：129-132, 2008.

18) 西田 修, 中村智之, 栗山直英ほか：High Flow-Volume Large Size PMMA-HDF（High Performance HDF）の効果と適応. ICU と CCU **34**：139-146, 2010.

19) Hirasawa H, Oda S, Nakamura M, et al：Continuous hemodiafiltration with a cytokine-adsorbing hemofilter for sepsis. Blood Purif **34**：164-170, 2012.

各 論

13－3）血液浄化法
～セプシス治療におけるポリミキシンB固定化ファイバーの位置づけ～

はじめに

　トレミキシン®（ポリミキシンB固定化ファイバーカラム）はエンドトキシン血症・敗血症性ショックの治療器具として，谷教授のグループと東レとの共同研究にて開発され，1994年に保険適応として日本国内で使用することが可能となった[1]。オリジナルの報告では，トレミキシン®を用いて直接血液灌流にて治療を行うことをPMX（＝ direct hemoperfusion with Toraymyxin）と略している。1994年の保険収載以降，国内では使用例が約10万症例に至り，救急集中治療の現場で広く使用されている。担体カラムを用いた体外循環治療実験を施行するとかえって宿主に害を及ぼすことが知られていたため，国内では倫理上，二重盲験が施行できない事情があり，海外での実施となったが，現在では，欧州でCマークを取得し，イタリア，スペイン，ロシア，また，アジアではインドで臨床使用が実現している[2]。

　現行のSCC（Surviving Sepsis Campaign）ガイドラインでも，わが国におけるPMXやCHDF（continuous hemodiafiltration：持続的血液ろ過透析）の成果は顧みられず，推奨されていない。本項では，トレミキシン®の基礎的事項，臨床使用方法，国内海外での臨床成績を踏まえ，セプシス治療における位置づけを解説する。

1 ポリミキシンB固定化ファイバーカラムとは？

　グラム陰性菌に有効な抗菌薬であるポリミキシンBは，エンドトキシンと強い親和性があることが知られている。ポリミキシンBはエンドトキシンに対して結合と中和の2つの役割がある。中和作用は最も重要な作用の一つであり，ポリミキシンBの親水残基とエンドトキシンの活性部分であるリピドAとのイオン結合作用によると考えられている。また，エンドトキシンの疎水性部分とポリミキシンBの疎水鎖が疎水結合することにより，さらに分子結合が強固となる（図1）。グラム陰性菌感染やエンドトキシン血症の治療としてポリミキシンBが有効である可能性は動物実験などで報告されていたが，ポリミキシンBは腎毒性や中枢神経毒性を有するためにヒトでは全身投与には制限があった。そこで，ポリミキシンBが体内へ遊離しないようにポリスチレンとポリプロピレンの合成繊維に共有結合で固定したポリミキシンB固定化ファイバーが開発された。このポリミキシンB固定化ファイバーを織物状にして吸着体とし，充填したカラム（トレミキシン）を用いて血液中のエンドトキシンを吸着するコンセプトで新し

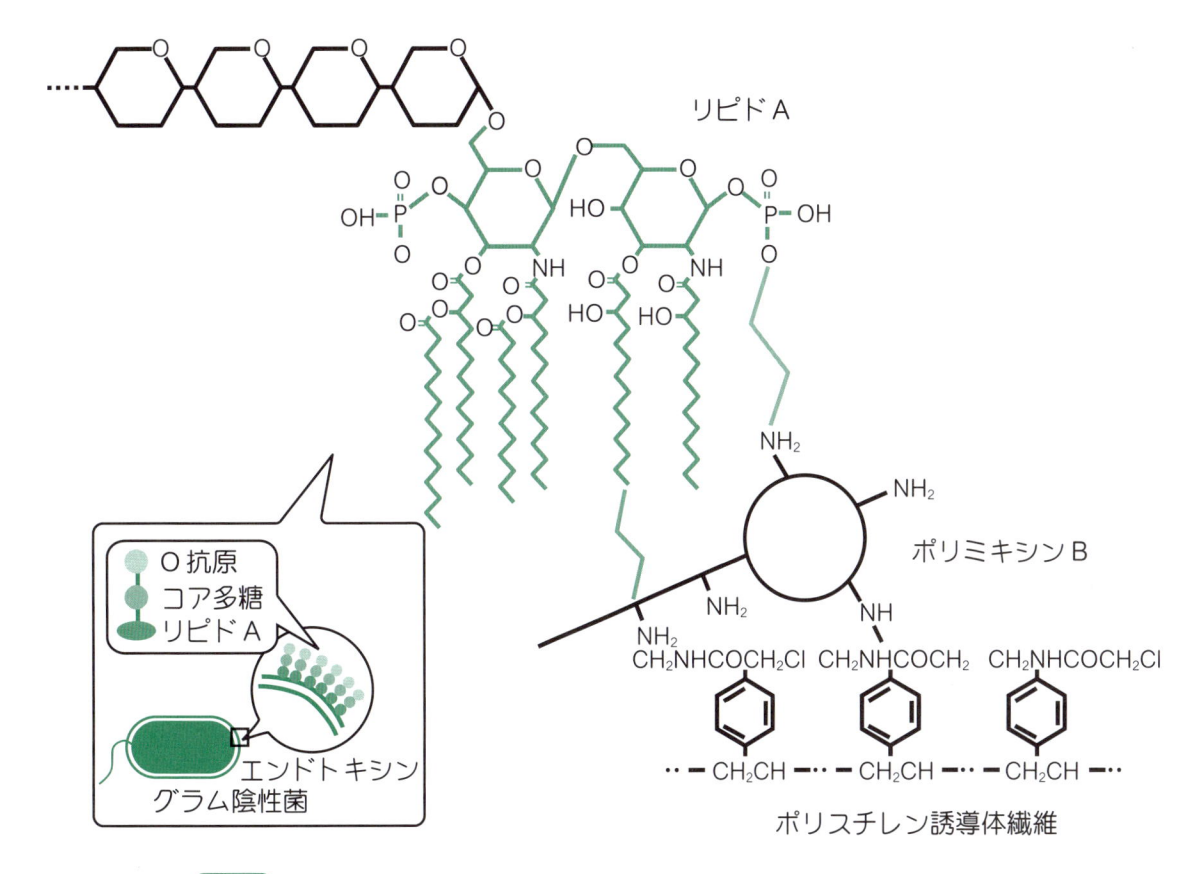

図1　ポリミキシンBによるエンドトキシンの中和と結合

グラム陰性菌の細胞壁を構成するリポ多糖体（lipopolysaccharide：LPS）の活性部分であるリピドAがポリミキシンBのアミノ基とイオン結合する。また、LPSの疎水部分とポリミキシンBの疎水性鎖とが疎水結合することにより、トレミキシンはエンドトキシンを吸着する。

（東レ・メディカルより提供）

い医療材料が発明された（図2）。吸着筒の内部は、中心からポリミキシンB固定化ファイバーを巻き付けられている外側への放射状血流を作るような構造になっており、血液の流れが一方通行になっている。このことにより均一な血流分布が達成でき、効果的な吸着器性能にも寄与している（図3）。実際の臨床では、複雑な血液回路を必要としない直接血液灌流により血中エンドトキシンをトレミキシン®に吸着させることが可能である[3]。

トレミキシン®の作用機序として、エンドトキシン吸着は元来想定されていた治療メカニズムであるが、これまでにエンドトキシン吸着以外の敗血症治療のメカニズムが報告されてきた。内因性麻薬として知られるアナンダマイド（anandamide：ANA）やアラキドニルグリセロール（2-arachidonoylglycerol：2-AG）はエンドトキシンショックの際に活性化したマクロファージや血小板から放出される。この物質はエンドトキシンショックの低血圧発生に重要な役割を担っていることが報告されている。WangらはアナンダマイドがポリミキシンB固定化ビーズに吸着されることを実験的に証明した[4]。Kohroらは、敗血症性ショック患者でトレミキシンを使用した際に血中のアナンダマイドが有意に減少することを報告している[5]。Kaseらは、同じく臨床例で2-AGの減少が循環動態の改善により関連していることを報告している[6]。このように、いくつかの臨床例でもPMX治療での病態改善と血中内因性麻薬の減少が関連し

各論

図2 トレミキシン® の内部構造

シートを巻き込んだものがカラム内に入っています。

外側はポリスチレンで，内側は化学的に安定なポリプロピレン。線維表面は多孔質で表面積を大きくしています。

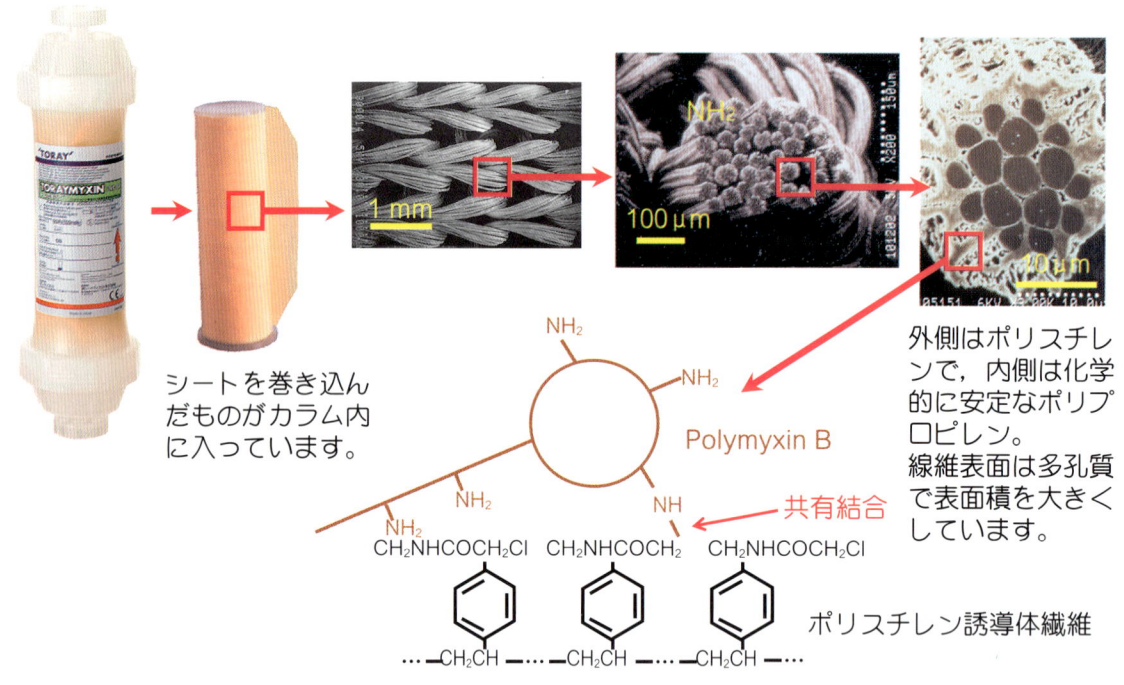

グラム陰性菌に強い抗菌活性を有する抗菌物質「ポリミキシン B」がポリスチレン誘導体繊維に共有結合されています

トレミキシンカラム内には，シート状に巻き込んだ織物が充填されている。これらは，lateral はポリスチレンで，内側は化学的に安定なポリプロピレンで構成されている。

(東レ・メディカルより提供)

ていることが示されており，現在では，PMX の効果発現のメカニズムの一つと考えられている。これ以外にも血中リポタイコ酸や high morbidity group box-1(HMGB-1)や macrophage migration inhibitory factor(MIF)のトレミキシンカラム前後での減少が報告されており，これらの物質の非特異的吸着も PMX の治療メカニズムの一つと考えられる。

2 PMX の保険適応

PMX の国内での保険適応を表に示す。表の 1～3 までのすべての項目を満たす状態の患者について算定ができる。すなわち，エンドトキシン血症もしくはグラム陰性菌感染により昇圧薬を使用することが必要である肝障害を伴わない敗血症性ショックの状態の患者に適応となる。保険適応では 1 症例につき 2 回まで施行できる。1 回目で有効でなかった症例でも 2 回目に効果を認める症例の経験や 24 時間以内に 2 本目を使用するほうが治療成績がよいとの報告もあるので，積極的に 2 回使用を行うことが推奨される。現在，米国とフランスで進行中の RCT (randomized controlled trial：ランダム化比較試験) では 2 本使用を標準として研究が組まれている。

3 PMX の施行方法

カラムの血液容量により PMX-20R (135 mL) と PMX-05R (40 mL) の 2 種類があり，小容

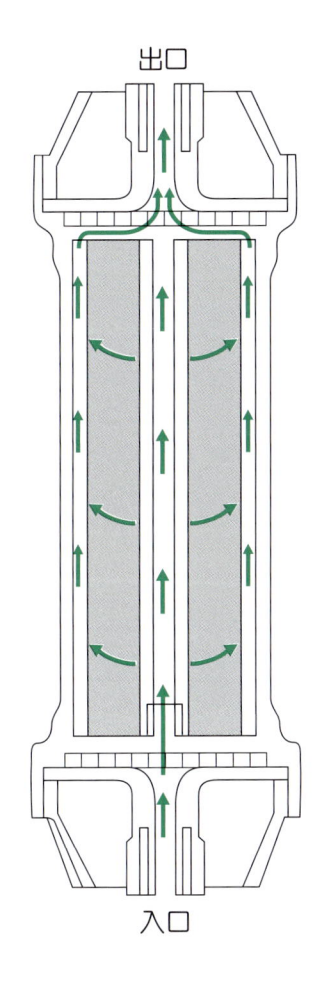

図3 トレミキシン内部での血流
トレミキシンカラムは血流方向が一方通行になっているので，接続を間違わないようにしなければならない。
（東レ・メディカルより提供）

表 エンドトキシン吸着療法の保険適応

下記の1～3のすべてを満たす症例を適応とする
1. エンドトキシン血症であるもの，またはグラム陰性菌感染症が疑われるもの
2. 次の①～④のうち，2項目以上を同時に満たすもの，
① 体温が38℃以上または36℃未満
② 心拍数が90回/分以上
③ 呼吸数が20回/分以上またはPaCO$_2$が32 mmHg未満
④ 白血球数が12,000/mm^{3}以上もしくは4,000/mm^{3}未満または杆状核好中球が10%以上
3. 昇圧薬を必要とする敗血症性ショックであるもの
肝障害が重症化したもの（総ビリルビンが10 mg/dL以上かつヘパプラスチンテスト40%以下であるもの）を除く

エンドトキシンもしくはグラム陰性菌感染症に由来する敗血症性ショックで血圧の維持に昇圧薬の使用を必要とする症例が対象となる。重症肝障害を伴う症例は対象外となる。
（東レ・メディカルより提供）

量のカラムであるPMX-05Rは小児もしくは体重40 kg以下の患者に用いられる（図4）。2011年には，新生児や未熟児を対象とするPMX-01Rも開発され，臨床経験が学会報告されている。
　バスキュラーアクセスとして，患者の中心静脈（内頸静脈，鎖骨下静脈もしくは大腿静脈）にダブルルーメンカテーテル（バスキュラーアクセスカテーテル）を留置して，直接血液灌流に

各論

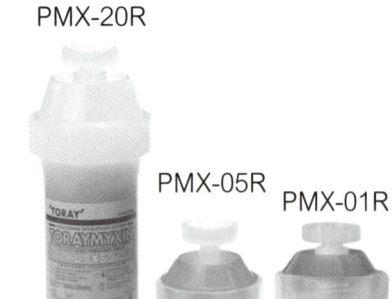

	PMX-20R	PMX-05R	PMX-01R
長さ(mm)	224	133	133
最大径(mm)	63	55	55
胴径(mm)	49	40	25
充填糸容量(mL)	56±3	15±2	−
血液容量(mL)	135±3	40±3	8±2.5
洗浄生食量(L)	4.0	2.0	0.5
血液量(mL/分)	80〜120	20〜40	8〜12
施行時間(hr)	2.0	2.0	2.0

図4 トレミキシン®（PMX-20RとPMX-05R，PMX-01R）の概観と性能

カラムの血液容量によりPMX-20R（135 mL）とPMX-05R（40 mL），PMX-01R（8 mL）の3種類があり，小容量のカラムであるPMX-05Rは小児もしくは体重40 kg以下の患者に用いられ，PMX-01Rは新生児や未熟児にも適応可能である。

（東レ・メディカルより提供）

てエンドトキシンの吸着を行う（図4）。

トレミキシン®および血液回路の洗浄にはPMX-20Rの場合，生理食塩水を3Lにて予備洗浄を行う。さらに，抗凝固剤（メシル酸ナファモスタット20 mgもしくは未分画ヘパリン1,000U）添加した生理食塩水1Lにて洗浄を行い，プライミングを終了する。患者の状態が悪く血圧が非常に低い症例では，直接血液灌流開始時の血圧低下予防のために抗凝固剤入りのアルブミン製剤で最終プライミングを行うこともある。

標準的な灌流血流量はPMX-20Rで80〜120 mL/分，PMX-05Rで20〜40 mL/分であり，回路内の抗凝固のためにメシル酸ナファモスタット20〜30 mg/時もしくは未分画ヘパリン40〜60 U/kg/時を投与して回路内の血液の活性凝固時間（activated coagulation time：ACT）が150秒前後になるように調節する（図5）[2]。

通常，直接血液灌流の施行時間は2時間である。しかし，最近，6時間以上施行する長時間PMXの有用性についても報告されている。長時間施行によっても血小板低下などの副作用増悪は認めず，2時間の施行では効果を認めなかった症例でも長時間施行後に臨床効果を認めたとの報告もある[7]。長時間施行の有用性については今後のエビデンスを待たざるを得ない。

敗血症と腎不全を合併した患者に対してCHDFの単独での使用だけでなく，PMXとの併用により患者予後が改善し，血中のエンドトキシンとIL（interleukin）-6の濃度が有意に低下するとの報告がある[8]。さらに，敗血症性ショックの患者でPMX後にCHDFを施行した際には，ポリメチルメタクリレート膜（polymethylmethacrylate membrane：PMMA）を用いた血液浄化器によるCHDFのほうがポリアクリロニトレート膜（polyacrylonitrile membrane：PAN）を用いたCHDFよりPAI（プラスミノーゲン活性化抑制因子）-1，プロテインC，IL-6や内因性麻薬の血中濃度が有意に低下することが報告されており，PMMAを用いたCHDFと

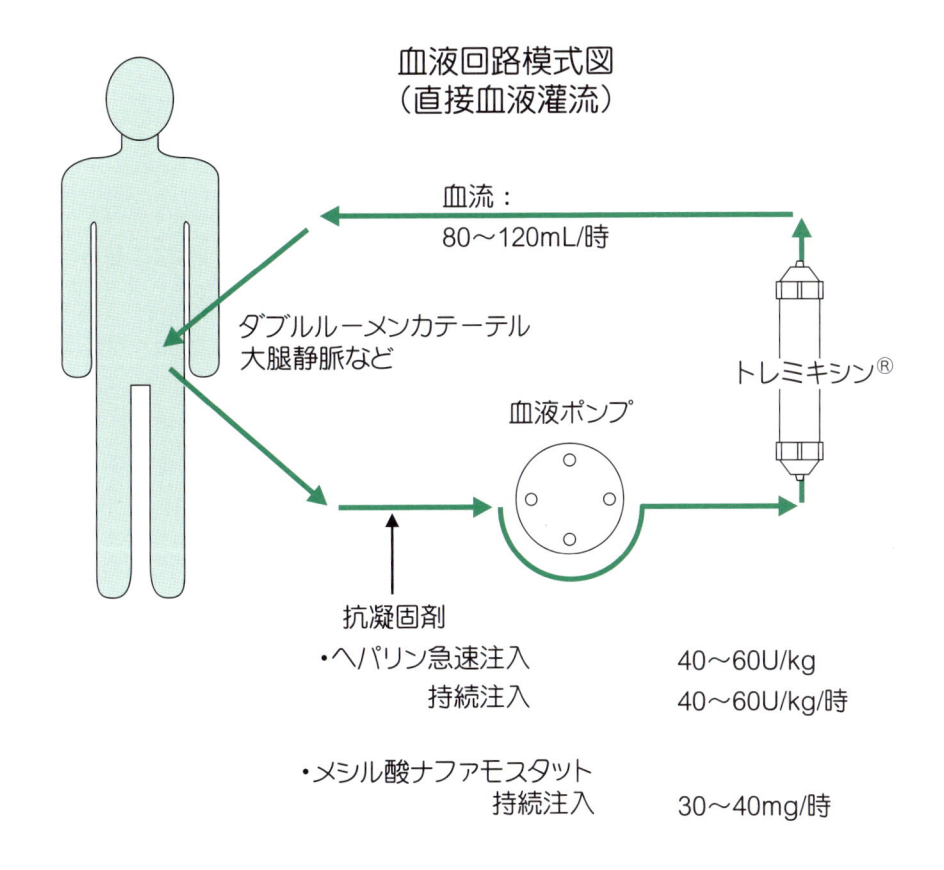

図5　トレミキシン使用時の血液回路模式図

灌流血流量は，PMX-20R で 80～120 mL/分である。回路内の抗凝固のためにメシル酸ナファモスタットもしくは未分画ヘパリンを投与して回路内血液の活性凝固時間が 150 秒前後になるように調節する。

（筆者作成）

PMX の組み合わせがより良い臨床効果を期待できそうである[9]。

　PMX と CHDF の併用の方法としては，それぞれを単一回路で一方の血液浄化が終了した後に，血液回路を組み直し，他方の血液浄化を継続する方法が一般的である。急性腎不全があり CHDF を PMX 施行中に中止できないような症例では，CHDF 施行中に並列もしくは直列に PMX 回路を接続する方法もある。CHDF 施行中に並列に PMX を長時間施行した症例も報告されている[10]。このような施行方法は海外では経験が少なく，わが国よりエビデンスを発信する必要がある。

4　エンドトキシン測定と PMX

　保険適応の項目にもあるように，エンドトキシン血症である症例が PMX の適応である。エンドトキシンの測定はすべての施設でリアルタイムに行えるわけではないため，一般的には，「グラム陰性菌感染による敗血症性ショック」の適応にて PMX が施行されることが多いと考える。患者の血中エンドトキシンを正確に測定することが可能であれば，PMX の対象となる患者を選別することができ，PMX の治療効果をさらに上げることが可能であると考えられる。

各論

エンドトキシンの測定法として，リムルス検査（Limulus Amebocyte Lysate assay）が1970年代から用いられてきている。カブトガニから取り出した体液がエンドトキシンとβ-D-グルカンに接触するとゲル化する反応性を利用して，試薬が開発された。欧米で販売されているリムルス試薬のほとんどがエンドトキシンとβ-D-グルカンの両方に反応する試薬である。したがって，欧米からのエンドトキシンに関する論文では，エンドトキシンとβ-D-グルカンを区別して測定しているものはほとんどなく，そのデータの解釈には注意する必要がある。日本ではエンドトキシンに特異的に反応するリムルス検査試薬が国内では開発されており，エンドトキシン測定方法として保険で認められている。

一般に，臨床経過と血中エンドトキシン値が相関しないことが多いことはよく知られており，実際の臨床の場面では，敗血症性ショックをきたしている患者の血中エンドトキシンを測定してもエンドトキシンが検出されないことにしばしば遭遇する。これは，現在国内で用いられているエンドトキシン特異的リムルス検査試薬による比濁時間分析法の感度が低いことが一因である。しかし，測定感度に問題があるだけでなく，エンドトキシン測定のために採血された検体の扱いなどにも問題がある可能性が十分にあることに留意する必要がある。

採血上の手技でコンタミネーションが起こらないようにすることは当然であるが，血液培養と同様の手技で採血できれば通常は問題ない。採血後の検体の扱いに注意点がある。臨床現場でエンドトキシン測定用の検体が採取され測定されるまで常温で数時間放置されているような状態では，正確なエンドトキシンを測定することは不可能である。エンドトキシンは不安定な物質であるので，採血後すぐに氷上で冷却保存し，できるだけ早く血漿を遠心分離し測定を行うことが必要である。遠心分離後もすぐに測定が不可能な場合は，分離血漿を－40℃，可能であれば－80℃に保存することが望ましいとされている[11]。

5 新しいエンドトキシン測定法

このように臨床経過をよく反映する簡便な検査法がみられなかったが，カナダでエンドトキシンの新しい定量法としてEndotoxin Activity Assay（EAA）が開発された。EAAは，患者由来の好中球のエンドトキシンに対する反応性を抗原抗体反応に基づく化学発光を利用して測定する方法である（図6）。チューブ3には多量のエンドトキシンが含まれており，患者好中球がエンドトキシンと最大限反応できる能力と，測定時点での好中球の反応性の比を取ることにより血中エンドトキシン活性を評価している（図7）。測定時間は約30分と迅速で簡便なエンドトキシン活性測定法で，敗血症の早期リスクを判定するのに有用であることが報告されている[12]。米国食品医薬品局（Food and Drug Administration：FDA）では，EAAがエンドトキシンの定量法として認められた。わが国でも研究試薬として測定器械が発売になり，国内のいくつかの施設では測定可能であり，学会などでその有用性に関する報告が散見される。海外からの報告では，EAA＞0.6を指標としてPMXを施行し良好な成績を得たという報告がある[13]。

また，国内でも新しいエンドトキシン測定法が開発されている。リムルス検査を応用したEndotoxin scattering photometry（ESP）は，従来法より高感度にエンドトキシンを測定することが可能であると報告されている。現在，臨床で用いられている比濁時間分析法ではエンド

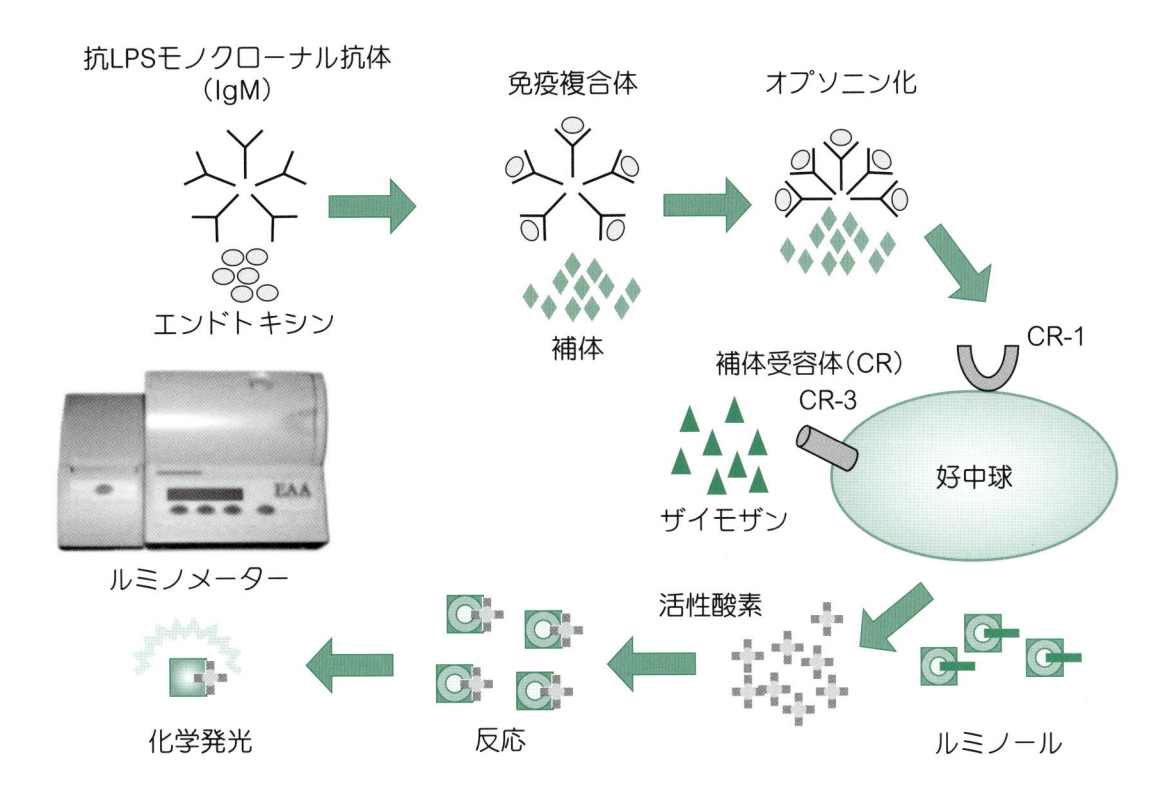

図6 Endotoxin Activity Assay（EAA）の原理1
血中エンドトキシンと抗エンドトキシンモノクローナル抗体（IgM Ab）との複合体が補体によりオプソニン化され，好中球の補体レセプターに結合して活性酸素を産生し，ルミノール試薬と反応し化学発光する。
（東レ・メディカルより提供）

トキシンとリムルス検査試薬が反応してゲルが形成され白濁する現象を濁度として測定し，その反応速度をエンドトキシン濃度として換算していた。ESP法はゲルが生じる前に発生する微粒子（コアグリン）をレーザー散乱測光法にて検出することにより，エンドトキシン値を測定することを原理としている（図8）。エンドトキシンの測定限界として0.0214 pg/mLまで測定が可能で，感染徴候のない健常人での測定値は，0.0312〜0.3445 pg/mLと報告されている[14]。大腸穿孔にて敗血症をきたした症例では，比濁時間分析法では検出限界以下であった症例でもエンドトキシン値として検出が可能であった[15]。また，大腸穿孔にて敗血症性ショックに陥った症例では，PMXの前後で血圧上昇とともにESP法でのエンドトキシン値が低下していることが示されている[16]。

今後は，これらの新しいエンドトキシン測定法の開発により，エンドトキシン血症の迅速・高感度の診断が可能となり，PMXの適格症例が迅速に選別され，治療成績向上につながるものと期待される。

6 PMXの開始時期

エンドトキシン血症もしくはグラム陰性菌感染により昇圧薬を使用することが必要である敗血症性ショックの状態の患者には適応がある。しかし，敗血症性ショックとなっている原因の感染巣がコントロールされていない状況では，PMX治療が奏効しても，再度，病状が悪化す

各論

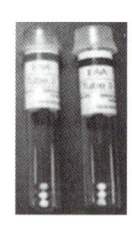

Tube	Tube内試薬内容
Tube 1（コントロール）	ルミノール・サイモザン ビーズ ：1個 コントロール ビーズ ：2個
Tube 2（検体）	ルミノール・サイモザン ビーズ ：1個 抗LPS モノクローナル抗体 ：2個
Tube 3（マックスキャリブレーター）	ルミノール・サイモザン ビーズ ：1個 抗LPS モノクローナル抗体 ：2個

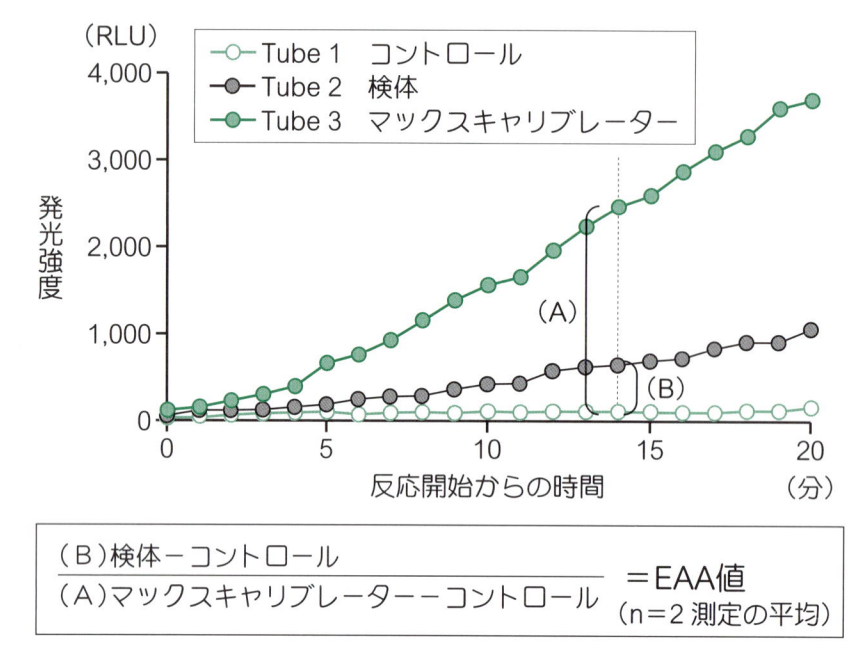

$$\frac{(B)検体 - コントロール}{(A)マックスキャリブレーター - コントロール} = EAA値\ (n=2\ 測定の平均)$$

図7 Endotoxin Activity Assay（EAA）の原理2

EAA値は最大量エンドトキシンを含むチューブ3と患者血液のエンドトキシン活性であるチューブ2の比で算出される。

（東レ・メディカルより提供）

る可能性が高い。したがって，敗血症性ショックの原因と考えられる感染巣についてはできるだけPMX前にコントロールを行い，適切な抗菌薬の投与を行うべきである。抗菌薬投与に関しては，他項（119頁，132頁，140頁）を参照いただきたい。

感染巣のコントロール後，敗血症性ショック定義を満たす状態にあっても，ただ単に全身の脱水状態にあるだけで適切な輸液療法によってショック状態を離脱できる症例もある。少なくともSSCガイドラインの初期蘇生（initial resuscitation：IR）の6時間を目標として循環管理を行っても昇圧薬の使用を必要とするような場合にPMXを施行することが適応と考えられる。

しかし，明らかにエンドトキシン血症もしくはグラム陰性菌が関与する病態でありドーパミン5μg/kg/分以上もしくはノルアドレナリンの投与が必要となるような循環障害状態（SOFA〔sequential organ failure assessment〕スコアの心血管障害3点以上）にある患者では，SSCの方針に準じた輸液を行い始め，初期の数時間で反応が出ないような症例では，初期蘇生の6時間にこだわらずにPMXを導入することにより，早期に初期蘇生の目標を達成することができ，過剰な輸液を避けることができる可能性がある。最近の報告では，術後3時間以内にPMX導入下症例ではAPACHEⅡスコアから予測される生存率より良い値が示されている[17]。敗血症

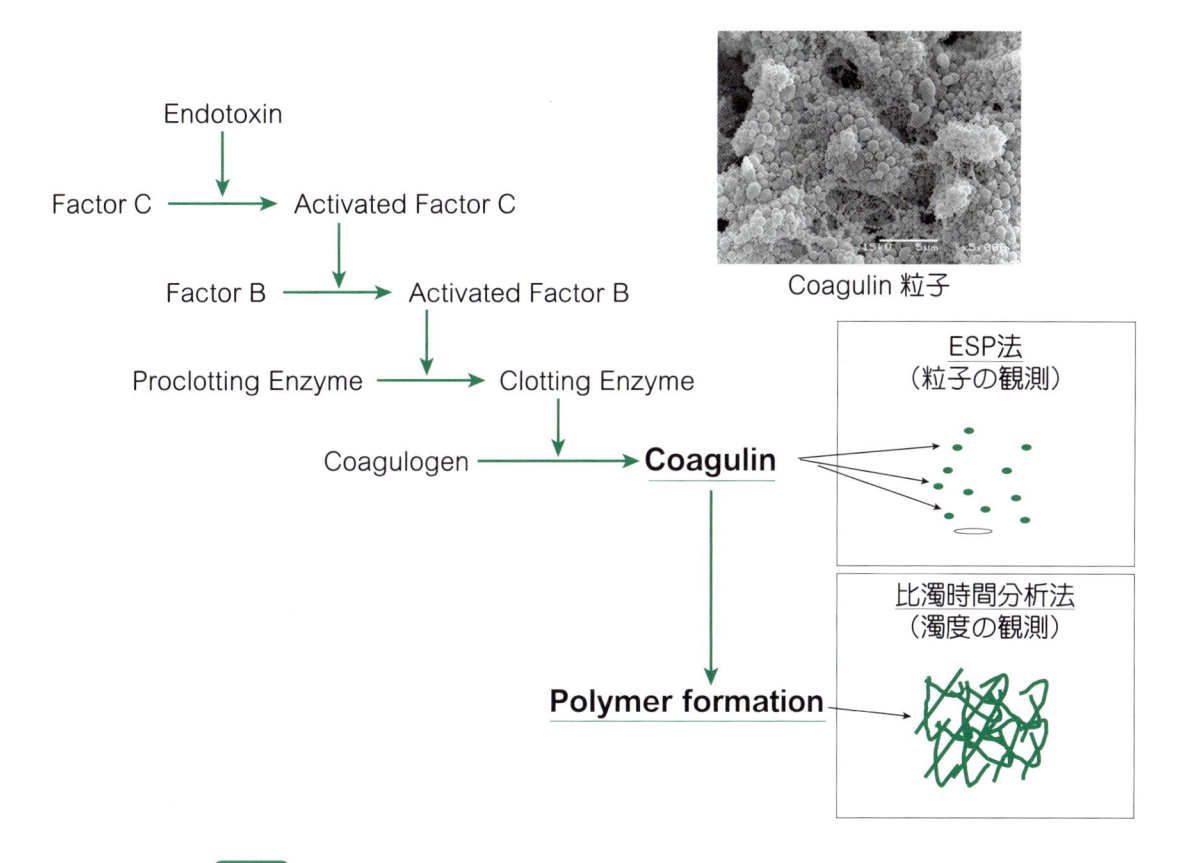

図8 Endotoxin Scattering Photometry（ESP）の原理

比濁時間分析法はエンドトキシンとリムルス検査試薬の反応による濁度を検出していたが，ESP法では，ポリマーが生じる前のコアグリン粒子を検出することにより測定を行っている。

（筆者作成）

性ショック発症3時間にPMX治療が開始され，昇圧薬が早期に中止できた症例や慢性腎不全患者で外科手術後の敗血症・敗血症性ショックの状態には早期にPMX治療を開始することが多臓器不全の防止につながる可能性を示唆している。

敗血症性ショックをきたしている患者において，どの時点でPMXを導入すべきかは，今後のエビデンスを待つ必要があるが，少なくとも早期導入は臨床効果が期待でき，患者の重症化を食い止めることができる可能性がある。

7 PMXの臨床効果

2005年，Vincentらが報告した欧州におけるRCTでは，心係数，左室仕事係数で示される循環動態の改善や，腎機能改善が認められたものの，SOFAスコア，28日生存率には差が見出せなかった。しかし，本来治験に組み入れるには，重症過ぎる患者がエントリーされていたなどの問題点もあった[18]。

2007年Cruzのメタ解析では，全死亡率の有意な低下（PMX群33.5% vs 従来治療群66.5%）が報告された。この劇的な死亡率の減少は，PMX治療後の平均血圧19 mmHg上昇や昇圧薬投与量1.8 μg/kg/分減少といった有意な循環動態改善とも関連していた。さらに，血液ガスの改善効果（PaO_2/FiO_2比の32単位増加）も認めた。蓄積データではエンドトキシンレベルは

21.2 pg/mL まで減少した。これは PMX 前の 33 〜 80％の低下となる[19]。この論文は，日本から英文として出版された多数の臨床データも組み入れられ，これまでの多くのエビデンスを総合して PMX の臨床価値が正当に評価された論文である。

8 SSC ガイドライン 2008 以降でのエビデンスと今後の動向

2009 年には，イタリアを中心とした多施設共同 RCT である Early Use of Polymyxin B Hemoperfusion in Abdominal Sepsis（EUPHAS）試験の結果が報告された。64 名の腹腔内感染に伴う敗血症患者がエントリーされ，28 日死亡率の改善（PMX 群 32％と従来群 53％）が認められた。治療の 72 時間後には PMX 治療群では対象群に比べ臓器障害の程度（SOFA スコア）が有意に改善した。さらに，PMX 群では血圧上昇，昇圧薬減量が報告されている。この研究での当初の予定では 120 名の患者のエントリーを予定していたが，中間解析での結果で従来群の死亡リスクが高いことが判明したので，それ以降のエントリーが中止となった[20]。この研究では，従来群の死亡率が高いことやエンドトキシン血症が評価されていない点などが問題視されているが，海外の RCT にて明らかな予後改善が示されたことに意義がある。

これまでの PMX に関する研究の批判解決するために新しい RCT がデザインされた。EUPHRATES 試験（Evaluating Use of Polymyxin Hemoperfusion in a Randomized Controlled Trial of Adults treated for Endotoxemia and Septic Shock）では，エンドトキシン血症の評価が組み入れられている。新しいエンドトキシン測定法である EAA を用いて敗血症性ショックの患者の血中エンドトキシン値を評価し，エンドトキシンが検出された患者を対象に PMX 治療に関する無作為を行うことが計画されている。フランスでも RCT が計画されており，今後，PMX に関して海外から強いエビデンスが出されることが期待される。

おわりに

欧州の RCT で PMX の有効性が確認され，EAA の承認もありようやく米国においても EUPHRATES 試験が開始されている。

敗血症患者の救命率向上を目指した SSC ガイドライン 2012 でも，わが国における PMX や CHDF の成果は顧みられず推奨されていない。しかし，今後，米国やフランスにおける PMX の RCT の結果によっては，米国ならびに世界における PMX をはじめとした血液浄化療法の位置づけが変わるのではないかと期待される。また，使用経験の最も多いわが国が最新のエビデンスを発信していくことも重要である。

（清水 智治，谷　徹）

文　献

1) 谷　徹，清水智治，遠藤善裕：PMX の開発経緯と臨床治験の結果．日本外科感染症学会雑誌 4(2)：173-179，2007.
2) 遠藤善裕：第Ⅲ-14．多臓器不全．アフェレシスマニュアル 改訂第 3 版．秀潤社，東京，2010，p415-422.

3) Tani T, Shoji H, Guadagni G, et al：Extracorporeal removal of endotoxin：the polymyxin B-immobilized fiber cartridge. Contrib Nephrol **167**：35-44, 2010.
4) Wang Y, Liu Y, Sarker KP, et al：Polymyxin B binds to anandamide and inhibits its cytotoxic effect. FEBS Lett **470**：151-155, 2000.
5) Kohro S, Imaizumi H, Yamakage M, et al：Anandamide absorption by direct hemoperfusion with polymixin B-immobilized fiber improves the prognosis and organ failure assessment score in patients with sepsis. J Anesth **20**：11-16, 2006.
6) Kase Y, Obata T, Okamoto Y, et al：Removal of 2-arachidonylglycerol by direct hemoperfusion therapy with polymyxin B immobilized fibers benefits patients with septic shock. Ther Apher Dial **12**：374-380, 2008.
7) 山下千鶴，鈴木　忠，杉山　貢ほか：PMX-DHP施行時間検討研究会：PMX-DHP施行時間検討多施設臨床研究について．エンドトキシン血症救命治療研究会誌 **10**：75-78，2006.
8) Suzuki H, Nemoto H, Nakamoto H, et al：Continuous hemodiafiltration with polymyxin-B immobilized fiber is effective in patients with sepsis syndrome and acute renal failure. Ther Apher **6**：234-240, 2002.
9) Sakamoto Y, Mashiko K, Obata T, et al：Effectiveness of continuous hemodiafiltration using a polymethylmethacrylate membrane hemofilter after polymyxin B-immobilized fiber column therapy of septic shock. ASAIO J **54**：129-132, 2008.
10) 小林光太郎，和田　明，本間康浩ほか：CHDF施行中に並列にPMX-DHPを長時間施行した1症例．エンドトキシン血症救命治療研究会誌 **12**：156-160, 2008.
11) 小森敏明：エンドトキシン検査法．小児内科 **37**：528-531, 2005.
12) 小路久敬：好中球活性を応用した新たな血中エンドトキシン評価法－Endotoxin Activity Assay（EAA）法－．エンドトキシン研究12. 医学図書出版，東京，2009, p101-105.
13) Monti G, Bottiroli M, Pizzilli G, et al：Endotoxin activity level and septic shock：a possible role for specific anti-endotoxin therapy？ Contrib Nephrol **167**：102-110, 2010.
14) 小幡　徹：ブレイクスルー「新しい高感度エンドトキシン測定法の開発－それでなにが分かるか？－．エンドトキシン研究11. 医学図書出版，東京，2009, p4-6.
15) Shimizu T, Tatsuta T, Yamaguchi T, et al：Detection of Plasma Endotoxin Using a Novel Rapid limulus Amoebocyte Lysate Assay in a Patient with Sepsis Caused by Colorectal Perforation During Tocilizumab Treatment. 日本外科系連合学会誌 **35**：183-188, 2010.
16) Sakamoto Y, Mashiko K, Obata T, et al：Effectiveness of endotoxin scattering photometry for determining the efficacy of polymyxin B-immobilized fiber treatment in septic shock：report of a case. J Nippon Med Sch **77**：119-122, 2010.
17) Sakamoto Y, Mashiko K, Obata T, et al：Effectiveness of early start of direct hemoperfusion with polymyxin B-immobilized fiber columns judging from stabilization in circulatory dynamics in surgical treatment patients. Indian J Crit Care Med **14**：35-39, 2010.
18) Vincent JL, Laterre PF, Cohen J, et al：A pilot-controlled study of a polymyxin B-immobilized hemoperfusion cartridge in patients with severe sepsis secondary to intra-abdominal infection. Shock **23**：400-405, 2005.
19) Cruz DN, Perazzella MA, Bellomo R, et al：Effectiveness of polymyxin B-immobilized fiber column in sepsis：a systematic review. Crit Care **11**：R47, 2007.
20) Cruz DN, Antonelli M, Fumagalli R, et al：Early use of polymyxin B hemoperfusion in abdominal septic shock：the EUPHAS randomized controlled trial. JAMA **301**：2445-2452, 2009.

各論

14. その他
～重炭酸治療，深部静脈血栓予防，ストレス潰瘍予防～

1 重炭酸治療（Bicarbonate therapy）

> 1. 組織低灌流によって誘発されるpHが7.15以上の乳酸アシドーシスを有する患者に対して，循環動態の改善や血管収縮薬の減量を目的とする重炭酸ナトリウムの投与は推奨しない（Grade 2B）。

解説

SSC（survivihg sepsis campaign）ガイドライン（以下，ガイドライン）では，敗血症に伴う低灌流による乳酸アシドーシスの治療として，重炭酸塩療法を支持するエビデンスはないとしており，以前のガイドラインではgrade 1Bであったが，今回grade 2Bとなった。

1990年Cooper DJ[1]ら，1991年Mathieu D[2]らによって行われた2つのランダム化盲検クロスオーバー試験では，乳酸アシドーシスを伴った患者に，重炭酸塩投与群とコントロールとして生理食塩水投与の2群間で血行動態および血管収縮薬の必要量に差は認められなかったことが報告された。これらの研究では血液pH 7.15未満の患者が少ないため，ガイドラインではpH ≧ 7.15を対象としているが，血行動態を改善し血管収縮薬の必要量を減少させるかどうかについて，すべてのpH領域において臨床転帰に対する効果は不明であると述べている。

pH 7.15未満では，さまざまな生体内酵素の活性低下や細胞内Ca^{2+}過負荷による心血管系の拡張不全が生じるため，敗血症における重炭酸治療はpH 7.15未満で行われることが多い。軽度のアシドーシスではヘモグロビン酸素解離曲線が右方移動するため，ヘモグロビンからの酸素解離が組織末梢で行われやすくなっている。重炭酸の投与によりpHを上昇させると虚血領域の組織末梢での酸素運搬は正常レベルより低くなるため，酸素供給が低下することがあり，注意が必要である。

2 深部静脈血栓症の予防（Deep vein thrombosis prophylaxis）

> 1. 重症敗血症の患者に対しては，venous thromboembolism（VTE：静脈血栓塞栓症）の予防のために毎日予防投与を行うべきである（Grade 1B）。これは1日2回もしくは3

14．その他〜重炭酸治療，深部静脈血栓予防，ストレス潰瘍予防〜

回の unfractionated heparin（UFH：未分画ヘパリン）よりも，low-molecular weight-heparin（LMWH：低分子ヘパリン）の皮下投与がよい（grade 1B vs UFH 1日2回投与，grade 2C vs UFH 1日3回投与）。クレアチニンクリアランスが30 mL/分未満であれば，ダルテパリン（Grade 1A）または腎に代謝されにくいタイプのLMWH（Grade 2C），またはUFH（Grade 1A）を用いるべきである。

2．重症敗血症患者では，可能であれば薬剤投与と間欠的空気圧迫装置による併用でDVT（deep vein thrombosis：深部静脈血栓症）を予防すべきである（Grade 2C）。

3．血小板減少，重度の凝固異常，活動性出血，最近の脳出血の既往などヘパリンの使用が禁忌である敗血症患者では，薬剤によるDVTの予防はすべきではない（Grade 1B）。しかし，弾性ストッキングや間欠的空気圧迫装置による機械的な予防は，禁忌でないならば行うべきである（Grade 2C）。リスクが減少すれば薬剤投与を開始すべきである（Grade 2C）。

解説

2008年のガイドラインで，ハイリスク患者におけるLMWHの使用推奨が追加され，UFHと同等の扱いであったが，今回のガイドラインでは，grade 2CのUFHと比較してLMWHはgrade 1B〜2Cと，より推奨されるようになった。

ICU患者はDVTのリスクが高い，さらに敗血症患者ではICU患者と同等またはそれ以上のDVTのリスクがある。重症患者におけるUFHまたはLMWHのDVT予防に関する9件のプラセボコントロールRCT（ランダム化比較試験）では，DVTあるいは肺塞栓症（pulmonary embolism：PE）の減少効果が認められている。また，2001年 Attia ら[3]，2002年 Geerts[4] らのメタ解析においても同様に，DVTおよびPEの減少効果が支持されていることより，VTE予防は強く支持され grade 1A としている。これらのスタディにおける infection/sepsis の割合は17%，ICUに限ったスタディでは52%のため，一般患者のエビデンスをダウングレードし，推定ではあるが grade B とされている。

Canadian Critical Care Trial Group は，UFH（5,000 IUを1日2回）とLMWH（ダルテパリン 5,000 IUを1日1回と2回目をプラセボ投与）を比較検討し，2つのグループで無症候性DVTに差はなかった（ハザード比：0.92, 95% CI：0.68〜1.23, P = 0.57）が，CTや ventilation perfusion scan（換気血流スキャン），解剖では，LMWHグループが有意にPE（肺塞栓）が少ない（ハザード比：0.51, 95% CI：0.30〜0.88, P = 0.01）ことを報告した[5]。このことより重症患者にはUFHを1日2回投与するよりもLMWH（ダルテパリン）を選択すべきである。さらに，このスタディは敗血症患者を含んでいるため，重篤患者あるいは敗血症患者に1日2回のUFHよりもダルテパリンを使用するエビデンスをサポートしている。同様にUFHの1日2回（5,000単位×2回）投与と1日3回（5,000単位×3回）投与を比較した2007年のメタ解析では[6]，12のスタディ，7,978症例を解析し，肺塞栓症の頻度（1,000人/日）は1日2回投与群，1日3回投与群それぞれ 1.50（1.12〜1.88, 95%CI），0.53（0.04〜1.01, 95%CI），P =

0.09，major bleeding の頻度（1,000 人 / 日）0.35（0.16〜0.54，95％CI），0.96（0.08〜1.84，95％CI），P＜0.001 と，効果の面では 1 日 3 回投与が優れていたが，その反面，出血の副作用が 1 日 2 回投与群に比較し多いことが報告されている。重篤患者や敗血症患者の正確な症例数は不明であるが，これらのスタディに含まれており，急性患者においては，UFH を 1 日 2 回より 3 回投与して VTE（静脈血栓塞栓症）を予防することが推奨されている。しかしながら，セプシスにおいては，LMWH と 1 日 3 回の UFH の直接比較はなく，また重症患者における UFH の 2 回投与と 3 回投与の直接比較もないことより，LMWH が UFH の 1 日 3 回投与よりも，UFH の 1 日 3 回投与が 2 回投与よりも優れているとは言い切れないため，ダウングレードされている。Douketis は急性腎損傷（Ccr＜30）の重症患者 120 人を対象としたスタディで，VTE 予防にダルテパリン 5,000 IU を 4〜14 日間毎日投与し，アンチファクター Xa のトラフを測り，生物学的蓄積がない（トラフ＜0.06）ことを報告している。多くの他のスタディは出血のリスクが高い重症患者を含んでいないため，メジャーな出血の率は他の薬剤のトライアルより高いが，ダルテパリンは急性腎損傷の重篤な患者への投与が推奨されている。他の LMWH

表 ヘパリン類の種類と特徴

ヘパリン類	未分画ヘパリン	低分子ヘパリン	ダナパロイド	フォンダパリヌクス
商品名	ヘパリン	フラグミン（ダルテパリン）クレキサン（エノキサパリン）	オルガラン	アリクストラ
適応症	DIC 体外循環の血液凝固防止（透析）血栓症の予防と治療	フラグミン DIC 血液体外循環時の還流血液の凝固防止（欧米では DVT も） クレキサン 下肢整形外科手術施行者における VTE の発症抑制	DIC（欧州では DVT も）	下肢整形外科および腹部外科術後の VTE 発症抑制
抗 Xa/トロンビン比	1：1	2〜5：1	22：1	7,400：1
半減期	0.5〜1 時間	2〜4 時間	20 時間	17 時間
用法・用量	5〜10 単位/Kg/時間	フラグミン 75 単位/Kg/24 時間（DIC）クレキサン 2,000 単位×2 回皮下注（DVT 予防）	1,250 単位×2 回静注（DIC）	2.5 mg（1.5 mg）×1 回皮下注（術後 DVT 予防）

以前は「ヘパリン」といえば，未分画ヘパリンのみであったが，現在は多くの類似薬が使用可能となっている。日本で使用可能なヘパリン類の種類と特徴を記載。
DIC：播種性血管内凝固症候群，DVT：深部静脈血栓症，VTE：静脈血栓塞栓症

（各薬剤添付文書を元に作成）

のデータは不足しているため，おそらく避けるべきで，もし使用するなら，アンチファクター Xa のレベルをモニタリングするべきである（Grade 2C）。一方，UFH は腎排泄ではないため安全である（Grade 1A）。

間欠的圧迫器具（intermittent compression devices）と段階的弾性ストッキング（graduated compression stoking）などの物理的な予防法は抗凝固薬の投与が禁忌である場合に推奨される。6 つの RCT を含んだ 11 のスタディのメタ解析では，薬物と物理的な予防法のコンビネーションは DVT 予防においてどちらか一方だけよりも優れていて，PE 予防においては物理的予防法だけよりも優れていることを報告している[7]。この解析はセプシスや重症患者にフォーカスしていないが，整形，骨盤心臓手術後の予防が含まれている。さらに予防薬物のタイプは UFH，LMWH，アスピリン，ワルファリンが含まれる。それにもかかわらず，最小リスクは加圧デバイスとともに多くのケースでコンビネーション治療を推奨することが導かれている。ヘパリン投与を受けた患者はヘパリン誘導血小板減少の発生をモニターすべきであり，これらの推奨は American College of Chest Physicians（ACCP）の発表と一致している（表）。

3 ストレス性潰瘍の予防（Stress ulcer prophylaxis）

1. 出血の恐れがある重症敗血症や敗血症性ショックの患者に対するストレス性潰瘍の予防には，H_2 受容体拮抗薬またはプロトンポンプ阻害薬を使用すべきである（Grade 1B）。
2. ストレス性潰瘍の予防には，H_2 受容体拮抗薬よりもプロトンポンプ阻害薬を用いるべきである（Grade 2C）。
3. ストレス性潰瘍のリスクがない患者には，予防投与はすべきではない（Grade 2B）。

解説

今回のガイドラインでは，H_2 受容体拮抗薬よりもプロトンポンプ阻害薬をより推奨する内容へと変更されている。さらに，出血のリスクがない患者への予防投与は避けることが追記された。

予防の有用性については，敗血症患者だけを対象とした研究は行われていないが，一般の ICU 患者を対象とした研究では，ストレス性潰瘍の予防が上部消化管出血を減少させることが確認されている。それらの研究では，登録された患者の 20 〜 25％が敗血症であり，ストレス性潰瘍の予防の有益性は，重症敗血症や敗血症性ショックを有する患者に対しても応用されるべきである。重症敗血症や敗血症性ショックにおいて，凝固障害，人工呼吸，低血圧などのリスク因子が存在する場合，ストレス性潰瘍予防は有益である。これらのリスク因子を持っていない患者は臨床的に重要な出血はあまり起こらないとしている（0.2％，95％CI：0.02 〜 0.5）。

新旧のメタ解析では，ストレス性潰瘍予防による死亡率の減少が証明されるには至っていないが，ストレス性潰瘍予防による上部消化管出血の臨床的に有意な減少が示されていると述べている。しかし，上部消化管出血の予防の有益性に反して，胃内の pH を上昇させるため VAP（ventilator associated pneumonia：人工呼吸器関連肺炎）と *C. difficile* 感染が増えるとしている。

各論

　経腸栄養を受けている患者の予防においては，少ない有益性と多くの不利益の可能性はあるが，低いクオリティーのエビデンスとして推奨している。有益性とリスクのバランスはVAPや *C. difficile* 感染の地域差はもとより患者の特性が関係するのかもしれない。

　2004年のガイドラインでは，ストレス潰瘍の予防には制酸薬やスクラルファートよりH_2受容体拮抗薬の有用性を示す文献が中心で，2008年のガイドラインではそれに加え，H_2受容体拮抗薬とプロトンポンプ阻害薬の比較を紹介し，H_2受容体拮抗薬がgrade 1A，プロトンポンプ阻害薬がgrade 1Bで推奨されたが，今回のガイドラインでは，2009年以降の報告よりH_2受容体拮抗薬よりもプロトンポンプ阻害薬をより推奨する内容へと変更された。

　また，患者にとって予防が必要かどうか定期的に評価されるべきであるとしている。

〈小林美奈子，楠　正人〉

文　献

1) Cooper DJ, Walley KR, Wiggs BR, et al：Bicarbonate does not improve hemodynamics in critically ill patients who have lactic acidosis. A prospective, controlled clinical study. Ann Intern Med **112**（7）：492-498, 1990.
2) Mathieu D, Neviere R, Billard V, et al：Effects of bicarbonate therapy on hemodynamics and tissue oxygenation in patients with lactic acidosis：a prospective, controlled clinical study. Crit Care Med **19**（11）：1352-1356, 1991.
3) Attia J, Ray JG, Cook DJ, et al：Deep vein thrombosis and its prevention in critically ill adults. Arch Intern Med **161**：1268-1279, 2001.
4) Geerts W, Cook D, Shelby R, et al：Venous thromboembolism and its prevention in critical care. J Crit Care **17**：95-104, 2002.
5) PROTECT Investigators for the Canadian Critical Care Trials Group and the Australian and New Zealand Intensive Care Society Clinical Trials Group：Dalteparin versus unfractionated heparin in critically ill patients. New Engl J Med **364**：1305-1314, 2011.
6) King CS, Holley AB, Jackson JF, et al：Twice vs three times daily heparin dosing for thromboembolism prophylaxis in the general medical population：A meta-analysis. Chest **131**：507-516, 2007.
7) Kakkos SK, Caprini JA, Geroulakos G, et al：Combined intermittent pneumatic leg compression and pharmacological prophylaxis for prevention of venous thromboembolism in high-risk patients. Cochrane Database Syst Rev **4**：CD005258, 2008.

各 論

15. DIC の診断と治療

はじめに

　セプシス治療における播種性血管内凝固症候群（disseminated intravascular coagulation：DIC）の考え方は，国によっても，診療科によっても異なっている。SSC（Surviving Sepsis Campaign）ガイドライン2012[1]には，以前からと同様，DIC の項目は全くなく，診断も治療も念頭には置かれていない。診断では凝固異常（血小板数の減少）の存在に触れているし，治療では重症敗血症や敗血症性ショックにはアンチトロンビン製剤を使用することは推奨しているので，全く無視しているわけではないが，わが国との温度差は大きい。しかし，わが国では敗血症診療において，血液凝固異常さらに DIC は治療されるべき病態であると認識されており，近年報告された日本版敗血症診療ガイドライン[2]でも，DIC 対策として，クリニカルクエスチョン（clinical question：CQ）が，6項目設定され，記述されている。また，筆者らが日本血栓止血学会から発表した科学的根拠に基づいた感染症に伴う DIC 治療のエキスパートコンセンサス[3]は，当時の敗血症性 DIC の診療ガイドラインとしての集大成であると自負しているが，出版から約4年が経過し，現在改訂作業中である。本項では，現時点での敗血症の DIC 診断と治療について述べる。

1 敗血症性 DIC の特徴

　敗血症で発症している局所と全身の炎症反応は，凝固活性化と密接に関連している。凝固活性化の側面からみると凝固活性化は単に凝固因子が活性化して，外因系・内因系の凝固カスケードが下流に流れ，トロンビンやフィブリンを産生して血液凝固を完成させるだけではなく，さまざまな炎症系を含むシグナル伝達に関与している。活性化型血液凝固第Ⅹ因子（Ⅹa）やトロンビン，組織因子（tissue factor：TF)-Ⅶa 複合体は，炎症を亢進させる向炎症作用をもたらす（図1）[4〜6]。フィブリノゲンやフィブリンは，凝固とは直接的に関与しない宿主防御反応の役割も果たしている。トロンビンは単球，線維芽細胞，中皮細胞などから MCP-1(monocyte chemotactic protein-1) や IL（interleukin)-6 の産生誘導や[7]，血管内皮細胞から IL-6，IL-8 の産生を誘導することが報告されている[8]。これらのトロンビンの作用は protease-activated receptors（PARs）1，3，4を介していることが知られる。特に PAR2 は Ⅹa や TF-Ⅶa 複合体などに活性化され，IL-6，IL-8 が産生・放出されるとされ，炎症と凝固の主役である[9]。

　凝固カスケードで，外因系のトリガーであり主役を演じている TF は，通常の DIC 症例で血

各論

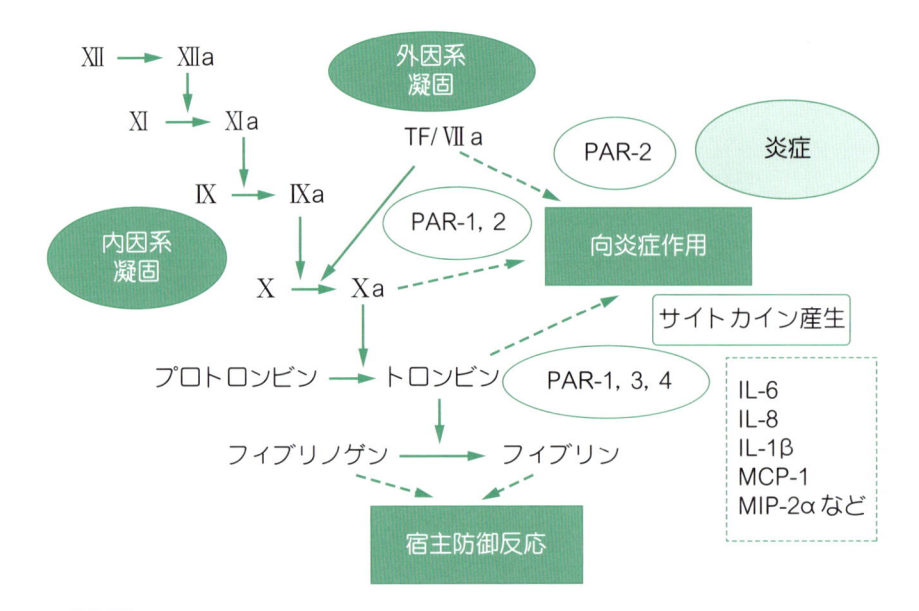

図1 炎症と凝固反応（血液凝固カスケードと炎症反応）

外因系・内因系の凝固カスケードが下流に流れトロンビンやフィブリンを産生して，血液凝固を完成させるだけではなく，さまざまな炎症系を含むシグナル伝達に関与している。活性化型血液凝固第X因子（Xa）や，トロンビン，組織因子（TF）-VIIa複合体は，炎症を亢進させる向炎症作用をもたらす。

PAR：protease activated receptor, IL：interleukin, TF：tissue factor, MIP：macrophage inflammatory protein, MCP：monocyte chemoattractant protein

（文献5より引用改変）

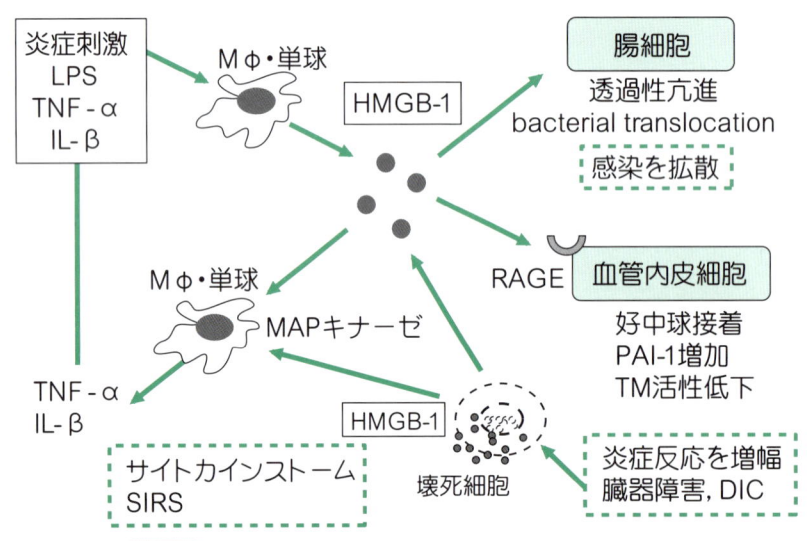

図2 敗血症時のHMGB-1の多彩な作用

サイトカインなどの炎症刺激により，マクロファージや単球はHMGB-1を能動的に分泌する。さらには，壊死に陥った細胞からは受動的にHMGB-1が放出される。HMGB-1は，腸細胞に働くと透過性亢進，血管内皮細胞に働くと好中球接着やTM活性低下，他のマクロファージや単球に働けばサイトカインの産生を促すなど多彩な作用を持つ。

RAGE：receptor for advanced glycation endproducts, IL：interleukin, TNF：tumor necrosis factor, PAI-1：plasminogen activator inhibitor-1, DIC：disseminated intravascular coagulation, SIRS：systemic inflammatory response syndrome, MAP：mitogen-activated protein

（文献13より引用改変）

中に増加しているが，敗血症性DICでも炎症局所で発現が増加するとともに，血中にも増加していることが知られている。これらは，Xaを抑制することにより，TFの発現抑制，ひいてはDIC改善につながることが報告されている[10]。

近年，敗血症性DICの発症機序に，より重要な役目を果たしていると考えられるHMGB-1（high mobility group box protein 1）という物質が注目されている。HMGB-1は，すべての有核細胞の核内に存在する非ヒストン核たんぱく質であり，通常はDNAの構造と維持，転写の促進などに重要な役割を果たしている。Wangらは世界で初めてHMGB-1が動物モデルでエンドトキシン血症時の後期メディエータであることを確認し，ヒトにおいてもエンドトキシンショックで死亡した患者には血中で増加することを発見し，致死的メディエータであると報告した[11]。また，HMGB-1は，tumor necrosis factor (TNF)-α，IL-1β，IL-1α，IL-6，IL-8，MIP（macrophage inflammatory protein）などの炎症性サイトカインを誘導産生することも報告されており[12]，炎症を増幅することが証明されている。HMGB-1の多彩な働きを図2に示す[13]。

2 敗血症性DICの診断

従来からDICの診断には，旧厚生省の特定疾患血液凝固異常症調査研究班のDIC診断基準が用いられてきた（表1）。本診断基準は，1980年に作成され，1988年に改訂されており[14]，これが現在でも使用されている。今から30年以上も前に作られたものではあるものの，国際的にもその評価は高く，国際血栓止血学会（International Society on Thrombosis and Haemostasis：ISTH）が，overt DIC診断基準（表2）を作成した際にも参考にされている[15]。本診断基準は当初，血液学を専門とする医師が多く参画して作成された経緯から，外科や救急領域で認められるDICの診断基準としては，確定診断には優れているものの，診断即治療開始の治療現場とはややかけ離れていることが指摘されていた。そこで，新たな診断基準の作成が日本救急医学会を中心に望まれ，作成されたのが急性期DIC診断基準である（表3-1～4）[16,17]。この診断基準は炎症と凝固の密接な関連を考慮し，全身性炎症反応症候群（systemic inflammatory response syndrome：SIRS）に伴う凝固異常をSIRS関連凝固異常（SIRS associated coagulopathy：SAC）と命名し[18]，この概念を十二分に反映したものであり，いつでも，どこでも簡便な検査のみでDICを早期診断できる利点がある。本項の対象としている敗血症が基礎疾患の場合は問題ないが，他のどの基礎疾患のDICでも診断できるかどうかは議論されていることも事実であり，本診断基準を使用する際は表3-3，表3-4をしっかり熟読すべきである。

近年，本診断基準は，旧厚生省DIC基準と比較して特異度は低いものの感度に優れ，症状が急激に変動する可能性の高い敗血症性DICの診断にはよく使われている。しかし，特異度が低いということはDICではない症例にDICの治療を行う可能性も高くなるので，医療費のコストパフォーマンスを考慮すると，分子マーカーなどを駆使した感度・特異度ともに高い診断基準の作成が期待されている。筆者らは，DICなどの凝固異常を疑う疾患で血小板数12万/μL以下，FDP（fibrin/fibrinogen degradation products）10μg/mL以上，フィブリノゲン100mg/dL以下，PT（プロトロンビン時間）比1.25以上の項目を1つ以上満たした症例613例を

各論

表1 厚生省凝固異常症調査研究班による DIC 診断基準（改訂版）

スコア			0点	1点	2点	3点
I 基礎疾患			なし	あり		
II 臨床症状	出血症状[注1]		なし	あり		
	臓器症状		なし	あり		
III 検査成績	血清 FDP 値（μg/ml）		10 >	10 ≦ < 20	20 ≦ < 40	40 ≦
	血小板数($\times 10^3/\mu l$)[注1]		120 >	120 ≧ > 80	80 ≧ > 50	50 ≧
	血漿フィブリノゲン濃度(mg/dl)		150 <	150 ≧ > 100	100 ≧	
	プロトロンビン時間比		1.25 >	1.25 ≦ < 1.67	1.67 ≦	
IV 判定[注2]						
判定[注2]			DIC	DIC の疑い[注3]	DIC の可能性少ない	
1.白血病その他注1に該当する疾患			4点以上	3点	2点以下	
2.白血病その他注1に該当しない疾患			7点以上	6点	5点以下	
V. 診断のための補助的検査成績、所見						
1. 可溶性フィブリンモノマー陽性 2. D-D ダイマーの高値 3. トロンビン-アンチトロンビン複合体(TAT)の高値 4. プラスミン-プラスンインヒビター複合体（PPIC）の高値 5. 病態の進展に伴う得点の増加傾向、特に数日内での血小板数あるいはフィブリノゲンの急激な減少傾向ないし、FDP の急激な増加傾向の出現 6. 抗凝固療法による改善						
VI 注						
注1：白血病および類縁疾患、再生不良性貧血、抗腫瘍剤投与後など骨髄巨核球減少が顕著で、高度の血小板減少をみる場合は血小板数および出血症状の項は 0 点とし、判定は IV-1 に従う。 注2：基礎疾患が肝疾患の場合は以下の通りとする。 　　a. 肝硬変および肝硬変に近い病態の慢性肝炎（組織上小葉改築傾向を認める慢性肝炎）の場合には、総得点から 3 点減点した上で、IV-1 の判定基準に従う。 　　b. 劇症肝炎および上記を除く肝疾患の場合は、本診断基準をそのまま適用する。 注3：「DIC の疑い」患者で、「V. 診断のための補助的検査成績、所見」のうち 2 項目以上満たせば DIC と判定する。						
VII 除外規定						
1. 本診断基準は新生児、産科領域の診断には適用しない。 2. 本診断基準は劇症肝炎の DIC の診断には適用しない。						

1980 年に作成され、1988 年に改訂された診断基準である。当時、世界でも通用するよくできた診断基準であり、本診断基準は後に作成された国際血栓止血学会から提案された overt DIC 診断基準や日本救急医学会から提案された急性期 DIC 診断基準に強く影響を及ぼしている。
DIC：disseminated intravascular coagulation, FDP：fibrin/fibrinogen degradation products

（文献 14 より引用）

多施設前向きに検討し、1 週間以内に DIC へと進展した pre-DIC の診断に有用な分子マーカーは、D-ダイマーと FMC（fibrin monomer complex）である可能性を示唆した[19]（表4）。凝固亢進の分子マーカーである SF（soluble fibrin）や TAT（thrombin-antithrombin complex）などとともに今後の追加検討が必要ではあるが、これらを従来のグローバルマーカーと組み合わせると診断感度・特異度ともに高いものができる可能性があり、日本血栓止血学会では現在、旧厚生省 DIC 診断基準をもとに新規診断基準の作成作業中である。

3 敗血症性 DIC の治療の考え方

敗血症の原因治療を行うことは当然である。抗菌薬投与や膿瘍ドレナージ、外科的感染巣の

表2 ISTH の overt DIC 診断基準

1	リスク評価	Overt DIC に関連するとされている基礎疾患があるか？ あれば2に進む。なければ，このアルゴリズムは使用しない。				
2	一般止血検査の施行	血小板数，PT，フィブリノゲン，フィブリン関連産物（可溶性フィブリンモノマー，またはフィブリン分解産物）				
3	一般止血検査のスコアリング	DIC スコア	0点	1点	2点	3点
		血小板数（×10^3/μL）	> 100	< 100	< 50	
		フィブリン関連産物	増加なし		中等度増加	著明増加
		PT 延長（秒）	< 3	3< <6	>6	
		フィブリノゲン（g/L）	> 1	< 1		
4	スコアの合計					
5	5≦スコア合計 5>スコア合計	Overt DIC，以後毎日評価。 Non-overt DIC が疑われる。1～2日以内に再評価。				

ISTH（国際血栓止血学会）の overt DIC 診断基準は，旧厚生省の診断基準を色濃く反映したものになっている。 （文献15より引用）

表3-1 急性期の DIC 診断基準

スコア	SIRS	血小板数 or 血小板減少率	FDP or D-ダイマー	PT（％，秒，PT比）
0	0～2項目陽性	12万/mm³ 以上	10μg/mL 未満	PT比 1.2 未満
1	3項目以上陽性	12万/mm³ 未満 あるいは15万/mm³ 未満で24時間以内に30％以上減少	10μg/mL 以上 （D-ダイマーは換算表参照）	PT比 1.2 以上
3		8万/mm³ 未満 あるいは15万/mm³ 未満で24時間以内に50％以上減少	25μg/mL 以上 （D-ダイマーは換算表参照）	

DIC 4点以上

注意 1）血小板減少はスコア算定の前後いずれの24時間以内でも可能。
　　 2）PT 比（検体 PT 秒/正常対照値）ISI（international sensitivity index）= 1.0 の場合は INR（international normalized ratio）に等しい。各施設において PT 比1.2に相当する秒数の延長または活性値の低下を使用してもよい。
　　 3）FDP（fibrin/fibrinogen degradation products）の代替として D-ダイマーを使用してよい（表3-2）。

SIRS の項目を取り入れていることが特徴的である。DIC 診断を疑う所見に1点，予後に影響する所見に3点を配置している。

SIRS：systemic inflammatory response syndrome （文献16, 17より引用）

表3-2 D-ダイマー/FDP 換算表

測定キット名	FDP 10μg/mL D-ダイマー（μg/mL）	FDP 25μg/mL D-ダイマー（μg/mL）
シスメックス	5.4	13.2
日水	10.4	27.0
バイオビュー	6.5	8.82
ヤトロン	6.63	16.31
ロッシュ	4.1	10.1
第一化学（積水）	6.18	13.26

この換算表は，基礎疾患の病態によって絶対的なものではないが，敗血症性 DIC では，ほぼ問題ないと考えられる。

FDP：fibrin/fibrinogen degradation products （文献16, 17より引用）

各論

表 3-3　急性期 DIC 診断基準で想定されている基礎疾患

1. 感染症（すべての微生物による）
2. 組織損傷
    外傷，熱傷，手術
3. 血管性病変
    大動脈瘤，巨大血管腫，血管炎
4. トキシン/免疫学的反応
    蛇毒，薬物，輸血反応（溶血性輸血反応，大量輸血），移植拒絶反応
5. 悪性腫瘍（骨髄抑制症例を除く）
6. 産科疾患
7. 上記以外に SIRS を引き起こす病態
    急性膵炎，劇症肝炎（急性肝不全，劇症肝不全），ショック/低酸素
    熱中症/悪性症候群，脂肪塞栓，横紋筋融解ほか
8. その他

敗血症性 DIC は，この表の 1 に相当するので，急性期 DIC 診断基準は非常に用いやすい基準であるが，複合的な要因で DIC が発症することもある。

(文献 16, 17 より引用)

表 3-4　急性期 DIC 診断基準で鑑別すべき疾患および病態

診断に際して DIC に似た検査所見・症状を呈する以下の疾患および病態を注意深く鑑別する。

1. 血小板減少
    イ) 希釈・分布異常
        ① 大量出血，大量輸血・輸液ほか
    ロ) 血小板破壊の亢進
        ① ITP, ② TTP/HUS, ③ 薬剤性（ヘパリン，バルプロ酸等），④ 感染（CMV, EBV, HIV 等），⑤ 自己免疫による破壊（輸血後，移植後等），⑥ 抗リン脂質抗体症候群，⑦ HELLP 症候群，⑧ SLE, ⑨ 体外循環ほか
    ハ) 骨髄抑制，トロンボポイエチン産生低下による血小板産生低下
        ① ウイルス感染症，② 薬物など（アルコール，化学療法，放射線療法等），③ 低栄養（vit B12, 葉酸），④ 先天性/後天性造血障害，⑤ 肝疾患，⑥ 血球貪食症候群（HPS）ほか
    ニ) 偽性血小板減少
        ① 抗凝固薬（EDTA）によるもの，② 検体中抗凝固薬不足ほか
    ホ) その他
        ① 血管内人工物，② 低体温ほか
2. PT 延長
    ① 抗凝固療法，抗凝固剤混入，② vit K 欠乏，③ 肝不全，肝硬変，④ 大量出血/大量輸血ほか
3. FDP 上昇
    ① 各種血栓症，② 創傷治癒過程，③ 胸水，腹水，血腫，④ 抗凝固剤混入，⑤ 線溶療法ほか
4. その他
    ① 異常フィブリノゲン血症ほか

DIC に類似した疾患の一覧である。
ITP：特発性血小板減少性紫斑病，TTP/HUS：血栓性血小板減少性紫斑病/溶血性尿毒症症候群，CMV：サイトメガロウイルス，SLE：全身エリトマトーデス，FDP：fibrin/fibrinogen degradation products

(文献 16, 17 より引用)

表4 分子マーカーの評価

	カットオフ値	Pre-DIC vs 非DIC		
		感度（％）	特異度（％）	オッズ比（95％CI，p値）
D-ダイマー (μg/mL)	6.0 <	91.2	36.5	5.930（2.028～17.345, $p < 0.005$）
	13.0 <	58.8	68.5	3.108（1.559～6.197, $p < 0.005$）
FMC（μg/mL）	10.0 <	80.0	41.0	2.780（1.144～6.754, $p < 0.05$）
TAT（ng/mL）	16.0 <	63.6	54.6	2.103（0.868～5.092, NS）
PPIC（μg/mL）	3.8 <	83.3	21.9	1.403（0.522～3.769, NS）
AT（％）	70 >	58.3	45.5	1.168（0.502～2.718, NS）
TM（ng/mL）	5 <	47.4	69.2	2.017（0.804～5.061, NS）

　1週間以内にDICへと進展したpre-DICの診断に有用な分子マーカーは，D-ダイマーはオッズ比3.108～5.930（カットオフ値で違うものの）とFMC（fibrin monomer complex）オッズ比2.780と有意な結果であった。
　PPIC：plasmin-α_2 plasmin inhibitor complex，AT：antithrombin，TAT：thrombin antithrombin Ⅲ 複合体，TM：thrombomodulin

（文献19より引用）

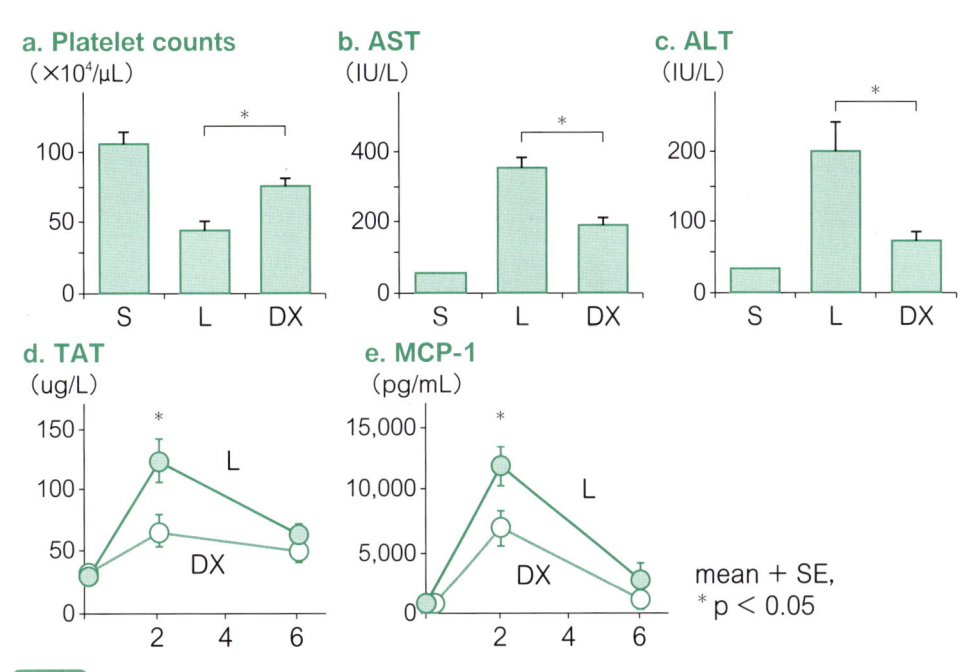

図3 ラットエンドトキシン血症モデルにおける血小板，MCP-1，TAT，AST，ALTの変動とfactor Ⅹa阻害剤の効果

　エンドトキシン静注により，血小板数の減少，TATの増加，MCP-1の増加，AST，ALTの増加がみられ，血液凝固異常・高サイトカイン血症・臓器障害が発生していた。これらの異常は選択的factor Ⅹa阻害剤を投与することにより，有意に改善させることが可能であり，抗凝固・抗炎症作用がⅩa抑制により可能であることがわかった。
　MCP-1：monocyte chemoattractant protein-1，TAT：thrombin-antithrombin Ⅲ 複合体，AST：aspartate aminotransferase，ALT：alanine aminotransferase，S：sham-operation，L：LPS＋saline，DX：LPS＋DX-9065a（選択的Ⅹa阻害剤）3 mg/kg

（文献10より引用改変）

各論

摘出など，全身状態を管理しながら緊急に行うべきである。

　筆者らは，重症感染症DICに対する治療の可能性を検討した[10]。雄性Wistarラット（230〜280 g）にLPS（lipopolysaccharide）20 mg/kgを静注し，炎症反応と凝固異常の関連性，凝固開始機序の検討を行い，炎症のkey factorとして知られているFactor Xを選択的factor Xa阻害剤を用いて抑制することによりエンドトキシン血症の治療の可能性について報告した。凝固異常のパラメーターとして血小板数やTATを，サイトカイン放出の指標としてMCP-1をさらに肝機能の指標としてAST，ALTを用いて検討したところ，このモデルでは，血小板数の減少，TATの増加，MCP-1の増加，AST，ALTの増加がみられ，エンドトキシン静注により血液凝固異常・高サイトカイン血症・臓器障害が発生していた。これらの異常は選択的factor Xa阻害剤を投与することにより，有意に改善させることが可能であった（図3）。本実験では従来の動物モデルにて行われる治療実験と異なり，factor Xa阻害剤は前投与されなくても，LPS静注後の投与にて改善効果を示していた。臨床の場により近い条件で，factor Xaの阻害が全身性炎症反応後に起こる凝固異常や臓器障害を有効に改善させることが可能であった。さらに肝臓で発現していたTFはfactor Xa阻害剤にて明らかに減じており，TFmRNAの発現も抑制されていた。

　以上から，Xa阻害によるトロンビン産生抑制や，サイトカイン抑制による炎症巣である肝組織への炎症細胞集積の減少，factor Xaの直接的なTF発現の抑制などを介して，TF発現・トロンビン産生を抑制し，微少血栓形成が抑制され循環障害が緩和され，臓器障害も軽減されると考えられた（図4）。しかし，SSCガイドライン2012は，アンチトロンビン製剤の使用は敗血症に有効でないと考えられている。炎症と凝固の両経路をコントロールする考え方は，最

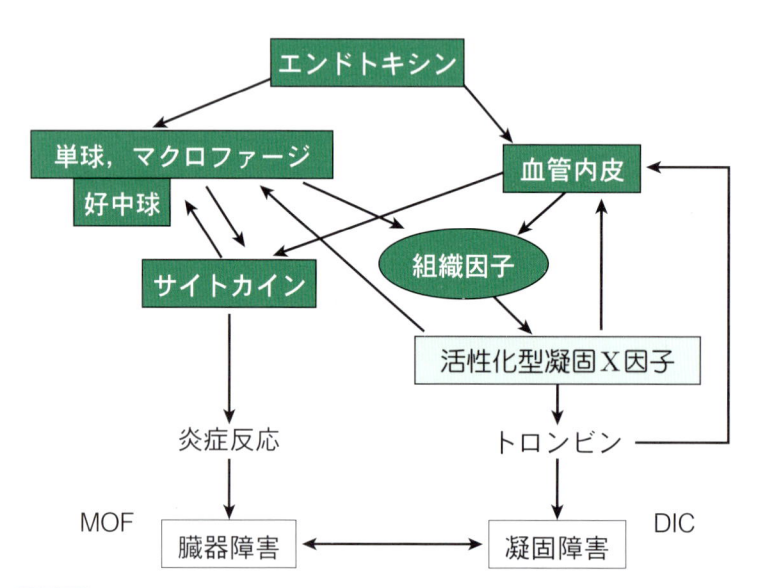

図4 組織因子，活性化型凝固第X因子を中心とした敗血症DICの病態

エンドトキシンにより単球，マクロファージ，好中球，血管内皮は活性化され，それぞれ炎症，凝固を活性化する。この両者の経路はさまざまな段階で関連を持ち，臓器障害，凝固障害を引き起こしていく。

（文献5より引用）

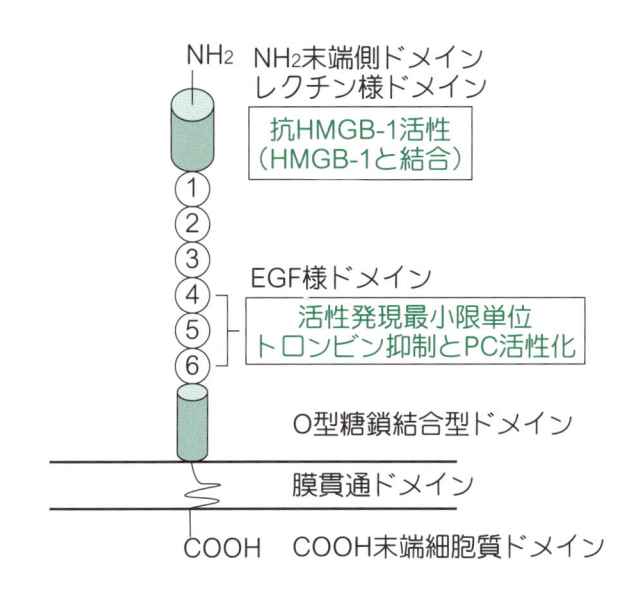

図5 トロンボモジュリンの構造のシェーマと各部位の働き

TMはレクチン様構造をしたNH₂末端側ドメイン，6個のEGF（上皮由来成長因子）様構造からなるドメイン，セリン/スレオニン残基に富む，O型糖鎖結合部位のドメイン，膜貫通ドメイン，COOH末端細胞質ドメインの5つのドメインで構成されている。

HMGB-1 : high mobility group box protein 1, EGF : epidermal growth factor, PC : protein C

（文献 13 より引用）

NH₂末端側ドメイン レクチン様ドメイン
抗HMGB-1活性（HMGB-1と結合）

EGF様ドメイン
活性発現最小限単位 トロンビン抑制とPC活性化

O型糖鎖結合型ドメイン
膜貫通ドメイン
COOH末端細胞質ドメイン

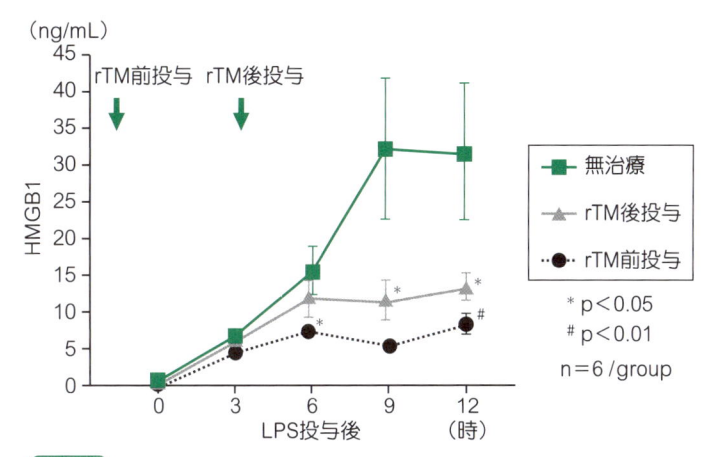

図6 血中 HMGB-1 濃度における rTM の効果

HMGB-1 は無治療群では LPS 投与より6時間後ぐらいまでは漸増するが，それを過ぎると急速に増加する。rTM 前投与では6時間後の HMGB-1 の増加は約 50％程度でその後も増加しない。サイトカインが放出された4時間後の rTM 投与群でも，6時間後の増加は 80％程度で，その後の急峻な増加は抑制された

rTM : recombinant thrombomodulin　　（文献 22 より引用改変）

* $p<0.05$
# $p<0.01$
n＝6/group

近の新しい治療法でも，しっかり取り入れられている。前述した病態の項で触れた HMGB-1 のコントロールには，日本で開発されたリコンビナントトロンボモジュリン（recombinant human thrombomodulin : rTM）が有用であることが知られている。rTM は，抗凝固作用のみならず，プロテイン C を活性化して抗炎症作用を示したり，致死性メディエータである HMGB-1 を中和抑制する作用がある（図5）[13, 20, 21]。筆者らは敗血症ラットモデルで，早期メディエータである炎症性サイトカインが放出されたあとの時間帯での rTM 投与で，血中 HMGB-1 の増加を抑制し，DIC・臓器障害を改善し，死亡率を改善することを証明した（図6）[22]。これは，実際の臨床現場で敗血症性 DIC の治療に rTM が有効であることを示唆するものと考えられ，わが国での rTM 投与成績は，敗血症性 DIC に対して良好である報告が多い[23, 24]。前者は，敗血症も含めた DIC 症例 234 例に対して，多施設二重盲検試験として，対照薬にヘパリンを用

いて行われた。DIC 離脱率では rTM 群で 66.1％，ヘパリン群で 49.9％であり，加えて出血の臨床症状も改善がみられ，rTM はヘパリンに比べ有用であるとしている。後者は人工呼吸器装着の敗血症性 DIC 患者に対する rTM 投与群が，今までの背景を揃えた同様の疾患群と比較した場合，入院後 28 日死亡率の改善があったと報告している。

4 実際の治療

筆者らは日本血栓止血学会学術標準化委員会 DIC 部会から，2009 年に『科学的根拠に基づいた感染症に伴う DIC 治療のエキスパートコンセンサス』を発表した[25]。各種治療法の病態別推奨度を表5に示す。感染症を基礎疾患としている限り，感染症そのものを治療することは当然である。その治療に平行して，抗凝固療法が行われる。治療のコツは，感染症を基礎疾患とした DIC の病態を念頭に置いて，治療を選択することである。

具体的には，敗血症 DIC は，ほとんどの場合臓器障害型であり，凝固亢進，線溶抑制の特徴を持つ。アンチトロンビン（AT）製剤，低分子ヘパリン，プロテアーゼインヒビターの使用が推奨されている。

エキスパートコンセンサスが発表された時点では，rTM 製剤はわが国で保険適応でなかったため掲載されていないが，現在では前述した多くの特色を rTM は保有しており，敗血症性 DIC に対する治療薬として確固とした地位を築き始めている。筆者の思案として，rTM を表5に当てはめると，表6のようになると考えている。

表5 各種治療法の病態別推奨度

DIC の病態		基礎疾患の治療	抗凝固療法 A						抗線溶療法	線溶療法	補充療法	
			UFH	LMWH	DS	GM	NM	AT			FFP	PC
総合的		○	C	B_2	C	B_2	B_2	B_1#	D	D	○*	○*
無症候型	輸血基準不適合	○	C	B_2	C	B_2	B_2	B_2#	D	D		
	輸血基準適合	○	C	B_2	C	B_2	B_2	B_2#	D	D	B_2*	B_2*
出血型	軽度	○	C	B_2	C	B_2	B_2	B_2#	D	D		
	著明	○	D	D	D	B_1	B_1	B_2#	C$	D	○*	○*
臓器障害型		○	C	B_2	C	B_2	B_2	B_1#	D	D		
合併症	大血管の血栓合併	○	B_2	B_1	B_2	C	C	B_2#	D	注		
	TTP 合併	○	C	B_2	C	B_2	B_2	B_2#	D	D	○	D
	HIT 合併	○	D	D	D	B_2	B_2	B_2#	D	D		D

○：コンセンサス，#：適応は血中 AT ＜ 70％の症例に限定される。*：輸血基準適合症例に限定される。
注：致死的な血栓症に対しては，例外的に線溶療法が行われる場合がある。適応，投与時期・方法などは専門医に相談する必要があり，脳梗塞などでは禁忌になる場合もある。$：抗線溶療法は専門医に相談する。
出血型：線溶優位型，臓器障害型：線溶抑制型，DIC を病態別に分類すると，大きく無症候型，出血型，臓器障害型，その他の合併症に分けられる。それぞれの病態により適応薬剤が決まってくる。
UFH：未分画ヘパリン，LMWH：低分子ヘパリン，DS：ダナパロイドナトリウム，GM：メシル酸ガベキサート，NM：メシル酸ナファモスタット，AT：アンチトロンビン，FFP：新鮮凍結血漿，PC：濃厚血小板，TTP：血栓性血小板減少性紫斑病，HIT：ヘパリン起因性血小板減少症 （文献 25 より引用）

表6 rTMの病態別推奨度（私案）

DICの病態		rTM
総合的		B1
無症候型	輸血基準不適合	B2
	輸血基準適合	B2
出血型	軽度	B1
	著明	C
臓器障害型		B1
合併症型	大血管の血栓合併	B2
	TTP合併	B2
	HIT合併	B2

あくまでも筆者の私案であり，今後さまざまな論議を得て，rTMの評価がなされると考えられる。
TTP：血栓性血小板減少性紫斑病，HIT：ヘパリン起因性血小板減少症，rTM：recombinant thrombomodulin （筆者作成）

おわりに

敗血症性DICの治療は，スピードと確実性の両方が求められ，その特色を熟知して診療にあたっていただきたい。この分野の診療は刻々と進歩しており，新しい知見には常に耳を傾け，治療成績を向上していくことが望まれる。

（岡本 好司）

文献

1) Dellinger RP, Levy MM, Rhodes A, et al：Surviving Sepsis Campaign：international guidelines for management of severe sepsis and septic shock, 2012. Intensive Care Med 39(2)：165-228, 2013.
2) 日本集中治療医学会Sepsis Registry委員会：日本版敗血症診療ガイドライン The Japanese Guidelines for the Management of Sepsis. 日集中医誌 20：124-173, 2013.
3) Wada H, Asakura H, Okamoto K, et al：Expert consensus for the treatment of disseminated intravascular coagulation in Japan. Thromb Res 125(1)：6-11, 2010.
4) Levi M, van der Poll T, ten Cate H, et al：The cytokine-mediated imbalance between coagulant and anticoagulant mechanisms in sepsis and endotoxemia. Eur J Clin Invest 27：3-9, 1997.
5) 伊藤英明，岡本好司：腹部救急診療における臓器障害と凝固異常．日本腹部救急医学会雑誌 22：729-737, 2002.
6) 岡本好司：臓器障害/多臓器不全とDIC．臨床病理 130：23-30, 2004.
7) Johnson K, Choi Y, DeGroot E, et al：Potential mechanism for a proinflammatory vascular cytokine response to cagulation activation. J Immunol 160：5130-5135, 1998.
8) Johnson K, Aarden L, Choi Y, et al：The proinflammatory cytokine response to coagulation and endotoxin in whole blood. Blood 87：5051-5060, 1996.
9) Esmon CT：Does inflammation contribute to thrombotic events？ Haemostasis 30 (Suppl 2)：34-40, 2000.
10) Akahane K, Okamoto K, Kikuchi M, et al：Inhibition of factor Xa suppresses the expression

of tissue factor in human monocytes and lipopolysaccharide-induced endotoxemia in rats. Surgery 130：809-818, 2001.

11) Wang H, Bloom O, Zhang M, et al：HMG-1 as a late mediator of endotoxin lethality in mice. Science 285：248-251, 1999.

12) Andersson U, Wang H, Palmblad K, et al：High mobility group 1 protein (HMG-1) stimulates proinflammatory cytokine synthesis in human monocytes. J Exp Med 192：565-570, 2000.

13) 岡本好司, 長門　優, 田村利尚ほか：敗血症 DIC の発症機序と治療．HMGB1 とトロンボモデュリン (Thrombomodulin)．日外感染症会誌 7 (2)：149-154, 2010.

14) 青木延雄, 長谷川　淳：DIC 診断基準の『診断のための補助的検査成績，所見』の項の改訂について，厚生省特定疾患血液凝固異常症調査研究班，平成 4 年度業績報告集．p37-41, 1988.

15) Taylor Jr FB, Toh CH, Hoots WK, et al：Towards definition, clinical and laboratory criteria, and a scoring system for disseminated intravascular coagulation - On behalf of the Scientific Subcommittee on disseminated intravascular coagulation (DIC) of the International Society on Thrombosis and Haemostasis (ISTH). Thromb Haemost 86：1327-1330, 2001.

16) Gando S, Wada H, Asakura H, et al：Evaluation of new Japanese diagnostic criteria for disseminated intravascular coagulation in critically ill patients. Clin Appl Thromb Hemost 11：71-76, 2005.

17) Gando S, Iba T, Eguchi Y, et al；Japanese Association for Acute Medicine Disseminated Intravascular Coagulation (JAAM DIC) Study Group：A multicenter, prospective validation of disseminated intravascular coagulation diagnostic criteria for critically ill patients：comparing current criteria. Crit Care Med 34：625-631, 2006.

18) Ogura H, Gando S, Iba T, et al：Japanese Association for Acute Medicine Disseminated Intravascular Coagulation(JAAM DIC)Study Group. SIRS-associated coagulopathy and organ dysfunction in critically ill patients with thrombocytopenia. Shock 28：411-417, 2007.

19) Okamoto K, Wada H, Hatada T, et al：Frequency and hemostatic abnormalities in pre-DIC patients. Thromb Res 126：74-78, 2010.

20) Abeyama K, Stern DM, Ito Y, et al：The N-terminal domain of thrombomodulin sequesters high-mobility group-B1 protein, a novel antiinflammatory mechanism. J Clin Invest 115：1267-1274, 2005.

21) Ito T, Kawahara K. Okamoto K, et al：Proteolytic cleavage of high mobility group box 1 protein by thrombin-thrombomodulin complexes. Arterioscler Tromb Biol 28：1825-1830, 2008.

22) Nagato M, Okamoto K, Abe Y, et al：Recombinant human soluble thrombomodulin (ART-123) decreases the plasma HMGB1 levels, while improving the acute liver injury and survival rates in experimental endotoxemia. Crit Care Med 37：2181-2186, 2009.

23) Saito H, Maruyama I, Shimazaki S, et al：Efficacy and safety of recombinant human soluble thrombomodulin (ART-123) in disseminated intravascular coagulation：results of a phase Ⅲ, randomized, double-blind clinical trial. J Thromb Haemost 5：31-41, 2007.

24) Yamakawa K, Fujimi S, Mohri T, et al：Treatment effects of recombinant human soluble thrombomodulin in patients with severe sepsis：a historical control study. Crit Care 15 (3)：R123, 2011.

25) 丸山征郎, 坂田洋一, 和田英夫ほか：科学的根拠に基づいた感染症に伴う DIC 治療のエキスパートコンセンサス．血栓止血誌 20：77-113, 2009.

各論

16−1）セプシスの原因となる感染症の治療
〜MRSA菌血症〜

はじめに

　メチシリン耐性黄色ブドウ球菌（Methicillin-resistant *Staphylococcus aureus*：MRSA）は，院内感染の主要な起因菌として現在でも大きな問題となっている。本菌はさまざまな臓器に感染症を起こし，重症化すると菌血症や敗血症に進展しやすい。さらに血管留置カテーテルなど，体内異物の存在など医原性の要因によっても菌血症の発症リスクが高まる。MRSA菌血症と診断された場合は，抗MRSA薬の中からその症例に適切と思われる抗菌薬を選択して投与する必要があるが，その際には菌の薬剤感受性や感染臓器，患者の腎機能などを考慮した選択がなされる。このようにMRSAによる菌血症は患者側の要因を考慮しながら，診断と治療を行う必要がある。

1 菌血症の診断

1．菌血症の推定

　MRSAによる菌血症か否かの診断の前に，まずは菌血症の状態に陥っている可能性を認識しなければならない。典型的な菌血症では，悪寒や戦慄とともに高熱，強い倦怠感を示し，時に意識障害などを呈する。また，MRSAに限らず黄色ブドウ球菌では毒素性ショック症候群（toxic shock syndrome：TSS）を発症する場合があり，発熱とともに低血圧や多臓器不全を呈するため，注意が必要である。ただし，症状の種類や程度によって菌種を推定することは困難であるため，起因菌検索のための検査は必須である。いずれにしても通常よりも重篤感を伴う場合は，菌血症の可能性を積極的に考慮する必要がある。

2．MRSA感染症のリスクの判断

　個々の症例において，MRSAによる感染のリスクを把握しておくことも重要である。例えば，過去のMRSAの分離歴の有無，カルバペネム系抗菌薬など広域の抗菌薬の治療歴，抗MRSA薬以外の抗菌薬の投与が無効の場合，などではMRSAによる感染症のリスクが高い症例として判断しなければならない。さらにSSC（Surviving Sepsis Campaign）ガイドライン2012[1]では，地域におけるMRSAの広がりも考慮に入れるべきという記載がある。世界的にみても日本はMRSAによる感染のリスクが高い国と判断されるため，MRSA感染の可能性を十分考

慮しておく必要がある[2]。

3．MRSA菌血症の確定診断

　MRSA菌血症は，血液培養によってMRSAが検出されれば診断が確定する。ただし，通常の血液培養においては，MRSAと判定されるまでにいくつかのステップが存在する。血液を採取後，カルチャーボトルを培養して陽性シグナルが検出されれば，まずボトル内の培養液のグラム染色による観察が行われる。この時点でグラム陽性菌のクラスター（菌塊）が観察されたらブドウ球菌の可能性が高いと判断されるが，黄色ブドウ球菌かCNS（coagulase-negative staphylococci：コアグラーゼ陰性ブドウ球菌）の鑑別はできない。

　さらに培養と同定を行うことで黄色ブドウ球菌であることが判明するが，MSSA（Methicillin-suspective Staphylococcus aureus：メチシリン感受性黄色ブドウ球菌）とMRSAの鑑別はできない。引き続き行われる薬剤感受性検査の結果を受けてようやくMRSAであることが判明する。このような過程を経るため，血液培養の検体を提出後，MRSAと判定するまでに通常3〜4日以上の期間を要する。なお，抗菌薬投与による検査の偽陰性を避けるため，血液培養は抗菌薬投与前に実施する必要がある。

4．感染臓器の診断

　菌血症そのものの診断には血液培養が必須であるが，それだけで感染症の診断が完結するわけではなく，菌血症の原発巣（フォーカス）となっている部位（感染臓器）がどこにあるのかを検索する必要がある。臨床症状も臓器の推定に重要であり，さらに手術などが実施されていれば発赤や腫脹など局所の所見を確認する。画像診断としては，X線やCT，エコーなどを用いた確認が必要である。また，生化学的検査も臓器障害の有無を確認する意味では参考となる。これらを用いてもフォーカスが不明な場合は，Gaシンチグラフィーなどを用いることもある。

　感染臓器を特定する上では各種検体の培養も重要であり，特に胸水，髄液，関節液，骨髄などの通常無菌検体からMRSAが分離された場合は診断的意義が高い。一方，汚染を受けやすい検体である喀痰や尿からMRSAが分離された場合は，保菌か感染かの判断が必要になる。

　血管内留置カテーテルの存在はMRSA菌血症の原因になりやすいため，カテーテル挿入部の発赤や腫脹は特に注意して観察を行う必要がある。ただし，発赤や腫脹が観察されなかったとしてもカテーテルが感染原因となっていることは否定できない。総合的にカテーテルが感染巣になっている可能性が高いと判断された場合は，より正確な診断を行うために，カテーテルを抜去後にその先端を培養に提出する必要がある。

5．血液培養が陰性の場合

　血液培養を行っても菌が陰性の場合は，菌血症と診断することはできない。ただし，血液培養そのものの感度は高くないので，たとえ陰性であっても菌血症そのものを否定する根拠にはなり得ない。一度の検査で陰性であったとしても，図1のような状態が認められれば，再び血液培養を実施する必要がある。もし，繰り返し血液培養を行って陰性であったとしても，臨床

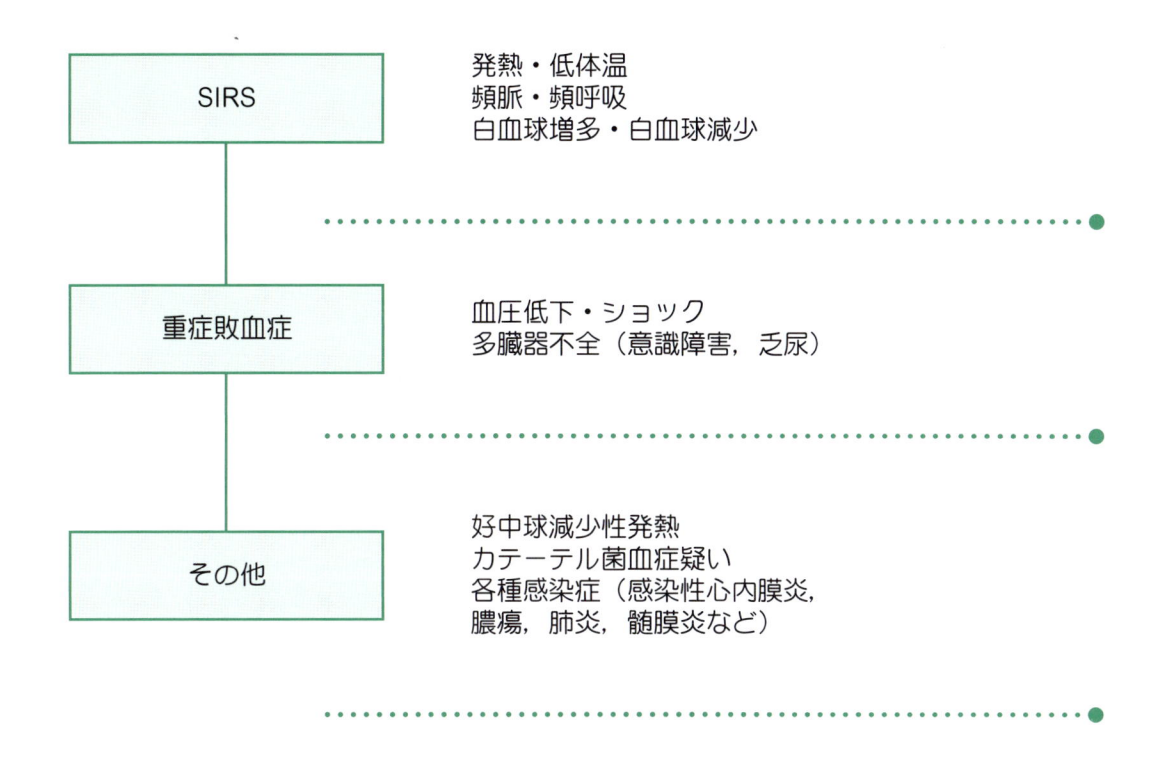

```
┌──────┐   発熱・低体温
│ SIRS │   頻脈・頻呼吸
└───┬──┘   白血球増多・白血球減少
    │
    │..................................................●
    │
┌───┴────┐  血圧低下・ショック
│ 重症敗血症 │  多臓器不全（意識障害，乏尿）
└───┬────┘
    │
    │..................................................●
    │
    │       好中球減少性発熱
┌───┴──┐   カテーテル菌血症疑い
│ その他 │   各種感染症（感染性心内膜炎，
└──────┘     膿瘍，肺炎，髄膜炎など）

            ..................................................●
```

図1　血液培養を実施すべき状態

血液培養はSIRS，重症敗血症など菌血症が疑われるような場合はもちろん，各種感染症においても積極的に実施すべきである。
SIRS：全身性炎症反応症候群

（筆者作成）

症状や検査所見などから重症感染症が想定される場合は，現実的には菌血症の状態を考慮して診療に携わらなければならない。

敗血症（sepsis）は感染症によって全身性の炎症が引き起こされた状態と定義されるが，血液培養陽性であることが敗血症の診断に必須とはされていない。すなわち，血液培養が陰性であっても敗血症（sepsis）という診断は可能であるため，臨床的な判断を血液培養の結果に依存しすぎないことが必要である。

6．保菌と感染の鑑別

MRSAは時に皮膚にも定着している場合があるため，もし血液培養によってMRSAが分離されたとしても，皮膚に定着していたMRSAによる検体の汚染も否定できない。血液培養は通常，1箇所から20 mLを採血して好気・嫌気のカルチャーボトルに10 mLずつ注入して培養し，それを1セットとしているが，感度を高め，保菌と感染の鑑別を容易にするためには採血部位を変えて少なくとも2セットを提出することが望ましい。2セット，すなわち4本のカルチャーボトルの培養結果から複数本の陽性が出れば，真の菌血症の起因菌である可能性が高いと判断される[3]。

各論

表 MRSA菌血症の治療のポイント

- 血液培養でブドウ球菌が疑われたら，感受性結果判明までMRSAとして治療。
- 非複雑性の成人菌血症患者は，DAP，またはVCMを第一選択薬とする。
- TEIC，ABK，LZDを代替薬とする。
- 抗MRSA薬は最低2週間投与。感染源を除去できない症例は4〜6週間投与。
- カテーテルの留置患者では，原則抜去。
- 化膿性病巣はドレナージ，デブリドマンを推奨。
- 治療開始後，培養陰性化の確認が重要。
- 改善が認められなければ抗菌薬の変更や併用療法を検討。

MRSA感染症の治療ガイドラインでは，第一選択薬および代替薬が記載されているが，実際には症例に応じた判断を行う。さらに治療開始後は効果判定を適確に行い，カテーテルなど感染の誘因の排除に努める必要がある。

ABK：アルベカシン，DAP：ダプトマイシン，LZD：リネゾリド，MRSA：メチシリン耐性黄色ブドウ球菌，TEIC：テイコプラニン，VCM：バンコマイシン

（文献6より引用・作成）

2 菌血症の治療

MRSA感染症の治療ガイドラインでは，疾患ごとに推奨される治療法が記載されており，菌血症については，表に示した治療のポイントがあげられている。以下に述べるようにMRSA菌血症の治療は抗菌薬による治療とともに，原発巣への対応が重要であり，それらを適切に行うことにより治療の成否が分かれる。

1. エンピリック治療の適応

MRSAによる菌血症はすぐに治療に取りかからなくてはならない疾患であり，血液培養の最終的な結果を待って対応していては遅くなる。そのため，血液培養用の検体を採取したら，すぐに起因菌の推定に基づいてエンピリック治療を行う。なお，MRSA感染症の治療ガイドラインでは，「血液培養からグラム陽性球菌が分離され，ブドウ球菌が疑われる際は，感受性結果が判明するまで，MRSA菌血症として治療する」ことが推奨されている[4]。

何も菌が分離されていない状況でMRSAによる感染症の可能性をどこまで考慮するかについては，抗菌薬治療が無効であるなどの臨床経過や，患者背景を含めたリスク（入院歴，治療歴，透析，カテーテル留置，高齢者など）を考慮して総合的に判断する必要がある[5]。さらに黄色ブドウ球菌と同定された場合は，MRSAの可能性を考慮して薬剤の選択が行われる（図2）。

2. 菌血症の原発巣への対応

MRSAによる菌血症と診断された場合，抗MRSA薬の投与は必須であるが，それとともに菌血症の原因を除去する必要がある。例えば，血管留置カテーテルが原因となって菌血症が起こっているとすると，まずはカテーテルの抜去を考慮する。さらに膿瘍などの病変が認められる場合は，なるべく穿刺ドレナージなどを施行して排膿に努める。褥瘡など壊死組織を含む感

16－1）セプシスの原因となる感染症の治療～MRSA菌血症～

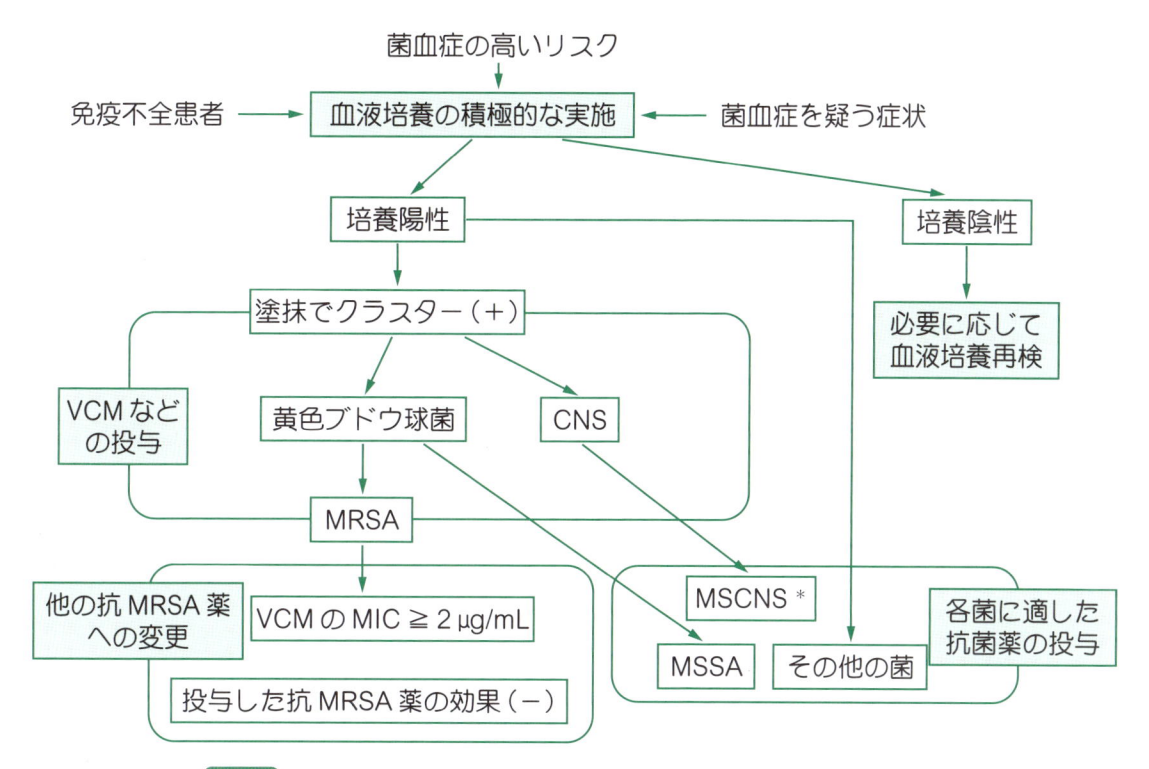

図2　血液培養の経過に伴うMRSA菌血症への対応

MRSA菌血症は治療開始当初から診断が確定している場合は少ないため，塗抹染色，培養同定，薬剤感受性検査の結果がそれぞれ判明した時点で結果に応じて対応を決める必要がある。
＊MSCNS：メチシリン感受性コアグラーゼ陰性ブドウ球菌
　CNS：コアグラーゼ陰性ブドウ球菌，MSSA：メチシリン感受性黄色ブドウ球菌，MRSA：メチシリン耐性黄色ブドウ球菌，MIC：最小発育阻止濃度，VCM：バンコマイシン

（筆者作成）

染部位にはデブリドマンによる局所の処置が重要である。

また，直接的な菌血症の原因になっていなくても，基礎疾患として菌血症を誘発しやすい状態を改善する必要がある。例えば，糖尿病患者では血糖のコントロール，低栄養患者では栄養状態の改善，好中球減少患者にはG-CSF（granulocyte-colony stimulating factor：顆粒球コロニー刺激因子）の投与などを行う。

3．全身管理

もし，菌血症が重症化して敗血症の状態に陥っていると判断されれば，血圧の低下に対しては昇圧薬などを用い，呼吸状態が悪化している場合は気管内挿管による人工呼吸器管理を行うことがある。

3 抗MRSA薬の選択と投与法

抗MRSA薬はそれぞれの特徴を有している。そのため，患者の状態を考慮してどの薬剤を選択し，有効性を高めるためにどのような投与法を用い，TDM（therapeutic drug monitoring：治療薬物モニタリング）を実施してなど治療開始後の投与法を修正することなどが重要なポイントとなる。

1. 抗菌薬の選択

　MRSAによる菌血症の治療薬として現在，保険適応が認められているのはバンコマイシン（VCM），テイコプラニン（TEIC），アルベカシン（ABK），リネゾリド（LZD），およびダプトマイシン（DAP）の5薬剤である。どの薬剤を選択するかについては，MRSA感染症の治療ガイドライン[6]では，非複雑性の成人菌血症患者は，DAP，またはVCMを第一選択薬，TEIC，ABK，LZDを代替薬とする意見が示されているが，第一選択薬と代替薬に明確な選択の基準があるわけではないため，実際には個々の症例に応じた薬剤の選択が必要と考えられる。

　VCMは，抗MRSA薬のスタンダードな薬剤として幅広く使用されている。TEICはVCMと同じグリコペプチド系の抗菌薬であり，腎障害が軽度であるという利点を有している。ABKは抗MRSA薬の中では唯一，グラム陰性菌に対しても抗菌活性を有している。LZDは非常に組織移行性が良く，腎障害も少なく，さらに経口薬でも注射薬と同等のbioavailabilityを有しているが，血小板減少を伴いやすい。DAPは菌血症と皮膚軟部組織感染症，右心系心内膜炎の適応を有し，殺菌性の効果を示し，1日1回の投与で有効性が得られる。ただし，DAPは肺で不活化されるため，肺炎の治療には用いることはできない。なお，LZDとDAP以外の3剤については，TDMを利用した投与設計の変更が望ましい[7]。

2. 抗菌薬投与のタイミング

　菌血症はMRSAによる感染症の中でも重篤な感染症であり，早期の治療開始が必要となる。SSCガイドライン2012[1]では，重症敗血症と認識したら1時間以内の抗菌薬投与を推奨しており，検査の実施などによって抗菌薬投与が遅れるべきではないという注意がなされている。菌血症は必ずしもそれに該当するわけではないが，MRSAが起因菌と判明する前の段階から，MRSAの感染リスクが高いと考えられる症例やコンプロマイズドホストで感染症の重症化が懸念される場合は，抗MRSA薬の早期投与を考慮すべきである[8]。

3. 抗菌薬の投与法

　菌血症は重症感染症であり，適切な抗菌薬を選択し，最大の効果が得られるような投与法を行う必要がある。

1）バンコマイシン（VCM）

　VCMは通常，1回0.5g　1日4回（6時間ごと）または，1回1g，1日2回（12時間ごと）投与するが，短時間での点滴を行うとヒスタミンの遊離によるred man症候群を引き起こすため，60分以上かけて点滴静注することが望ましい。IDSA（米国感染症学会）ガイドラインや抗菌薬TDMガイドラインによると，VCMの推奨用量は15〜20 mg/kg，8〜12時間ごととされているが，重症例ではloading doseとして25〜30 mg/kgによる開始が推奨されている。TDMではトラフ値10〜15 mg/Lの設定が望ましいとされているが，重症例などにおいて治療効果を高めるためにはトラフ値15〜20 mg/Lが必要とされる。なお，トラフ値が20 mg/Lを超えると明らかに腎障害などの副作用のリスクが高くなるため，注意が必要である。

2）テイコプラニン（TEIC）

　TEICは投与後に有効血中濃度に達するまで時間を要するため，loading doseを用いた投与が必要である。その一例として，初日800 mgを分2，以後1日1回400 mgを30分以上かけて点滴静注を行う。TDMによってトラフ値20 μg/mL以上を目標とした投与設計が必要である。なお，TEICはVCMと同様，グリコペプチド系抗菌薬であり，VCMに高いMIC（最小発育阻止濃度）を有するMRSAに対してはTEICの臨床効果も低くなると予想される。

3）アルベカシン（ABK）

　ABKの適応症は敗血症と肺炎となっているが，菌血症でも投与可能と考えられる。投与量は1回200 mg，1日1回の点滴静注が基本とされている。本薬剤は濃度依存性の抗菌薬であるため，ピーク値として9〜20 g/mLが推奨されている。ただし臨床における評価によって，ピーク値の範囲の中でも20 g/mLを目標とした投与が臨床的に効果が高いことがわかっており，1回あたりの投与量を200〜300 mg程度に設定した投与法が望ましいと考えられる。

4）リネゾリド（LZD）

　LZDは組織移行性が良好であり，肺，中枢神経系，骨髄などにも高い濃度の移行が認められる。本薬剤は通常，1回600 mg，1日2回（12時間ごと），30分〜2時間かけて点滴静注が行われる。本薬剤は腎機能障害患者においても薬物動態に変化はみられないため，投与量の調節の必要はないとされている。また，TDMによる投与設計の変更も不要である。内服薬はbioavailabilityが100%を示すため，点滴静注と同様の体内動態が得られ，点滴静注から内服へのスイッチ療法に適している。なお，本薬剤の副作用として血小板減少を起こす可能性が高いが，薬剤の中止によって回復が認められる。

5）ダプトマイシン（DAP）

　DAPは皮膚・軟部組織感染症は4 mg/kgを1日1回，菌血症の場合は6 mg/kgを1日1回，30分かけて点滴静注する。ただし，海外ではより効果を高めるために8〜10 mg/kgの高用量の投与も検討されている。本薬剤はカルシウムの影響を受けるため，カルシウムを含まない生理食塩水などに溶解し1日1回投与する。本薬剤の注意すべき副作用として筋障害があり，血中CPK（クレアチンホスホキナーゼ）の濃度をモニターする必要がある。1日2回の投与はCPKが上昇しやすいため行わない。

6）抗MRSA薬以外の抗菌薬

　上記の抗MRSA薬以外にもMRSA感染症に有効性を示す可能性がある抗菌薬として，クリンダマイシン（CLDM），ミノサイクリン（MINO），ST合剤，リファンピシン（RFP）などがある。いずれも単独での投与で菌血症に対して効果を期待することは難しいが，時に抗MRSA薬と併用することで治療効果を高められる可能性がある。例えば，SSCガイドライン2012[1]では，トキシック・ショック症候群に対してCLDMの投与も推奨している。

各論

4 抗菌薬治療後の評価と対応

1. 投与後の効果判定

　MRSA菌血症に対して，上記の薬剤を用いて治療を開始した後は，こまめに抗菌薬の効果を評価する必要がある。通常，非複雑性の症例においては，投与した抗MRSA薬が有効であれば，数日のうちに発熱などの症状は軽減する傾向を示し，白血球やCRP（C反応性蛋白）などの炎症所見も正常域にまで戻らなくても改善が認められる。感染巣のコントロールが十分でない症例や，免疫不全を合併した患者の場合はもう少し回復が遷延化することもあるため，より長めの期間を設定して治療効果の判定を行う。さらに菌血症の場合は，効果判定のために再び血液培養を実施して陰性化を確認する必要がある。

2. 抗菌薬の投与期間

　SSCガイドライン2012[1]における標準的な治療の期間は，7～10日間である。しかし，黄色ブドウ球菌の菌血症などではより長期間の投与が推奨されており，MRSA感染症の治療ガイドラインが推奨する最低2週間の投与とほぼ合致していると考えられる。ただし，感染性心内膜炎や深部膿瘍，多臓器の感染症などにおいては長期間の投与が必要であり，一般的に4～6週間の投与が行われる。なお，抗MRSA薬を投与しても，その後の血液培養で菌が陰性化しない場合は，薬剤の変更を考慮する。

3. 無効と判定された場合

　最初に投与した抗MRSA薬が無効であった場合，以下のいくつかの原因が考えられる。すなわち，①起因菌が投与した薬剤に低感受性，または耐性，②抗菌薬の低い移行性，③人工異物の存在，④血中濃度の低さ，⑤他の起炎菌の存在，⑥感染症以外の疾患，⑦薬剤熱（drug fever），などである。

1）抗MRSA薬に対する低感受性，耐性

　VCMに対してMIC値が4または8μg/mLを示す黄色ブドウ球菌はVCM低度耐性黄色ブドウ球菌（vancomycin-intermediate S. aureus：VISA）と呼ばれている。国内でもMIC値が4μg/mLを示す菌株がまれに分離されることがある。さらに耐性度が高いVCM耐性黄色ブドウ球菌（vancomycin-resistant S. aureus：VRSA）株は，CLSI（米国臨床検査標準委員会）によってVCMに対するMIC値が16μg/mL以上と定められているが，国内での分離例の報告はない。なお，VRSA株だけでなくVISA株に対しても現実的にVCMの効果は期待できない。

　VCMのMICが2mg/Lの菌は，CLSIの基準では感性（Sensitive）と判定されるが，臨床的にはVCMによる治療効果を望むのは難しいと考えられている。さらにMIC creepと呼ばれる現象があり，臨床分離株のVCMに対するMICが全体的に徐々に上昇する傾向が認められる。この傾向は米国では顕著であるが，国内でもMIC creepの現象が認められる。

2）抗菌薬の低い移行性

膿瘍や心内膜炎，髄膜炎など感染部位において抗菌薬が十分に菌に到達しにくい場合は，たとえ十分な血中濃度が維持されていたとしても，期待したような治療効果が得られない場合がある。

3）人工異物の存在

前述のように，血管留置カテーテルが原因の菌血症ではカテーテルの抜去が必要であるが，症例によっては血小板数が少ないなどさまざまな理由により，差し替えが困難な場合がある。そのような症例で抗 MRSA 薬の投与を続けたとしても，カテーテルなどの異物上に MRSA がバイオフィルムを形成していることが多く，抗 MRSA 薬の効果が得られない場合が多い。

4）血中濃度の低さ

TDM を用いて抗 MRSA 薬の投与設計を見直したとしても，一部の症例では目的とする濃度に達しない場合もある。そのような場合は再度，薬剤濃度の測定を行い，投与設計を修正する必要がある。

5）他の起炎菌の存在

血液培養で MRSA が分離されたとしても，他の菌との混合感染は否定できない。また，最初は MRSA が起炎菌であったとして，他の菌に菌交代を起こした可能性も考えられる。それを明らかにするためには，再度，培養検体の提出が必要である。

6）感染症以外の疾患

MRSA 菌血症に対して投与された抗 MRSA 薬が有効であったとしても，悪性腫瘍や膠原病などの基礎疾患の存在によって，発熱などの症状が続く場合がある。その際は，再度血液培養を行って，菌の陰性化を確認することも必要である。

7）薬剤熱（drug fever）

抗 MRSA に限らず，どの薬剤でも投与の継続によって薬剤熱を誘発する可能性は否定できない。この場合，発熱以外の症状が安定して感染症の明らかな増悪傾向を認めなければ，いったん抗 MRSA 薬の投与を中止して経過を観察することも必要である。

5 その他の注意点

1. 市中感染型 MRSA

従来の院内感染型の MRSA（Hospital-aquired MRSA）と異なり，市中感染型 MRSA（Community-aquired MRSA）が注目を集めている。本菌はすでに米国では USA 300 というクローンが市中に広く浸透しており，増加傾向を示している。市中感染型 MRSA の多くは皮膚軟部組織感染症が主体であり，菌血症の例は少ないが，一部では感染症が重篤化して菌血症を伴う例も認められる。市中感染型 MRSA は抗 MRSA 薬以外の抗菌薬にも感受性を示す場合が多いが，菌血症の症例においては，抗 MRSA 薬による治療が推奨される。

2. 薬剤感受性測定の評価

　薬剤感受性を測定しMICの結果が得られたとしても，その結果は時に微妙な場合がある。例えばVCM，に対するMICが1μg/mLと2μg/mLでは測定上1管差でしかない。実際にはMICが2μg/mLの株が1μg/mLと判定されたり，その逆の場合も起こり得る。VCMに対するMICが1μg/mLであったにもかかわらず，VCMの効果が十分に得られなかった場合は，再度検査を実施してみるなどの対応も考慮すべきである。

おわりに

　MRSAによる菌血症はさまざまな診療科において頻度の高い疾患であり，重症化しやすいことを考慮すると，早期から適確に診断して，有効性の高い方法で治療を行い，効果判定も慎重に行うべきと考えられる。MRSAについては，幸い選択可能な抗MRSA薬は多いので，各薬剤の特徴を生かして治療効果を高める工夫が必要である。

（松本 哲哉）

文献

1) Dellinger RP, Levy MM, Rhodes A, et al：Surviving sepsis campaign：international guidelines for management of severe sepsis and septic shock：2012. Crit Care Med **41**：580-637, 2013.

2) Nickerson EK, Hongsuwan M, Limmathurotsakul D, et al：Staphylococcus aureus bacteraemia in a tropical setting：patient outcome and impact of antibiotic resistance. PLoS One **4**：e4308, 2009.

3) Ellen Jo Baron：CUMITECH血液培養検査ガイドライン（松本哲哉，満田年宏訳）．医歯薬出版，東京，2007.

4) Rybak MJ, Lomaestro BM, Rotscahfer JC, et al：Vancomycin therapeutic guidelines：a summary of consensus recommendations from the infectious diseases Society of America, the American Society of Health-System Pharmacists, and the Society of Infectious Diseases Pharmacists. Clin Infect Dis **49**：325-327, 2009.

5) Bassetti M, Ginocchio F, Giacobbe DR：New approaches for empiric therapy in Gram-positive sepsis. Minerva Anestesiol **77**：821-827, 2011.

6) MRSA感染症の治療ガイドライン作成委員会編：MRSA感染症の治療ガイドライン．日本化学療法学会 / 日本感染症学会，東京，2013.
http://www.kansensho.or.jp/news/gakkai/pdf/guideline_mrsa.pdf

7) 日本化学療法学会抗菌薬TDMガイドライン作成委員会 / 日本TDM学会TDMガイドライン策定委員会-抗菌薬領域－：抗菌薬TDMガイドライン Executive summary. 2012.
http://www.chemotherapy.or.jp/guideline/tdm_executive-summary.pdf

8) Liu C, Bayer A, Cosgrove SE, et al：Clinical practice guidelines by the Infectious Diseases Society of America for the treatment of methicillin-resistant Staphylococcus aureus infections in adults and children. Clin Infect Dis **52**：e18-e55, 2011.

各 論

16－2）セプシスの原因となる感染症の治療
～グラム陰性菌による菌血症～

1 SSC ガイドラインにおけるグラム陰性菌感染症

　SSC（Surviving Sepsis Campaign）ガイドライン 2012 では，sepsis における抗菌化学療法において，速やかに広域抗菌薬によるエンピリック治療を行うとともに，原因菌が判明した時点で速やかに標的治療に移行することとしている。グラム陰性菌感染症では，上記に加えて，緑膿菌や *Acinetobacter* spp. などで多剤耐性が考慮される原因菌による感染症に対しては抗菌薬の併用によるエンピリック療法を考慮し（Grade 2B），呼吸不全や septic shock などでは，*P. aeruginosa* による菌血症を考慮して，広域 β- ラクタム系薬にアミノグリコシド系薬もしくはキノロン系薬の併用投与を推奨している（Grade 2B）。ただし，エンピリックにおける併用投与期間は，3～5 日を超えないようにすることと，原因菌の薬剤感受性が判明した場合は，速やかに最も適切な単独の抗菌薬に De-escalation することが推奨されている（Grade 2B）[1]（表）。

2 薬剤耐性グラム陰性菌

1. 薬剤耐性

　グラム陰性菌の耐性は，不活化酵素の産生，作用標的の変化，排出ポンプ，透過孔（ポーリン）の減少などがある。ペニシリン系薬やセフェム系薬などの β- ラクタム系薬は，不活化酵素

表　グラム陰性菌による sepsis の治療

- 速やかに広域抗菌薬によるエンピリック治療を行う。
- 原因菌が判明した時点で速やかに標的治療に移行する。
- 呼吸不全や septic shock などでは，*P. aeruginosa* による菌血症および薬剤耐性を考慮して，広域 β- ラクタム系薬にアミノグリコシド系薬もしくはキノロン系薬の併用投与を検討する。
- 原因菌の薬剤感受性が判明した場合は，速やかに最も適切な単独の抗菌薬に De-escalation する。
- それぞれの感染症の病態を把握し，施設・部門における原因菌および薬剤感受性動向の評価が重要である。

　ガイドラインでは sepsis における広域抗菌薬による速やかな治療と，緑膿菌感染症に対して併用投与を考慮し，感受性判明後の単剤投与を推奨しており，施設病態における特徴を丁寧に評価することとしている。　　　　　　　（筆者作成）

各論

であるβ-ラクタマーゼによって分解される。P. aeruginosa のカルバペネム系薬耐性は，OprD（D2 ポーリン）の減少や排出ポンプ，カルバペネマーゼの獲得による。アミノグリコシド系薬耐性は，プラスミド性修飾酵素や排出ポンプにより耐性を獲得する。また，まれであるもののプラスミド性の 16sRNA メチラーゼ遺伝子によりアルベカシンを含むアミノグリコシド系薬の高度耐性がわが国でもみられる。キノロン系薬耐性は DNA ジャイレース（*GyrA*）やトポイソメラーゼⅣ（*ParC*）の変異の獲得や，薬剤排出機構による。

2. Extended spectrum β-lactamase（ESBLs）

ESBLs は，class A 型β-ラクタマーゼが変異により，第三世代セファロスポリン系セフェム薬やモノバクタム系薬をも分解できるようになり，基質特異性が拡張したという意味から，extended spectrum β-lactamase（ESBLs）と呼ばれるβ-ラクタマーゼである。ESBLs 産生 *E. coli* は尿路感染症や手術部位感染症，*K. pneumoniae* は院内肺炎の原因菌となり，sepsis を含めた重症感染症となり得る。ESBLs 産生菌感染症のリスクファクターは，ICU を含む長期入院，重症度，中心静脈カテーテルや尿路カテーテル，人工呼吸器管理，透析，緊急腹部手術，セファロスポリン系セフェム系薬を主とした抗菌薬投与歴，高齢者施設，高齢者，高齢者施設からの転院などがあるものの，現在，市中感染症としてリスクファクターのない場合もみられ，わが国でも急速に増加しつつあるのが現状である[2, 3]。

ESBLs 産生菌は，セフメタゾールなどのセファマイシン系薬，ラタモキセフなどのオキサセフェム系薬，β-ラクタマーゼ阻害剤配合薬，カルバペネム系薬，その他ホスホマイシン，アミノグリコシド系薬に感性のことがあり，病態を考慮しつつ用いられることがある。流行しているクローンから，キノロン系薬には耐性を有することが多い。Severe sepsis も含め，カルバペネム系薬が基本的に第一選択薬として推奨される。

3. 緑膿菌

緑膿菌はグラム陰性のブドウ糖非発酵菌で，環境表面に広く分布していることが知られている。好中球減少，術後，熱傷などの感染防御能が低下している場合，人工呼吸器，尿路カテーテル留置，血管カテーテル留置などのデバイスが用いられている場合にみられる。気道，創部，尿路，血液から分離され，院内肺炎，手術部位感染症，尿路感染症，敗血症など日和見感染症の原因菌としてみられる。

わが国における呼吸器検体から分離された *P. aeruginosa* の薬剤感受性は，MIC_{50}・MIC_{90} として，ピペラシリン／タゾバクタムは 4・128，セフェピムは 4・32，メロペネムは 0.5・16，ゲンタマイシンは 1・8，トブラマイシンは 0.5・2，シプロフロキサシンは 0.25・8，レボフロキサシンは 1・16 である[2]。また，手術部位感染症の原因菌としてみられた *P. aeruginosa* における各種抗菌薬の感性率は，ピペラシリン／タゾバクタムは 92.6%，セフェピムは 91.7%，イミペネムは 88%，メロペネムは 93.5%，シプロフロキサシンは 95.4%，ゲンタマイシンは 100% である[4]。

P. aeruginosa は，薬剤耐性がしばしばみられるものの，β-ラクタム系薬およびキノロン系薬

の2系統が耐性の場合では，アミノグリコシド系薬が比較的感性のことがある。コリスチンは，多剤耐性緑膿菌による血流感染症に対して効果が期待されている。

なお，2012年に改訂された米国 Clinical and Laboratory Standards Institute(CLSI)M100-S22により，カルバペネム系薬であるイミペネム，メロペネム，ドリペネムは4μg/mLから2μg/mLに，ピペラシリン/タゾバクタムは64μg/mLから16μg/mLにブレイクポイントが変更されており，施設および地域の薬剤感受性サーベイランスを検討する際は，確認する必要がある。また，アミカシンなど，CLSIでは16μg/mL，European Committee on Antimicrobial Susceptibility Testing (EUCAST)では8μg/mLと異なるブレイクポイントや，基準となる投与量も15 mg/kg/日とするなど，機関や用法・用量も考慮する必要がある。

4. *Acinetobacter* spp.

アシネトバクター属菌は，ブドウ糖非発酵菌で，広く自然界・環境表面にみられ，現在のところ，自動検査機器では *Acinetobacter baumannii* や *A. calcoaceticus* などを含めた *A. baumannii* complex として報告される。*A. baumannii* は，術後患者や感染防御能の低下した患者において，人工呼吸器関連肺炎を含む院内肺炎，手術部位感染症，尿路感染症や血管カテーテル感染症などの日和見感染症における原因菌である。

厚生労働省院内感染対策サーベイランス（Japan Nosocomial Infections Surveillance：JANIS）検査部門における *Acinetobacter* spp. では，2012年の薬剤感受性はイミペネム96.9%，メロペネム96.1%，ゲンタマイシン87.1%，アミカシン94.6%，レボフロキサシン84.9%である。現在，わが国における *Acinetobacter* spp. の薬剤感受性は良好であるものの，まれに多剤耐性アシネトバクターがみられることがある。コリスチンおよびチゲサイクリンは，多剤耐性アシネトバクターに対する抗菌活性がみられる。

5. その他

Klebsiella pneumoniae producing carbapenemase (KPC) は，Ambler分類でclass Aのカルバペネム系薬耐性のβ-ラクタマーゼである。現在，米国の北東部を主に，世界各国から分離されている。New Delhi metallo-β-lactamase (NDM) は，近年，急速に世界に拡散しつつあるAmbler分類でclass Bのカルバペネム系薬耐性菌である。現在のところ，わが国における分離頻度はまれであるため，エンピリック治療で対象とすることは少なく，分離菌について薬剤感受性で評価しつつ，コリスチンやチゲサイクリンについては有効菌種も考慮して選択することとなる。

3 Severe sepsis におけるグラム陰性菌

わが国においては，日本救急医学会において15施設からSSCに適合したデータ（JAAM SR Basic）および独自項目（JAAM〔Japanese Association of Acute Medicine〕SR〔Sepsis Registry〕Advanced）を収集している。その結果，主に救命救急センターにおける severe sepsis 624例から314株が検出され，140株（44.6%）がグラム陰性菌であり，*Escherichia coli*

各論

(14.0%)，*Klebsiella pneumoniae*（8.6%），*Pseudomonas aeruginosa*（3.8%），*Bacteroides* spp.（3.2%）が検出され，その他，*Serratia marcescens*，*Enterobacter cloacae*，*Acinetobacter* spp.，*Citrobacter* spp. などがみられている。グラム陰性菌の 28 日死亡率は 27.5%で，*Bacteroides* spp. は 50.0%（2/4），*P. aeruginosa* は 41.7%（5/12），*K. pneumoniae* は 40.7%（11/27）であり，*E. coli* が血液から分離された症例の 90%，*K. pneumoniae* は 40%で septic shock を呈していた。特に救急領域における重症例では転帰が不良となることから，抗緑膿菌薬を含めたエンピリック療法を考慮する必要があると述べられている[5]。

ICU 領域における感染症の原因菌として 75 カ国が参加した EPIC（the Extended Prevalence of Infection in the ICU）II 研究では，ICU 患者の 51%に感染症がみられ，グラム陰性菌が全体の 62%を占め，中でも *P. aeruginosa* が最も多く 19.9%，*E. coli* は 16.0%，*Klebsiella* spp. は 12.7%など多くのグラム陰性菌が原因菌としてみられている[6]。

4 抗菌薬の併用投与

SSC ガイドラインでは，敗血症について抗菌薬の投与が 1 時間遅れるごとに死亡率の増加がみられることと[7]，初期投与薬が不適切であった場合には原因菌判明後に抗菌薬を変更しても予後の増悪がみられることにより[8]，エンピリック療法における速やかな広域抗菌薬投与を推奨している。したがって，初期投与薬をいかに選択していくかにあたって，緑膿菌などの薬剤耐性がみられることが多い原因微生物について，より広域を対象とする目的を主として併用投与の有用性が検討されている。

併用投与と単独投与を検討した報告に関するメタ解析では，septic shock を含む死亡率が 25%を超える重症群では併用投与が有用であるとともに，死亡率が 15%以下の軽症群では単独投与群のほうが予後は良好であり，単独投与が推奨されると報告されている[9]。併用投与群ではより広域を対象とし得ることと抗菌薬の相乗効果，単独投与群のほうが抗菌薬の副作用を避けられることが考察されている。また，レトロスペクティブの検討では，血液培養陽性の septic shock 症例において，24 時間以内に抗菌薬を併用投与した群は，単独投与群と比較して 28 日死亡率の減少（ハザード比：0.77，95%CI：0.67～0.88）がみられたと報告されている[10]。

数少ない前向き研究では severe sepsis を対象としたモキシフロキサシン＋メロペネム併用投与群とメロペネム単独投与群の RCT（ランダム化比較試験）における検討において，28 日および 90 日全死因死亡率には有意差はみられなかったと報告されている[11]。

グラム陰性菌による sepsis および septic shock における併用療法に関するレトロスペクティブの検討では，31.3%（238/760）の症例で妥当ではない抗菌薬が投与され，死亡率の有意な増悪がみられ，セフェピム，イミペネムまたはメロペネム，ピペラシリン/タゾバクタムなどの広域 β-ラクタム系薬における耐性株であっても，シプロクロキサシンやゲンタマイシンの感性株がみられることから，併用投与も検討されると報告されている[12]。

P. aeruginosa を原因菌とする人工呼吸器関連肺炎における検討では，エンピリック治療において単独投与群では併用投与群よりも感受性を有しない抗菌薬を選択されることが多くみられ，死亡率の増悪がみられると報告されている[13]。また，感性の抗菌薬による標的治療では必

ずしも併用投与の有用性は認められないため[14]，感受性判明後は単独投与に変更することも安全であることが示唆されている。

すべてのsepsisにおける併用療法の知見では十分ではない為，緑膿菌などで多剤耐性が考慮される場合は広域β-ラクタム系薬にアミノグリコシド系薬もしくはキノロン系薬の併用投与を推奨しているとともに，原因菌の薬剤感受性が判明した場合は，速やかに最も適切な単独の抗菌薬にDe-escalationすることが推奨されている。

おわりに

抗菌薬の選択にあたっては通常の感染症診療と同様に，丁寧な感染症検査および診断はもちろんであるとともに，患者の基礎疾患，病態，地域特性を考慮した原因病原体および薬剤感受性の理解が重要である。SSCガイドラインとともに，日本集中治療医学会による『日本版敗血症診療ガイドライン』においても「経験的治療では，原因感染症を推定し，その感染症で疫学的に頻度の高い原因菌を十分カバーできる広域抗菌薬の投与を行う（1C）」と述べられている[15]。現在のところ抗菌薬の併用療法は，薬剤感受性について耐性が懸念される場合に行われることから，施設における薬剤耐性菌の伝播対策，antibiotic pressureを低減すること，社会・地域全体における連携協力が必要であり，抗菌化学療法においてはそれぞれの施設・部門における感染症の現状を確実に評価しつつ最適の治療法を検討することが求められる。

（國島 広之）

文献

1) Dellinger RP, Levy MM, Rhodes A, et al：Surviving sepsis campaign：international guidelines for management of severe sepsis and septic shock：2012. Crit Care Med 41（2）：580-637, 2013.

2) Watanabe A, Yanagihara K, Matsumoto T, et al：Nationwide surveillance of bacterial respiratory pathogens conducted by the Surveillance Committee of Japanese Society of Chemotherapy, Japanese Association for Infectious Diseases, and Japanese Society for Clinical Microbiology in 2009：general view of the pathogens' antibacterial susceptibility. J Infect Chemother 18：609-620, 2012.

3) Yoshida I, Yamaguchi T, Kudo R, et al：Antimicrobial susceptibility of clinical isolates of aerobic gram-negative bacteria in 2008. Jpn J Antibiot 65：73-96, 2012.

4) Takesue Y, Watanabe A, Hanaki H, et al：Nationwide surveillance of antimicrobial susceptibility patterns of pathogens isolated from surgical site infections（SSI）in Japan. J Infect Chemother 18（6）：816-826, 2012.

5) 田熊清継，藤島清太郎，齋藤大蔵ほか：日本救急医学会Sepsis Registry特別委員会報告．Severe sepsis症例からの分離菌の検討．日本救急医学会雑誌 24（5）：283-290, 2013.

6) Vincent JL, Rello J, Marshall J, et al：International study of the prevalence and outcomes of infection in intensive care units. JAMA 302（21）：2323-2329, 2009.

7) Kumar A, Roberts D, Wood KE, et al：Duration of hypotension before initiation of effective antimicrobial therapy is the critical determinant of survival in human septic shock. Crit Care Med 34（6）：1589-1596, 2006.

8) Luna CM, Vujacich P, Niederman MS, et al：Impact of BAL data on the therapy and outcome

of ventilator-associated pneumonia. Chest 111 (3) : 676-685, 1997.
9) Kumar A, Safdar N, Kethireddy S, et al : A survival benefit of combination antibiotic therapy for serious infections associated with sepsis and septic shock is contingent only on the risk of death : a meta-analytic/meta-regression study. Crit Care Med 38 (8) : 1651-1664, 2010.
10) Kumar A, Zarychanski R, Light B, et al : Early combination antibiotic therapy yields improved survival compared with monotherapy in septic shock : a propensity-matched analysis. Crit Care Med 38 (9) : 1773-1785, 2010.
11) Brunkhorst FM, Oppert M, Marx G, et al : Effect of empirical treatment with moxifloxacin and meropenem vs meropenem on sepsis-related organ dysfunction in patients with severe sepsis : a randomized trial. JAMA 307 (22) : 2390-2399, 2012.
12) Micek ST, Welch EC, Khan J, et al : Empiric combination antibiotic therapy is associated with improved outcome against sepsis due to Gram-negative bacteria : a retrospective analysis. Antimicrob Agents Chemother 54 (5) : 1742-1748, 2010.
13) Garnacho-Montero J, Sa-Borges M, Sole-Violan J, et al : Optimal management therapy for *Pseudomonas aeruginosa* ventilator-associated pneumonia : an observational, multicenter study comparing monotherapy with combination antibiotic therapy. Crit Care Med 35 (8) : 1888-1895, 2007.
14) Bowers DR, Liew YX, Lye DC : Outcomes of appropriate empiric combination versus monotherapy for *Pseudomonas aeruginosa* bacteremia. Antimicrob Agents Chemother 57 (3) : 1270-1274, 2013.
15) 日本集中治療医学会 Sepsis Registry 委員会：日本版敗血症診療ガイドライン The Japanese Guidelines for the Management of Sepsis. 日集中医誌 20 (1) : 124-173, 2013.

各論

16−3）セプシスの原因となる感染症の治療
～侵襲性カンジダ症の診断と治療～
① bundle の活用

はじめに

　深在性真菌症の診断・治療ガイドラインの改訂版[1]が 2007 年に発表されたが，それを普及させ，bedside practice に結びつかせるために，2011 年に ACTIONs bundle を作成した。これは侵襲性カンジダ症の診断・治療の具体的な方法を箇条書きに明記し，それを個々で捉えるのでなく，bundle（束）にして実施することにより予後などの改善を得ることを目的としている。その骨子は，Antifungals（抗真菌薬の適切な使用），Blood stream infection（カンジダ血流感染症の脅威），Colonization & β-D-グルカン（カンジダ監視培養や血清診断による抗真菌治療開始基準）と，A，B，C にまとめられる。

1 初期における診断・治療の bunble

1．診断

　抗菌薬不応性発熱が続く場合，侵襲性カンジダ症の診断の手始めとして，リスク因子の評価（表 1）に続き，血液培養 2 セットを採取する。カンジダは血流感染の 4 番目の検出率であることを知っておく必要がある。実際は，真菌感染が確定診断される前に治療開始することが多いが，複数のリスク因子を有し，他の発熱の原因がない抗菌薬不応性発熱患者において，カンジダ colonization 複数箇所の証明または血清 β-D-グルカン陽性をエンピリック治療開始基準とする[2]。尿，喀痰，便などの監視培養によるカンジダ colonization の証明は，その colonization 部位の感染としてではなく，あくまでもカンジダ感染のリスク因子としてとらえる必要がある。例えば，抗菌薬不応性発熱患者の喀痰からカンジダ属が検出された場合，他部位にカンジダが証明される（計 2 箇所 colonization）か，β-D-グルカンが陽性なら治療開始するが，決して肺炎として治療を行うわけではない。

2．治療

　非好中球減少患者におけるカンジダ血症発症時には，中心静脈カテーテルが挿入されている場合，できるだけ早期に抜去することが推奨されている[3]。メタ分析でも，独立した予後改善因子となっている。

各論

表1 初期における診断・治療のbundle

	Yes	No	該当なし		
診断	□	□	□	リスク因子の評価→（　　　　）（　　　　）	
	□	□	□	抗真菌薬投与前に血液培養2セット採取	
	□	□	□	疑診例では血液以外の監視培養を複数箇所実施	Yes □ / Yes+No □
	□	□	□	疑診例では血清β-D-グルカン測定	
治療	□	□	□	血培陽性例では，判明前または判明後24時間以内にCVC*抜去	
	□	□	□	エンピリック治療開始基準；	
		Yes□ No□		監視培養で複数箇所Candida属（酵母様真菌）陽性または	
		Yes□ No□		血清β-D-グルカン陽性（　　　pg/mL）	
	□	□	□	適切な初期選択薬→（ □F-FLCZ/FLCZ □MCFG □CPFG □L-AMB □その他（　　） ）	Yes □ / Yes+No □
	□	□	□	適切な投与量	

CPFG：カスポファンギン，F-FLCZ：ホスフルコナゾール，FLCZ：フルコナゾール，L-AMB：liposomal amphotericin B，MCFG：ミカファンギン

（筆者作成）

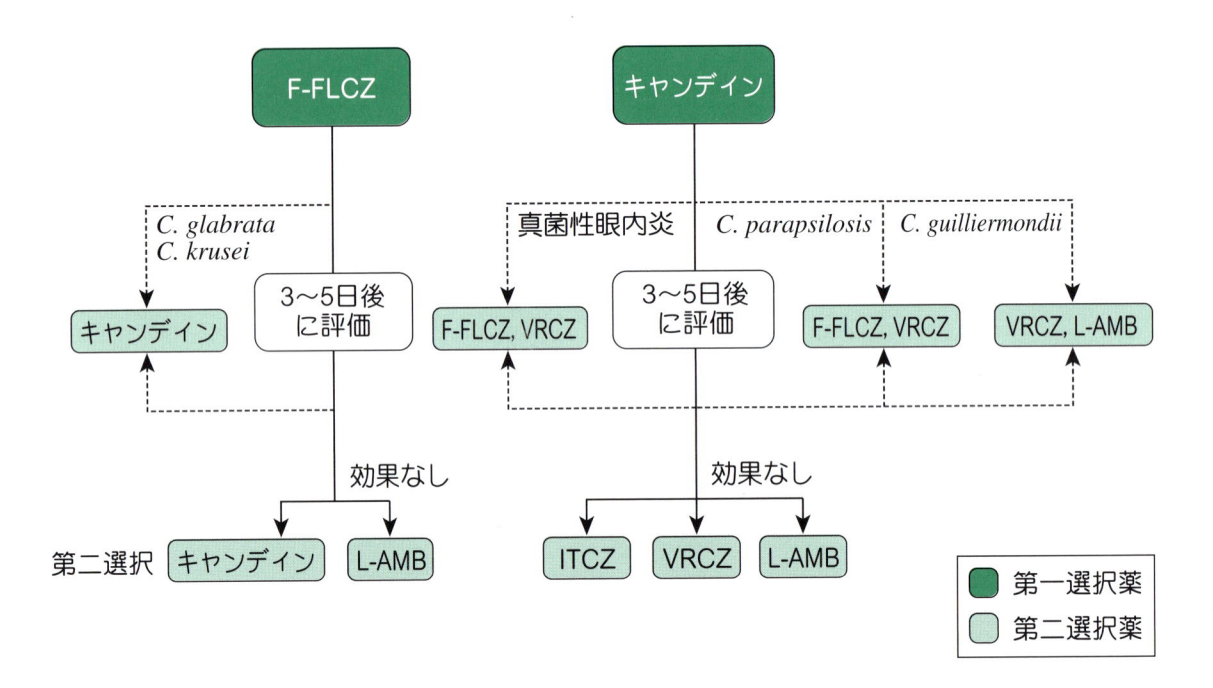

図 抗真菌治療のフローチャート

FLCZ使用例では，*C. glabrata*検出時にはキャンディン系薬に変更する。キャンディン系薬使用例では，*C. parapsilosis*検出時にはFLCZやVRCZなどのアゾール系薬，真菌性眼内炎診断例ではアゾール系薬に変更する。

F-FLCZ：ホスフルコナゾール，ITCZ：イトラコナゾール，L-AMB：liposomal amphotericin B，VRCZ：ボリコナゾール

（筆者作成）

抗真菌薬の第一選択はフルコナゾール（FLCZ）またはキャンディン系薬（カスポファンギン〔CPFG〕，ミカファンギン〔MCFG〕）とする（図）。MCFGはliposomal amphotericin B（L-AMB）とランダム化比較試験（RCT）[4]が実施され，また，日本で上市されたばかりのCPFG

はアムホテリシンBとのRCT[5]が行われ，双方とも非劣性が証明され，副作用は有意に低率であった。

フルコナゾール（FLCZ）は，*C. albicans* に対して良好な活性を示すが，*C. glabrata* は用量依存性感受性であり，また *C. krusei* は耐性で，このようなカンジダ属が検出された場合はキャンディン系薬が推奨される。アゾール系薬（FLCZ，イトラコナゾール，ボリコナゾール）使用の既往がある場合も，FLCZは交叉耐性の問題がありキャンディン系薬を選択する。*C.parapsilosis* に対してキャンディン系薬は比較的高い最小発育阻止濃度（MIC）を呈するが，効果不良との臨床的エビデンスは示されていない。まれなカンジダ属に含まれる *C.guilliermondii* は抗真菌薬耐性のことがあり，注意を要する。

キャンディン系薬は硝子体移行性が不良で，進行した眼内炎ではFLCZやVRCZを選択する。ただし，脈絡膜・網膜への移行性は良好なので，硝子体浸潤のない初期病変や眼内炎予防には有効の可能性がある。Septic shock 患者において，カンジダが検出された場合，初回から活性を有する抗菌薬を投与（initial appropriate therapy）した場合に，生存率が有意に高率となり[6]，また，カンジダ血症患者では治療開始の時間と予後の間に相関があることも報告されている[7]。*C.glabarata* は *C.albicans* と比較し発育が不良で，診断が遅れる特徴を有する[8]。このようなこともあり IDSA（米国感染症学会）ガイドライン[3]では，initial appropriate therapyを重視し，moderately severe または severe の感染症ではFLCZでなく *C.glabarata* にも活性を示し広い抗真菌スペクトラムのキャンディン系薬を推奨している。なお septic shock 患者では当初より L-AMB の適応も考慮する。

適切な用量の使用が必要であることは言うまでもなく，特にアゾール系薬は，早期に血中濃度を上げる必要性から初期に loading dose（負荷量）投与が行われる。CPFGも初日は 70 mg × 1回の負荷量投与を行い，維持量は 50 mg × 1回/日とする。MCFGにおいては負荷量投与は行われておらず，通常 100～150 mg/日を投与する。150 mg を超える使用は，アスペルギルスに対してのみ行う。

2 治療開始後の診断・治療における bundle

1．診断

真菌性眼内炎は血液培養陽性例の約20%に証明され，血液培養でカンジダ属が証明された場合は必ず，眼科に紹介し眼底検査を行う。以前は外科的処置が必要な症例や，視力低下，失明例もみられたが，最近では早期診断治療により，硝子体浸潤を示すような進行した眼内炎はまれとなっており，ほとんどの場合脈絡膜網膜病変にとどまっている[9]。

2．治療

カンジダ血症例では，血行性の転移真菌感染予防のためにも，血液培養陰性化後2週間の抗真菌薬投与を行う（表2）。そのためにも経口抗真菌薬への step down 治療も考慮する。抗真菌薬は高額のため，経口薬への変更はコスト削減にもつながる。血清 β-D-グルカン値の推移が臨

表2 治療開始後の診断・治療における bundle

区分	Yes	No	該当なし	項目	Yes	Yes+No
診断	☐	☐	☐	血培陽性例では真菌性眼内炎の除外診断を行う	☐	☐
	☐	☐	☐	血培陽性例では治療開始数日以内に血培実施し，陰性を確認		
治療	☐	☐	☐	初期選択薬の効果判定を3〜5日後に行う	☐	☐
	☐	☐	☐	適切な第二選択薬（☐MCFG ☐CPFG ☐F-FLCZ/FLCZ ☐VRCZ ☐L-AMB ☐ITCZ ☐その他（　））		
	☐	☐	☐	転移感染巣のないカンジダ血症において， Yes☐ 血培陰性化，または Yes☐ 症状改善した後，2週間は抗真菌薬投与		
	☐	☐	☐	経過良好な症例では経口薬へのStep down 治療を考慮（☐FLCZ ☐VRCZ ☐ITCZ）		

CPFG：カスポファンギン，F-FLCZ：ホスフルコナゾール，FLCZ：フルコナゾール，ITCZ：イトラコナゾール，L-AMB：liposomal amphotericin B，VRCZ：ボリコナゾール

（筆者作成）

床効果の指標となることも多いが，その場合でも陰性化まで抗真菌治療を継続する必要はない。

抗真菌薬の臨床的効果判定の時期であるが，以前は5日とβ-ラクタム系薬などの抗菌薬の3日に比較し，やや効果発現に時間を要するとされてきた。この理由として，FLCZはカンジダ属に対して静菌的作用しかないこと，また，有効な血中濃度上昇に数日要することがあげられていた。しかし今日では，loading dose 投与を行うことにより早期の血中濃度上昇が得られるようになり，また，キャンディン系薬はカンジダ属に対し殺菌的活性を有することより，早期の効果発現が期待できるようになった。さらに appropriate therapy を行う上で，適切な第二選択薬への変更も遅れることなく行う必要性が出てきた。

3 Bundle 遵守率と臨床成績

2011年7月〜2012年4月に324施設から1,050例の登録があった（カンジダ血症641例）。遵守率は侵襲性カンジダ症，カンジダ血症双方とも，75th percentile 90.0%，Median 80.0%，25th percentile 66.7%であった。侵襲性カンジダ症において Cutoff 25th percentile で成績に最も大きい差が認められ，<66.7%で有効率53.2%，死亡率40.9%，≧66.7%で各々79.3%，28.9%であった（P<0.0001, P=0.017）。カンジダ血症ではさらに顕著な差がみられ，<66.7%で有効率53.1%，死亡率45.2%，≧66.7%で各々84.5%，27.1%であった（P<0.0001, P=0.002）。以上よりカンジダ血症を含めた侵襲性カンジダ症診断・治療における bundle 遵守により良好な臨床成績が得られ，ACTIONs Bundle の推進は clinical evidences と bedside practice のギャップを埋める可能性が示唆された。

（竹末 芳生）

文 献

1) 深在性真菌症のガイドライン作成委員会：深在性真菌症の診断・治療ガイドライン 2007．協和企画，2007．
2) Takesue Y, Kakehashi M, Ohge H, et al：Combined assessment of beta-D-glucan and degree of Candida colonization before starting empiric therapy for candidiasis in surgical patients. World J Surg 28：625-630, 2004.
3) Pappas PG, Kauffman CA, Andes D, et al：Clinical practice guidelines for the management of Candidiasis：2009 update by the Infectious Disease Society of America. Clin Infect Dis 48：503-535, 2009.
4) Kuse ER, Chetchotisakd P, da Cunha CA, et al：Micafungin versus lipospmal amphotericin B for candidaemia and invasive candidosis：a phase Ⅲ randomized double-blind trial. Lancet 369：1519-1527, 2007.
5) Mora-Duarte J, Betts R, Rotstein C, et al：Comparison of caspofungin and amphotericin B for invasive candidiasis. N Engl J Med 347（25）：2020-2029, 2002.
6) Kumar A, Ellis P, Arabi Y, et al：Initiation of inappropriate antimicrobial therapy results in a fivefold reduction of survival in human septic shock. Chest 136：1237-1248, 2009.
7) Garey KW, Rege M, Pai MP, et al：Time to initiation of fluconazole therapy nimpacts mortality in patients with candidemia：a multi-institutional study. Clin Infect Dis 43：25-31, 2006.
8) Fernandez J, Erstad BL, Petty W, et al：Time to positive culture and identification for Candida blood stream infections. Diagn Microbiol Infect Dis 64：402-407, 2009.
9) Rodriguez-Adrian LJ, King RT, Tamayo-Derat LG, et al：Retinal lesions as clues to disseminated bacterial and candidal infections；Frequency, natural history, and etiology. Medicine 82：187-202, 2003.

各 論

16－3）セプシスの原因となる感染症の治療
～侵襲性カンジダ症の診断と治療～
② 欧米のガイドラインから

はじめに

　2012年に「カンジダ症の診断と治療に関するESCMID（欧州臨床微生物学会）ガイドライン」[1]が発表された。これに先立ち米国感染症学会（IDSA）からも2009年にカンジダ症の治療に関する臨床実践ガイドライン[2]が報告された。従来，日本のガイドラインの作成において，委員の考え方の方向性は，欧州というよりも米国側に傾く傾向があった。しかし現在，真菌症フォーラムが「深在性真菌症の診断・治療ガイドライン」2014年版を改訂中であるが，少なくとも「外科系，救急・集中治療領域」ではESCMIDガイドラインに習って，日本での現状を鑑み，われわれの考え方をエビデンスの許される範疇で述べていくことにした。このような観点から，本項ではESCMIDガイドラインとIDSAガイドラインの相違点について解説を行うこととする。

1 推奨度の定義と委員の意見の反映

　まず，エビデンスレベルの定義であるが，IDSAガイドラインではエビデンスの質によって，A～Cに分類している。従来，多くのガイドラインでこのような手法がとられてきたが，厳密に言えば，これでは推奨度（I～Ⅲ）とエビデンスレベルはパラレルなものとなってしまい（A-Ⅰ，B-Ⅱ，C-Ⅲ），エビデンスレベルとともに推奨度を示す意義が失われてしまう。実際はエビデンスレベルが低くても強く推奨する事項はあり，また，エビデンスの質は高いものの，随分以前に行われた臨床試験に基づく場合，現在では推奨しにくい事項もある。IDSAガイドラインでもA-ⅢやB-Ⅲなど，定義上本来はあり得ないエビデンスレベルと推奨度の記載が散見される。

　一方，ESCMIDガイドラインでは推奨度の定義からエビデンスの質が外されており，エビデンスレベルに加え実際の診療上重要な事項を考慮したうえで，推奨を行っている。彼らは推奨する際の考慮すべきポイントとして，下記の3点を挙げている。①臨床家が何を求めているか，その意図は？ ②患者にとってどのoptionがより良いのか。望ましい転帰を得るために必要なinterventionは？ ③適切な文献のreviewにより選択するoptionが本当により良いのかそうでないのかを示す。

　またガイドラインでは，その診断や治療の項目の使用を推奨するばかりでなく，行ってはな

らないことを明確に示す必要もある。この場合，エビデンスが少なく推奨できない事項と行わないことを支持するエビデンスがあり，推奨しない事項がある。一応 IDSA ガイドラインでは推奨度 A，B に "recommendation for or against use" と記載し，C の "poor evidence to support a recommendation" と区別しているが，ガイドラインの内容をみてもそれが明確に示されていないように思う。

ESCMID ガイドラインでは D（supports a recommendation against use）として，使用しないことを勧告する事項を明確化している。ちなみに現在作成中の日本のガイドラインでは，それをさらに発展させ Minds の分類を用い，C を 2 つに分け C1（科学的根拠はないが行うように勧められる），C2（科学的根拠がなく，行わないように勧められる）とした。C2 は今後エビデンスが積み重なれば推奨する可能性も含まれており，D（無効性や害を示す科学的根拠があり，行わないように勧められる）と区別化した。

2 診断

IDSA はエンピリック治療開始基準として，従来，リスク因子と監視培養によるカンジダの colonization の程度を指標にするにとどめていたが，2009 年版では「経験的治療は，リスク因子の臨床評価や侵襲性カンジダ症の血清診断マーカー，非無菌部位から採取した検体の培養結果に基づいて決定すべき」と述べているように，やっと重い腰を上げ血清診断も加えてきた。診断評価を補助する新たな血清診断として，マンナン抗原/抗マンナン抗体，β-D-グルカン，PCR（ポリメラーゼ連鎖反応）をあげているが，「これらの検査法を日常診療の場で使用可能とするには，さらなる改良を重ねる必要がある」と，どの血清診断を用いるのかについて，明確な勧告は実はしていない。

ESCMID はカンジダ血症の診断に血液培養だけでは限界があり，マンナン抗原/抗マンナン抗体や β-D-グルカンを推奨した。PCR に関しては in-house PCR の報告が多く，方法が異なっており現段階では推奨を行っていない。TDM（治療薬物モニタリング）に関して，IDSA ではボリコナゾール（VRCZ）とイトラコナゾール（ITCZ）において，長期使用者では有用かもしれないと述べるにとどめているが，ESCMID はフルコナゾール（FLCZ），キャンディン系薬，アムホテリシン B 製剤では不要であるが，extra-corporeal membrane oxygenation（ECMO）治療中の患者では，キャンディン系薬は血中濃度が低くなる可能性があり実施を推奨している。また VRCZ や posaconazole における TDM の適応は，治療反応が不良な場合，毒性や他の抗菌薬と相互作用がある場合，肝機能低下や腎機能低下，ECMO をあげている。

3 治療

好中球減少患者におけるカンジダ血症に対する真菌治療において，IDSA ガイドラインでは一応，FLCZ，キャンディン系薬を第一選択薬，アムホテリシン B 脂質製剤，アムホテリシン B（amphotericin B deoxycholate：AmB-d），VRCZ を代替薬に分類しているものの，いずれの抗真菌薬もエビデンスレベル I のため，それに引っ張られ推奨度は一律 A となっている。しかし，中身は FLCZ，キャンディン系薬では，重症度が中等度・重症ではキャンディン系薬を

より強く推奨しており，FLCZ は less critically ill 患者と差別化している。また VRCZ においては "offers little advantage over FLCZ" とし，*C.krusei* や VRCZ 感受性の *C.glabrata* によるカンジダ症の限定された症例において経口薬への step down 治療に推奨するにとどめ，かなり評価は低い。このような実際の評価が推奨度に反映されていないことは，ガイドラインとしては問題があると考える。

一方，ESCMID ガイドラインでは，キャンディン系薬のみを推奨度 A とし，アムホテリシン B 脂質製剤，VRCZ は推奨度 B とした。VRCZ の評価は IDSA より高く，"offers an important additional treatment option for 1st line and salvage situation" とした。FLCZ に関しては，新規キャンディン系薬の anidulafungin は FLCZ と比較し優位性が証明されたこともあり，特に APACHE スコアが高いグループでのサブ分析で治療効果に有意差が示され，また抗真菌スペクトラムが限られているため FLCZ は推奨度 C とし，他の抗真菌薬使用患者において，*C.albicans* が証明された時点における step down 治療薬としての位置づけとなっている。さらに AmB-d においては，腎障害や投与時の毒性により推奨度 D とされた。

以上のように推奨度にかなり委員の意見が反映されており，使用する側からは理解しやすい。ただし，そこまで思い切って差をつけて良いのかについては疑問があり，日本のガイドラインでは違った推奨度がつけられる予定である。ちなみに *C.parapsilosis* に関しては IDSA ガイドラインでは FLCZ を推奨しているが，ESCMID では微生物学的にはキャンディン系薬と比較し良好な成績が得られているものの，臨床的にそれを支持するほどの power を有する成績は得られていないという理由で，FLCZ は "may be better than echinocandins against *C.parapsilosis*" という表現にとどめている。

カンジダ症治療で，バイオフィルム形成株に対する活性は，抗真菌薬選択上重要なポイントであるにもかかわらず，IDSA ガイドラインでは触れられていない。カンジダ血症では，中心静脈カテーテルのガイドワイヤーを通しての入れ替えでなく抜去が推奨されているが，何らかの臨床上の理由で抜去できない場合の抗真菌薬選択について勧告を行っている。これはバイオフィルムが関与する病態の代表となるが，抗バイオフィルム活性の優れるキャンディン系薬とアムホテリシン B 脂質製剤は推奨度 B とし，バイオフィルム産生株では最少発育阻止濃度が数倍の高値となるという理由でアゾール系薬は推奨度 D と使用しないことを勧めている。また，人工弁の心内膜炎で手術が不能な場合も，バイオフィルムが関与する病態ととらえ，同様にキャンディン系薬とアムホテリシン B 脂質製剤を推奨し，FLCZ は治癒目的でなく感染を抑制するために使用するとしている（推奨度 C）。

真菌による眼病変を IDSA は一律に眼内炎としているが，ESCMID は脈絡網膜炎と硝子体浸潤を呈する眼内炎に分類しており "ocular candidiasis" と記載している。治療方針や視力に関する予後は，硝子体浸潤の有無で異なってくるためこの鑑別は重要である。良心的に解釈すれば IDSA は進行した眼病変（＝眼内炎）に対する勧告を行ったともとらえられるが，カンジダ血症患者における眼病変のほとんどは，現在は脈絡網膜炎であり，現状に即していない。また，眼内炎に対する抗真菌薬の勧告も，質の高い科学的根拠はないものの（エビデンスレベルⅢ），過去の豊富な臨床経験や成績を重視し，現在一般的には使用されない AmB-d（フルシトシンとの

併用)を推奨度Aとしている。FLCZは比較的軽症の眼内炎への適応とし(推奨度B),これらの治療無効や有害事象での代替薬としてアムホテリシンB脂質製剤,VRCZ,キャンディン系薬を同等に推奨度Bとしている。しかし,キャンディン系薬は硝子体移行性がきわめて低く,硝子体浸潤を呈する眼内炎では適応とならないというのが一般的な考え方である。

　ESCMIDガイドラインでは,原因真菌の抗真菌薬感受性が不明な場合は,アムホテリシンB脂質製剤や,フルシトシンとの併用を推奨度Bとし,有害事象の高率なAmB-d(フルシトシンとの併用)は推奨度Cとランクを下げている。キャンディン系薬に関しては,推奨度Dとし,明確に使用しないことを勧告している。また,感受性が判明し活性を有することが確認されれば,硝子体移行の良好なFLCZやVRCZを推奨度Aとした。

(竹末 芳生)

文献

1) ECSMID Fungal Infection Study Group：ESCMID guideline for the diagnosis and management of Candida disease 2012. Clin Microbiol 18 (Suppl 7) 19-37, 2012.
2) Pappas PG, Kauffman CA, Andes D, et al：Clinical practice guideline for the management of candidiasis：2009 update by the Infectious Disease Society of America. Clij Infect Dis 48：503-535, 2009.

各　論

16－4）セプシスの原因となる感染症の治療
～セプシスの原因となる院内肺炎の治療～

はじめに

セプシスにおいては，人工呼吸器関連肺炎（ventilator associated pneumonia：VAP）を含む院内肺炎は重要な原因となり得るため，その診断や治療を含む管理は重要である。

敗血症のガイドラインとしては，Surviving Sepsis Campaign Guideline（SSCG）が，2013年に第3版，SSCG 2012として発刊されたが[1]，この中では，前のSSCG 2008[2]と同様，その点が配慮され，肺炎と関連したさまざまな治療管理が推奨されている。

その基本は，早期診断と初期段階での抗菌薬投与，培養結果から抗菌薬を狭域へ絞るde-escalationなど，これまでのATS（American Thoracic Society：米国胸部学会）/IDSA（Infectious Diseases Society of America：米国感染症学会）の院内肺炎ガイドライン2005[3]や，わが国の院内肺炎ガイドライン2008[4]と比較しても共通かつ一貫している。重症感染症に対する基本的戦略は，国際的にもほぼ同様の視点で確立しつつあるといえよう。

本項では，セプシスの原因となり得る院内肺炎（特にVAP）の基本的治療戦略を，日本呼吸器学会（The Japanese Respiratory Society：JRS）の院内肺炎ガイドライン2008に触れつつ，SSCG 2012の内容に沿いながら概説する。

1 院内肺炎の重症度診断（予後予測）

JRSの院内肺炎診療ガイドラインでは，予後を重視した特徴的な重症度分類，すなわちA-DROPシステムに準じた予後予測因子（I-ROADシステム）が提案されている（図）[4]。

I-ROADシステムは，3項目以上を満たす患者を特に重症（C群）として対応する，わが国独自の判定法であり，かつ，初めてわが国独自の全国レベルの調査結果に基づいたエビデンスが反映されたものである[4,5]。

さらに，肺炎の重症度そのものを規定すると考えられるCRP（C反応性蛋白）やX線所見が予後ときわめて相関したため，2段階目の分類項目として取り入れ，これらの有無にて，さらに軽症群（A群）と中等症（B群）に分類する。

また，院内肺炎診療において，特に重要な意義を持つ抗MRSA（メチシリン耐性黄色ブドウ球菌）薬の使用対象症例にも一定の指針を示している。ただし，MRSAの関与は必ずしも予後と相関せず，抗MRSA薬が他の抗菌薬とは一線を画すため，MRSAの項目は別枠として考えているのも特徴的である。

1 生命予後予測因子（I-ROADシステム）

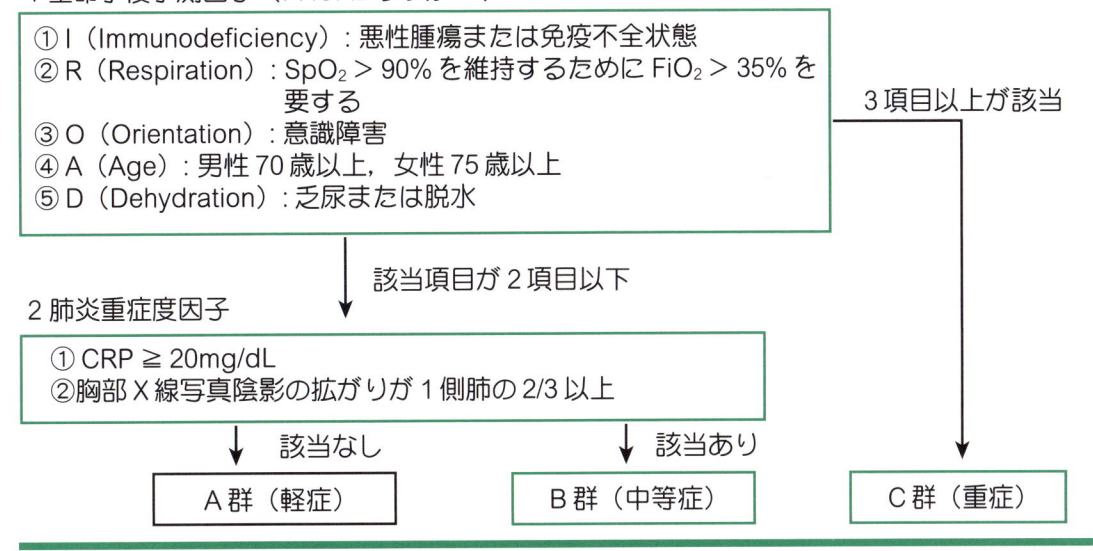

① I（Immunodeficiency）：悪性腫瘍または免疫不全状態
② R（Respiration）：$SpO_2 > 90\%$ を維持するために $FiO_2 > 35\%$ を要する
③ O（Orientation）：意識障害
④ A（Age）：男性70歳以上，女性75歳以上
⑤ D（Dehydration）：乏尿または脱水

3項目以上が該当 → C群（重症）
該当項目が2項目以下 ↓

2 肺炎重症度因子

① $CRP \geqq 20mg/dL$
② 胸部X線写真陰影の拡がりが1側肺の2/3以上

該当なし → A群（軽症）
該当あり → B群（中等症）

→抗MRSA薬の使用を考慮すべき条件（グラム染色なども含めて）

3. MRSA保有リスク
① 長期（2週間程度）の抗菌薬投与
② 長期入院の既往
③ MRSA感染や定着の既往

図 院内肺炎（HAP）重症度分類（2008）

院内肺炎の診断後，まずI-ROADシステムによって重症例を選別し，その後，CRPとX線所見で軽症と中等症に分類するアルゴリズムである。また，抗MRSA薬の使用は別に考慮することとする。
CRP：C反応性蛋白，MRSA：メチシリン耐性黄色ブドウ球菌

（文献4より引用）

全体的には，このJRSガイドライン2008と関連する調査によって，院内肺炎が元々状態の悪い患者に発症し，その基礎疾患によって予後が大きく規定されることが判明した。したがって，これを含むI-ROADの5項目が最も予後に相関する項目として明記されたこと，そして，2段階目を設置することで，重症症例が取りこぼされる危険が減り，より詳細な予後予測と治療薬選択が可能となったといえる。

CRPに関しては，わが国独自のバイオマーカーといっても差し支えなく，その使用には多くの議論の余地が残っているが，わが国のこれまでの医療内容を反映したものと考えられる。今回のSSCG 2012においては，CRPは病態判断基準の中に記載されており，セプシスを含む重症感染症においては，炎症マーカーとして一定の目安となり得ると国際的にも評価されたと考えられる[1, 4, 5]。

2 院内肺炎における抗菌薬の選択と使用法

JRS 2008では，重症度分類のアルゴリズムに沿って，具体的な抗菌薬名があげられており，実地医家にとっても十分使いやすいものとなっている。これは，同じ系統の抗菌薬でも，実際には細菌学的効果に差が見られるものも多く，系統名でなく，具体的な薬剤を推奨する必要性

各論

に迫られていたことも大きな理由である。

具体的には，A群（軽症群）においては，グラム陰性菌を中心とした耐性菌のリスクが少なく，誤嚥性肺炎や市中肺炎にみられる肺炎球菌やインフルエンザ菌による肺炎が多いため，これらを対象とした抗菌薬が推奨される（表1）。

B群からは，緑膿菌など耐性菌関与のリスクが現れるため，カルバペネム系薬やそれに準じた高用量ペニシリン系薬の使用が推奨されている（表2）。また，単剤治療の他，第三，四世代セフェム系薬に嫌気性菌をカバーするクリンダマイシンなどを併用した抗菌薬選択も提示している（表3）。

C群（重症群）になると，B群で用いられたレジメンに加えて，最重症患者であるため，さ

表1 A群（軽症群）の患者に対する初期抗菌薬選択

- セフトリアキソン（CTRX：ロセフィン®）
  1回1～2g 1日1～2回点滴静注（極量1日4gまで）
- スルバクタム/アンピシリン（SBT/ABPC：ユナシン-S®）
  1回3g 1日3～4回点滴静注
- パニペネム/ベタミプロン（PAPM/BP：カルベニン®）
  1回0.5～1g 1日3回～4回まで（極量1日2gまで）

代替薬
- セフトリアキソン→セフォタキシム（CTX：クラフォラン®）
  1回1～2g 1日3～4回点滴静注（極量1日4gまで）

軽症群では，原因菌が肺炎球菌など市中肺炎に準じた菌か，嫌気性菌など一般の誤嚥性肺炎の原因菌を想定する。

（文献4より引用改変）

表2 B群（中等症群）の患者に対する初期抗菌薬選択（単剤の場合）

グループ1．単剤投与
- タゾバクタム/ピペラシリン（TAZ/PIPC：ゾシン®）
  1回4.5g 1日3～4回点滴静注
- イミペネム/シラスタチン（IPM/CS：チエナム®）
  1回0.5～1g 1日3～4回まで（極量1日2gまで）
- メロペネム（MEPM：メロペン®）
  1回0.5～1g 1日3～4回点滴静注

代替薬
- イミペネム，メロペネム→
- ドリペネム（DRPM：フィニバックス®）1回0.5～1.0g 1日3回点滴静注
- ビアペネム（BIPM：オメガシン®）1回0.3g 1日3回点滴静注

中等症からは，グラム陰性桿菌をカバーする必要がある。したがって，カルバペネム系薬や高用量PIPCが重要となる。

（文献4より引用改変）

表3 B群（中等症群）の患者に対するその他の初期抗菌薬選択（併用の場合）

グループ2．条件*により併用投与
- セフェピム（CFPM：マキシピーム®）
  1回1〜2g 1日3〜4回点滴静注（極量4gまで）
  ±
- クリンダマイシン（CLDM：ダラシンS®）
  1回600 mg 1日3〜4回（極量2,400 mgまで）

*誤嚥か嫌気性菌の関与が疑われる場合

グループ3．原則併用投与
- シプロフロキサシン（CPFX：シプロキサン®）
  1回300 mg 1日2回点滴静注
  ＋
- スルバクタム/アンピシリン（SBT/ABPC：ユナシン-S®）
  1回3g 1日3〜4回点滴静注

考え方としては，グラム陰性桿菌に加えて，嫌気性菌をカバーすることがポイントとなる。 （文献4より引用改変）

表4 C群（重症群）の患者に対する初期抗菌薬選択

B群の抗菌薬選択に以下を併用する
　　　　　　＋
- アミカシン（AMK：アミカシン®，ビクリン®）
  15〜20 mg/kgを1日1回投与
あるいは
　　　　　　＋
- シプロフロキサシン（CPFX：シプロキサン®）*
  1回300 mg 1日2回点滴静注

*B群でキノロン系薬を用いていない場合に併用する

代替薬
- シプロフロキサシン→パズフロキサシン（PZFX：パシル®，パズクロス®）1回500 mg 1日2回点滴静注
- アミカシン→ゲンタマイシン（GM：ゲンタシン®）5〜7 mg/kgを1日1回分割投与
  トブラマイシン（TOB：トブラシン®）5〜7 mg/kgを1日1回分割投与
  イセパマイシン（ISP：イセパシン®，エクサシン®）400 mg/日を1日1回分割投与
  アルベカシン（ABK：ハベカシン®）200〜300 mg/日を1日1回投与

B群での抗菌薬に加えて，特に緑膿菌をターゲットとした抗菌薬を併用する。なお，アミノグリコシド系薬はその投与後がわが国でも年々刷新されており，確認が必要である。 （文献4より引用改変）

各論

表5 特定の耐性菌に対する抗菌薬選択－MRSAを疑う群－

- バンコマイシン（VCM：塩酸バンコマイシン注〔500 mg〕）
  1回500 mg～1 g（60分以上かけて），1日2～4回点滴静注（1日量2 g）
  ○ TDMを実施し，最低血中濃度（トラフ値）を10～20μg/mLとなるように調節する。重症例やMICの上昇した株ではトラフ値を15～20μg/mLに上げる。
- テイコプラニン（TEIC：タゴシッド®注〔200 mg〕）
  初回1回400 mg，12時間おきに2回投与，3日目の投与から同量を24時間ごと点滴静注
  ○ TDMを行い，トラフ値を15～20μg/mLに調整する。血中濃度が定常状態になるのに2～3日を要する。
- リネゾリド（LZD：ザイボックス®錠，注〔600 mg〕）
  1回600 mg，1日2回点滴静注，もしくは経口投与
  ○ 腎障害のある場合にも用量の調整は不要。また経口でも吸収が良好なため，点滴と同じ組織濃度が得られる。しかし，血小板減少などの副作用の出現することもあり，注意深い経過観察と，耐性菌の出現ともあわせ長期投与（通常14日まで。最長28日）は避ける。
- アルベカシン（ABK：ハベカシン®注〔75・100・200 mg〕）
  1回200～300 mg，1日1回点滴静注
  ○ TDMではトラフ値2μg/mL以下，ピーク値9～20μg/mLとされている。1日1回投与がより有効である。

抗MRSA薬としては，主に上記があげられる。VCMとTEICは特に血中濃度が重要であり，投与事項やTDMの検討が進んでいる。なお，ダプトマイシンは肺炎では無効である。

（文献4より引用改変）

らに緑膿菌への効果を考えたアミノグリコシド系薬の併用やレジオネラ属のカバーも考慮したキノロン系薬の併用を考慮することになる（表4）。

なお，MRSAの関与が疑われる場合は，それぞれの抗MRSA薬を，その特性を考慮しながら使用していくことになる（表5）。

また，その用量に関しては，PK/PD（Pharmacokinetics/Pharmacodynamics：薬物動態学/薬力学）理論に合わせて，特にブレイクポイントの考え方や欧米との投与量との差異，すなわち，わが国では抗菌薬の投与量が絶対的に少ない場合が多く，かえって不十分な抗菌薬治療が行われ，耐性菌の増加に拍車をかけてきた可能性にも言及している。わが国で常識とされてきた「点滴薬は1日2回」の抗菌薬治療について，投与量や投与回数の増加と投与時間の延長が必要であることが近年の解析によって明らかとされ[6]，それまでのわが国の抗菌薬使用状況と，一線を通じた点でも大きな進歩である。

もちろん「de-escalation」の導入にも積極的な指針を示しており，参考になる。わが国の保険医療政策とも関連しながら，今後，より良い抗菌化学療法が行われる可能性が高まった。

今回のSSCG 2012においても，セプシスにおいて，初期の高用量かつ広域な抗菌薬投与の必要性が改めて強調されており，血液培養検査と組み合わせた「de-escalation」治療が，院内肺炎を含む重症感染症の最も推奨されるべき戦略として国際的にも確立したといえよう。

さらに，JRS 2008では，わが国特有の医療環境も考慮した，抗菌薬不応時の対処法や抗菌薬の具体的な使用法，抗菌薬治療の中止や継続の基準，腎機能障害が予想される高齢者への投与法などにも具体的な記述がなされている。

16-4）セプシスの原因となる感染症の治療〜セプシスの原因となる院内肺炎の治療〜

表6 治療効果判定と治療期間
推定原因菌別の初期治療期間（改善例での集計）

菌　名	症例数	平均（日）
MSSA	20	10.4
MRSA	47	12.4
緑膿菌	71	12.0
腸内細菌	93	11.0
肺炎球菌	27	10.7
肺炎球菌を除く連鎖球菌	30	10.2
インフルエンザ菌	21	10.2
緑膿菌を除くブドウ糖非発酵性グラム陰性桿菌	17	11.8
不明	400	10.2

難治性とされる MRSA か緑膿菌が原因となる院内肺炎でも，治療期間は1〜2週間が目安となる。耐性菌を生まないためにも，最初の診断で投与終了の見きわめが重要である。
MSSA：メチシリン感受性黄色ブドウ球菌，MRSA：メチシリン耐性黄色ブドウ球菌

（文献4より引用）

　抗菌薬による治療期間に関しては，緑膿菌などの耐性傾向の強い菌による肺炎を除いては，初期抗菌薬が有効なら治療期間は7〜10日間でよく，一方，治療開始後3日間を経過して改善が認められなければ，治療継続の可否や抗菌薬変更の必要性の有無を検討する，とした[2]（表6）。

　これらの考え方はわが国の JRS 2008 および SSCG 2012 において，基本的な考え方としては全く共通のものであり，セプシスも含めて，重症感染症に対する抗菌薬治療の期間がほぼ一定の認識を受けたものと考える。

　ただし，院内肺炎の治療期間を正確に規定することは困難である。治療期間が不十分であると治療効果は減弱し，抗菌薬投与が長期にわたると耐性菌のコロニゼーションを惹起することになる上，用量依存性に薬剤の副作用も生じてくる。臨床所見の寛解をもって治療を終了するわけであるが，基礎疾患によるものとの鑑別が困難なことも多く，今回の SSCG 2012 は一般に菌血症の治療期間が 10〜14 日間ほどになることを考慮しても，あえて具体的な期間を記述しなかったと思われる[1]。

　一方，セプシスや院内肺炎など重症感染症の治療効果判定は，臓器特異性やX線所見などを考慮して慎重に行うべきであるが，今回の SSCG 2012 では，前述のように，欧米の GL（ガイドライン）としては，かなり具体的に，むしろわが国を中心に使用されている CRP，プロカルシトニン，β-D-グルカン などのバイオマーカーの有用性を記述した点が特筆に値する[1]。これらも VAP など院内肺炎の治療効果判定に有用と，国際的に認められたと考えられる。

　3日間経過して治療効果が得られない場合は，前述の臨床所見や細菌学的検査の判定を行い，治療継続の可否や抗菌薬変更の必要性の有無を検討すべきである。また，初期に広域スペ

クトルの抗菌薬を投与した場合は，早期に細菌学的診断に基づいて，日々，de-escalation の可能性がないか探るべきであることはいうまでもなく，この点は今回の SSCG 2012 でも特に強調されている印象である[1~3]。

おわりに

　今回の SSCG 2012 で最も特徴的なのは，選択的消化管除菌(selective digestive tract decontamination：SDD）が，きわめて前向きに推奨されている点である[1]。耐性菌の増加につながる可能性や，必ずしも予後の改善に結びつかないとの報告もあったが，近年，前向きなデータが出てきており，SDD の適応が進むものと思われる[6]。結果として VAP を中心とした院内肺炎の発症率および死亡率の低下につながる可能性が期待される。

（関　雅文，河野　茂）

文献

1) Dellinger RP, Levy MM, Rhodes A, et al：Surviving sepsis campaign：international guidelines for management of severe sepsis and septic shock：2012. Crit Care Med 41：580-637, 2013.
2) Dellinger RP, Levy MM, Carlet JM, et al：Surviving Sepsis Campaign：international guidelines for management of severe sepsis and septic shock：2008. Crit Care Med 36：296-327, 2008.
3) American Thoracic Society, Infectious Diseases Society of America：Guidelines for the management of adults with hospital-acquired, ventilator-associated, and healthcare-associated pneumonia. Am J Respir Crit Care Med 171：388-416, 2005.
4) 日本呼吸器学会呼吸器感染症に関するガイドライン作成委員会：成人院内肺炎診療ガイドライン. 2008.
5) Seki M, Watanabe A, Mikasa K, et al：Revision of the severity rating and classification of hospital-acquired pneumonia in the Japanese Respiratory Society Guidelines. Respirology 13：880-885, 2008.
6) Liberati A, D'Amico R, Pifferi S, et al：Antibiotic prophylaxis to reduce respiratory tract infections and mortality in adults receiving intensive care. Cochrane Database Syst Rev 7（4）：CD000022, 2009.

各論

16－5）セプシスの原因となる感染症の治療
～重症細菌性腹膜炎の治療～

はじめに

セプシスの原因として腹部感染は多く，日本集中治療医学会Sepsis Registry委員会の第1回調査では，重症敗血症266例中，腹腔内感染は32.0％で第1位であった。また，ICUの感染症について調査した大規模なコホート研究EPIC IIや，敗血症性ショック5,715例を対象としたCATSS（Cooperative Antimicrobial Therapy of Septic Shock）database research groupの報告でも，腹部感染はそれぞれ19.6％，30.1％と，いずれも呼吸器に次いで2番目に位置しており[1,2]，腹膜炎の治療は，セプシスの治療において重要な位置を占める。

本項ではセプシス治療における腹膜炎特有の治療について概説する。

1 腹膜炎の分類

腹膜炎には一次性腹膜炎，二次性腹膜炎，三次性腹膜炎がある[3]。一次性腹膜炎はしばしば特発性細菌性腹膜炎と呼ばれ，消化管の穿孔などの明らかな原因が認められないものをいう。成人では腹水が存在する肝硬変患者でよくみられる。二次性腹膜炎は，消化管などの穿孔・穿通などによって消化管や生殖器に存在する微生物が腹腔内に漏出することで起こる最も一般的な腹膜炎であり，汎発性腹膜炎あるいは限局性の膿瘍形成の形をとる。原因はさまざまで複数菌感染が多い。発生機序により，大腸穿孔や，虫垂炎などの市中感染（communitiy-acquired infection）と術後感染などに代表される医療関連感染（healthcare-associated infection）に分類されている（表1）。三次性腹膜炎は，二次性腹膜炎の治療後に全身のセプシスの所見と臨床的な腹膜炎の所見がみられ，腹腔内の検体からは微生物が検出されないか，*Enterococcus*属や真菌といった本来病原性の低い微生物が検出される状況を指す。

2 起炎菌

消化管の穿孔では，その部位によって漏出する細菌の種類やその数が異なる。通常は，胃に存在する細菌は少なく，胃酸に耐性であるlactobacilliや*Candida* speciesが少量認められるのみで，十二指腸や上部小腸においても細菌数は少ない。しかし，閉塞が存在したり胃酸が減少した状況ではnon-*fragilis* Bacteroidesや*Fusobacterium*といった口腔内嫌気性菌や，*viridans streptococci*，microaerophilic streptococcusなどの胃内への定着が認められる。一方，大腸には内容物1gあたり，100兆個以上にのぼる多種多様な細菌が存在する（99.9％が偏性嫌気性菌）。

表1 医療関連感染（healthcare-associated infection）と市中感染（community-acquired infection）

healthcare-associated	community onset	入院後48時間以内に細菌培養が陽性となり，以下のリスクファクターを1つ以上有している： ① 入院時に侵襲的なデバイス（中心静脈カテーテル，胃瘻など）が装着されている ② MRSAの感染歴，定着歴がある ③ 12カ月以内の手術歴，入院歴（nursing homeやリハビリ施設を含む），透析歴がある
	hospital onset	入院後48時間を超えた時点で細菌培養が陽性（リスクファクターの有無は問わない）
community-acquired		上記のリスクファクターを有さない市中発生

community onset でもリスクファクターがあれば，起炎菌が耐性菌であることが少なくないため，抗菌薬の選択や予後に大きく影響することを考慮して，healthcare-associated infection に分類されている。
MRSA：メチシリン耐性黄色ブドウ球菌

（文献7より引用改変）

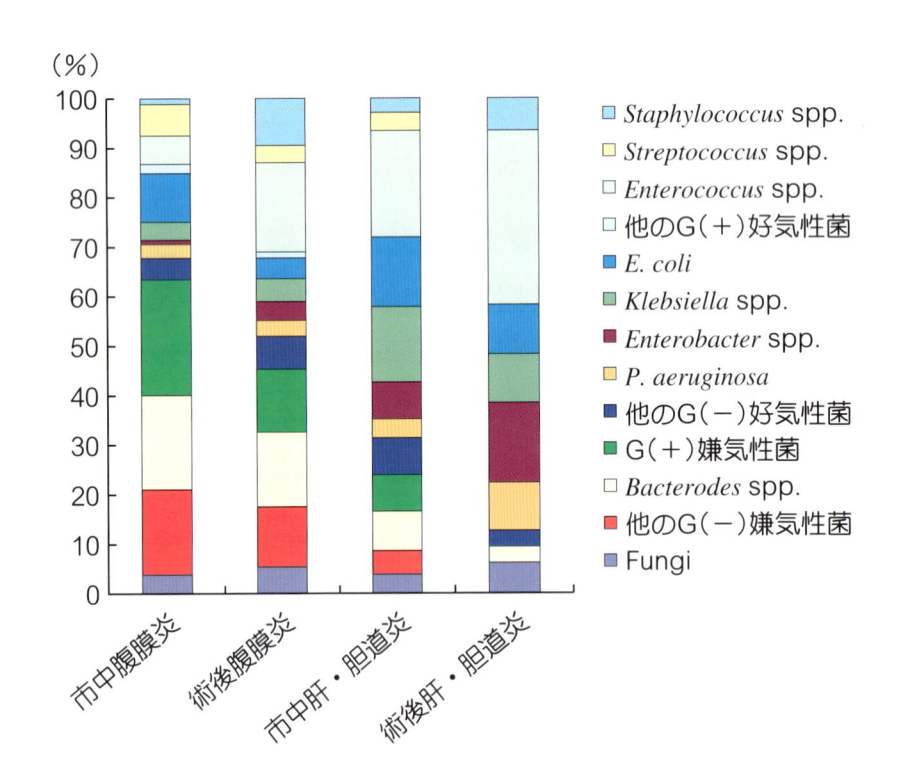

図 わが国における二次性腹膜炎の分離菌（2004〜2008）

術後感染では市中感染に比べて Enterobacter, Enterococcus, Pseudomonas, Staphylococcus が高率に分離されている。

（文献10より作成）

Healthcare-associated infection の場合は，耐性菌が起炎菌となっていることが少なくない。特に術後の腹膜炎は，すでに抗菌薬が投与されていることが多く，その影響を大きく受けている。すなわち，すでに使用された抗菌薬に感受性がない細菌, *Enterococcus, Pseudomonas*, MRSA（Methicillin-resistant *Staphylococcus aureus*：メチシリン耐性黄色ブドウ球菌）などの分離頻度が高くなる（図）。草地らによれば，胃がん術後の縫合不全による腹腔内感染の初回分離菌は，術後感染予防に第三世代セフェム系薬とジベカシン（DKB）を使用した時期には，*Pseudomonas, Enterococcus, Candida* が多く，セファゾリン（CEZ）を中心に使用した時期では MRSA, *Pseudomonas, Enterococcus, Candida* が減少し，*Escherichia coli, Klebsiella, Bacteroides* が増加したとしている[4]。

3 治療の基本

治療の最終目的は，腹腔内感染を終結し臓器不全を防止することであり，①感染巣のコントロール，②抗菌薬治療，③全身管理，が三本柱である。感染原因の除去は最も重要な治療であるが，術後の縫合不全など，原因を容易に排除できない場合は，適切なドレナージと抗菌薬治療が大きな柱となる。また平行して各種の臓器サポート，栄養管理などの全身管理を徹底し，臓器不全へ移行することを防止，あるいは臓器不全からの速やかな回復をはかる必要があり，エンドトキシン吸着，CHDF（continuous hemodiafiltration：持続的血液ろ過透析）なども臨床応用されている。それらの詳細については本書の他項を参照していただきたい。

1．感染巣のコントロール

感染巣のコントロールは最も重要な腹膜炎の治療で，感染巣の除去（虫垂切除，膿瘍ドレナージ），腹腔内汚染源の制御（消化管穿孔部の閉鎖，人工肛門造設，壊死組織の除去）が主たるものである。ほとんどすべての重症例で適応となるが，全身状態が安定している上部消化管穿孔，憩室炎に起因する限局した大腸周囲炎などでは，抗菌薬投与による保存的治療が可能である。一方，下部消化管穿孔症例では，腹腔内への便汁漏出が制御されない限り全身状態の安定は得られないので，迅速な手術が必須である。

比較的限局した膿瘍では，侵襲の少ない経皮的なドレナージが推奨される。特に術後の膿瘍は経皮的なドレナージがよい適応となることが多い。しかし，これのみで十分であるかどうかは，よく検討する必要がある。以下，主なドレナージ法を概説する。

1）超音波ガイド経皮ドレナージ

簡便かつ確実で，多用されているドレナージ法である。大きな膿瘍で，穿刺経路が広い場合は，あらかじめ穿刺部位を超音波画像で目星をつけておけば，その後ブラインドでの穿刺が可能である。穿刺経路が狭く，あるいは深い場合は，穿刺専用のプローベを使用するのが安全である。単純なものに対してはベッドサイドで行えるが，膿瘍腔の広がりを確認したり，ドレナージチューブの位置を確認するためにはX線透視を併用する。複雑なものはCT画像を撮影して，穿刺部位，経路，体位を検討してから行う。超音波ガイドの最大の欠点は，ガスがある場合に十分な画像が得られないことである。特に術後の腹腔内膿瘍は，腸管の癒着や，腸管麻痺

各論

に伴う多量のガスのために，十分な画像が得られず，穿刺が困難な場合や，穿刺経路が確保できない場合も少なくない。

2）CT ガイド経皮ドレナージ

エコーが苦手なガスや骨に隔てられた部位でも描出が可能であり，これらの症例がよい適応になる。術後の膿瘍では，70〜80％で成功裏に治療がなされたと報告されている[5,6]。従来はリアルタイム画像が得られないことが欠点とされたが，最近では高速の装置が登場し，克服されている。しかし，いまだに残る欠点としてエコーに比べて手軽さに欠けること，被曝すること，狭いCT装置内で，穿刺器具が制限を受けることなどがあげられる。

3）開腹ドレナージ

広い視野を得ることが可能で，腸管の係蹄間の膿瘍，多房性膿瘍，複数の膿瘍が存在する場合に対しても有効なドレナージをすることができる。かつ，壊死組織の除去なども同時に施行できる。しかし，一般に全身麻酔を必要とし，腹腔および創部の非感染部分へも手術侵襲が加わることによって汚染をもたらすこと，腸管などの臓器損傷の危険があることなどが欠点としてあげられる。最も確実有効な方法である反面，かなり大きな侵襲となることが多いのが最大の問題点である。

4）その他

ダグラス窩膿瘍に対する経腟，経直腸ドレナージなどがある。また，内視鏡下に経消化管的なドレナージも膵膿瘍などに施行されている。

2．抗菌薬治療

1）米国 SIS/IDSA のガイドライン[7]

2010年の米国SIS(Surgical Infection Society)/IDSA(Infectious Diseases Society of America)のガイドラインでは，症例をhealthcare-associated infectionとcommunity-acquired infectionに分類した上で，推奨する抗菌薬治療をあげている。さらに，healthcare-associatedはcommunity onsetとhospital onsetに分類されている（表1）。hospital onsetは，手術後感染などのいわゆるhospital-acquired infectionであるが，community onsetでも表1に示すようなリスクファクターがあれば，起炎菌が耐性菌であることが少なくない[8]。したがって，抗菌薬の選択や予後に大きく影響することを考慮して，healthcare-associated infectionに分類されている。

(1) Community-acquired infection（中等症まで）における抗菌薬の選択

表2にエンピリック治療におけるSIS/IDSAが推奨する抗菌薬を示す。腹膜炎の原因菌は多くの場合，消化管内に存在する菌種である。したがって，リスクファクターを有しない中等症までの市中感染（community-acquired infection）に対しては，腸内グラム陰性桿菌とStreptococcusなどのグラム陽性菌に活性を有する抗菌薬を選択する。遠位側小腸，虫垂，大腸に起因する感染ではさらに嫌気性菌のカバーを行うが，腸管閉塞や腸管麻痺が存在する場合は，胃や近位側小腸の穿孔性腹膜炎でも嫌気性菌のカバーが必要である。一方，腸球菌に対するカバーは中等症まででは不要とされている。さらに，あとから培養でカバーされていない菌が同定さ

表2 SIS/IDSAのガイドライン－胆道以外のcomplicated intra-abdominal infection（複雑性腹腔内感染症）に対するエンピリック治療に使用する抗菌薬（community-acquired〔成人〕）

	軽症～中等症例：穿孔性，膿瘍形成虫垂炎やその他の軽症～中等症の感染	高リスク例または重症例：重度生理学的障害，高齢，免疫不全
単剤	cefoxitin, ertapenem, モキシフロキサシン, tigecycline ticarcillin/クラブラン酸	イミペネム/シラスタチン メロペネム, ドリペネム ピペラシリン/タゾバクタム
併用	メトロニダゾール ＋ ・セファゾリン, セフロキシム, セフトリアキソン or セフォタキシム ・シプロフロキサシン or レボフロキサシン	メトロニダゾール ＋ ・セフタジジム or セフェピム ・シプロフロキサシン or レボフロキサシン
	腸球菌カバーは不要	腸球菌をカバーする MRSAや真菌はそれらによる感染の証拠がなければカバーしない

わが国で使用できない薬剤が多い。

（文献7より引用改変）

表3 腹腔内感染におけるSource Control失敗の臨床的予測因子

- ドレナージなど初期治療の遅れ（＞24時）
- 重症例（APACHE Ⅱ ≧ 15）
- 高齢
- 併存疾患や臓器障害
- 低アルブミン血症
- 低栄養
- 汎発性腹膜炎
- 適切なドレナージやデブリードマンが行われない場合
- 悪性腫瘍の合併

ここに示すような因子がある症例は，高リスク，重症例と位置づける。

（文献7より引用改変）

れても，感染源のコントロールや初期抗菌薬治療により，臨床反応が良好なら，抗菌薬の変更は必要ないとしている。表2に示すように，単剤5剤と，併用6レジメンが推奨されているが，注射薬としては，単剤のいずれもわが国で市販されておらず（ticarcillin/クラブラン酸とモキシフロキサシンの経口薬はある），併用レジメンのメトロニダゾールも注射薬は使用できない。

（2）Community-acquired infection（高リスク，重症例）における抗菌薬の選択

高リスク重症例とは，表3に示すような因子を有する症例である。これらに対してはグラム

各論

表4 SIS/IDSAのガイドライン－complicated intra-abdominal infection(複雑性腹腔内感染症)に対するエンピリック治療で推奨される抗菌薬(healthcare-associated)

医療施設の原因微生物	投与薬剤				
	カルバペネム[a]	ピペラシリン/タゾバクタム	セフタジジム or セフェピム,それぞれにメトロニダゾール併用	アミノグリコシド系	バンコマイシン
緑膿菌の耐性率<20% ESBL産生腸内細菌科 アシネトバクター or 他の多剤耐性菌	推奨	推奨	推奨	推奨せず	推奨せず
ESBL産生腸内細菌科	推奨	推奨	推奨せず	推奨	推奨せず
緑膿菌のCAZ耐性率>20%	推奨	推奨	推奨せず	推奨	推奨せず
MRSA	推奨せず	推奨せず	推奨せず	推奨せず	推奨

"推奨"培養して菌の感受性データが出る前のエンピリック治療で推奨される薬剤を各医療施設でよく分離される感染菌について表示している。
ESBL：extended-spectrum β-lactamase，GNB：gram-negative bacilli，MDR：multidrug resistant，MRSA：methicillin-resistant *Staphylococcus aureus*，CAZ：セフタジジム
[a] イミペネム/シラスタチン，メロペネム，ドリペネム

(文献7より引用改変)

陰性菌，陽性菌に幅広く抗菌活性を示し，緑膿菌やエンテロバクター，嫌気性菌にも活性を有するカルバペネム系抗菌薬とピペラシリン(PIPC)/タゾバクタム(TAZ)が単剤で推奨され，メトロニダゾールとの併用では，緑膿菌(*P. aeruginosa*)に活性を有する第三，四世代セフェム系薬，ニューキノロン系薬が推奨されている。そして，培養結果により，もし活性のない抗菌薬が選択されていれば抗菌薬を変更する。腸球菌に対するカバーは必要であるが，MRSAや真菌に対する治療はそれらによる感染の証拠がなければ必要なしとされている。

(3) Healthcare-associated infectionにおける抗菌薬の選択(表4)

Healthcare-associated infectionでは，耐性菌が起炎菌となっていることが少なくないため，施設や地域における分離細菌の抗菌薬感受性を参考に，グラム陰性好気性菌と嫌気性菌に対し有効な広域スペクトラムの抗菌薬を投与することが推奨されている。そして，抗菌薬感受性の結果が得られたのちに，スペクトラムを狭めていく，いわゆるde-escalation治療が推奨されている。市中感染(community-acquired infection)ではルーチンの腹水のグラム染色は推奨されず，腹水の培養検査も任意とされているが，healthcare-associated infectionではいずれも実施することが推奨されている。

MRSAに対して，保菌の既往や抗菌薬治療に失敗した患者，長期の抗菌薬曝露があるなど，MRSA感染のリスクが高い場合は，エンピリックな使用を必要としている。また*Candida*が腹腔内から検出されれば，抗真菌薬治療を推奨している。分離されるのが，*C. albicans*の場合は

フルコナゾール，C.glabarata や C.krusei などのフルコナゾールに低感受性や耐性 Candida に対してはエキノキャンディン系薬，重症患者では広域なエキノキャンディン系薬を推奨している。アムホテリシン B は副作用の観点から初期治療には用いない。

2）日本版敗血症診療ガイドライン[9]

　前述のごとく，米国のガイドラインでは，わが国では実際に使用できない薬剤の記載が少なからず認められ，わが国で使用できるのは TAZ/PIPC とカルバペネム系薬である。一方，2013年に報告されたわが国の日本版敗血症診療ガイドラインでは，市中発症腹膜炎に対しては，Bacteroides などの嫌気性菌，大腸菌などの感受性のグラム陰性桿菌をターゲットとして ABPC/SBT（アンピシリン／スルバクタム）が，院内発症ではさらに緑膿菌などの病院型グラム陰性桿菌をターゲットとして TAZ/PIPC とカルバペネム系薬が推奨されているが，E. coli の ABPC/SBT に対する耐性化には注意する必要がある。注）として以下の記載があり，原則カルバペネム系薬の温存が述べられている。

　―注）原則，カルバペネム系抗菌薬（MEPM〔メロペネム〕，DRPM〔ドリペネム〕，IMP/CS〔イミペネム／シラスタチン〕）は温存すべきであるが，以下の場合には，カルバペネム系抗菌薬の選択も正当化される。① 過去 3 カ月以内に CFPM（セフェピム）（または CZOP〔セフォゾプラン〕，CPR〔セフピロム〕）および TAZ/PIPC（PIPC 単剤を含む）両方の投与歴がある場合，② その施設の緑膿菌に対する PIPC および CFPM（または CZOP，CPR）の感受性率が容認できない水準であるがカルバペネム系薬の感受性率はそうでない場合，③ その施設において，ESBL 産生菌，Acinetobacter baumannii が疫学的に無視できない状況にある場合，④ 治療対象の患者においてカルバペネム系薬しか有効でないグラム陰性桿菌（ESBL 産生菌，A. baumannii を含む）の保菌が既知の場合。―

3）日本感染症学会（JAID），日本化学療法学会（JSC）ガイドライン（表 5）[10]

（1）市中発症（community-acquired）の二次性腹膜炎

　軽症～中等症のエンピリック治療では，CMZ（セフメタゾール），ABPC/SBT，CTRX（セフトリアキソン）＋ CLDM（クリンダマイシン），PAPM/BP（パニペネム／ベタミプロン）が推奨薬としてあげられているが，ABPC/SBT は E. coli の，CMZ，FMOX（フロモキセフ）は Bacteroides の non-fragilis グループの耐性が，CLDM は B. fragilis グループ全般での耐性が問題となっている。重症例では TAZ/PIPC，CZOP ＋ CLDM，カルバペネム系薬が推奨薬としてあげられている。

　市中発症例では，腸球菌一律のカバーは不要とされ，培養で検出されていても一律のカバーは推奨していない。また，MRSA や Candida も，明らかな感染の証拠がある場合以外はカバーしないとしている。

（2）院内発症（hospital acquired）の二次性腹膜炎

　エンピリックには緑膿菌（P. aeruginosa）を含むグラム陰性桿菌と嫌気性菌をカバーする TAZ/PIPC，CFPM ＋ CLDM，カルバペネム系薬が推奨されている。Enterococcus に対するエンピリックなカバーは，術後，セフェム系薬や他の Enterococcus を選択する抗菌薬の使用歴，免疫不全，弁疾患や血管内デバイスがある場合に考える。再発性腹膜炎などの高リスク患者以外で

各論

表5 JAID/JSC 感染症治療ガイドライン—胆道以外の二次性腹膜炎に対するエンピリック治療に使用する抗菌薬

市中発症 (community-acquired) 軽症〜中等症例	市中発症 (community-acquired) 重症	院内発症 (hospital acquired)
CMZ ABPC/SBT CTRX + CLDM PAPM/BP	TAZ/PIPC CZOP + CLDM カルバペネム系薬	TAZ/PIPC CFPM + CLDM カルバペネム系薬
・培養で検出されていても腸球菌の一律のカバーは推奨しない ・MRSA や Candida も，明らかな感染の証拠がある場合以外はカバーしない		・Candida のカバーは通常不要 ・MRSA が定着，抗菌薬曝露が著しい場合には MRSA のカバーを検討 ・セフェム系薬の使用歴や血管内でバイパスなど高リスク患者では腸球菌カバーを考慮

ABPC/SBT は *E. coli* の，CMZ，FMOX は *Bacteroides* の non-fragilis グループ，CLDM は *B. fragilis* の耐性が問題となっている。
CMZ：セフメタゾール，ABPC/SBT：アンピシリン/スルバクタム，CTRX + CLDM：セフトリアキソン+クリンダマイシン，PAPM/BP：パンペネム/ベタミプロン，TAZ/PIPC：タゾバクタム/ピペラシリン，CZOP：セフォゾプラン，CFPM：セフェピム

（文献10を元に作成）

は，*Candida* のエンピリックなカバーは通常不要である。MRSA も通常エンピリックなカバーは不要である。しかし，MRSA が定着している場合，これまでの治療で効果がなく，抗菌薬曝露が著しい場合にはカバーを検討する。

（福島 亮治）

文献

1) Vincent JL, Rello J, Marshall J, et al：International study of the prevalence and outcomes of infection in intensive care units. JAMA **302**：2323-2329, 2009.
2) Kumar A, Ellis P, Arabi Y, et al：Initiation of inappropriate antimicrobial therapy results in a fivefold reduction of survival in human septic shock. Chest **136**：1237-1248, 2009.
3) Johnson CC, Baldessarre J, Levison ME：Peritonitis：update on pathophysiology, clinical manifestations, and management. Clinical infectious diseases **24**：1035-1047, 1997.
4) 草地信也，炭山喜伸：腹腔内感染症. 臨床と微生物 **28**：499-504, 2001.
5) Mehendiratta V, McCarty BC, Gomez L, et al：Computerized tomography (CT)-guided aspiration of abscesses：outcome of therapy at a tertiary care hospital. J Infect **54**：122-128, 2007.
6) Benoist S, Panis Y, Pannegeon V, et al：Can failure of percutaneous drainage of postoperative abdominal abscesses be predicted？ Am J Surg **184**：148-153, 2002.
7) Solomkin JS, Mazuski JE, Bradley JS, et al：Diagnosis and management of complicated intra-

abdominal infection in adults and children:guidelines by the Surgical Infection Society and the Infectious Diseases Society of America. Surg Infect **11**:79-109, 2010.
8) Klevens RM, Morrison MA, Nadle J, et al:Invasive methicillin-resistant Staphylococcus aureus infections in the United States. JAMA **298**:1763-1771, 2007.
9) 日本集中治療医学会 Sepsis Registry 委員会:日本版敗血症診療ガイドライン．日集中医誌 **20**:124-173, 2013.
10) JAID/JSC 感染症治療ガイド委員会：JAID/JSC 感染症治療ガイド 2011．日本感染症学会・日本化学療法学会，ライフサイエンス出版，東京，2012.
11) 品川長夫，長谷川正光，平田公一ほか：外科感染症分離菌とその薬剤感受性 2009 年度分離菌を中心に．The Japanese Journal of Antibiotics **63**(2):105-170, 2010.

各 論

16－6）セプシスの原因となる感染症の治療
～セプシスの原因となる重症胆道感染症の治療～

ポイント

① 胆道感染症には急性胆管炎と急性胆嚢炎が含まれ，治療方針は対象となる重症度に基づくべきである。また，初期治療における抗菌薬は，対象となる細菌を想定して選択される。

② 重症急性胆管炎の治療は適切な臓器サポートや呼吸循環管理，抗菌薬治療とともに緊急に胆道ドレナージを行う。重症急性胆嚢炎の治療は適切な臓器サポートや呼吸循環管理，抗菌薬治療とともに緊急または早期の胆嚢ドレナージを行い，全身状態が回復してから待機的胆嚢摘出術を行う。

③ 重症急性胆道感染症に対する投与抗菌薬は，緑膿菌，嫌気性菌などを対象菌として，カルバペネム系，タゾバクタム・ピペラシリンを選択薬として用いる。抗緑膿菌作用のあるセフェム系やモノバクタム系を用いる場合は，嫌気性菌に対してメトロニダゾールを併用すべきであるが，経口薬のみ承認されている。腸球菌は，重症胆道感染症では重要な微生物であり，培養と感受性結果が判明するまでバンコマイシンの併用が推奨される。

④ 胆道閉塞がある場合は，減圧術（内視鏡的，経皮的，外科的ドレナージなど）併施が必須である。

⑤ 重症急性胆道感染症の場合は血液培養，胆汁培養検査を施行し原因菌同定に努め，菌の選択性，感受性の強い抗菌薬に変更する。

はじめに

急性胆道炎の診療ガイドラインは，2005年9月に日本腹部救急医学会，日本肝胆膵外科学会，日本胆道学会，厚生労働科学研究班（高田班）合同で，「科学的根拠に基づく 急性胆管炎，胆嚢炎の診療ガイドライン［第1版］」[1]が出版され，2007年2月に国際版ガイドライン "Tokyo Guidelines for management of Acute cholangitis and cholecystitis"[2]が出版された。その後，改訂作業が行われ，2013年1月に国際版ガイドラインの改訂版（TG 13）[3]が出版され，同年3月に「急性胆管炎，胆嚢炎診療ガイドライン2013［第2版］」[4]が出版された。

本項では，これらのガイドラインをもとに，重症胆道感染症の治療方針と治療方法について述べる。

1 急性胆道炎の疫学

　胆道感染症は，急性胆管炎と急性胆嚢炎に大別される。成因は，急性胆管炎は胆道閉塞と胆汁中の細菌増殖（胆汁感染）によって起こり，胆道閉塞の約60%[5]は胆石による。一方，急性胆嚢炎の90〜95%[6]が胆石によるものである。このため，重症胆道炎の治療の基本は，①原因である胆石に対する根本的治療（胆管結石除去，胆嚢摘出など），②感染症治療，③惹起された臓器障害に対する治療，が基本となる。

　死亡率は，胆管炎は2.5〜11%[7,8]，胆嚢炎は0〜2%[9〜11]である。

2 重症急性胆管炎の診断と治療

1．基本的な診療方針（図1）

　急性胆管炎を疑った場合には診断基準を用いて診断し，さらに重症度判定（表1）を行い，重症度に応じた治療を行う。さらに頻回に再評価を行う。

2．急性胆管炎の治療の原則は，胆道ドレナージ術と抗菌薬治療である

　ドレナージ術を前提とした初期治療（全身状態の改善，抗菌薬治療）を行う。急変時に備え，呼吸循環のモニタリング下に全身状態の管理を心がけることが大切である。

　臓器不全を認める重症例の場合は，適切な臓器サポート（十分な輸液，抗菌薬投与，DIC〔播種性血管内凝固症候群〕に準じた治療など）や呼吸循環管理（気管挿管，人口呼吸管理，昇圧薬

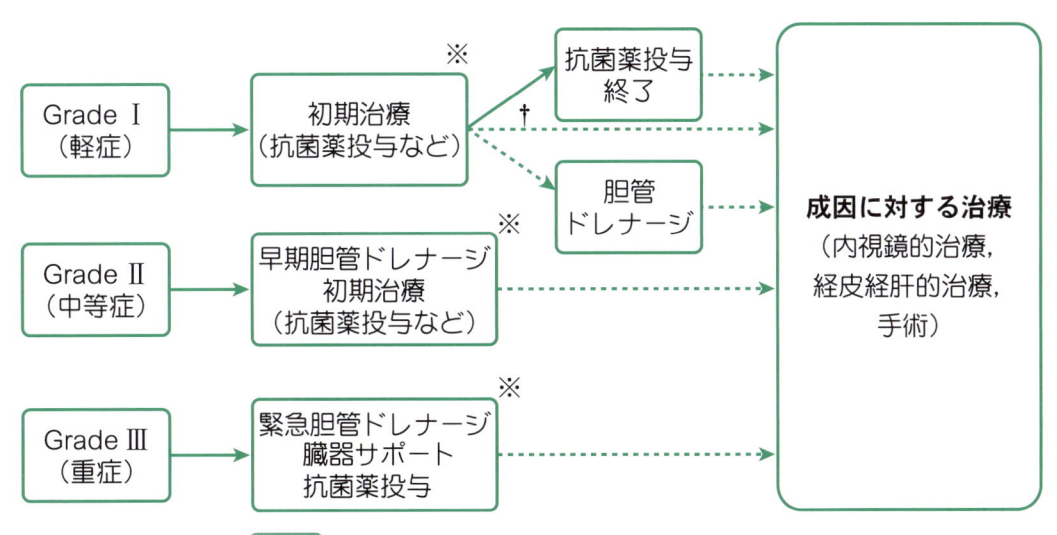

図1　急性胆管炎の診療フローチャート

　急性胆管炎と診断した場合は，引き続き重症度判定を行う。重症の場合は呼吸循環管理を施行しつつ，胆道ドレナージを行う。
　※抗菌薬投与開始前に血液培養を考慮するべきであるし，胆管ドレナージの際には胆汁培養を行うべきである。
　†急性胆管炎の治療の原則は抗菌薬投与，胆管ドレナージ，成因に対する治療であるが，総胆管結石による軽症例に対しては，胆管ドレナージと同時に成因に対する治療を行ってもよい。

（文献3より引用）

各論

表1 急性胆管炎の重症度判定基準

急性胆管炎の重症度判定基準
重症急性胆管炎（Grade Ⅲ）
急性胆管炎のうち，以下のいずれかを伴う場合は「重症」である。 ・循環障害（ドーパミン≧5μg/kg/分，もしくはノルアドレナリンの使用） ・中枢神経障害（意識障害） ・呼吸機能障害（PaO_2/FiO_2比＜300） ・腎機能障害（乏尿，もしくはCr＞2.0 mg/dL） ・肝機能障害（PT-INR＞1.5） ・血液凝固異常（血小板＜10万/mm^3）
中等症急性胆管炎（Grade Ⅱ）
初診時に，以下の5項目のうち2つ該当するものがある場合には「中等症」とする． ・WBC＞12,000，or＜4000 mm^3 ・発熱（体温≧39℃） ・年齢（75歳以上） ・黄疸（総ビリルビン≧5 mg/dL） ・アルブミン（＜標準値×0.73.0 g/dL） 上記の項目に該当しないが，初期治療に反応しなかった急性胆管炎も「中等症」とする。
軽症急性胆管炎（Grade Ⅰ）
急性胆管炎のうち，「中等症」，「重症」の基準を満たさないものを「軽症」とする。
注1）肝硬変，慢性腎不全，抗凝固療法中の患者については別途参照。 注2）急性胆管炎と診断後，診断から24時間以内，および24〜48時間のそれぞれの時間帯で，重症度判定基準を用いて重症度を繰り返し評価する。

急性胆管炎と診断した場合は，引き続き重症度判定を行う。
Cr：クレアチニン，PT-INR：プロトロンビン時間−国際標準比，WBC：白血球。

（文献3より引用）

の使用など）とともに緊急に胆道ドレナージを行う。

　重症例の抗菌薬治療は，グラム陰性菌の複合感染や耐性菌感染も考慮する必要がある[12]。大腸菌，肺炎球菌，エンテロバクターを主とするグラム陰性桿菌を対象とするが（図2）[13]，緑膿菌，嫌気性菌なども対象菌として，カルバペネム系，タゾバクタム・ピペラシリンを選択薬として用いる。抗緑膿菌作用のあるセフェム系やモノバクタム系を用いる場合は，嫌気性菌に対してメトロニダゾールを併用すべきであるが，現在日本では，経口薬のみ承認されている。通常，腸球菌は治療対象とならないが，重症例の複合感染では治療対象とする場合が多く，培養と感受性結果が判明するまでバンコマイシンの併用が推奨される。

3．胆道ドレナージ術の施行経路

　胆道ドレナージは急性胆管炎の原因である胆汁うっ滞を解除する根治的な方法であり，本疾

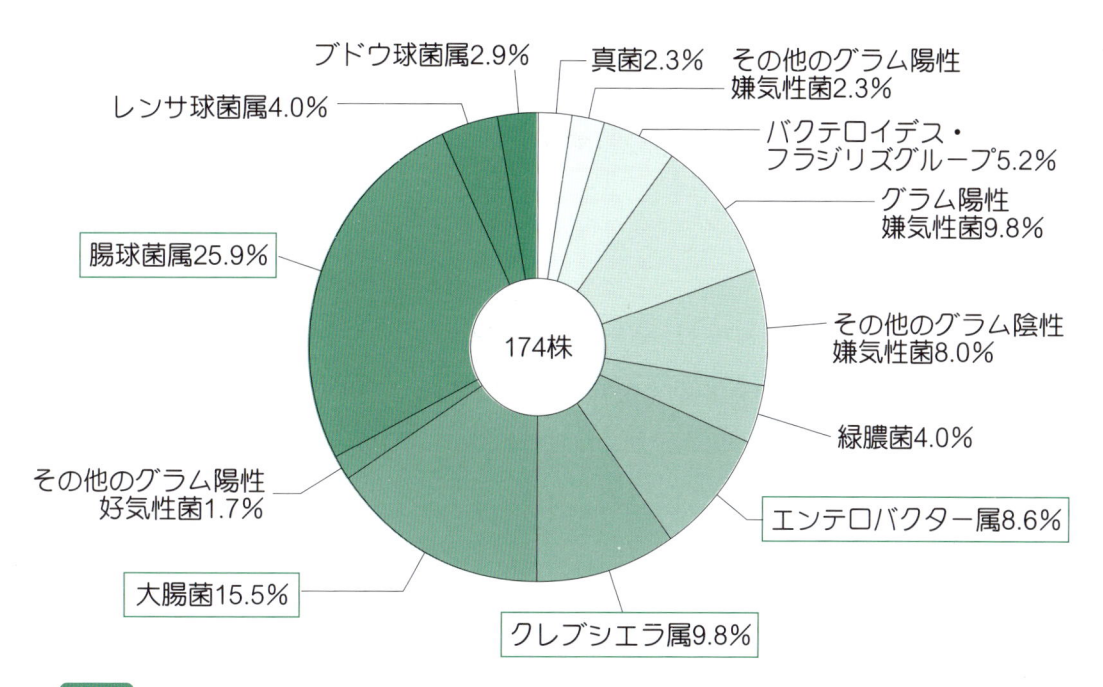

図2 急性胆道感染症の起炎菌（外科感染症分離菌研究会 1999-2003）

胆道感染症の起炎菌として，大腸菌，肺炎球菌，エンテロバクターを主とするグラム陰性桿菌の頻度が多いが，さらに重症例では，グラム陰性菌の複合感染や耐性菌感染も考慮する必要がある。通常，腸球菌は治療対象とならないが，重症例の複合感染では治療対象とする場合が多い。

（文献 11 より引用）

患治療の中心となるものである。①内視鏡的，②経皮経肝的，③手術的な方法が報告され，①②③の順に推奨される。なお，胆道ドレナージを施行する際には，胆汁を採取し胆汁培養検査を行い，原因菌の同定を行うべきである。

3 重症急性胆嚢炎の診断と治療

1．診療方針（図3）

急性胆嚢炎と診断された場合には診断基準を用いて診断し，さらに重症度判定（表2）を行い，重症度に応じた治療を行う。頻回に再評価を行う。

2．治療の基本

重症急性胆嚢炎の治療の原則は，抗菌薬治療と胆嚢摘出術である

胆嚢摘出術を前提とし，絶食の上十分な輸液，電解質補正，鎮痛薬（NSAIDs〔非ステロイド性抗炎症薬〕）[14]，抗菌薬投与を行う。胆嚢炎と同様に，重症度に応じた治療が重要である。

臓器不全を認める重症例の場合は，適切な臓器サポート（十分な輸液，抗菌薬投与，DICに準じた治療など）や呼吸循環管理（気管挿管，人口呼吸管理，昇圧薬の使用など）とともに緊急または早期の胆嚢ドレナージを行い，全身状態が回復してから待機的胆嚢摘出術を行う。重症胆嚢炎症例の抗菌薬治療は，前述の胆管炎と同様である。

各論

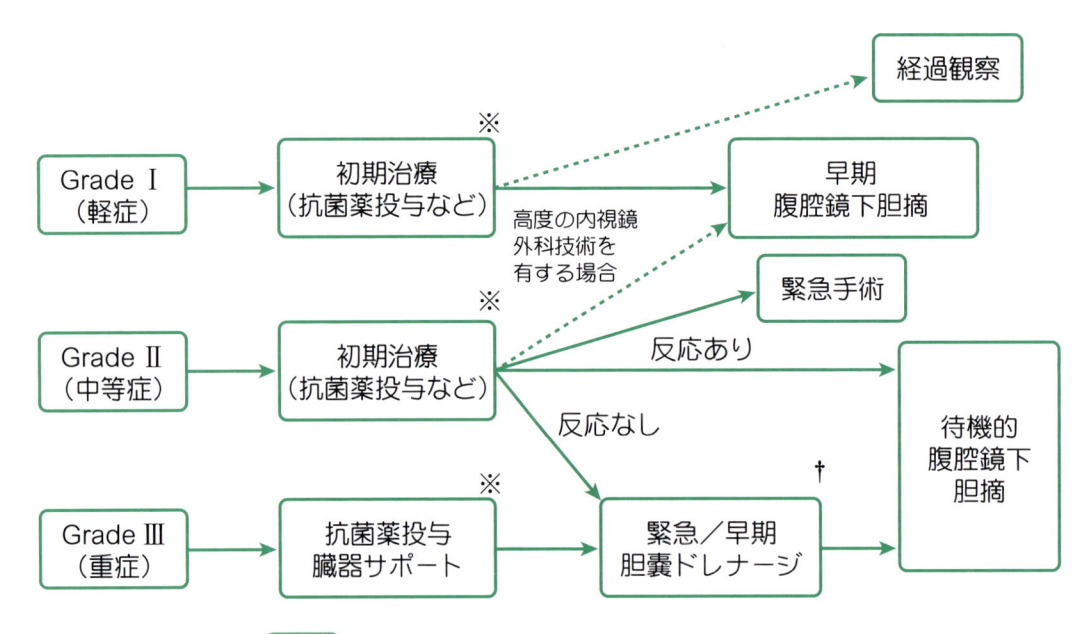

図3 急性胆嚢炎の診療フローチャート

急性胆嚢炎と診断した場合は，重症度判定を行う。引き続き手術適応，リスク評価を行い，緊急あるいは早期の胆嚢摘出術を行う。手術のリスクありと判定された場合は，一時的にドレナージを施行し，全身状態の回復を待って手術を行うこともある。
※抗菌薬投与開始前に血液培養を考慮するべきである。
†胆管ドレナージの際には胆汁培養を行うべきである。

（文献3より引用）

3．胆嚢摘出術

　非重症例の場合は胆嚢摘出術の適応となり，緊急の手術が推奨され，術式は開腹下手術に比し腹腔鏡下手術が望ましいとされる[15〜17]。

　しかし，重症急性胆嚢炎は臓器障害を伴うので，適切な呼吸・循環管理（気管内挿管の上での人工呼吸管理や昇圧薬投与）が必要であり，全身状態が不安定な外科的治療はリスクが高いため，緊急または早期の胆嚢ドレナージを行い，全身状態が回復してから待機的胆嚢摘出術を行う。胆嚢ドレナージ方法としては超音波検査装置を用いた経皮的胆嚢ドレナージ法，経皮経肝胆嚢吸引穿刺法，経乳頭的ドレナージなどがある[18]。

4 重症急性胆嚢炎・胆管炎に対する抗菌薬投与の key points

1．投与方法

1）想定される起炎菌に対する抗菌力

　初期投与では，感染菌の想定が重要である。

2）胆道移行性

　抗菌薬の胆道移行性は必須であるというエビデンスはない。しかし，移行性が高いものは胆管，胆嚢壁や胆汁中に高濃度に移行するものと期待できる。胆道移行性の良い薬剤には，ペニ

表2　急性胆嚢炎の重症度判定基準

急性胆嚢炎の重症度判定基準
重症急性胆嚢炎（Grade Ⅲ）
急性胆嚢炎のうち，以下のいずれかを伴う場合は「重症」である。 ・循環障害（ドーパミン≧5μg/kg/分，もしくはノルアドレナリンの使用） ・中枢神経障害（意識障害） ・呼吸機能障害（PaO_2/FiO_2比＜300） ・腎機能障害（乏尿，もしくはCr＞2.0 mg/dL） ・肝機能障害（PT-INR＞1.5） ・血液凝固異常（血小板＜10万/mm^3）
中等症急性胆嚢炎（Grade Ⅱ）
急性胆嚢炎のうち，以下のいずれかを伴う場合は「中等症」である。 ・白血球数＞18,000/mm^3 ・右季肋部の有痛性腫瘤触知 ・症状出現後72時間以上の症状の持続 ・顕著な局所炎症所見（壊疽性胆嚢炎，胆嚢周囲膿瘍，肝膿瘍，胆汁性腹膜炎，気腫性胆嚢炎などを示唆する所見）
軽症急性胆嚢炎（Grade Ⅰ）
急性胆嚢炎のうち，「中等症」，「重症」の基準を満たさないものを「軽症」とする。
注1）肝硬変，慢性腎不全，抗凝固療法中の患者については別途参照。 注2）急性胆嚢炎と診断後，直ちに重症度判定基準を用いて重症度判定を行う。非手術的治療を選択した場合，重症度判定基準を用いて24時間以内に2回目の重症度を判定し，以後は適宜，判定を繰り返す。

急性胆嚢炎と診断された場合は，引き続き重症度判定を行う。
Cr：クレアチニン，PT-INR：プロトロンビン時間－国際標準比。

（文献3より引用）

シリン系，セフェム系，ニューキノロン系，モノバクタム系がある。一方，カルバペネム系薬の胆汁移行性は不良であるが，常用量投与で胆管壁，胆嚢壁濃度は治療上十分であると考えられる。

3）胆道閉塞の有無

　胆道閉塞が存在すると，抗菌薬の胆道移行は著しく阻害される。胆汁移行性の優れた抗菌薬であってもこの傾向は同様である。胆道閉塞が解除されると胆汁移行性は回復傾向となるが，回復に時間を要する場合も少なくないため，注意が必要である。したがって，ことに重症急性胆管炎の場合には抗菌薬投与を開始するとともに，原則として速やかに胆道ドレナージを行う。この場合，可能であれば，外瘻ドレナージよりも内瘻ドレナージが望ましい。胆汁の腸管循環が再開すると胆汁移行性も回復しやすいという理由による。

4）その患者に対する過去の抗菌薬投与歴

過去の抗菌薬による耐性菌の発生と残存などについて注意する。可能であれば，異なる抗菌薬の投与も考慮する。

5）その施設での過去の起炎菌検出状況

治療対象となる原因菌を想定する場合の有力な情報となる。

6）PK/PD (Pharmacokinetics/Pharmacodynamics) を考慮した投与

β-ラクタム系抗菌薬の抗菌効果は，血液中の濃度が最小発育阻止濃度（minimum inhibitory concentration：MIC）を越えた時間（time above MIC）に依存するため，特に半減期が短い抗菌薬では，3〜4回/日の投与が必要となる。一方，ニューキノロン系薬では，抗菌効果は最高血中濃度/MIC（Cmax/MIC）に依存するため，1日量をまとめて1回に投与することが有効である。

7）耐性菌発症を予防する工夫：適正な抗菌薬投与

抗菌薬は，解熱およびWBC（白血球），CRP（C反応性蛋白）の正常化まで，7〜10日間の投与が必要とされるが，漫然と同一抗菌薬を投与し続けることは避け，投与3日後には抗菌薬の効果判定を行うべきである。また，血液および胆汁培養を積極的に行い菌種の同定に努め，その菌種・感受性に応じて適正な抗菌薬へ変更することが，耐性菌発生を防ぐ上で重要である。

2．病態による抗菌薬投与と注意

1）医療ケア関連胆道感染症（Health care-associated Biliary tract infection）[19]

外来経由で入院した患者であっても，①1年以内の入院歴がある，②維持透析，③Nursing homeやリハビリ施設の入所者，④免疫能低下状態，⑤維持透析の患者などに対しては，特に緑膿菌やMRSA（Methicillin-resistant *staphylococcus aureus*：メチシリン耐性黄色ブドウ球菌），エンテロバクター，エンテロコッカス，カンジダが高率であり，重症度にかかわらず，耐性菌を視野に入れた抗菌薬選択が重要である。

2）腎障害，肝障害がある場合

腎および肝機能低下時には，投与量を減量する必要がある。セフェム系，ペニシリン系，カルバペネム系抗菌薬の多くは，腎排泄性のため，腎障害時には投与量を減量する。

セフトリアキソンやシプロフロキサシンなどは，腎不全時の投与量調節が不要であるが，肝機能障害時には投与量の減量が必要となる。

3）アミノグリコシド系薬

胆管炎の主たる起炎菌であるグラム陰性桿菌に対して強い抗菌力を有するため，ペニシリン系薬との併用で以前から使用されてきた。しかし，単剤では胆道炎に対して効力が弱く，かつ胆道移行性がきわめて不良であること，さらに臓器障害性を考慮し，現在では推奨されていない。同等の有効性を持ち，副作用が少ない抗菌薬が利用可能である。

5 患者の搬送

特に重症あるいは重症化が予想される場合には，それに応じた治療が必要となるが，当該施

設で胆道ドレナージ治療，適正な抗菌薬治療や患者管理ができないと判断された場合には，対応可能な施設への緊急搬送を考慮するべきである．この場合，搬送そのものに対するリスクも十分に考慮する必要がある．

（吉田 雅博，高田 忠敬）

文献

1) 急性胆道炎の診療ガイドライン作成出版委員会：科学的根拠に基づく急性胆管炎・胆嚢炎の診療ガイドライン［第1版］．医学図書出版，東京，2005．

2) Takada T, Kawarada Y, Nimura Y, et al：Background：Tokyo Guidelines for the management of acute cholangitis and cholecystitis. J Hepatobiliary Pancreat Surg 14：1-10, 2007.

3) 急性胆管炎・胆嚢炎診療ガイドライン改訂出版委員会：急性胆管炎・胆嚢炎診療ガイドライン2013［第2版］．医学図書出版，東京，2013．

4) Takada T, Strasberg SM, Solomkin JS, et al：TG13：Updated Tokyo Guidelines for the management of acute cholangitis and cholecystitis. J Hepatobiliary Pancreat Sci 20：1-7, 2013.

5) 代田明朗，三樹 勝，吉岡正智ほか：外科的胆道疾患と細菌に関するアンケート集計成績．日消外会誌 13：445-449, 1980.

6) Gouma DJ, Obertop H：Acute calculous cholecystitis. What is new in diagnosis and therapy？ HPB Surg 6：69-78, 1992.

7) 有馬範幸，内山敏行，菱川留王ほか：高齢者胆管結石陥頓症例の病像の検討－特に重症度についての緊急治療例を中心に．日老医会誌 30：964-968, 1993.

8) 国崎主税，小林俊介，城戸泰洋ほか：急性化膿性胆管炎症例の検討－急性閉塞性化膿性胆管炎症例の予後規定因子について．日腹部救急医会誌 17：261-266, 1997.

9) 柿田 章，吉田宗紀，松沢克典：消化器外科における今日の標準的治療 急性胆嚢炎．消化器外科 17：447-450, 1994.

10) 高田忠敬，内山勝弘：高齢者の肝胆膵疾患の特異性．救急病態への対応：急性胆嚢炎．肝胆膵 25：481-488, 1992.

11) 河合雅彦，田中千凱，伊藤隆夫：過去10年間の急性胆嚢炎を伴った胆石症の検討．岐阜市民病院年報 12：31-36, 1992.

12) Gilbert D, Moellering Jr. R, Eliopoulos GM, et al：The Sanford Guide to antimicrobial therapy (35rd ed)．Antimicrobial Therapy, Virginia, 2005.

13) 日本感染症学会，日本化学療法学会：抗菌薬使用のガイドライン．協和企画，東京，2005．

14) Akriviadis EA, Hatzigavriel M, Kapnias D, et al：Treatment of biliary colic with diclofenac：a randomized, double-blind, placebo-controlled study. Gastroenterology 113：225-231, 1997.

15) Indar AA, Beckingham IJ：Acute cholecystitis. BMJ 325：639-643, 2002.

16) Law CHL, Tandan VR：Gallstone disease：surgical treatment. Evidenced Based Gastroenterology and Hepatology. BMJ Books. London, 1999, p260-270.

17) Lo CM, Liu CL, Fan ST, et al：Prospective randomized study of early versus delayed laparoscopic cholecystectomy for acute cholecystitis. Ann Surg 227：461-467, 1998.

18) Toyota N, Takada T, Amano H, et al：Endoscopic naso-gallbladder drainage in the treatment of acute cholecystitis：alleviates inflammation and fixes operator's aim during early laparoscopic cholecystectomy. J Hepatobiliary Pancreat Surg 13：80-85, 2006.

19) Swenson BR, Metzer R, Hedrick TL, et al：Choosing antibiotics for intra-abdominal infections：what do we mean by "high risk"？ Surg Infect 10：29-39, 2009.

各 論

16－7）セプシスの原因となる感染症の治療
〜重症急性膵炎の治療〜

はじめに

急性膵炎は SIRS（systemic inflammatory response syndrome：全身性炎症反応症候群）の原因となり，発症早期では血管透過性の著明な亢進から循環血液量減少性ショックが死因となり，一方，発症10日以降の後期には感染を契機に多臓器障害（MODS），多臓器不全（MOF）をきたし死に至る。

急性膵炎の診療ガイドラインは，2003年にわが国初のEBMの手法を取り入れたガイドラインとして作成され，2007年に改訂されたが，2008年の厚生労働省（以下，厚労省）の診断基準ならびに重症度判定基準が改訂されたことに伴い，新たな知見を加え，2009年に「急性膵炎診療ガイドライン 2010」として発刊された[1]。

ここではこれに準じて重症急性膵炎における治療のポイントを概説する。なお，紙面の都合上，ここでは概要しか紹介できないので実際の臨床ではガイドラインを冊子やホームページなどで参照されたい[1,2]。

1 急性膵炎の治療での注意点

急性膵炎の診療方針は図1に示すように，急性膵炎の診断，基本的治療を開始しながら，成因の検索，重症度判定を行う[1]。重症度（表1）は予後因子スコアで判定し，重症であれば重症膵炎に対応可能な施設へ搬送を検討する。また，重症膵炎を取り扱う施設では造影CTを施行し，造影CT grade による重症度評価も行うことが推奨されている[1]。

急性膵炎では，発症から2週間までの死因は，膵炎に起因するメディエーター・ストームによる血管透過性亢進に伴う循環血液量減少性ショックである。一方，発症10日以降では，膵や膵周囲の壊死部分の感染や膵膿瘍など，感染性合併症から敗血症，臓器不全をきたして死に至る。そのため，初期では十分な輸液，後期では感染対策が主体となる（表2）。

急性膵炎では発症早期から十分な輸液などの迅速な対応が必要であり，急性膵炎が除外できない場合でも，膵炎の治療を行いながら確定診断を進める[1]。

初期治療では，表3のように，速やかに重症度に応じたモニタリング，治療を開始し，呼吸・循環管理，絶食による膵の安静（膵外分泌刺激の回避），十分な除痛，膵局所合併症の予防が基本となる。

2008年の厚労省急性膵炎重症度判定基準の改訂によって，今までの重症例が軽症と診断され

16－7）セプシスの原因となる感染症の治療〜重症急性膵炎の治療〜

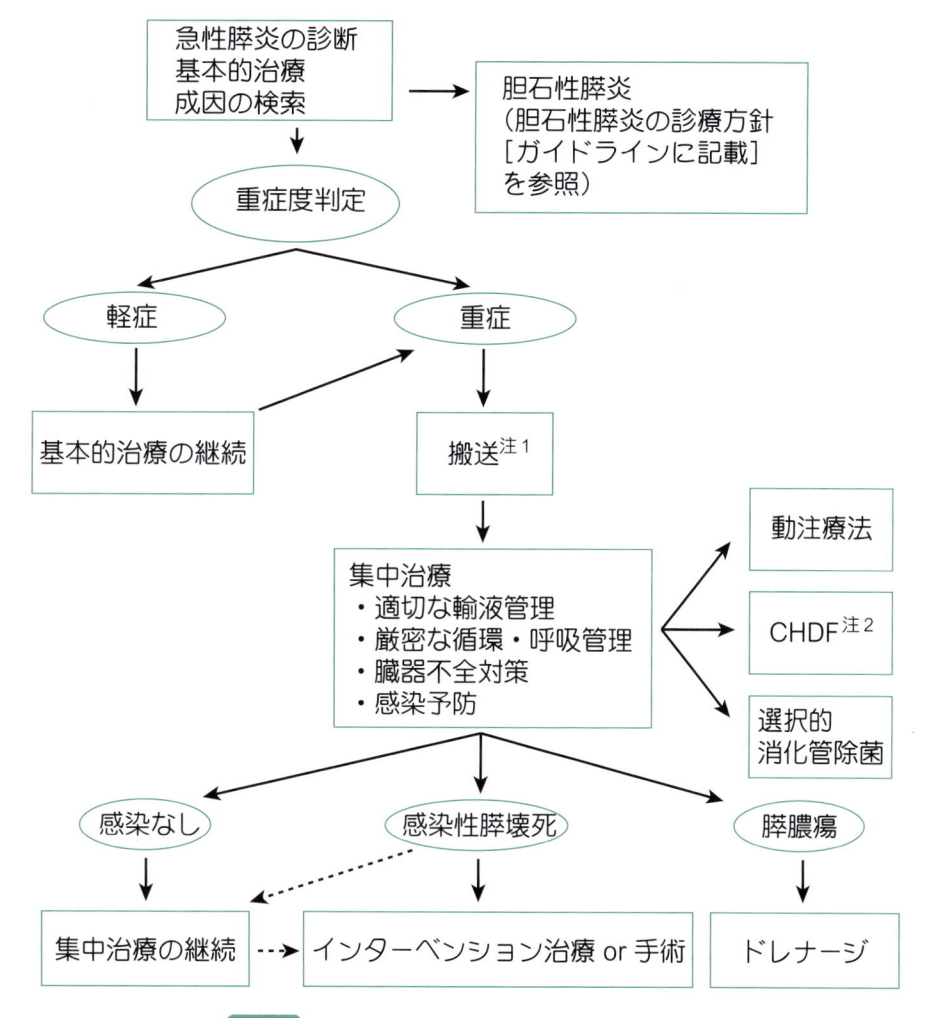

図1　急性膵炎の基本的診療方針

急性膵炎と診断されたら，呼吸循環管理，十分な輸液などの基本的治療を行いながら成因検索を行い，重症度判定に応じた治療を行っていく。

注1）急性膵炎と診断された場合は入院加療が原則であり，直ちにモニタリング，基本的治療（十分な輸液など）を開始する。急性膵炎は急速に病状が変化することがあるため，初期に軽症であっても経時的に重症度判定を行い，重症度スコア3点以上（厚生労働省基準2008年）となった場合は重症急性膵炎に対応可能な施設に搬送を考慮する。

注2）CHDF：continuous hemodiafiltration

（文献1より引用）

る場合も少なくないこと，特に発症から72時間までは，重症化することもあるため，初期には注意深い観察と重症度評価を繰り返し，十分な輸液を心掛けることが必要である（表2）。

2　重症急性膵炎での基本的初期治療

1．基本的治療とモニタリング

図1の急性膵炎の基本的診療方針の具体的内容を表2，表3に示す。重症度に応じたモニタリング，呼吸・循環管理，絶食による膵の安静（膵外分泌刺激の回避），十分な除痛，膵局所合

各論

表1 急性膵炎の重症度判定基準

Ⓐ 予後因子（予後因子は各1点とする）

1	Base Excess ≦ －3 mEq/L またはショック（収縮期血圧 ≦ 80 mmHg）
2	PaO_2 ≦ 60 mmHg（room air）または呼吸不全（人工呼吸管理を必要とする）
3	BUN ≧ 40 mg/dL, Cr ≧ 2 mg/dL, 乏尿（輸液後も1日尿量が400 mL以下）のいずれか
4	LDH ≧ 基準値上限の2倍
5	血小板数 ≦ 10万/mm^2
6	総Ca値 ≦ 7.5 mg/dL
7	CRP ≧ 15 mg/dL
8	SIRS診断基準*の陽性項目数が3以上
9	年齢 ≧ 70歳

*（1）体温 > 38℃ または < 36℃
　（2）脈拍数 > 90回/分,
　（3）呼吸数 > 20回/分または $PaCO_2$ < 32 mmHg,
　（4）白血球数 > 12,000/mm^3 もしくは < 4,000/mm^3 または10%超の幼若球出現

Ⓑ 造影CT Grade

① 炎症の膵外進展度

前腎傍腔	0点
結腸間膜根部	1点
腎下極以遠	2点

② 膵の造営不良域

各区域に限局している場合,または膵の周辺のみの場合	0点
2つの区域にかかる場合	1点
2つの区域全体を占める,またはそれ以上の場合	2点

①② スコア合計　1点以下：Grade 1
　　　　　　　　2点　　　：Grede 2
　　　　　　　　3点以上：Grade 3

膵を便宜的に3つの区域（膵頭部,膵体部,膵尾部）に分け,判定する。

重症の判定

Ⓐ の予後因子が3点以上または Ⓑ の CT Grade が2以上

急性膵炎と診断したら,基本的治療を開始しながら成因の検索,重症度判定を行う。初期には軽症でも急激に重篤化することがあるため,発症から72時間は繰り返し重症度を評価する。
Base excess：概念塩基過剰, CRP：C反応性蛋白, LDH：乳酸脱水素酵素, SIRS：全身性炎症反応症候群

（文献1を元に作成）

併症の予防が基本となる[1]。

重症例では,厳密な呼吸・循環管理が必要であり,全身管理が可能な施設への搬送も考慮しなければならない。末梢静脈路・中心静脈路を確保するとともに,体温・脈拍数・血圧・尿

表2 重症急性膵炎の治療のポイント

初期 （発症から2週間） （発症後72時間は重症度評価を繰り返す）	十分な輸液（初期には細胞外液を十分に） 呼吸循環管理 　酸素投与，NPPV*，気管挿管，人工呼吸管理を躊躇しない 疼痛対策，必要であれば鎮静 予防的抗菌薬投与 大量蛋白分解酵素阻害薬持続投与 経鼻胃管，H_2受容体拮抗薬（プロトンポンプ阻害薬） 経腸栄養（可能であれば，早期から）
適応があれば，蛋白分解酵素阻害薬・抗菌薬持続動注療法，選択的消化管内除菌（SDD），血液浄化療法	
後期（発症から10日以降）	感染の有無のモニタリング（体温，WBC，CRP，プロカルシトニンなど） 必要があればUS，CT，FNA**，
敗血症時には，呼吸循環管理，感染源の検索，起因菌の同定，免疫グロブリンの投与，抗菌薬の投与など敗血症の治療を行う 感染源の切除やドレナージが可能であれば，施行する 感染性膵壊死，虚血性イレウスではインターベンション治療や手術を考慮する	

初期の死因は，膵炎に起因する血管透過性亢進に伴う循環血液量減少性ショックである。後期では，膵，膵周囲壊死感染などの感染性合併症からの敗血症，臓器不全にて死に至る。そのため，初期では十分な輸液，後期では感染対策が主体となる。

*NPPV：non-invasive positive pressure ventilation，**FNA：fine needle aspiration.
CRP：C反応性蛋白，US 腹部超音波検査，WBC：白血球数

（筆者作成）

量・呼吸数・酸素飽和度・中心静脈圧（CVP）・酸塩基平衡・電解質などをモニタリングし，呼吸・循環の維持，酸塩基平衡・電解質バランスの補正に努める必要がある。

2．呼吸循環管理

患者の全身状態を把握し，呼吸不全からの低酸素血症や低換気，循環不全からのショックに陥っている場合には，それらに対応する。また，これらが認められれば重症膵炎であり，ICUや適切な施設への搬送を考慮する。

呼吸不全に対しては，経皮酸素飽和度モニター（SpO_2）を装着し，血液ガスを採取し，呼吸状態を評価する。リザーバー付き酸素マスクなどでの酸素投与，BiPAP（biphasic positive airway pressure）などの非侵襲的陽圧換気（non-invasive positive pressure ventilation：NPPV），気管挿管による人工呼吸管理で対応する。

循環不全に対しては，血圧，心電図，SpO_2のモニタリングを行いながら，細胞外液の急速な（500～1,000 mL/時）輸液を行いながら，中心静脈カテーテルを挿入し，CVPのモニタリングを開始する。急速輸液でも血圧が維持できない場合にはドーパミン，ノルアドレナリンなどのカテコラミンを使用する。

各論

表3 急性膵炎に対する基本的治療方針

1）急性膵炎を疑った場合には，診断基準に基づいて判定を行うとともに，血液検査や画像診断により成因を検索する。
2）急性膵炎と診断した場合は入院治療を行うが，入室（搬送）前から呼吸・循環モニタリングと初期治療を速やかに開始する。
　○この場合のモニタリングとは意識状態・体温・脈拍数・血圧・尿量・呼吸数・酸素飽和度などのモニタリングである。
　○急性膵炎に対する初期治療は，絶食による膵の安静（膵外分泌刺激の回避），十分な初期輸液，十分な除痛が基本となる。
　○胆石性膵炎では指針に従い，診療を進める。
3）重症度判定を行い，重症度に応じたモニタリング，治療を行う。初診時に予後因子スコア2点以下であっても後に重症化することがあり，経時的に繰り返し重症度判定を行うことが重要である。
　○予後因子スコア2点以下では，上記モニタリングを行い慎重に経過観察する。臨床症状が軽度で臓器不全傾向もない場合には，一般病棟での管理が可能であり，末梢静脈路を確保し十分に輸液を行う必要がある。しかし，予後因子スコア2点以下であっても臨床症状が強く臓器不全傾向がある場合には，より厳密な呼吸循環管理が可能な病棟で，十分な輸液を行いながら注意深く経過観察する必要がある。
　○重症例では，厳密な呼吸・循環管理が必要であり，重症急性膵炎患者に対応可能な施設への搬送を考慮しなければならない。末梢静脈路・中心静脈路を確保するとともに，意識状態・体温・脈拍数・血圧・尿量・呼吸数・酸素飽和度・CVP[*]・酸塩基平衡・電解質などをモニタリングし，呼吸・循環の維持，酸塩基平衡・電解質バランスの補正に努める必要があり，抗菌薬の予防投与を考慮する。
4）急性膵炎の病態は病期により異なる。重症例の発症後期には感染性合併症対策が重要なポイントとなる。
　○体温，白血球数，CRP[**]の定期的モニタリングに加え，腹部超音波やCTなどの画像検査によるフォローアップが必要である。また，カテーテル感染，肺炎，尿路感染にも注意が必要である。

初期治療では，速やかに重症度に応じたモニタリング，治療を開始し，呼吸・循環管理，絶食による膵の安静（膵外分泌刺激の回避），十分な除痛，膵局所合併症の予防が基本となる。
[*] CVP：中心静脈圧（central venous pressure），[**] CRP：C反応性蛋白

（文献1より引用）

3．初期の十分な輸液

初期の十分な輸液がその後の予後を左右する。早期の死亡原因は初期の輸液量不足に伴うショックによる場合が多く，軽症例でも初期にはまず十分な輸液が大切で，通常の維持輸液に加え，炎症に伴う循環血液量の低下を補うために十分な輸液を行うべきである。

呼吸不全になることを恐れて輸液を躊躇してはならない。輸液過剰による呼吸不全では気管挿管，人工呼吸管理で十分管理可能である。酸素化の低下に対しても，10 cmを越える高いpositive end-expiratory pressure（PEEP：呼気終末陽圧），最高気道内圧を規定できるpressure target ventilationで安全に呼吸管理ができる。

4．疼痛対策

急性膵炎における疼痛は激しく持続的であり，塩酸ブプレルフェンなどによる鎮痛が重要で

ある。また，持続血液浄化療法，持続動注療法，人工呼吸管理中には，適宜，鎮静を行い患者の苦痛を軽減する。

5．経鼻胃管，胃粘膜保護

ガイドラインでは軽症では，経鼻胃管や H_2 受容体拮抗薬は使用しないとされているが，重症例では基本的には必要である。

6．抗菌薬

グラム陰性菌を中心とする腸内細菌群による膵および膵周囲の感染症は急性膵炎における致死的な合併症であり，これら膵局所感染を予防し救命率を改善することが急性膵炎における予防的抗菌薬投与の目的である。

軽症例では感染性合併症の発生率・死亡率はいずれも低いため，予防的抗菌薬投与は必要ない。ただし，軽症例でも胆管炎合併例では抗菌薬の使用を考慮する。

一方，重症例に対する抗菌薬の予防的投与は膵壊死を伴う重症急性膵炎症例を対象に行われた以前のランダム化比較試験（RCT）やシステマティックレビューでは，予防的抗菌薬投与により生命予後が改善し，感染性膵合併症が有意に減少するとされた。しかし，最近のRCTやシステマティックレビューでは予後に差がないという報告もみられるようになってきている[3]。このようなことから，ガイドラインでも重症例に対する抗菌薬の予防的投与は，以前の推奨度AからBに変更されている。

使用する抗菌薬は抗菌スペクトラムや抗菌薬の組織移行性を考慮し，イミペネムやメロペネムなどのカルバペネム系薬などを使用する。

胆道，尿路，呼吸器，体内留置カテーテルなど膵以外の部位の感染が明らかになった場合には，起炎菌を同定し，薬剤感受性検査に基づき適切な抗菌薬を投与する。

7．蛋白分解酵素阻害薬

わが国では，急性膵炎に対して蛋白分解酵素阻害薬の静脈内投与が広く行われている。RCTのメタ解析では[4, 5]，軽症例に関してはgabexate mesilate（GM）の臨床的有効性は認められていないが，重症例ではGM（900～4,000 mg/日の持続点滴静注を4～12日間）はその死亡率や合併症の頻度を低下させると報告されている。ただし，GMについては，急性膵炎に対して保険診療上認められている使用量は600 mg/日までである。

8．経腸栄養

現在まで急性膵炎における栄養療法に関するRCTは多数行われ，メタ解析も報告されている[6～11]。この結果，軽症例のみならず重症例でも早期からの経空腸チューブによる経腸栄養が可能であり，これらは中心静脈栄養よりも合併症，特に感染性合併症を減少させ，入院期間や医療費，さらには死亡率も減少させることが示され，今までの「常識」が一変した。

重症例でも，イレウスや腸管虚血/壊死に注意しながら施行可能であれば，発症から72時

各論

間以内の早期から経腸栄養を施行する。ただし，重症化し搬送不可能となる前の初期の段階で，透視下にて経腸栄養チューブを空腸まで進めておくことは有用である。

9．特殊療法

重症急性膵炎では，蛋白分解酵素薬／抗菌薬の動注療法，持続血液透析ろ過，選択的消化管内除菌などを行う場合もあるが，これらの有用性は質の高い研究ではいまだ示されていない。

3 急性膵炎の後期治療

発症10日目以降の，後期での全身管理でのポイントは，感染対策である。この時期では，壊死に陥った膵や膵周囲の感染や，腸管虚血／壊死部分の感染，数カ月後にも生じ得る膵膿瘍や膵囊胞の感染など，感染の有無のモニタリングが肝要である。発熱や白血球数，CRP（C反応性蛋白，プロカルシトニン）などの炎症反応の増加時には，これらの感染やカテーテル感染，肺炎，尿路感染などを疑い，感染巣の同定と治療を行う必要がある[1]。また，抗菌薬などの薬剤性の発熱や，真菌感染なども考慮する必要がある。

4 Pancreatitis Bundle

今回のガイドラインでは，推奨度AまたはBの内容で，膵炎診療上重要と思われるものが，日本のガイドラインとして初めて臨床指標として，また，世界に先駆けpancreatitis bundleとして提起されている（表4，図2）[1,12]。

表4 Pancreatitis Bundle

1. 急性膵炎診断時，診断から24時間以内，および，24～48時間の各々の時間帯で，厚生労働省重症度判定基準を用いて重症度を繰り返し評価する。
2. 重症急性膵炎では，診断後3時間以内に，適切な施設への搬送を検討する。
3. 急性膵炎では，診断後3時間以内に，病歴，血液検査，画像検査などを用いて，膵炎の成因を鑑別する。
4. 胆石性膵炎のうち，胆管炎合併例，黄疸の出現または増悪などの胆道通過障害の遷延を疑う症例には，早期のERC＋ESの施行を検討する。
5. 重症急性膵炎の治療を行う施設では，造影可能な重症膵炎症例では，初療後3時間以内に，造影CTを行い，膵不染域や病変の広がりなどを検討し，CT gradeによる重症度判定を行う。
6. 急性膵炎では発症後48時間以内は，十分な輸液とモニタリングを行い，平均血圧：拡張期血圧＋（収縮期血圧－拡張期血圧）/3：65 mmHg以上，尿量0.5 mL/kg/h以上を維持する。
7. 急性膵炎では疼痛のコントロールを行う。
8. 重症急性膵炎では24時間以内に広域スペクトラムの抗菌薬を予防的に投与する。
9. 重症急性膵炎では，重症膵炎と診断後可及的速やかに（2日以内に）公費負担の申請書類を患者の代諾者に渡す。
10. 胆石性膵炎で胆囊結石を有する場合には，膵炎沈静化後，胆囊摘出術を行う。

急性膵炎では特殊な状況以外では原則的にすべての項が実施されることが望ましく，実施の有無を診療録に記載する。
ERC：内視鏡的逆行性胆道造影，ES：内視鏡的乳頭括約筋切開術

（文献1より引用）

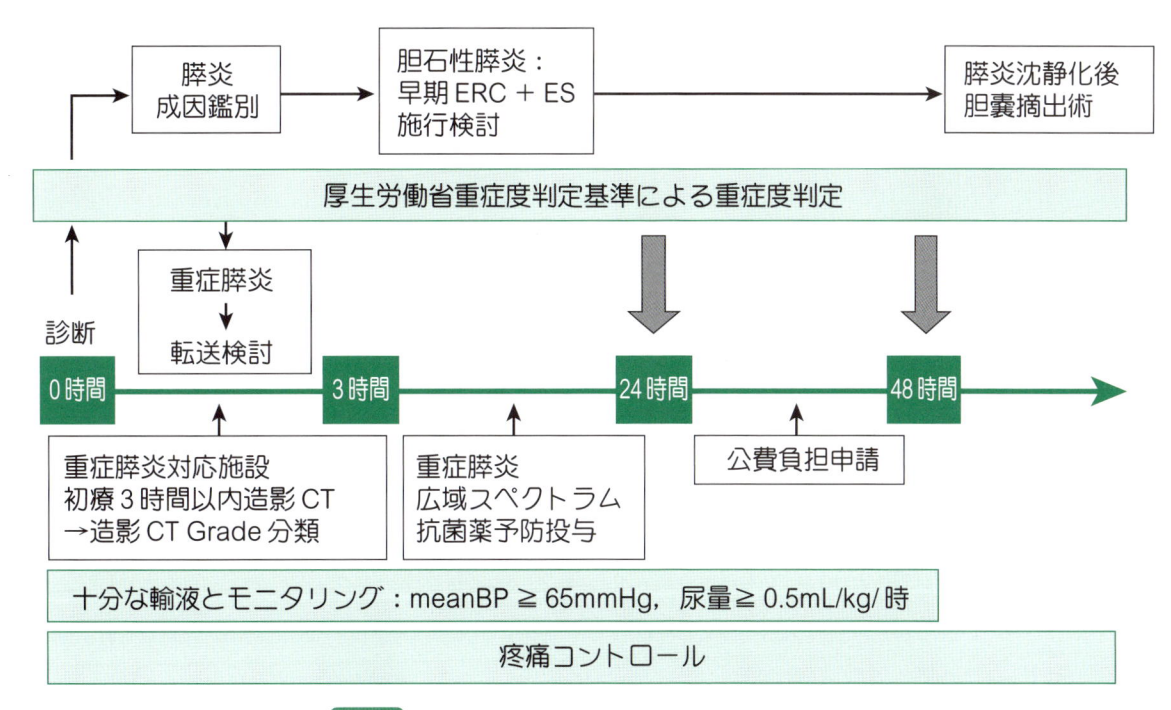

図2 Pancreatitis bundle と時間経過

Pancreatitis bundle で提示されている内容を時間軸に沿って示した。急性膵炎では各々の時間内にこれらの内容を検討する必要がある。
ERC：内視鏡的逆行性胆道造影，ES：内視鏡的乳頭括約筋切開術

（筆者作成）

急性膵炎では特殊な状況以外では原則的にすべての項が実施されることが望ましく，実施の有無を診療録に記載する。

おわりに

急性膵炎は初期の迅速な対応が必要であり，疑った時点からの十分な輸液が必要である。診断後は成因を検討し，重症度に応じた対処が必要である。今までの重症例が2008年の厚労省の重症度判定では軽症とされる場合も少なくなく，診断後も重症度判定を繰り返すことが大切で，ガイドラインやpancreatitis bundleを参照に初期対応にあたる。

（真弓 俊彦）

文献

1) 急性膵炎診療ガイドライン2010改訂出版委員会編：急性膵炎診療ガイドライン2010 第2版．金原出版，東京，2007．
2) 急性膵炎の診療ガイドライン2010改訂出版委員会編：急性膵炎の診療ガイドライン2010［第3版］．http://plaza.umin.ac.jp/~jaem/2f_guidline.htm
3) Bai Y, Gao J, Zou DW, et al：Prophylactic antibiotics cannot reduce infected pancreatic necrosis and mortality in acute necrotizing pancreatitis：evidence from a meta-analysis of randomized controlled trials. Am J Gastroenterol 103：104-110, 2008.
4) Andriulli A, Leandro G, Clemente R, et al：Meta-analysis of somatostatin, octreotide and ga-

bexate mesilate in the therapy of acute pancreatitis. Aliment Pharmacol Ther **12**：237-245, 1998.

5) Seta T, Noguchi Y, Shimada T, et al：Treatment of acute pancreatitis with protease inhibitors: a meta-analysis. Eur J Gastroenterol Hepatol **16**：1287-1293, 2004.

6) Marik PE, Zaloga GP：Meta-analysis of parenteral nutrition versus enteral nutrition in patients with acute pancreatitis. BMJ **328**：1407-1412, 2004.

7) 真弓俊彦，武澤　純：膵炎（急性膵炎，慢性膵炎）．よくわかって役に立つ　最新栄養予防・治療学（武田英二，長谷部正晴　編）．永井書店，東京，2007, p220-226.

8) Koretz RL, Avenell A, Lipman TO, et al：Does enteral nutrition affect clinical outcome？ A systematic review of the randomized trials. Am J Gastroenterol **102**：412-429, 2007.

9) Cao Y, Xu Y, Lu T, et al：Meta-analysis of enteral nutrition versus total parenteral nutrition in patients with severe acute pancreatitis. Ann Nutr Metab **53**：268-275, 2008.

10) Al-Omran M, Albalawi ZH, Tashkandi MF, et al：Enteral versus parenteral nutrition for acute pancreatitis. Cochrane Database Syst Rev **20**：CD002837, 2010.

11) Petrov MS, Whelan K：Comparison of complications attributable to enteral and parenteral nutrition in predicted severe acute pancreatitis：a systematic review and meta-analysis. Br J Nutr **103**：1287-1295, 2010.

12) Mayumi T, Takada T, Hirata K, et al：Pancreatitis bundles. J Hepatobiliary Pancreat Sci **17**：87-89, 2010.

各 論

16－8）セプシスの原因となる感染症の治療
～セプシスを合併する複雑性皮膚軟部組織感染症～
① 壊死性筋膜炎，ガス壊疽

1 皮膚軟部組織感染症

　皮膚軟部組織は外界に接する表皮から真皮，皮下脂肪組織，筋膜，筋肉より構成されている。臨床上問題となることが多い皮膚軟部組織感染症（skin and soft tissue infection：SSTI または skin and skin structure infection：SSSI）は，感染が広範性あるいは深部軟部組織まで到達し，入院加療を必要とすることが多く，深在性皮膚感染症，深達性Ⅱ～Ⅲ度熱傷の二次感染・術創感染症・外傷の二次感染などの深在性感染症，膿瘍疾患，潰瘍の二次感染などがあげられる。

　皮膚軟部組織感染症は市中ならびに医療ケア関連感染として一般的であるが，蜂窩織炎や膿瘍で皮下組織深部に広がる場合，潰瘍感染，熱傷部感染，糖尿病性足感染，手術部位感染は，複雑性皮膚軟部組織感染（complicated skin and soft tissue infection：cSSTI）に分類される[1～3]。cSSTI は一般に入院加療を要し，注射用抗菌薬投与や，外科的治療が必要となってくる。特に治癒を妨げる併存疾患（糖尿病など）を有する場合には，cSSTI を念頭に置いた治療を行う。日本においては CA-MRSA（methicillin-resistant Staphylococcus aureus：メチシリン耐性黄色ブドウ球菌）による cSSTI はまれであり[4]，通常医療関連感染で MRSA が問題となる。

　一般的に，皮膚，骨，軟部組織が，外傷，虚血，手術などにより損傷を受けると，嫌気性菌感染症に適した環境が形成されることが多い。多くの皮膚軟部組織感染症は，上気道分泌物や糞便などで汚染されやすい部位に起こる。通常の皮膚軟部組織感染症は，複数菌による感染症であり，平均すると症例あたり 4.8 菌種が分離されており，好気性菌と嫌気性菌の比率は約 2：3 である[5]。分離頻度の高い細菌種は，好気性菌では，*Staphylococcus* 属（黄色ブドウ球菌 *S. aureus*〔MRSA 含む〕など），*Streptococccus* 属（*Streptococcus pyogenes* など），*Pseudomonas* 属（*Pseudomonas aeruginosa* など），*Enterococcus* 属，*Proteus* 属，*Aeromonas* 属など，嫌気性菌では，*Bacteroides* 属，*Finegoldia* 属，*Parvimonas* 属，*Anaerococcus* 属，*Peptoniphilus* 属，*Peptostreptococcus* 属，*Clostridium* 属（破傷風菌を含む）などである[5]。

　臨床的に重要な皮膚軟部組織感染症としては，狭義にはガス産生の有無により，ガス壊疽，壊疽性筋膜炎の 2 型に分類され，前者は原因菌によりクロストリジウム性と非クロストリジウム性に分類される[6]。壊死性筋膜炎は嫌気性菌と混合感染の type Ⅰ（polymicrobial necrotizing fascitis）と A 群連鎖球菌による type Ⅱ に分類される（表 1）。実際にはガス壊疽と壊死性

筋膜炎の重複例も存在する。原因菌としては Clostridium perfringens, Peptostreptococcus anaerobius, Bacteroides fragilis などが主なものである。嫌気性菌単独で培養されるケースはまれであり，ブドウ球菌，連鎖球菌と嫌気性菌が共生し，両者の共同増殖が起きる場合がほとんどである。

表1 臨床的に重要な皮膚・軟部組織感染症の分類

	ガス壊疽		壊死性筋膜炎	
	クロストリジウム性	非クロストリジウム性	type I (polymicrobial necrotizing fasciitis)	type II (streptococcal gangrene)
原因菌	クロストリジウム属と他菌の混合感染	Bacteroides 属, Escherichia coli, Streptococcus 属などの混合感染，嫌気性菌を含む	偏性嫌気性菌と通性嫌気性菌	A群連鎖球菌
基礎疾患	外傷（汚染創部など）がほとんど	糖尿病が多い	糖尿病，肥満，アルコール中毒など	基礎疾患のないことが多い
症状の進行	急激	緩徐	緩徐	急激
炎症組織・形態	筋炎，筋壊死	筋膜，皮膚，皮下組織	筋膜，筋肉	皮膚，皮下組織，筋膜，筋肉
皮膚症状	局所の疼痛，発赤，腫脹，水疱形成，暗紫色，壊死，波動	局所の疼痛，発赤，腫脹，水疱形成，暗紫色，壊死，波動	局所の疼痛，発赤，腫脹，水疱形成，暗紫色，壊死	顕著な浮腫，暗赤色，水疱，出血，境界明瞭な壊死，潰瘍
捻髪音，握雪音	＋	＋	−	−
膿の性状・臭い	漿液性，腐肉臭	膿性，腐敗臭	膿性，悪臭（＋）	漿液性，悪臭（−）
細菌検鏡所見	グラム陽性桿菌	グラム陰性桿菌，陽性球菌	グラム陽性球菌	グラム陽性球菌
血液・尿検査所見	貧血，黄疸，血色素尿，CPK上昇	一般炎症所見，糖尿病	一般炎症所見	一般炎症所見，ASO上昇
X線所見	羽毛状筋層内ガス像	皮下ガス像	ガス（−）	ガス（−）
高圧酸素療法	著効	無効	無効	無効

皮膚軟部組織感染症は，ガス産生の有無によりガス壊疽および壊死性筋膜炎の2型に分類される。ガス壊疽は，原因菌によりクロストリジウム性と非クロストリジウム性に分類される。壊死性筋膜炎は，偏性嫌気性菌と通性嫌気性菌の混合感染であるtype IとA群連鎖球菌によるtype IIに分類される。
CPK：クレアチンホスホキナーゼ，ASO：抗ストレプトリジン-O

（筆者作成）

ガス壊疽はクロストリジウムによるものか，それ以外のものによるかで分類される[7]。かつてはクロストリジウム性ガス壊疽が多かったが，近年，非クロストリジウム性ガス壊疽が増加の傾向にある[8]。

1. ガス壊疽

クロストリジウム性ガス壊疽は，クロストリジウムによるガス産生嫌気性菌の感染症であり，クロストリジウム筋壊死（clostridial myonecrosis）とも呼ばれる[7]。*C. perfringens*（ウェルシュ菌），*Clostridium novyi*, *Clostridium histolyticum*, *Clostridium sporogenes*, *Clostridium septicum*, *Clostridium fallaxa* の6種類の菌が原因菌で発症し，*C. perfringens* によるものが最も多い（80〜95％）[7]。病因としては，外傷によって発症するものがほとんどであり，手術創，抜糸創，汚染創，扁桃摘出後，流産後などに生じ[5]，潜伏期間は6時間〜2日である。下肢に好発するが，上肢，臀部，外陰部，頸部などにも発症する。

非クロストリジウム性ガス壊疽は，非クロストリジウム性嫌気性菌感染症による感染症であり，偏性嫌気性菌である *B. fragilis*, *Porphyromonas asaccharolytica*, *P. anaerobius*, *Eggerthella lenta* などが原因菌となる。通性嫌気性菌の混合感染としては *S. pyogenes*, *Escherichia coli*, *Klebsiella* 属，*Proteus* 属，*S. aureus* などがある。病因は，糖尿病の合併例が多く全体の60％を占め，肝硬変の患者にも多い。その他，褥瘡，癌腫瘍部，毛巣洞，化膿性汗腺炎などからも発生する[9]。

2. 壊疽性筋膜炎

壊疽性筋膜炎は，皮膚軟部組織の循環障害を伴う壊死を生じる最も重篤な感染症であり，type Ⅰ（polymicrobial necrotizing fascitis：偏性嫌気性菌と通性嫌気性菌によるもの）と type Ⅱ（Streptococcal gangrene：A群β溶血性連鎖球菌による突発的な敗血症性ショック，DIC〔播種性血管内凝固症候群〕，ARDS〔急性呼吸窮迫症候群〕，多臓器不全をきたす重症感染症）に分類される[10]。

3. 破傷風

破傷風は，創傷部で破傷風菌 *Clostridium tetani* の産生した神経毒により引き起こされる中毒性疾患であり，神経刺激伝達障害に伴う骨格筋（横紋筋）の緊張亢進（痙縮）と痙攣を主徴とする。破傷風は予防接種の導入や医療施設での清潔分娩の普及とともに日常診療で遭遇する機会の少ない疾患となった。しかし，いったん発症すれば，集中治療の進歩した現在にあっても死亡率はいまだ20〜30％であり，許容できるものではない。救命し得たとしても，身体的，心理的な後遺症が不可避なことも多い。人口の高齢化が進む日本では，予防接種導入前の世代である高齢者に破傷風が多発する傾向にある。高齢者は転倒や交通事故などの外傷を契機に破傷風を発症しかねない。破傷風は予防可能な疾患であることを鑑みて，今後は若年層だけでなく，高齢化社会に向けた予防接種推進の啓発も重要な疾患である[11]。

各論

2 皮膚軟部組織感染症の診断

診断は，IDSA（Infectious Diseases Society of America）のガイドラインなどを参考に，①にある皮膚軟部組織感染症の臨床的徴候・症状のうち少なくとも2つが存在，②の臨床的所見が少なくとも1つ存在する，という表2に示したような基準にしたがってなされることが多い[12]。

血圧低下や全身性炎症反応症候群（SIRS）などを呈する場合や壊死性筋膜炎などの重症皮膚軟部組織感染症の所見を認めれば，入院し，穿刺吸引などによる検体採取とグラム染色実施，ドレナージ・デブリドマンの必要性など，外科系医師にコンサルテーションを行う。手術部位感染（SSI）ではMRSAは高率であり，術後5日目以降の発熱，末梢白血球数，CRP（C反応性蛋白）などの炎症マーカーの上昇があれば創の観察を行い，発赤，硬結があれば皮切部SSIも疑い，創開放ドレナージを実施する。排膿があればグラム染色を行い，ブドウ球菌が疑われれば抗MRSA薬投与を考慮することになる。

局所所見に加え，発熱または低体温，頻脈（＞100回/分），低血圧（＜90 mmHgまたは基礎値より20 mmHg以上低下）など全身症状を有する患者では，血液培養，感受性試験ならびに末梢血液検査，血液生化学検査を行う。血清クレアチニン高値，アシドーシス，クレアチニンホスホキナーゼ高値（正常値の2～3倍），CRP＞13 mg/dLでは，入院し，穿刺吸引や生検による検体採取とグラム染色実施，ドレナージ・デブリドマンの必要性など，外科医へのコンサルテーションを積極的に行う[12]。

表2 皮膚軟部組織感染症（skin and soft tissue infection：SSTIまたはskin and skin structure infection：SSSI）

① 下記の皮膚軟部組織感染症の臨床的徴候・症状のうち，少なくとも2つが存在する患者
　　排膿
　　波動
　　局所熱感
　　疼痛/圧痛
　　腫脹/硬結
② 下記の臨床的所見が，少なくとも1つ存在する患者
　　発熱（腋窩計測で37.5℃，口腔内計測で38℃以上）
　　低体温症（腋窩計測で36℃以下）
　　入院治療（創面切除術，排膿，入院期間の延長，創傷治療，皮膚移植など）を必要とする皮膚軟部組織感染症
　　白血球増加（白血球数＞10,000/mm^3）または白血球減少（白血球数＜4,500/mm^3）
　　桿状核球＞15%
　　心拍数の増加（＞120回/分）
　　呼吸数の増加（＞30回/分）
　　収縮期低血圧（収縮期血圧90 mmHg）

皮膚軟部組織感染症は，肉眼的にも診断可能な表層部感染も存在するが，深部軟部組織感染症では，上記基準が参考になる。

（文献12より引用改変）

日本でも，CA-MRSAによる壊死性筋膜炎も時にみられる。一般的な重症皮膚軟部組織感染症の所見として，① 身体所見に比べ激烈な痛み，② 赤褐色水泡，③ 皮下出血，④ 急速な進展，(*Clostridium perfringens* などではガス産生)があり，緊急的な外科的治療が必要となってくる[13]。術後5日目以降の発熱，末梢白血球数，CRP上昇があれば創の観察を行い，発赤，硬結の存在と排膿があれば，培養の結果も参考にして皮切部SSIを診断する。術後48時間以内に発熱があり創に所見を有する場合は，A群連鎖球菌またはクロストリジウム属などによる壊死性筋膜炎を疑う[12]。

3 皮膚軟部組織感染症の治療法

皮膚軟部組織感染症では，① 全身状態の管理，② 創の開放と壊死組織の除去（デブリドマン），③ 抗菌薬の投与が，肝要な治療法である。

1. 全身状態の管理

全身管理のできるICUなどでルートを確保し補液を行い，バイタルサインをチェックし，常時モニターにて呼吸状態，心拍，血圧などを管理しておく。

2. 創の開放と壊死組織の除去（デブリドマン）

進行が急速で全身状態が悪い場合には，早急に対応するため，手術室で麻酔下に切開やドレナージ（排膿）による外科的処置を行う。しかし，蜂窩織炎の場合は排膿が得られないことも多い。罹患部位，深さにより皮膚科以外に，形成外科，外科，整形外科などの連携・協力が必要となる。発赤の直径が≧5 cmまたは全身感染徴候中等症以上（≧38.5℃かつ脈拍≧100回/分）であれば，抗菌治療の適応となるが，それ以外ではドレナージのみで抗菌治療は不要である。嫌気性菌による感染症の場合には，増殖環境を取り除き，壊死組織，膿，創内異物を徹底的に除去することが重要である。創部は生理食塩水による洗浄，ドレーンを挿入したドレナージによる排膿も必要である。

CA-MRSAでも切開ドレナージは必要で，非実施の場合，治療できなかった例は2倍となったとする報告がある[11]。

3. 抗菌薬の投与

MRSAによる皮膚軟部組織感染症の治療にあたっては，広域かつ強力な抗菌薬でスタートし，48～72時間後に得られる細菌検査の結果から，可能な限り狭域な薬剤に変更するというde-escalation療法の導入も重要である。欧米では，重症感染症の治療ストラテジーとして早くからこの考え方が浸透しているが，その理由として，MRSA感染症は重症感染症であることが多く，難治性感染症となることも多いことがあげられる。ドレナージが適切に行われた場合，通常では抗菌薬治療は1～2日間とする。表3に抗菌薬投与中の難治性感染症に対するエンピリック治療についての日本での考え方を示した[14]。

切開部のSSIを診断した場合，創開放ドレナージを行う。発赤の直径が≧5 cmまたは全身

表3 抗菌薬投与中の難治性感染症に対するエンピリック治療

感染症／所見		目標微生物	抗菌薬選択（いずれかを選択）
グラム陽性球菌の検出		Methicillin-resistant *Staphylococcus aureus*（MRSA）	バンコマイシン・アルベカシン
グラム陰性桿菌の検出		緑膿菌	タゾバクタム／ピペラシリン，スルバクタム／セフォペラゾン，トブラマイシン，カルバペネム系薬，キノロン系薬
膿瘍形成		ブドウ球菌属 バクテロイデスなどの嫌気性菌	ピペラシリン，スルバクタム／アンピシリン，タゾバクタム／ピペラシリン，第三，四世代セフェム系薬，キノロン系薬 ※重症感染症→クリンダマイシンまたはホスホマイシンを併用
特殊感染症	破傷風	破傷風菌（*Clostridium tetani*：グラム陽性桿菌）	ベンジルペニシリン（創傷処置前に抗破傷風ヒト免疫グロブリンを投与）
	ガス壊疽	クロストリジウム性ガス壊疽→ウエルシュ菌（*Clostridium perfringens*：グラム陽性桿菌）	ベンジルペニシリンにクリンダマイシンを併用
		非クロストリジウム性ガス壊疽→レンサ球菌属，大腸菌など	
	壊死性筋膜炎	ブドウ球菌属，レンサ球菌属，大腸菌，緑膿菌，エンテロバクター属，肺炎桿菌，プロテウス属，およびペプトストレプトコッカス属，バクテロイデス属，クロストリジウム属などの嫌気性菌	タゾバクタム／ピペラシリン（またはメロペネム，キノロン系薬）にバンコマイシンを併用
		レンサ球菌属（A群レンサ球菌；劇症型A群レンサ球菌感染症）	ベンジルペニシリン（またはカルバペネム系薬，セフェム系薬）にクリンダマイシンを併用

抗菌薬投与中の難治性感染症には，膿瘍形成を伴うもの，薬剤耐性菌によるもの，A群連鎖球菌やクロストリジウム属などのような特殊な高病原性の微生物によるもの，複数原感染症のため難治性となっているものなどがある。

（文献14より引用改変）

感染徴候中等症以上（≧ 38.5 ℃ かつ脈拍 ≧ 100 回／分）であれば，抗菌治療の適応となるが，それ以外ではドレナージのみで抗菌治療は不要である[12]。ドレナージが適切に行われた場合，通常では抗菌薬治療は 1 ～ 2 日間とする。MRSA が検出された場合，バンコマイシン（VCM），リネゾリド（LZD）[15, 16]，ダプトマイシン（DAP）[17] を選択し，代替薬としてはテイコプラニン

(TEIC), アルベカシン(ABK)が使用される。MRSAが検出された場合, VCM 15～20 mg/kg 1日2回静注(A-I), LZD 600 mgの経口薬または注射薬を1日2回(A-I), DAP 4 mg/kg/dose 静注1日1回(A-I)を選択する。ABK(B-II), TEIC(B-II)は代替薬とする。CA-MRSAに対してはクリンダマイシン(CLDM)も選択する(A-III)[18]。複雑性SSTIに対しては注射薬による治療が原則となるが, LZDでは経口薬への変更も行われ, 入院期間短縮, コスト削減効果が認められている[16,19]。

CA-MRSAによる感染症において切開ドレナージを行った症例では, CLDMとスルファメトキサゾール/トリメトプリム(ST)の治療効果は同等で, 入院加療を要したCA-MRSAによるSSTIではVCMとCLDMで同等の臨床効果, 細菌学的効果であったが, 93.4%の症例で切開ドレナージが行われたとする報告がある[20]。

4. 高圧酸素療法(oxygen under high pressure：OHP)

嫌気性菌による感染症では, 嫌気性菌が酸素に弱いのでガス壊疽に非常に有効である。クロストリジウムには必須である。しかしながら, 非クロストリジウム感染症では効果は低い。

(三鴨 廣繁)

文献

1) Food and Drug Administration：Guidance for industry：Uncomplicated and complicated skin and skin structure infections-developing antimicrobial drugs for treatment. http://www.fda.gov/cdc/guidance/2566dft.pdf.1998.
2) Nichols RL：Optimal treatment of complicated skin skin structure infections. J Antimicrob Chemother **44**：19-23, 1999.
3) Wilson SE：Clinical trial results with linezolid, an oxazolidinone, in the treatment of soft tissue and postoperative gram-positive infections. Surg Infect **2**：25-35, 2001.
4) Yanagihara K, Araki N, Watanabe S, et al：Antimicrobial susceptibility and molecular characteristics of 857 methicillin-resistant *Staphylococcus aureus* isolates from 16 medical centers in Japan(2008-2009)：nationwide survey of community-acquired and nosocomial MRSA. Diagn Microbiol Infect Dis **72**：253-257, 2012.
5) Kasper D：Infections due to mixed anaerobic organisms. Harrison's Principles of Internal Medicine 16th ed. (Kasper DL, eds) McGrraw-Hill Companies, New York, 2005, p940-946.
6) DiNubile MJ, Lipsky BA：Complicated infection of skin and skin structures：when the infection is more than skin deep. J Antimicrob Chemother **53**：ii37-ii50, 2004.
7) 高橋 久：クロストリジア蜂巣炎(ガス壊疽感染症). 領域別症候群シリーズ23 感染症症候群I. 日本臨牀社, 東京, 1999, p585-586.
8) 高橋 久：クロストリジウム以外の嫌気性蜂巣炎. 領域別症候群シリーズ23 感染症症候群I. 日本臨牀社, 東京, 1999, p587-588.
9) Jousimies-Somer HR, et al：Wadsworth-KTL Anaerobic bacteriology manual 6th ed. 2002, p1-22.
10) Swartz MN：Clinical practice. Cellulitis. N Engl J Med **350**：904-912, 2004.
11) Frei CR, Miller MI, Lewis JS 2nd, et al：Trimethoprim-sulfamethoxazole or clindamycin for

community-associated MRSA (CA-MRSA) skin infections. J Am Board Fam Med **23**：714-719, 2010.
12) Stevens DL, Bisno AL, Chambers HF, et al：Practice guidelines for the diagnosis and management of skin and soft-tissue infections. Clin Infect Dis **41**：1373-1406, 2005.
13) May AK：Skin and soft tissue infections：the new surgical infection society guidelines. Surg Infect (Larchmt) **12**：179-184, 2011.
14) 日本感染症学会，日本化学療法学会：抗菌薬使用のガイドライン．協和企画，東京，2005，p178.
15) Weigelt J, Itani K, Stevens D, et al：Linezolid versus vancomycin in treatment of complicated skin and soft tissue infections. Antimirob Agent Chemother **49**：2260-2266, 2005.
16) Itani KM, Dryden MS, Bhattacharyya H, et al：Eficacy and safety of linezolid versus vancomycin for the treatment of complicated skin and soft-tissue infections proven to be caused by methicillin-resistant *Staphylococcus aureus*. Am J Surg **199**：804-816, 2010.
17) Arbeit RD, Maki D, Tally FP, et al：The safety and efficacy of daptomycin for the treatment of complicated skin and skin-structure infections. Clin Infect Dis **38**：1673-1681, 2004.
18) MRSA感染症の治療ガイドライン作成委員会：MRSA感染症の治療ガイドライン．2013, p1-94. http://www.chemotherapy.or.jp/guideline/guideline_mrsa.pdf
19) Itani KM, Weigelt J, Li JZ, et al：Linezolid reduces length of stay and duration of intravenous treatment compared with vancomycin for complicated skin and soft tissue infections due to suspected or proven methicillin-resistant *Staphylococcus aureus* (MRSA). J Antimicrob Agents **26**：442-448, 2005.
20) Frei CR, Miller ML, Lewis JS 2nd, et al：Retrospective cohort study of hospitalized adults treated with vancomycin or clindamycin *Staphylococcus aureus* skin infectrions. Clin Ther **32**：2024-2029, 2010.

各 論

16−8）セプシスの原因となる感染症の治療
〜セプシスを合併する複雑性皮膚軟部組織感染症〜
② 壊死性皮膚軟部組織感染症

はじめに

　壊死性皮膚軟部組織感染（necrotizing skin and soft tissue infection）は，進行性の組織破壊を起こし下肢切断となることもまれでなく，死亡率は今なお約25％と重篤な感染症である。皮膚軟部組織には皮膚，皮下組織，筋膜，筋肉が含まれるが，層により感染抵抗性は異なっている。皮膚や筋肉は感染抵抗性が高く，その間の筋膜，皮下組織における壊死性筋膜炎が最も高率になってくる。壊死性筋膜炎はその名称から誤って理解されることも多いが，筋膜のみの感染症ではなく，皮膚と筋肉の間の皮下脂肪も含めた一定の幅の組織（皮下組織，筋膜）の感染症である[1,2]（図1）。この部位に壊死性皮膚軟部組織感染が好発する理由として，筋膜は皮膚や筋肉と比較し血流に乏しく，感染抵抗性が弱いことがあげられる。さらに浸出液が筋膜と隣接する組織の間に貯留傾向があるため，貪食細胞の機能が減弱し病原体のクリアランスが低

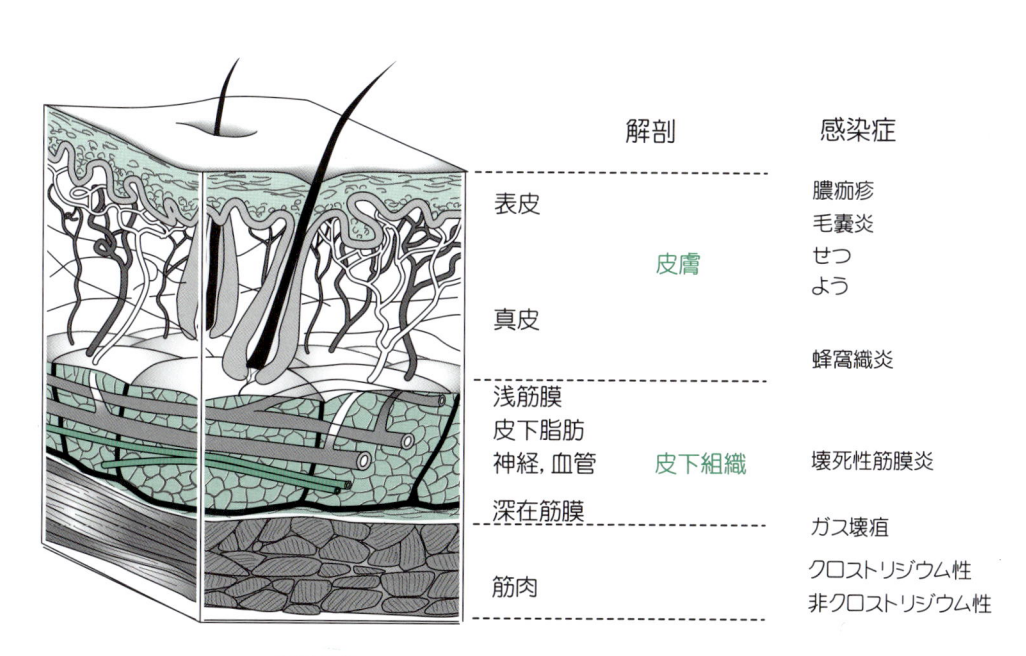

図1　皮膚軟部組織の解剖と感染症
　壊死性筋膜炎は皮膚と筋肉の内の皮下脂肪も含めた，一定の幅の組織の感染症である。ガス壊疽は筋肉内にも感染を起こす。

（文献2より一部改変）

各論

下することも関与する。そのため感染は筋膜面に沿って広範囲に広がるが，皮膚や筋肉を巻き込むことは少ない。

一方，クロストリジウム・パーフリンゲンスの発芽時間はわずか 8 分と急速に増殖し，嫌気性菌でありながら，血流の豊富な健常筋肉を急速に浸潤，破壊することが可能である（図 1）。これは外毒素である α トキシンや θ トキシンによる直接の組織損傷に加え，これらの毒素は多核白血球の遊走を妨げ，感染局所の好中球を破壊し，感染の増悪の原因となる。また溶血，微小血管血栓，筋壊死を引き起こす。その結果，筋肉内の酸素分圧は低下し嫌気性菌であるクロストリジウムの増殖をさらに助長する。嫌気状態での急速な細菌の増殖は大量のガス産生を促し，触診での捻髪音の原因となる（ガス壊疽）。α トキシンは心筋の収縮性を抑制し，間接的に全身的なサイトカイン産生を誘導する。これらは急速な循環虚脱を引き起こす。

1 診断

抗菌薬治療のみで反応する通常の非壊死性皮膚軟部組織感染症と外科的デブリドマンを必要とする壊死性皮膚軟部組織感染症の鑑別は困難である。そして診断の遅れは死亡率に直結してくる。壊死性皮膚軟部組織感染の臨床的特徴は ① 理学所見に合わないような激痛，② 水疱形成，③ 皮膚壊死に先行する皮膚斑状出血，④ 組織中のガスの存在，⑤ 紅斑の範囲を超えた浮腫，⑥ 皮膚感覚消失，⑦ 全身毒素血症，⑧ 抗菌薬治療にかかわらず進行性の感染症であり，診断の triad（3 徴候）である捻髪音，水疱形成，放射線検査での軟部組織中ガス像は 80％ 以上の症例で証明される[3]。しかしこれらは早期診断とはいえない。CT や MRI は筋膜前面に沿った液貯留や，単純 X 線写真では発見されない微小ガスの証明に役立つ（図 2）が，感度や特異度は確立されていない。

2 壊死性皮膚軟部組織感染における治療原則

1）外科的デブリドマン

感染組織のドレナージ，デブリドマンが治療の中心となる。壊死性筋膜炎であれば筋膜に沿った皮下組織の感染で，それ以外の周囲組織への浸潤はほとんどない。通常，健常組織では皮膚や筋肉との剥離が困難であるが，容易であれば壊死性筋膜炎が疑われる[4]。その場合，病変部位を覆う皮膚は縦方向の切開のみで皮膚切除は行わず，皮膚温存が可能である。もし皮膚へ浸潤が及んでいたら，合併切除が必要となる。デブリドマンの範囲は，壊死部や炎症がなく，出血のみられる部位まで行う。予後を良好にする診断や入院からの外科的デブリドマンまでの時間は報告により異なるが，SSC ガイドライン[5]では診断後 12 時間以内の source control を推奨している。

壊死性皮膚軟部組織感染は，外科的デブリドマンを行ったにもかかわらず，病変が持続的に進行する可能性があり，創は頻回に再評価する必要がある。一般に初回手術 24 時間後に手術室にてデブリドマンの範囲が適切であったか，さらなる感染の進展がないか確認を行うことが推奨されている。1 患者につき平均 3〜4 回の外科的デブリドマンが必要とされている[6]。会陰部，肛門周囲，陰嚢における壊死性皮膚軟部組織感染（フルニエ壊疽）は便による術後創汚染

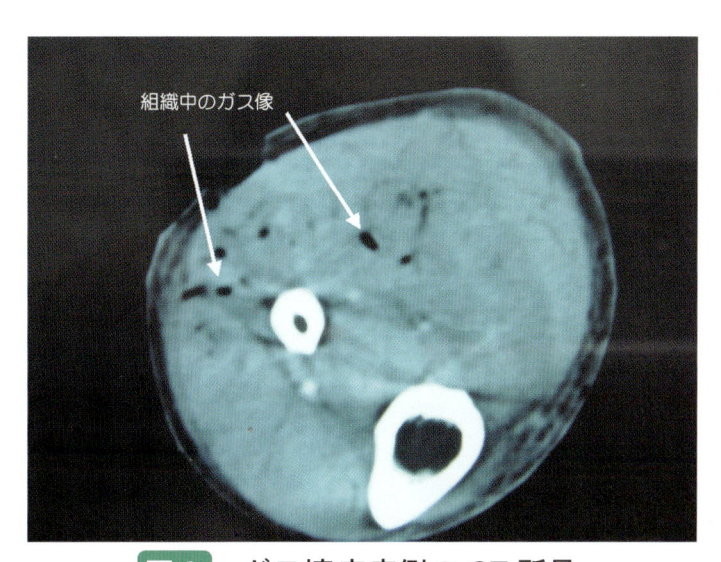

図2　ガス壊疽症例のCT所見
筋肉内にガス像を認める。
組織中のガス像
（筆者提供）

が高率に起こるため，創ケアの目的で一時的人工肛門造設も考慮する[7]。直腸内チューブによる排便のコントロールも行われる。また睾丸や陰茎皮膚の切除が必要なこともまれではない。

2) 抗菌薬治療

　壊死性皮膚軟部組織感染を単独で起こす特徴的な細菌もあるが，多くは好気性菌と嫌気性菌の混合感染（壊死性筋膜炎Ⅰ型，表）で広域の抗菌薬選択（嫌気性菌，グラム陽性菌，腸内グラム陰性菌すべてをカバー）が必要となってくる。単剤ではカルバペネム系薬，タゾバクタム・ピペラシリンが推奨されており[2]，欧米ではそれに加え，tigecycline や ticarcillin-clavulanic があげられているが，日本では多剤耐性菌による場合のみ適応となる。通常の皮膚軟部組織感染で推奨されているスルバクタム・アンピシリンはグラム陰性菌における耐性化が問題となっている[8]。

　併用療法では，ペニシリンやセフェム系薬とアミノグリコシド系薬またはニューキノロン系薬に加え，抗嫌気性菌薬であるクリンダマイシンやメトロニダゾールが選択されるが，クリンダマイシンはバクテロイデス・フラジリスグループにおける耐性化が問題となっており[9]，また，注射用メトロニダゾールは日本では使用できないため，併用療法はあまり勧められない。

　急激な進行性の病変で全身の毒素血症の症状を呈する場合，A群連鎖球菌（group A streptococcus：GAS），クロストリジウム属，ビブリオ属による感染症（図3）を狙って，それらに推奨される抗菌薬を適切に選択する。米国では Panton-Valentine leukocidine（PVL）産生の community-acquired MRSA（CA-MRSA〔Methicillin-resistant *Staphylococcus aureus*〕）も対象となるが，日本ではCA-MRSAの流行はいまだなく，またPVL産生株も少ないため，現状では考慮する必要性はない。

　抗菌薬治療において細胞壁合成阻害薬が使用されるが，たんぱく合成阻害薬のクリンダマイシン（MRSAが疑われればリネゾリド）を毒素産生抑制の目的で併用する[10]。さらに感染巣における菌量がきわめて多い場合，細胞増殖静止期では抗菌薬のターゲットとなるペニシリン結

各論

表　壊死性皮膚軟部組織感染症

分類	原因	特徴
壊死性筋膜炎 Type Ⅰ	嫌気性菌に加えグラム陽性球菌，腸球菌，グラム陰性の腸内細菌による複数菌感染	・55～75%がこのタイプ ・免疫不全患者にみられ，会陰部（フルニエ壊疽）や体幹に発症
壊死性筋膜炎 Type Ⅱ	A群連鎖球菌（*Streptococcus pyogenes*），黄色ブドウ球菌のどちらかによる単独感染　まれに *Klebsiella* 属，B群連鎖球菌	・連鎖球菌による感染は toxic shock syndrome と関連 ・近年市中のMRSAによる軟部組織感染が増加 ・Type Ⅰより一般的ではない ・健常者，若年者，免疫能正常宿主に発症
壊死性筋膜炎 その他のサブタイプ	ビブリオ属（*V. vulnificus*）	・海での受傷や生魚の摂取による ・劇症型で感染後24時間以内に多臓器不全に移行
ガス壊疽	*Clostridium perfringens*	・筋の損傷による急速に進行する毒素血症性の感染 ・浮腫，捻髪音，赤褐色の水疱 ・X線にて筋肉と筋膜面に広範囲のガス

壊死性皮膚軟部組織感染症の分類および各分類の原因菌，特徴を示す。

（筆者提供）

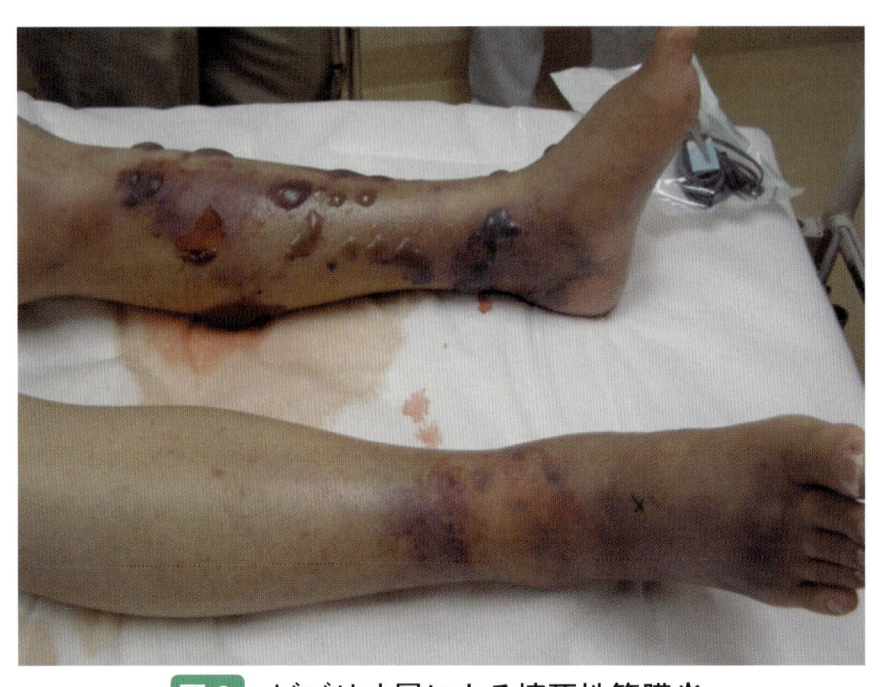

図3　ビブリオ属による壊死性筋膜炎

肝硬変症例。茶かっ色皮膚，水疱を形成，皮膚斑状出血を認める。

（筆者提供）

合たんぱくが減少しており，細胞壁合成阻害薬の効果は不良となる[11]ことも併用療法の必要性の根拠となっている。クリンダマイシンの毒素産生抑制は以前から報告されているが，リネゾリドも toxic shock syndrome toxin-1 などの産生を抑制することやサイトカインの誘導抑制が報告されている[12,13]。併用するたんぱく合成阻害薬は原因微生物によって選択する。GAS やクリストリジウム属による場合はクリンダマイシン，MRSA などのグラム陽性菌の場合リネゾリド，ビブリオ属やエロモナス属（水関連性の皮膚軟部組織感染）に対してはテトラサイクリン系薬が推奨されている[2]。

(竹末 芳生)

文献

1) Stevens DL, Bisno AL, Chambers HF, et al：Practice guidelines for the diagnosis and management of skin and soft-tissue infections. Clin Infect Dis 41：1373-1406, 2005.

2) May AK, Stafford RE, Bulger EM, et al：Treatment of complicated skin and soft tissue infections. Surg Infect 19：467-499, 2009.

3) Elliott DC, Kufera JA, Myers RA：Necrotizing soft tissue infections：Risk factors for mortality and strategies for management. Ann Surg 224：672-683, 1996.

4) Chelsom J, Halstensen A, Haga T, et al：Necrotizing fasciitis due to group A streptococci in western Norway：Incidence and clinical features. Lancet 344：1111-1115, 1994.

5) Dellinger RP, Levy MM, Rhodes A, et al：Surviving sepsis campaign：international guidelines for management of severe sepsis and septic shock：2012. Crit Care Med 4：580-637, 2013.

6) Bilton BD, Zibari GB, McMillan RW, et al：Aggressive surgical management of necrotizing fasciitis serves to decrease mortality：A retrospective study. Am Surg 64：397-400, 1998.

7) Ayan F, Sunamak O, Paksoy SM, et al：Fournier's gangrene：A retrospective clinical study on forty-one patients. Aust NZ J Surg 75：1055-1058, 2005.

8) Paterson DL, Rossi F, Baquero F, et al：*In vitro* susceptibilities of aerobic and facultative Gram-negative *bacilli* isolated from patients with intra-abdominal infections worldwide：the 2003 Study for Monitoring Antimicrobial Resistance Trends(SMART). J Antimicrob Chemother 55(6)：965-973, 2005.

9) Snydman DR, Jacobus NV, McDermott, et al：Lessons learned from the anaerobe survey：historical perspective and review of the most recent data (2005-2007). Clin Infect Dis 50：S26-S33, 2010.

10) Stevens DL, Bryant AE, Hackett SP：Antibiotic effects on bacterial viability, toxin production, and host response. Clin Infect Dis 20 (Suppl 2)：S154-S157, 1995.

11) Stevens DL, Yan S, Bryant AE：Penicillin-binding protein expression at different growth stages determines penicillin efficacy *in vitro* and *in vivo*：An explanation for the inoculums effect. J Infect Dis 167：1401-1405, 1993.

12) Bernardo K, Pakulat N, Fleer S, et al：Subinhibitory concentrations of linezolid reduce *Staphylococcus aureus* virulence factor expression. Antimicrob Agents Chemother 48：546-555, 2004.

13) Yoshizawa S, Tateda K, Saga T, et al：Virulence-suppressing effects of linezolid on methicillin-resistant *Staphylococcus aureus*：possible contribution to early defervescence. Antimicrob Agents Chemother 56：1744-1748, 2012.

各論

16-9) セプシスの原因となる感染症の治療
～カテーテル関連性血流感染治療～

はじめに

　セプシスの救命治療において中心静脈カテーテル（central venous catheter：CVC）を介する薬物治療が大きな役割を果たすことは間違いない。しかし，CVC留置に伴うカテーテル関連血流感染症（catheter-related bloodstream infection：CRBSI）は，セプシスの主な原因でもある。

　セプシス救命治療に関するSSC（Surviving Sepsis Campaign）ガイドラインには，CRBSIに関連する内容はほとんど記載されていない。CRBSIがセプシスの原因であると判断されたら直ちにCVCを抜去することや，その診断のためのCVCの培養方法などについて記載されているだけで，予防対策に関しては全く記載されていない。CRBSIは発生した場合の対策よりも発生させないようにする予防対策がきわめて重要である。この考え方に基づけば，SSCガイドラインの内容には物足りないものを感じる。

　またわが国では，CRBSIは発生してもCVCを抜去すればよい，CVCが必要であれば入れ換えればよい，という安易な考え方で管理している施設もある。予防対策を徹底的に行わず，CRBSIが発生してもCVCを抜去すれば解決する，という安易な考え方で管理すれば，病態をさらに複雑かつ重篤にしてしまうことになることが，なぜ，理解されないのであろうかと，いつも疑問に思っている。その考え方をSSCガイドラインにおいても垣間見ることができるような感じがしている。当然のことであるが，本来は，SSCガイドラインに積極的なCRBSI予防対策が組み込まれるべきであろう。

　本項のテーマは，CRBSIの『治療』である。CRBSIの具体的な予防対策は，医療機関における院内感染対策マニュアル作成のための手引き（表）[1]を参考にしていただくこととし，抗菌薬などを用いたCRBSIの治療について述べる。

1　ガイドワイヤーを用いたカテーテル入れ換えによるCRBSIの診断および治療としての可能性

　CRBSIの診断方法にはさまざまなものがあるが，最終的にはCVCを抜去し，先端培養の結果と抜去後の臨床所見の推移で診断される。すなわち，CVCを抜去しなければ確定診断が下せないことになる。しかし，セプシスの原因がCRBSIなのか，他の感染巣なのか，判断しがたい場合もあり，CVCを抜去する必要がなかった，ということになる場合も多い。CVCを抜去すれば目的とする輸液管理や薬物管理が中断されることにもなる。さらに，新たなCVCの再

16-9）セプシスの原因となる感染症の治療〜カテーテル関連性血流感染治療〜

表 医療機関における院内感染対策マニュアル作成のための手引き（案）

血管留置カテーテル関連血流感染対策
【1】中心静脈カテーテルの衛生管理
（1）中心静脈栄養法（total parenteral nutrition：TPN）の適応
　　a）栄養療法が必要な場合は可能な限り経腸栄養を用いる（ⅡA）。
　　b）静脈栄養は経腸栄養または経口摂取が不可能，または不十分な場合に用いる（ⅢA）。
　　c）中心静脈栄養法は静脈栄養の長期化が予測される場合に用いる（ⅢA）。
（2）中心静脈カテーテル選択の基準
　　a）必要最小限の内腔数のカテーテルを選択する（ⅠA）。
　　b）長期使用が予想される患者では，長期留置用のカテーテルを選択する（ⅡA）。
（3）感染防止のためにはカテーテル挿入は鎖骨下静脈穿刺を第一選択とする（ⅡA）。
（4）短期間の留置では皮下トンネルを作成する必要はない（ⅠA）。
（5）定期的にカテーテルを入れ換える必要はない（ⅡA）。
（6）中心静脈カテーテル挿入時は高度バリアプレコーション（清潔手袋，長い袖の滅菌ガウン，マスク，帽子と大きな清潔覆布）を行う（ⅠA）。
（7）中心静脈カテーテル挿入に伴う抗菌薬の予防投与は行わない（ⅡA）。
（8）カテーテル挿入時の消毒には，0.5％クロルヘキシジンアルコールまたは10％ポビドンヨードを用いる（ⅠA）。
（9）カテーテル挿入部皮膚の処置で用いる消毒薬としては，0.5％クロルヘキシジンアルコールまたは10％ポビドンヨードを用いる（ⅡA）。
（10）穿刺に先立って局所の剃毛はしない。除毛が必要であれば，医療用電気クリッパーなどを用いる（ⅠA）。
（11）カテーテル挿入部の抗菌薬含有軟膏やポビドンヨードゲルの塗布
　　a）抗菌薬含有軟膏を使用しない（ⅡA）。
　　b）ポビドンヨードゲルを使用しないほうが良い（ⅢB）。
（12）カテーテル挿入部の発赤，圧痛，汚染，ドレッシングの剥がれなどを毎日観察するほうが良い（ⅢB）。
（13）滅菌されたパッド型ドレッシングまたはフィルム型ドレッシングを使用する（ⅠA）。
（14）ドレッシング交換は週1〜2回，曜日を決めて定期的に行う（ⅢA）。
（15）一体型輸液ラインを用いるほうが良い（ⅢB）。
（16）ニードルレスシステムの感染防止効果は明らかでないことを理解して使用を決める（ⅡA）。
（17）三方活栓
　　a）三方活栓は手術室やICU以外では輸液ラインに組み込まない（ⅡA）。
　　b）三方活栓から側注する場合の活栓口の消毒には消毒用エタノールを使用する（ⅡA）。
（18）輸液ラインの管理
　　a）輸液ラインとカテーテルの接続部の消毒には消毒用エタノールを用いる（ⅡA）。
　　b）輸液ラインは曜日を決めて週1〜2回，定期的に交換する（ⅡB）。
（19）脂肪乳剤の投与に使用する輸液ラインは，投与開始後24時間以内に交換する（ⅢA）。
（20）インラインフィルターを使用する（ⅢA）。
（21）作り置きしたヘパリン生理食塩水によるカテーテルロックは行わない（ⅣA）。
（22）輸液・薬剤とその調製法
　　a）高カロリー輸液製剤への薬剤の混合は，可能な限り薬剤師の管理下に無菌環境下で行う（ⅢA）。
　　b）高カロリー輸液を投与するにあたっては，薬剤の数量および回路の接続数を最少化する（ⅢA）。
　　c）糖電解質液とアミノ酸製剤を混合する場合は，高カロリー輸液用キット製剤を使用するほうが良い（ⅢB）。
　　d）スリーインワンバッグ製剤（アミノ酸，糖質，脂肪が一つのバッグに入っているもの）では細菌が混入すると急速に増殖する。また，フィルターが使用できないため，微量元素製剤と高カロリー輸液用総合ビタミン剤以外は混注しない（ⅢA）。

（次頁につづく）

各論

表　医療機関における院内感染対策マニュアル作成のための手引き（案）（つづき）

(23) 薬剤の管理法
　　a）スリーインワンバッグ製剤では完全閉鎖ルートとし，その製剤の輸液ルートからの側注は禁止する（ⅢA）。
　　b）脂肪乳剤を含んだ製剤は，三方活栓にひび割れを生じさせることがあるので，接続部での液漏れや汚染を監視する（ⅡA）。
　　c）高カロリー輸液にアルブミン製剤を加えない（ⅡA）。
　　d）高カロリー輸液に脂肪乳剤を加えない（ⅢB）。
　　e）高カロリー輸液製剤は混合時間を含め28時間以内に投与が完了するように計画する（ⅢA）。
　　f）高カロリー輸液製剤を保存する必要がある場合には，無菌環境下で調製し，冷蔵庫保存をする（ⅢA）。
(24) カテーテル関連血流感染
　　a）カテーテル関連血流感染が疑われる場合は血液培養を行う（ⅢA）。
　　b）他に感染源が考えられない場合にはカテーテルを抜去する（ⅢA）。
　　c）カテーテル抜去時には血液培養とともにカテーテルの先端培養を行う（ⅢA）。
　　d）真菌が原因である場合には真菌性眼内炎に留意して眼科的診察を行う（ⅢA）。
　　e）カテーテル関連血流感染防止に関する標準化された教育・研修を実施するほうが良い（ⅢB）。
　　f）全国的なサーベイランスを参考にし，自施設のカテーテル関連血流感染防止能力を客観的に評価するほうが良い（ⅢB）。
(25) システムとしてのカテーテル管理
　　a）専門チームによるカテーテル管理を行うほうが良い（ⅡB）。
　　b）ICUでは看護師−患者比を適正に保つほうが良い（ⅡB）。

平成18年度の厚生労働科学研究費によって作成されたものである。現在改訂中であるが，本質的には大きな変更はない。米国のCDC（米国疾病予防管理センター）ガイドラインも考慮して作成されたものであり，わが国でも基本とするべきものである。
　　　　　　　　　　　　　　　　　　　　　　　　　　　　　　　　　　　　　（文献1より引用）

　挿入に際して気胸などの合併症を起こすリスクもある。これに対してガイドワイヤーを用いて留置されているCVCを入れ換え，抜去したCVCの先端培養を行ってCRBSIであったかを診断するという方法も報告されている[2]。CRBSIが疑われるが，他の感染巣に由来するセプシスである可能性もある場合が本法の適応とされている。

　この方法は1980年代に多くの検討がなされ，同時にCRBSIに対する治療となる可能性も検討されている。すなわち，抜去したCVC先端の細菌培養が陽性であった場合でも，本法によって入れ換えたCVCは新しいものであるため，解熱して臨床症状が改善してCVCとして継続使用できる，ということである。しかし，Graeve AHら[3]，Sitzmann JVら[4]は，抜去したCVCの先端培養が陽性であった場合には，直ちに新しく挿入したCVCは抜去すべきであると述べている。これに対し，Bozetti Fら[5]は本法を延べ170回施行し，先端培養が陽性であった21本のCVCのうちの15本が1回の入れ換えで陰性化し，これを4回繰り返すことによりすべてが陰性化したという結果からCRBSIの治療としても有効であると述べている。Martinez Eら[6]も，骨髄移植や化学療法施行症例においてガイドラインによるカテーテル入れ換えによってCRBSIの治療が可能であったことを報告している。

　現在の段階では，本法をCRBSIの治療手段として位置付けるには検討が不十分であるのではないかと考える。しかし，CVC先端培養をCRBSI診断基準として用いる場合には，重症疾患や感染源が不明な症例におけるCRBSI診断方法の1つの選択肢となると考えられる。

2 カテーテル関連血流感染症（CRBSI）に対する抗菌薬による治療

　他の感染症と同様，抗菌薬によってCRBSIが治療できてCVCを抜去することなく継続使用することができればよいが，その試みは不成功に終わっている場合が多い。逆に，病態を複雑なものとするだけでなく，他に感染巣を形成して二次的に重篤な感染症となってしまうこともある。病原微生物が形成するCVC表面のバイオフィルム層に病原微生物自体が埋没してしまっている[7]，あるいは，CVC表面に形成されるフィブリン鞘に病原微生物が埋没してしまっている[8]ために，抗菌薬が微生物に到達できないことが最大の要因である。したがって，通常はCRBSIに対する治療としては，CVCを抜去することが第一選択となり，また，唯一の方法となるのである。特に短期留置用CVCにおけるCRBSIに対する抗菌薬の使用は無効であるばかりでなく，逆にその後の経過を複雑にする可能性があることは，基本的考え方として認識しておかなければならない。

1．抗菌薬ロック（antibiotic lock therapy）

　長期留置を目的として使用されるBroviac/Hickmanカテーテルや完全皮下埋め込み式カテーテル（totally implantable subcutaneous infusion port：ポート）に対しては抗菌薬で治療することにより，これらを抜去せずに継続使用しようとする試みがなされている。これは，これらのカテーテル自体，抜去するに際しても切開などの処置が必要であるばかりでなく，使用目的が年余にわたる管理およびlife lineとしての意義を有しているため，安易な考え方で抜去すべきではないからである。Olson TAら[9]は小児がん症例に留置された20本のBroviacカテーテルに対して抗菌薬による治療を行い，18本で逆血培養により検出された細菌が消失し，継続使用できたことを報告している。Messing Bら[10]もHPN（在宅静脈栄養）症例に留置されたBroviacカテーテルを抗菌薬でロックすることにより，抜去することなく治療することができたと報告している。一方，Lewis JAら[11]は抗菌薬だけのロックではCRBSIの治療としては不十分であり，バイオフィルムを溶解する血栓溶解剤（streptokinase）を併用することが重要であると述べている。また，Mermel LAらは14の報告をまとめ，Hickman/Broviacカテーテルにおいて，514回のCRBSIに対して抗菌剤ロックを行うことにより342回，カテーテルを抜去せずに継続使用することができたことを報告している[12]。しかし，病原微生物の種類によっては，再発することもあることが報告されている[13]。

　しかし，これらの検討対象は長期留置用の特殊なCVCであり，ICU領域において用いられる短期用のCVCに対して本法を使用しながら経過観察を行うことは，病態の本質を見誤る可能性がある。CRBSIが疑われて他に感染源が考えられない場合には，抗菌薬ロックによる治療を考えるよりも，CVCを抜去すべきである。

2．抗菌薬の全身投与によるCRBSIに対する治療

　抗菌薬によるCRBSIの治療は，CVCを抜去せずにCRBSIを治療して継続使用しようとす

る場合と，CRBSIの続発症や併発症に対する治療として行う場合に分けられる。

　CVCを抜去せずにCRBSIを治療しようとする試みは，多くの場合，それを意図するのではなく，CRBSIと診断することはできていないが，CRBSIの可能性があると考えた症例に対して行われる。しかし，この試みは，先に述べたごとく病態を複雑なものとする危険性があることに注意するべきである。現在欧米で行われているのは[14]，いわゆる低リスクCRBSI（合併症のないCRBSIで，低毒性の微生物が原因で深在性の感染を伴っていないもので，*Coagulase-negative staphylococci*が原因であることが多い）に対して，CVCを抜去せずに抗菌薬の全身投与を行うという治療方法である[15]。80％程度は抗菌薬の全身投与に反応するため，CVCを抜去せずに治療できる可能性があることが報告されている。しかし，この試みが可能なのは，CRBSIの原因菌の検索が徹底して定量的，あるいは半定量的方法で実施されているからであり，この考え方をそのまま日本に導入するには問題があると考えられる。

　抗菌薬の全身投与が必要な場合は，CRBSIに続発あるいは併発した感染症に対してである。欧米でも合併症を伴うCRBSIに対しては，CVCを抜去し，かつ，抗菌薬を投与するという治療方法が標準的に実施されている。その治療期間は，*Coagulase-negative staphylococci*が関連したCRBSIに対しては5〜10日で，合併症のない*Staphylococcus aureus*に関連したCRBSIでは10〜14日，とされている。しかし，深在性の感染症（心内膜炎や敗血症性血栓症）を有するCRBSIでは抗菌薬による治療を4〜6週間継続する必要があることが報告されている[16]。

　重症症例におけるCRBSIに対しては，結局，わが国でもCVC抜去と同時に抗菌薬を投与する方法が実施されている。欧米での合併症を有するCRBSIに対する治療方針と合致していることになるが，原因菌の検索と同定をもっと徹底的に行うべきであろう。また，真菌，特に*Candida albicans*などが原因菌である場合には，深在性真菌症や播種性真菌症に至る可能性が高いので，抗真菌薬を用いた徹底的な治療を行う必要があることも銘記しておくべきである。

3 CRBSI自体の治療の意義

　CRBSIの病態自体，未解決な部分が多い。留置されているCVC表面に形成されるバイオフィルムやフィブリン鞘に微生物が付着（埋没）しているため，理論的にはCVCを抜去しなければCRBSIが治療できないと考えるべきであろう。しかし，原因微生物によっては抗菌薬による治療が可能であろう，というのが現在の見解である。ただし，抗菌薬による治療が積極的に推奨されているのではない。

　したがって，CRBSI自体を抗菌薬などで治療しようとするよりも，CVCを抜去して入れ換えるという方法のほうが確実である。特別な場合を除き，CRBSIが強く疑われる場合にはCVCは抜去すべきであろう。ただし，CVCを抜去しなければ確実な診断はできないのが現状であるため，重症症例や輸液管理・薬物治療を中断したくない場合には，ガイドワイヤーを用いた入れ換えも考慮すべき選択肢であるかもしれない。もちろん，その前に徹底的なCRBSI予防対策を講じるべきであることはいうまでもない。

（井上　善文）

文 献

1) 武澤 純(分担研究者):医療機関における院内感染対策マニュアル 作成のための手引き(案). 平成18年度厚生労働科学研究費補助金「薬剤耐性菌等に関する研究」の分担研究「医療機関における院内感染対策マニュアル作成のための手引き」作成の研究班.
   http://www.nih-janis.jp/material/material/Ver_5.0本文070904.pdf
2) 井上善文, 根津理一郎, 藤井 真ほか:ガイドワイヤーを用いたカテーテル入れ換え法の意義-カテーテル敗血症診断の一手段として-. ICUとCCU 15:851-857, 1991.
3) Graeve AH, Carpenter CM, Schiller WR:Management of central venous catheters using a wire introducer. Am J Surg 142:752-755, 1981.
4) Sitzmann JV, Twonsend TR, Siler MC, et al:Septic and technical complications of central venous catheterization. A prospective study of 200 consecutive patients. Ann Surg 202:766-770, 1985.
5) Bozzetti F, Terno G, Bonfanti G, et al:Prevention and treatment of central venous catheter sepsis by exchange via a guidewire. A prospective controlled trial. Ann Surg 198:48-52, 1983.
6) Martínez E, Mensa J, Rovira M, et al:Central venous catheter exchange by guidewire for treatment of catheter-related bacteraemia in patients undergoing BMT or intensive chemotherapy. Bone Marrow Transplant 23:41-44, 1999.
7) Kristinsson KG:Adherence of staphylococci to intravascular catheters. J Med Microbiol 28:249-257, 1989.
8) Vaudaux P, Pittet D, Haberli A, et al:Host factors selectively increase staphylococcal adherence on inserted catheters:a role for fibronectin and fibrinogen or fibrin. J Infect Dis 160:865-875, 1989.
9) Olson TA, Fischer GW, Lupo MC, et al:Antimicrobial therapy of Broviac catheter infections in pediatric hematology oncology patients. J Pediatr Surg 22:839-842, 1987.
10) Messing B, Peitra-Cohen S, Debure A, et al:Antibiotic-lock technique:a new approach to optimal therapy for catheter-related sepsis in home-parenteral nutrition patients. JPEN J Parenter Enteral Nutr 12:185-189, 1988.
11) Lewis JA, LaFrance R, Bower RH:Treatment of an infected silicone right atrial catheter with combined fibrinolytic and antibiotic therapy:case report and review of the literature. JPEN J Parenter Enteral Nutr 13:92-98, 1989.
12) Mermel LA, Farr BM, Sherertz RJ, et al:Guidelines for the management of intravascular catheter-related infections. J Intraven Nurs 24:180-205, 2001.
13) Raad I, Davis S, Khan A, et al:Impact of central venous catheter removal on the recurrence of catheter-related coagulase-negative staphylococcal bacteremia. Infect Control Hosp Epidemiol 13:215-221, 1992.
14) Raad II, Hanna HA:Intravascular catheter-related infections:new horizons and recent advances. Arch Intern Med 162:871-878, 2002.
15) Fidalgo S, Vásquez F, Mendoza MC, et al:Bacteremia due to Staphylococcus epidermidis, microbiologic, epidemiologic, clinical, and prognostic features. Rev Infect Dis 12:520-528, 1990.
16) Raad I, Narro J, Khan A, et al:Serious complications of vascular catheter-related Staphylococcus aureus bacteremia in cancer patients. Eur J Clin Microbiol Infect Dis 11:675-682, 1992.

各 論

16−10）セプシスの原因となる感染症の治療
〜重症 C. difficile 関連下痢症とその治療〜

はじめに

Surviving Sepsis Campaign (SSC) ガイドラインでは，抗菌薬療法の項に，抗菌薬を狭域にし，また，投与期間を短縮することで減らすことができる微生物の一つとして Clostridium difficile（C. difficile）をあげている。C. difficile 感染（C. difficile infection：CDI）症例では死亡率が高く，疾病負担と臨床的影響は大きい[1]。セプシスに対する抗菌化学療法中あるいは後に出現する抗菌薬関連下痢症として C. difficile はすべての医療従事者が係わる可能性がある微生物であり，院内感染対策の面からも重要な微生物である[2]。本項では CDI について述べる。

1 C. difficile の細菌学的特徴

C. difficile は芽胞を形成する偏性嫌気性菌で，乾燥や熱に強く，環境中で長時間生息すると同時に，ほとんどの消毒薬に抵抗性を有する。C. difficile は健常成人の 5〜10％，新生児の 15〜70％に無症候性保菌がみられる[3]。入院患者では35％程度が本菌を腸管内に保菌しているという報告がある[4]。

C. difficile には，腸管毒である toxin A, 細胞毒である toxin B を産生する株が存在し，A^+B^+，A^+B^-，A^-B^+ がヒトに対する有毒株であるとされてきた。しかし，近年日本でも toxinotype Ⅲ に属し，第3の毒素として認識されている binary toxin を産生する株が流行し，問題となっている[5]。Binary toxin 産生株は，ADP（adenosine diphosphate）リボシルトランスフェラーゼ活性によりその毒性を発揮し，さらに toxin A, toxin B 産生において負の調節をしている遺伝子 tcd C に部分欠損があるため，toxin A, toxin B をともに過剰産生することから，より症状が重篤化する。またフルオロキノロン耐性も同時に獲得していることが多く，キノロン系薬の使用が伝播蔓延に関与した可能性が指摘されている。北米や欧州で流行している CDAD（C. difficile-associated diarrhea）の株は，制限酵素処理（restriction endonuclease analysis：REA）による分類でグループ B1, パルスフィールド電気泳動（pulsed field gel electrophoresis：PFGE）による分類で North American pulsedfield type1（NAP1），PCR（polymerase chain reaction）リボタイピングで027型を示すことから，B1/NAP1/027 株と呼ばれているが，2005年以降にはオランダから欧米にかけて PCR リボタイピング078型の増加が報告されており，027型とともに注目されている[6]。また近年では，市中発症型症例の増加も報告されている[7]。市中感染型 CDAD は院内感染 CDAD と異なり，比較的若年者でみられ，女性に多く，

軽症ではあるが，再発率の差はなく，抗菌薬の曝露歴や入院歴のない患者における発生もみられていることに注意しなければならない[8]。

2 CDIの病態

CDIは，保菌者に抗菌薬が投与され，腸内の常在細菌叢が撹乱されることで発症する内因性発症と，施設内で発症患者から直接的または医療従事者を介して伝播し発症する外因性発症とがある。すべての抗菌薬が原因となり得るほか，抗腫瘍薬や制酸薬投与，免疫抑制状態もリスク因子となる[1]。また，集中治療室（intensive care unit：ICU）在室や長期入院症例ではCDIのリスク因子となり得る[9]。

CDIの臨床症状は多彩で，無症状の保菌から，軽症～中等症の下痢，劇症で時に致死的となる偽膜性大腸炎までさまざまである[1]。発熱，けいれん，腹部不快感，末梢白血球増加・減少がみられるが，発現するのは患者の半数未満であるとされている[2]。関節炎や菌血症などの腸管外の症状はきわめてまれである[10]。C. difficile 回腸炎または回腸囊炎も，結腸全摘術（複雑性CDIまたは他の何らかの適応）の既往がある患者にまれに認められる[11]。重症例の基準の目安を表1に示す[12]。特に白血球数の変動や低アルブミン血症は重症化のリスク因子である[6]。重症疾患の患者では，結腸イレウスまたは中毒性拡張が発症し，腹痛と膨満が認められるが，下痢はほとんどあるいは全くない場合がある[13〜15]。重症 C. difficile 大腸炎の合併症には，脱水，電解質平衡異常，低アルブミン血症，中毒性巨大結腸，腸穿孔，血圧低下，腎不全，全身性炎症反応症候群，敗血症，死亡がある[13, 16, 17]。

3 CDIの診断

CDIのうち，C. difficile 関連下痢症の症例定義は，① 下痢などの症状の存在，② 便検査での C. difficile 毒素陽性または毒素産生性 C. difficile 陽性か，偽膜性腸炎を示す腸内視鏡所見のいずれかが含まれる必要がある[1]。症状は，連続24時間以内に3回以上の無形便の排泄と定義される下痢症である[1]。年齢や，白血球数，血清クレアチニン値の3つの因子が重症または複雑性の経過を示唆する可能性がある[2, 12]（表1）。

表1 *C. difficile* 腸炎の重症度基準の参考例

① 年齢	> 60歳
② 体温	> 38.3℃
③ 血清アルブミン濃度	< 2.5 g/dL
④ 白血球数	> 15,000/μL

重症：これらのうち2項目以上満たすもの
年齢，体温，血清アルブミン値，白血球数は，*C. difficile* 腸炎の重症度をみる上で重要なマーカーである。

（文献12より引用）

各論

　C. difficile またはその毒素の検査は，*C. difficile* に起因するイレウスが疑われる場合を除き，下痢便（無形便）でのみ行う[2]。無症候性患者の便検査は，治癒の検査としての実施も含めて，臨床的に有用性がなく，疫学研究の場合を除いては推奨されない[2]。便培養は所要時間が長いため臨床上実用的ではないが，実施する場合は，検体の採取から培養開始までの検体輸送には酸素に触れないよう十分注意する。十分量の便をなるべく嫌気状態で採取し，CCMA（サイクロセリン・セフォキシチン・マンニトール寒天）培地やCCFA（サイクロセリン・セフォキシチン・フルクトース寒天）培地といった *C. difficile* 選択培地を用いて嫌気培養を行う。

　迅速な検査法としては，EIA（酵素免疫測定）法を原理として目視で toxin A & B または GDH（グルタミン酸脱水素酵素）を検出するものや自動免疫蛍光装置で行う製品が市販されている。現在日本で使用可能な迅速検査には，GDHを検出可能なものとして，EIA法を用いたイムノカード C．ディフィシル®が，toxin A のみ検出可能な迅速検査として，イムノクロマト法を用いたユニクイック®が，toxin A および toxin B をともに検出可能な迅速検査として，EIA法を用いた TOX A/B QUIK CHEK「ニッスイ」®，バイダス アッセイキット CDAB®，イムノカード CD トキシン A & B®がある。毒素試験は臨床的に最も重要であるが，下痢の臨床的定義を含む診断基準および細胞毒素と培養を含む検査室での検査と比較して，これらのEIA検査は感度63～94%，特異度75～100%であり，しばしば感度の低さが障害となる[1]。この問題を克服するための有力な方法の一つに，初期のスクリーニングとしてGDHをEIAで検出後，GDH陽性の便検体のみで確認検査として細胞毒性試験または toxigenic culture を行う方法がある[2]。この方法がキットとして実用化され，日本でも2011年4月に *C. difficile* 抗原および毒素検出試薬 C. DIFF QUIK CHEK コンプリート®（アリーア・メディカル株式会社）が発売された。GDHと toxin A/B 同時検出を行うことで，検出感度を高めることが可能である。

　また，すでに欧米で広く使われているリアルタイムPCRによる体外診断用医薬品として，自動遺伝子解析装置 GeneXpert® System（Cepheid社）がある。本検査は，toxin B 遺伝子，binary toxin，毒素産生を抑制する遺伝子 *tcd*C nt 117 の欠損部の3つを検出ターゲットとし高い感度が得られる[18]。

4 CDIの治療

　CDIの治療にあたってはまず可能な限り原因と考えられる薬剤を中止する。重症または複雑性CDIが疑われる場合は，診断が疑われたら，便毒素試験が陰性であっても臨床的に必要と判断された場合には，ただちに経験的治療を開始する。

　選択薬剤は，下痢の程度が軽度で，脱水などが認められない軽症例や中等症例ではメトロニダゾール（MNZ）の1回250 mgを1日4回，もしくは1回500 mg 1日3回を10～14日間経口投与するが，アレルギー症状や悪心・嘔吐・味覚障害などの消化器症状の出現や，妊娠中あるいは授乳中の女性に対しては最初からバンコマイシン（VCM）を1回125 mg，1日4回を10～14日間経口投与を選択する。VCM耐性腸球菌出現のリスクも考慮し，軽症例ではなるべくMNZを使用することが望ましい（表2）。重症例では，MNZよりもVCMの治癒率が圧倒的に高いことが報告されており[12]，VCMの1回125～250 mg，1日4回を10～14日間

表2 C. difficile 腸炎の治療に関する米国医療疫学学会（SHEA）と米国感染症学会（IDSA）の勧告

臨床的定義	裏付けとなる臨床データ	推奨される治療法	勧告の強さ[†]
初回発症，軽症または中等症	白血球数 ≤ 15,000 個/μL の白血球増加症かつ血清クレアチニン値＜発病前の値の1.5倍	メトロニダゾール 500 mg 1日3回経口投与，10～14日間	A-I
初回発症，重症[*]	白血球数 ≥ 15,000 個/μL の白血球増加症かつ血清クレアチニン値≥発病前の値の1.5倍	バンコマイシン 125 mg 1日4回経口投与，10～14日間	B-I
初回発症，重症，複雑性	血圧低下またはショック，イレウス，巨大結腸	バンコマイシン 500 mg 1日4回経口または経鼻胃管投与＋メトロニダゾール 500 mg 8時間ごとに静注。完全なイレウスの場合は，バンコマイシン直腸注入の追加を検討する	C-III
初回再発		初回発症時と同様	A-II
2回目再発		漸減および/またはパルス投与法によりバンコマイシン	B-III

[*]：重症または複雑性 C. difficile 腸炎の定義として提案された基準は，専門家の意見に基づく。将来的に，前向きに妥当性が確認された C. difficile 腸炎患者の重症度スコアが発表されれば，その時点でこれらを再検討する必要があるかもしれない。

[†]：勧告の強さ：A（使用に肯定または否定する勧告を裏付ける優れたエビデンス），B（使用に肯定または否定する勧告を裏付ける中程度のエビデンス），C（勧告を裏付ける弱いエビデンス），
エビデンスの質：I（適切に無作為化された対照試験1件以上から得られたエビデンス），II（無作為化は行われていないがデザインの優れた臨床試験1件以上，コホートまたは症例対照解析研究〔複数の施設で実施されたものが望ましい〕，複数の時系列研究，あるいは非対照実験研究での劇的な結果から得られたエビデンス），III（臨床経験に基づく権威者の意見，記述的研究，あるいは専門委員会の報告から得られたエビデンス）

C. difficile 腸炎の治療は，原因として疑われる抗菌薬の中止を考慮することと，メトロニダゾールまたはバンコマイシン（経口）を用いた治療が主である。日本では，2012年に経口メトロンダゾールの適応菌種に C. difficile が，適応症に偽膜性大腸炎を含む感染性腸炎が，それぞれ追加承認された。また，日本では注射用メトロニダゾールが2013年11月現在，存在しないため，早期の承認が望まれる。

（文献2より引用）

経口投与することが望ましい。重症の複雑性 CDI に対する第一選択の治療法は，MNZ 静注併用または非併用での VCM 経口投与（イレウスが認められる場合は経直腸投与）であるが，日本では現時点で注射用メトロニダゾールは未承認である[2]。VCM の用量は，500 mg 1日4回経口投与，または，生理食塩水約 100 mL に 500 mg を溶解し停留浣腸として6時間ごとに経直

腸投与とする[2]。重症患者においては結腸切除術を検討する[1]。血清乳酸値が 5 mmol/L に上昇し，白血球数が 50,000 個/μL に上昇すると，周術期死亡率が大幅に上昇することから，血清乳酸値と末梢血白血球数のモニタリングが手術の決定に有用となる可能性がある[2]。外科的管理が必要な場合は，結腸亜全摘術を行い，直腸を温存する[2]。

再発時の治療は，初回再発は，初回発症時と同様の MNZ が推奨される。2 回目以降の再発例では，MNZ 無効例や MNZ の累積神経毒性の可能性[19]などを考慮して，VCM を 4～6 週間かけて漸減および/またはパルス療法を考慮する。

再発を繰り返す場合には，補助療法として，整腸薬の併用[20]や抗 toxin A および抗 toxin B モノクローナル中和抗体療法[21]，糞便移植[22]などが検討されている。また治療法として有力な抗菌薬としては，rifaximin[23]，ニタゾキサニド[24]や fidaxomicin[25] がある。Fidaxomicin は CDI に対する新しい治療薬として 2011 年に米国で第Ⅲ相臨床試験が終了しており，実際に米国では再発例に対しては，米国食品医薬品局（Food and Drug Administration：FDA）から使用が許可されている。

治療効果判定として，下痢便であれば便の性状が有形便に改善していれば，ルーチンに便検査（培養，毒素迅速検査）を行う必要はない。

5 C. difficile と医療関連感染（院内感染）

CDI の集団発生時には感染対策がきわめて重要である。水平伝播を予防して曝露を最小限に抑えるために，CDI 患者を個室に収容し接触予防策を講じる[2]。個室がない場合は集団隔離し，各患者に専用の便器付き椅子を提供する。CDI 患者に下痢が続いている間は接触予防策を継続する。医療従事者および面会者は，手指消毒の実践を遵守し，CDI 患者の病室に入るときには手袋とガウンを着用する。C. difficile は芽胞形成状態ではアルコールに高度耐性を示すため注意が必要である。また，CDI リスクを低下させるために，抗菌薬療法の期間を可能な限り短縮すること，処方する抗菌薬の数を最小限に抑えること，プロトンポンプ阻害薬などの投与期間を可能な限り短縮することなども有用である[2]。

無症候性保菌者に対し何らかの治療を行うことは，これらの患者または医療従事者が環境を介して，あるいは他の医療従事者の手指を介して，他の患者への C. difficile 水平伝播のリザーバーとなる可能性を持っていることにある。しかし，無症候性の C. difficile 保菌者の治療は，VCM を用いた場合に有効であるが，VCM 投与患者では，治療を中止後の再感染または長期保菌のリスクが高くなる可能性がある[1]。院内伝播を阻止するための制御対策として，無症候性保菌者に VCM を投与する治療の有効性は，実証されていない[2]。また，無症候性保菌者を特定することや，より厳密に接触予防策をとることが，集団発生を阻止するのに有用となる可能性が示唆されているものの，十分なエビデンスは得られていない[2]。

（山岸 由佳，三鴨 廣繁）

文 献

1) Hensgens MPM, Goorhuis A, Dekkers OM, et al：All-cause and disease-specific mortality in hospitalized patients with *Clostridium difficle* infection：A multicenter cohort study. Clin Infect Dis **56**：1101-1107, 2013.
2) Cohen SH, Gerding DN, Johnson S, et al：Clinical practice guidelines for *Clostridium difficile* infection in adults：2010 update by the society for healthcare epidemiology of America (SHEA) and the infectious diseases society of America (IDSA). Infect Control Hosp Epidemiol **31**：431-455, 2010.
3) Khanna S, Baddour LM, Huskins WC, et al：The epidemiology of *Clostridium difficile* infection in children：A population-based study. Clin Infect Dis **56**：1401-1406, 2013.
4) Aslam S, Hamill RJ, Musher DM：Treatment of *Clostridium difficile*-associated disease：old therapies and new strategies. Lancet Infect Dis **5**：549-557, 2005.
5) Kato H, Ito Y, van den Berg RJ, et al：First isolated of *Clostridium difficile* 027 in Japan. Euro Surveill **12**：E070111, 2007.
6) Walk ST, Micic D, Jain R, et al：*Clostridium difficile* ribotype does not predict severe infection. Clin Infect Dis **55**：1661-1668, 2012.
7) Chitnis AS, Holzbauer SM, Belflower RM, et al：Epidemiology of Community Associated *Clostridium difficile* Infection, 2009 Through 2011. JAMA Intern Med **173**：1359-1367, 2013.
8) Khanna S, Pardi DS, Aronson SL, et al：The epidemiology of community-acquired *Clostridium difficile* infection：a population-based study. Am J Gastroenterol **107**：89-95, 2012.
9) Viswanathan VK, Mallozzi MJ, Vedantam G：*Clostridium difficile* infection. An overview of the disease and its pathogenesis, epidemiology and interventions. Gut Microbes **1**：234-242, 2010.
10) Wolf LE, Gorbach SL, Granowitz EV：Extraintestinal *Clostridium difficile*：10 years' experience at a tertiary-care hospital. Mayo Clin Proc **73**：943-947, 1998.
11) Freiler JF, During SJ, Ender PT：*Clostridium difficile* small bowel enteritis occuring after total colectomy. Clin Infect Dis **33**：1429-1431, 2001.
12) Zar FA, Bakkanagari SR, Moorthi KM, et al：A comparison of vancomycin and metronidazole for the treatment of *Clostridium difficile*-associated diarrhea stratified by disease severity. Clin Infect Dis **45**：302-307, 2007.
13) Kyne L, Merry C, O'Connell B, et al：Factors associated with prolonged symptoms and severe disease due to *Clostridium difficile*. Age Ageing **28**：107-113, 1999.
14) Bartlett JG：Clinical Practice. Antibiotic-associated diarrhea. N Engl J Med **346**：334-349, 2002.
15) Kelly CP, Pothoulakis C, LaMont JT：*Clostridium difficile* colitis. N Engl J Med **330**：257-262, 1994.
16) McDonald LC, Killgore GE, Thompson A, et al：An epidemic, toxin genevariant strain of *Clostridium difficile*. N Engl J Med **353**：2433-2441, 2005.
17) Loo VG, Poirier L, Miller MA, et al：A predominantly clonal multi-institutional outbreak of *Clostridium difficile*-associated diarrhea with high morbidity and mortality. N Engl J Med **353**：2442-2449, 2005.
18) Novak-Weekley SM, Marlowe EM, Miller JM, et al：*Clostridium difficile* testing in the clinical laboratory by use of multiple testing algorithms. J Clin Micorbiol **48**：889-893, 2010.
19) Kapoor K, Chandra M, Nag D, et al：Evaluation of metronidazole toxicity：a prospective study. Int J Clin Pharmacol Res **19**：83-88, 1999.
20) Hempel S, Newberry SJ, Maher AR et al：Probiotics for the prevention and treatment of

antibiotic-associated diarrhea : a systematic review and meta-analysis. JAMA **307** : 1959-1969, 2012.

21) Lowy I, Molrine DC, Leav BA, et al : Treatment with monoclonal antibodies against *Clostridium difficile* toxins. N Engl J Med **362** : 197-205, 2010.

22) van Nood E, Vrieze A, Nieuwdorp M, et al : Duodenal infusion of donor faces for recurrent *Clostridium difficile*. N Engl J Med **368** : 407-415, 2013.

23) Johnson S, Schriever C, Galang M, et al : Interruption of recurrent *Clostridium difficile*-associated diarrhea episodes by serial therapy with vancomycin and rifaximin. Clin Infect Dis **44** : 846-848, 2007.

24) Musher DM, Lpgan N, Hamill RJ, et al : Nitazoxanide for the treatment of *Clostridium difficile* colitis. Clin Infect Dis **43** : 421-427, 2006.

25) Louie TJ, Miller MA, Mullane KM, et al : Fidaxomicin versus vancomycin for *Clostridium difficile* infection. N Engl J Med **364** : 422-431, 2011.

索引

索　引

和　文

【あ行】

アシネトバクター属 ……………127
アトラクリウム ……………………251
アドレナリン ……………………93,94
　──β₂刺激薬 ………………240
アナンダマイド ……………………281
アミノグリコシド ………………145
　──系薬 ……………………121
アムホテリシンB脂質製剤 ……331
アルギニン ………………………170
アルブミン ………………………104
　──製剤 ………………………91
アルベカシン ……………………315
アンチトロンビン ………………210
　──（Ⅲ）製剤 …………191,222
アンチバイオグラム ………135,140
一回換気量 ………………………235
遺伝子検出 ………………………114
遺伝子多型 ……………………38,52
胃内壁pH ………………………250
医療関連感染 ……………140,341
医療ケア関連胆道感染症 ………356
陰圧閉鎖療法 ……………………155
インターロイキン6………………77
インフルエンザ …………………143
エイコサペンタエン酸 …………171
栄養 …………………………………60
　──管理 ……………………257
エキノキャンディン系薬 ………347
壊死性筋膜炎 ……………157,367,375
壊死性膵炎 ………………………159
壊死性軟部組織感染 ……………150
壊死性皮膚軟部組織感染
　……………………………157,375
壊疽性筋膜炎 ……………………369
エピネフリン ……………………106
エリスロポエチン ……………209,220
炎症性サイトカイン ……………272
エンドトキシン ……………………47
　──吸着療法 …………………71
　──特異的リムルス検査試薬
　………………………………286
エンピリック治療 ………………312

【か行】

開腹ドレナージ …………………344
獲得免疫 ……………………………48
ガス壊疽 ……………………157,369,376
画像検査 …………………………116
活性化プロテインC ………………80
カテコラミン ………………………52
カテーテル関連血流感染症 ……380
カルバペネム系抗菌薬 …………346
カルバペネム系薬 ……121,336,377
間欠的血液透析 …………………267
間欠的腎代替療法 ………………268
カンジダ …………………………121
　──血症 ……………………143
感染源コントロール ………65,155
完全静脈栄養 ……………………168
感染巣のコントロール …………343
感染巣の除去 ……………………343
感染性心内膜炎 …………………112
感染のリスク ……………………309
感染予防 …………………………162
起因菌 ……………………………140

気管支肺胞洗浄液 ………………127
気道プラトー圧 …………235,236
キノロン系薬 ……………………121
キャンディン系薬 ………………326
急性期DIC診断基準 ……………299
急性期の低用量投与 ……………186
急性呼吸窮迫症候群 ……………182
急性膵炎 …………………159,359
　──の基本的診療方針 ………359
急性胆管炎 ………………………351
急性胆囊炎 ………………………351
急性虫垂炎 ………………………156
急性肺障害 …………………………57
強力インスリン治療 ……………255
菌血症 ………………………………24
筋弛緩薬 …………………………248
　──モニタリング ……………252
クリンダマイシン ………377,379
グルコン酸クロルヘキジン ……162
グルタミン ………………………170
クロストリジウム・
　パーフリンゲンス ……………376
経腸栄養 ………………………72,168
外科的デブリドマン ……………376
血液浄化法 ………………………266
血液製剤 …………………………215
血液培養 ……………66,111,144,310
　──検査 ……………………135
血液保存 …………………………219
血管内カテーテル ………………113
血管内留置カテーテル関連菌血症
　………………………………151
血小板製剤 ………………………221
血小板輸血 ………………………211

血中乳酸値	274
血糖管理	262
血糖値	257
血糖変動	263
原因臓器	110
嫌気性菌	142
高圧酸素療法	373
広域抗菌薬の速やかな投薬	143
広域スペクトラム	140
抗菌薬	384
——治療	65,119
——の併用	123,137
——ロック	160,383
口腔咽頭除菌	165
口腔ケア	162
口腔内塗布	166
抗原検査	115
抗サイトカイン療法	204
膠質液	91
抗体検査	115
高乳酸血症	56
抗MRSA薬	313
誤嚥性肺炎	336
呼気終末陽圧	229,236
呼吸器離脱プロトコル	239
呼吸仕事量	249
コルチゾール	176
混合静脈血酸素飽和度	88
コンタミネーション	112

【さ行】

細菌性腹膜炎	158
再発性腹膜炎	347
自然免疫	48
持続的血液ろ過透析	267,272
持続的腎代替療法	268
持続的鎮静薬投与	247
市中感染	140,341
——型MRSA	317
市中発症腹膜炎	347
質量分析計	114
自発呼吸トライアル	231,239,246
自発的覚醒トライアル	246
シベレスタットナトリウム水和物	201
重症急性膵炎の治療のポイント	361
重症セプシス(sepsis)	22,47,54
重症低血糖	256
重症度判定基準	352,360
重症敗血症	142
重炭酸塩療法	292
晶質液	89
小児SEVERE SEPSIS	64
小児SIRS基準	63
小児SIRS年齢別基準値	63
小児セプシスの定義	62
静脈内モルヒネ	245
初期蘇生	57,59,64,102
ショック	176
心エコー	67
腎機能代替療法	266
真菌血症	115,152
真菌性眼内炎	327
神経・内分泌系・免疫系システム	50
人工呼吸管理	234
人工呼吸器関連肺炎	162,230,238
人工呼吸器誘発肺傷害	228
新興国	27
人工膵臓	261
——の概要	261

深在性真菌症	384
新鮮凍結血漿	210,220
迅速診断	110
診療ガイドライン	350,358
水分管理	239
ステロイド	176,190
——高用量投与	184
——療法	182
ストレス潰瘍	296
赤血球	217
——輸血	208
セプシス	25,44
——救命キャンペーンバンドル	60
——蘇生バンドル	60
——マネジメントバンドル	60
セプティックショック	54
セレン	193
全身性炎症反応症候群	55
選択的口腔除菌	162
選択的消化管除菌	59,162
先端培養	382
臓器障害	55
相対的副腎不全	176
組織因子	297,298
組織酸素代謝	219
組織低灌流	56
蘇生バンドル	80

【た行】

第三,四世代セフェム系薬	346
耐性菌	336
——感染症	138
多剤耐性グラム陰性桿菌	135,141
——感染症	137

索 引

多剤耐性緑膿菌 ……………134
タゾバクタム・ピペラシリン
　………………………377
ダプトマイシン ……………315
胆石 …………………………351
胆道移行性 …………………354
胆道感染症 …………………351
胆道減圧 ……………………159
胆道ドレナージ ……………352
胆道閉塞 ……………………355
胆囊摘出術 …………………352
中心静脈圧 …………………88
中心静脈カテーテル ………325,380
　──関連性血流感染 ……160
中心静脈血（上大静脈血）酸素
　飽和度 …………………88
超音波ガイド経皮ドレナージ
　………………………343
腸管粘膜 ……………………169
長期転帰 ……………………36
重複感染 ……………………181
治療期間 ……………………339
鎮静 …………………………243
鎮静薬中断 …………………239
鎮痛 …………………………243
ツツガ虫病 …………………143
テイコプラニン ……………315
低容量換気法 ………………235
低用量のドーパミン ………96
デブリドマン ………………370,371
等張晶質液 …………………66
糖尿病 ………………………255
動脈ライン …………………93
特発性細菌性腹膜炎 ………341
ドーパミン …………………92,93
ドブタミン …………………96
ドレナージ …………………370,371

トレミキシン® ………………280
トロンビン …………………297,298
トロンボモジュリン製剤 ……200

【な行】
二次性腹膜炎 ………………347
日本救急医学会 ……………26
日本紅斑熱 …………………143
日本集中治療医学会 ………26
日本版敗血症診療ガイドライン
　………………33,60,153,260,297
乳酸値 ………………………75
ニューキノロン系薬 ………346
ノルアドレナリン …………92,93
ノルエピネフリン …………105

【は行】
バイオフィルム ……………332,383
　──形成菌 ………………160
敗血症 ………………24,45,176,266
　──性急性腎障害 ………268
　──性ショック …………45
肺保護戦略 …………………69
肺リクルートメント ………229
バクテリアルトランス
　ロケーション …………169
バクテロイデス・
　フラジリスグループ …377
バソプレッシン ……………93,106
バルセロナ宣言 ……………22,23
パンクロニウム ……………251
バンコマイシン
　………………126,142,145,160,314,388
搬送 …………………………356,357
バンドル遵守率 ……………82
汎発性腹膜炎 ………………341
非侵襲的換気療法 …………230

ヒストン ……………………103
ヒドロコルチゾン …………68,176
皮膚軟部組織感染症 ………142,367
ビブリオ属 …………………377
ピペラシリン/タゾバクタム
　………………………121
病原関連分子パターン ……198
フェニレフリン ……………93
腹臥位 ………………………70,229
腹腔鏡下腹腔内洗浄 ………158
腹腔内感染（症）……………151,155,341
腹腔内汚染源の制御 ………343
副腎皮質ステロイド ………182
プラトー圧 …………………227
フルコナゾール ……………326
フルニエ壊疽 ………………157,376
プロカルシトニン
　………………56,75,128,339
プロトコルの使用 …………245
プロトンポンプ阻害薬 ……296
プロポフォール ……………70
併用投与 ……………………322
ベクロニウム ………………251
ヘモグロビン値 ……………209
ベルリン定義 ………………227
ベンゾジアゼピン …………248
縫合不全 ……………………156
保菌と感染 …………………311
ホスホジエステラーゼⅢ阻害薬
　………………………106
ポリミキシンB ……………280

【ま行】
マイクロアレイ ……………114
マクロライド ………………122
末梢神経刺激 ………………252
　──モニター ……………249

索 引

マネジメント・バンドル ………80
マンナン抗原/抗マンナン抗体
　…………………………331
メシル酸ナファモスタット ……284
メトロニダゾール ……………388
メロペネム ……………………124
免疫グロブリン ………………192
免疫不全状態 …………………272

【や行】
輸血制限 ………………………217

【ら行】
リコンビナント活性化
　プロテインC ………………190
リコンビナントトロンボモジュリン
　…………………………194
リネゾリド ……………315,379
リムルス検査 …………………286
緑膿菌 ……124,126,156,320,336,347

欧 文

【A】
ABK ……………………………315
ABLE study ……………………219
Acinetobactor spp ………………322
ACTH 負荷試験 ………………180
ACTIONs Bundle ………………328
antibiotic lock therapy ………383
anti-inflammatory
　hypercytokinemia ……………33
anti-inflammatory mediator
　……………………………51
APACHE スコア ………………77
appropriate therapy（治療）
　…………………………119,328

ARDS ………………227,234
　——に対する発症予防効果
　……………………………187
　——ネットワーク ……………228
ATICS study ……………………218
ATS/IDSA の院内肺炎
　ガイドライン ………………334
A 群連鎖球菌 …………………377

【B】
B1/NAP1/027 株 ………………386
Bacteroides fragilis ………………368
Barcelona Declaration …………22
bundle ………………28,80,325

【C】
C.difficile …………………………386
C.difficile infection ………………386
C.glabrata …………………………327
CAH-CHDF ……………………35
Campaign ………………………24
CA-MRSA ………………367,371
catheter-related bloodstream
　infection ……………………380
central venous catheter ………380
CHDF ……………………………272
CHG ……………………………162
Clostridium difficile ………………386
Clostridium novyi …………………369
Clostridium perfringens …………368
COI Task Force …………………29
community-acquired infection
　……………………………344
complicated skin and soft tissue
　infection ……………………367
conpensatory anti-inflammatory
　response syndrome ………272

continuous hemodiafiltration
　…………………………35,272
continuous renal replacement
　therapy ……………………71
CRBSI …………………………382
CRIT study ……………………218
CRP ……………………………335
CRRT …………………………268
cSSTI …………………………367
CT ガイド経皮ドレナージ ……344
CVC ……………………380,382

【D】
DAMPs …………………………101
DAP ……………………………315
de-escalation
　………119,132,141,146,319,338
　——の実施率 …………………125
DIC …………………69,191,297
differential time to positivity
　……………………………113
DTP ……………………………113
D-ダイマー ……………………300

【E】
EAA ……………………………286
Early goal directed therapy
　……………………………88
EBM ……………………………24
ECMO …………………………68
EGDT ………………………88,103
empiric therapy ………………132,136
Endotoxin Activity Assay ……286
ERCP …………………………159
ESBLs …………………………320
ESBL 産生菌 …………………120
ESCMID ガイドライン ………330

397

索 引

ESICM ·················· 22
EUPHAS trial ·············· 149
European Society of Intensive Care Medicine ·············· 22

【F】
FACT トライアル ············ 239
FFP ···················· 221
FMC ···················· 300

【G】
GM-CSF ·················· 204
GRADE system（システム） ············ 26, 56, 59

【H】
H₂受容体拮抗薬 ············ 296
HCAP ···················· 133
healthcare-associated infection ············ 346
HES ···················· 104
HMGB-1 ············ 202, 282, 298
humoral mediator ············ 272

【I】
IDSA ガイドライン ············ 330
IL-6 血中濃度 ············ 274
immunoparalysis ········ 35, 197, 272
implementation ············ 28
inappropriate 治療 ············ 120
innate immunity ············ 38
intermittent renal replacement therapy ············ 268
International Sepsis Forum ··· 23
I-ROAD システム ············ 334
IRRT ···················· 268
ISF ···················· 23

IVR ···················· 153

【J】
JGMS ···················· 33
JRS 2008 ················ 335

【K】
KyberSept trial ············ 222

【L】
lactate ···················· 75
lipopolysaccharide ············ 304
LMWH ···················· 293
loading dose ············ 328
LZD ···················· 315

【M】
MALDI-TOF MS ············ 114
MDRA ···················· 135
MDR-GNR ················ 141
methicillin-resistant *Staphylococcus aureus* ············ 367
MRSA ············ 133, 142
　　──感染 ············ 122

【N】
NICE-SUGAR study ············ 259
NIV ···················· 230
non-infectious mimics ············ 128

【O】
overt DIC 診断基準 ············ 299

【P】
PAMPs ···················· 101
Pancreatitis Bundle ············ 364
　　──と時間経過 ············ 365

Panton-Valentine leukocidine ············ 377
pathogen-associated molecular patterns ············ 198
PCR ···················· 331
PEEP ············ 229, 236, 237
PICS ···················· 37
PICU ···················· 73
PK/PD 理論 ············ 338
PMX ···················· 149
PMX-01R ················ 283
PMX-DHP 治療 ············ 269
polymyxin B-immobilized fiber clumn direct hemoperfusion ············ 277
post-intensive care syndrome ············ 37
Pplat ···················· 236
pre-DIC ···················· 300
pro-inflammatory ············ 33
proinflammatory サイトカイン ············ 50
PVL ···················· 377

【R】
rAPC ···················· 190
RECESS study ············ 219
rhAPC ···················· 29

【S】
SAC ···················· 299
SBT ···················· 231
SCCM ···················· 22
ScvO₂ ···················· 88
SDD ············ 162, 340
selective digestive tract decontamination ············ 162

selective oral decontamination ……162
Sepsis ……24,45
sepsis registry ……28
severe sepsis ……44
SIRS ……44,55,159,197
　――associated coagulopathy ……299
　――関連凝固異常 ……299
Society of Critical Care Medicine ……22
SOD ……162
SOFA スコア ……78
souce control ……150
SSCG 2012 ……339
Surviving Sepsis Campaign Bundles ……75
Surviving Sepsis Campaign guidelines ……32
SvO₂ ……88

systemic inflammatory response syndrome ……44,55,272

【T】
TDM ……135,313
TEIC ……315
The Japanese Guidelines for the Management of Sepsis ……33
toll-like receptor ……100,202
　――4 阻害薬 ……194
toxin B ……386
Train-of four モニター ……250
TRICC 研究 ……217

【U】
UFH ……293

【V】
VAP ……125,162,230,334
　――治療 ……127
VCM ……314
ventilator induced lung injury ……228
ventilator-associated pneumonia ……162,238
VILI ……228
VISA ……316
VRCZ ……331
VRSA ……316
VTE ……292

その他
β₂ 刺激薬 ……240
β-D-グルカン ……325,327,331
β-ラクタム系薬 ……144
γ リノレン酸 ……171
ω-3 系脂肪酸 ……170

敗血症（セプシス）救命治療の最前線

定価（本体 6,200 円＋税）

2014年1月20日初版発行

編 者　竹末　芳生

発行者　岩見　昌和

発行所　株式会社 医薬ジャーナル社

〒541-0047　大阪市中央区淡路町3丁目1番5号・淡路町ビル21
TEL　06-6202-7280

〒101-0061　東京都千代田区三崎町3丁目3番1号・TKiビル
TEL　03-3265-7681
http://www.iyaku-j.com/
振替口座　00910-1-33353

乱丁，落丁本はお取りかえいたします。
ISBN978-4-7532-2658-0 C3047 ￥6200E

本書に掲載された著作物の翻訳・複写・転載・データベースへの取り込みおよび送信に関する著作権は，小社が保有します。
- JCOPY ＜（社）出版者著作権管理機構 委託出版物＞

小社の全雑誌，書籍の複写は，著作権法上の例外を除き禁じられています。小社の出版物の複写管理は，（社）出版者著作権管理機構（JCOPY）に委託しております。以前に発行された書籍には，「本書の複写に関する許諾権は外部機関に委託しておりません。」あるいは，「（株）日本著作出版権管理システム（JCLS）に委託しております。」と記載しておりますが，今後においては，それら旧出版物を含めた全てについて，そのつど事前に（社）出版者著作権管理機構（電話 03-3513-6969，FAX 03-3513-6979）の許諾を得てください。

本書を無断で複製する行為（コピー，スキャン，デジタルデータ化など）は，著作権法上での限られた例外（「私的使用のための複製」など）を除き禁じられています。大学，病院，企業などにおいて，業務上使用する目的（診療，研究活動を含む）で上記の行為を行うことは，その使用範囲が内部的であっても，私的使用には該当せず，違法です。また私的使用に該当する場合であっても，代行業者等の第三者に依頼して上記の行為を行うことは違法となります。

本書の内容については，最新・正確であることを期しておりますが，薬剤の使用等，実際の医療に当たっては，添付文書でのご確認など，十分なご注意をお願い致します。
株式会社 医薬ジャーナル社